Handbook of Psychotherapy
in Cancer Care

Edited by Maggie Watson and
David Kissane

がん患者
心理療法
ハンドブック

監訳　**内富庸介**　岡山大学大学院医歯薬学総合研究科教授・
　　　　　　　　　精神神経病態学教室

　　　大西秀樹　埼玉医科大学国際医療センター教授・精神腫瘍科

　　　藤澤大介　国立がん研究センター東病院・精神腫瘍科医長

医学書院

Authorized translation of the original English language edition
"Handbook of Psychotherapy in Cancer Care"
edited by Maggie Watson and David Kissane
Copyright © 2011 by John Wiley & Sons, Ltd.

All rights reserved
© First Japanese edition 2013 by Igaku-Shoin, Ltd., Tokyo

Printed and bound in Japan

がん患者心理療法ハンドブック

発　行　2013年7月1日　第1版第1刷

監訳者　内富庸介・大西秀樹・藤澤大介

発行者　株式会社　医学書院
　　　　代表取締役　金原　優
　　　　〒113-8719　東京都文京区本郷1-28-23
　　　　電話　03-3817-5600（社内案内）

印刷・製本　永和印刷

本書の複製権・翻訳権・上映権・譲渡権・公衆送信権（送信可能化権を含む）は㈱医学書院が保有します．

ISBN978-4-260-01780-0

本書を無断で複製する行為（複写，スキャン，デジタルデータ化など）は，「私的使用のための複製」など著作権法上の限られた例外を除き禁じられています．大学，病院，診療所，企業などにおいて，業務上使用する目的（診療，研究活動を含む）で上記の行為を行うことは，その使用範囲が内部的であっても，私的使用には該当せず，違法です．また私的使用に該当する場合であっても，代行業者等の第三者に依頼して上記の行為を行うことは違法となります．

〈JCOPY〉〈㈳出版者著作権管理機構　委託出版物〉
本書の無断複写は著作権法上での例外を除き禁じられています．複写される場合は，そのつど事前に，㈳出版者著作権管理機構（電話03-3513-6969，FAX 03-3513-6979，info@jcopy.or.jp）の許諾を得てください．

訳者一覧 (五十音順)

明智　龍男	名古屋市立大学大学院医学研究科教授・精神・認知・行動医学分野
浅井真理子	帝京平成大学大学院准教授・臨床心理学研究科
五十嵐友里	埼玉医科大学総合医療センター助教・メンタルクリニック
石田　真弓	埼玉医科大学国際医療センター助教・精神腫瘍科
市倉加奈子	東京医科歯科大学大学院医歯学総合研究科博士課程
内田　　恵	名古屋市立大学大学院医学研究科助教・精神・認知・行動医学分野
内富　庸介	岡山大学大学院医歯薬学総合研究科教授・精神神経病態学教室
遠藤　公久	日本赤十字看護大学教授・心理学研究室
大西　秀樹	埼玉医科大学国際医療センター教授・精神腫瘍科
大庭　　章	群馬県立がんセンター精神腫瘍科・総合相談支援センター
岡島　美朗	自治医科大学准教授・緩和ケア部
尾形　明子	広島大学大学院教育学研究科講師・心理学講座
岡村　　仁	広島大学大学院医歯薬保健学研究院教授・精神機能制御科学
岡村　優子	たわらクリニック
古賀　晴美	国立がん研究センター東病院臨床開発センター精神腫瘍学開発分野
小森　康永	愛知県がんセンター中央病院・緩和ケア部部長
庄木　晴美	東京都職員共済組合事業部健康増進課
高橋　　都	国立がん研究センターがん対策情報センター・がんサバイバーシップ支援研究部長
土山　璃沙	岡山大学病院医療技術部
堂谷知香子	国立がん研究センター中央病院精神腫瘍科
能野　淳子	国立がん研究センター東病院臨床開発センター精神腫瘍学開発分野
馬場　知子	自治医科大学附属さいたま医療センター
平井　　啓	大阪大学准教授・大型教育研究プロジェクト支援室
福森　崇貴	徳島大学大学院准教授・臨床心理学
松島　英介	東京医科歯科大学大学院教授・心療・緩和医療学
村上　好恵	東邦大学看護学部教授・成人看護学研究室

編者・寄稿者一覧

【編者】

Maggie Watson
Consultant Clinical Psychologist,
Psychological Medicine
The Royal Marsden NHS Foundation Trust,
Sutton, Surrey
Honorary Senior Lecturer, Institute of
Cancer Research
Honorary Professor, Research Department of
Clinical Educational and Health Psychology,
University College London
London, UK

David W. Kissane
Jimmie C. Holland Chair,
Attending Psychiatrist and Chairman
Department of Psychiatry and Behavioral
Sciences
Memorial Sloan-Kettering Cancer Center,
Professor of Psychiatry
Weill Medical College of Cornell University
New York, NY, USA

【寄稿者】

Allison Applebaum
Research Fellow
Department of Psychiatry and Behavioral Sciences
Memorial Sloan-Kettering Cancer Center
1275 York Avenue
New York, NY 10021, USA

Lea Baider
Professor, Psycho-Oncology
Sharett Institute of Oncology
Hadassah University Hospital
Jerusalem 91120, Israel

Lodovico Balducci
Senior Member, Program Leader
Senior Adult Oncology Program
H. Lee Moffitt Cancer Center and Research Institute
12902 Magnolia Drive, Tampa, FL 33612, USA

Abraham S. Bartell
Assistant Attending Child Psychiatrist
Department of Psychiatry and Behavioral Sciences
and Department of Pediatrics
Memorial Sloan-Kettering Cancer Center
Assistant Professor of Psychiatry and Pediatrics
Weill Medical College of Cornell University
1275 York Avenue, New York, NY 10021, USA

Bo Snedker Boman
Consultant Clinical Psychologist
Department of Oncology and Hematology
Roskilde Hospital
7, Koegevej
DK4000 Roskilde, Denmark

William Breitbart
Attending Psychiatrist, Chief, Psychiatry Service, and
Vice-Chairman
Department of Psychiatry and Behavioral Sciences
Memorial Sloan-Kettering Cancer Center
Professor of Clinical Psychiatry
Weill Medical College of Cornell University
1275 York Avenue
New York, NY 10021, USA

Jack E. Burkhalter
Assistant Attending Psychologist
Department of Psychiatry and Behavioral Sciences
Memorial Sloan-Kettering Cancer Center
1275 York Avenue
New York, NY 10021, USA

Harvey Max Chochinov
Canada Research Chair in Palliative Care
Director Manitoba Palliative Care Research Unit
Cancer Care Manitoba
Distinguished Professor, Department of Psychiatry

University of Manitoba
3017 - 675 McDermot Avenue
Winnipeg, Manitoba, R3E 0V9, Canada

Catherine C. Classen
Associate Professor
Department of Psychiatry
Women's College Hospital
University of Toronto
76 Grenville St., 9th floor
Toronto, ON, M5S 1B2, Canada

Mary Jane Esplen
Professor, Department of Psychiatry
Faculty of Medicine
University of Toronto
Director, de Souza Institute
Head, Program of Psychosocial and Psychotherapy
Research in Cancer Genetics
University Health Network
200 Elizabeth Street, 9-EN-242a
Toronto, ON, M5G 2C4, Canada

Fawzy I. Fawzy
Professor, Department of Psychiatry and
Biobehavioral Sciences
David Geffen School of Medicine at the University of
California, UCLA Neuropsychiatric Institute
760 Westwood Plaza at University of California
Los Angeles, CA 90024-1759, USA

Nancy W. Fawzy
Assistant Clinical Professor
School of Nursing at the University of California
Los Angeles, CA 90095-001, USA

Luigi Grassi
Professor of Psychiatry, Section of Psychiatry
Department of Medical Science of Communication
and Behavior
University of Ferrara
Corso Giovecca 203, 44100 Ferrara, Italy

Jimmie C Holland
Wayne Chapman Chair of Psychiatric Oncology
Attending Psychiatrist
Department of Psychiatry and Behavioral Sciences
Memorial Sloan-Kettering Cancer Center
Professor of Clinical Psychiatry, Weill Medical
College of Cornell University
1275 York Ave, New York, NY 10021, USA

David Horne
Consultant Clinical Psychologist
Department of Medicine and Psychiatry
The University of Melbourne
Level 1 North, Main Block, Royal Melbourne
Hospital

Albert Road Clinic Ramsay Health, Melbourne
Victoria 3050, Australia

Mary K Hughes
Clinical Nurse Specialist
M.D. Anderson Cancer Center
The University of Texas
1400 Pressler St., Unit 1454
Houston, TX 77030-3722, USA

Jonathan Hunter
Associate Professor
Head, Psychiatry, Health and Disease Program
Department of Psychiatry
University of Toronto
1285-b Mount Sinai Hospital
Joseph and Wolf Lebovic Health Complex
600 University Avenue
Toronto, ON, M5G 1X5
Canada

Mikael Birkelund Jensen-Johansen
Consultant Clinical Psychologist
Psychooncology Research Unit
Department of Oncology
Aarhus University Hospital and Department
of Psychology
Aarhus University, Aarhus, Denmark

Julia Kearney
Assistant Attending Child Psychiatrist
Department of Psychiatry and Behavioral Sciences
Department of Pediatrics
Memorial Sloan-Kettering Cancer Center
1275 York Ave, New York, NY 10021, USA

Ian B. Kerr
Consultant Clinical Psychologist
Coathill Hospital, Coatbridge, ML5 4DN, UK

David W. Kissane
Jimmie C. Holland Chair, Attending Psychiatrist
and Chairman
Department of Psychiatry and Behavioral Sciences
Memorial Sloan-Kettering Cancer Center
Professor of Psychiatry, Weill Medical College of
Cornell University
1275 York Avenue, New York, NY 10021, USA

Marguerite S Lederberg
Attending Psychiatrist
Department of Psychiatry and Behavioral Sciences
Memorial Sloan-Kettering Cancer Center
Professor of Clinical Psychiatry, Weill Medical
College of Cornell University
1275 York Ave, New York, NY 10021, USA

Emma J. Lewis
Consultant Clinical Psychologist

Oncology Health Service, Queens Centre for
Oncology and Haematology
Castle Hill Hospital, Cottingham, HU16 5JQ, UK

Frances Marcus Lewis
Virginia and Prentice Bloedel Professor
University of Washington, Seattle, WA 98195, USA
Adjunct Professor, Public Health Sciences Division
Fred Hutchinson Cancer Research Center, Seattle,
WA 98109-1024, USA
University of Pennsylvania, Pennsylvania, PA 19104,
USA

Nancy A. Mackeen
Research Associate, Manitoba Palliative Care
Research Unit
University of Manitoba
St. Boniface General Hospital
8006 – 409 Tache Blvd
St. Boniface, Manitoba R2H 2A6, Canada

Sharon Manne
Professor and Chief Section of Population Science
Cancer Institute of New Jersey
195 Little Albany Street
New Brunswick, NJ 08901, USA

Robert A. Neimeyer
Professor of Psychology
Department of Psychology
University of Memphis
400 Innovation Drive, Room 202
Memphis, TN 38152-6400, USA

Jamie Ostroff
Chief and Associate Member
Behavioral Sciences Service
Department of Psychiatry and Behavioral Sciences
Memorial Sloan Kettering Cancer Center
1275 York Avenue
New York, NY 10021, USA

David K Payne
Instructor in Psychology
Department of Psychology, Wallace Campus
Wallace Community College
1141 Wallace Drive, Dothan
AL 36303-0943, USA

Carolyn Pitceathly
Consultant Clinical Psychologist
Psycho-Oncology Service, Christie Hospital

Deputy Manager and Senior Trainer
Maguire Communication Skills Training Unit
The Christie NHS Foundation Trust, Manchester,
M20 4BX, UK

Donald M. Sharp
Senior Lecturer in Behavioural Oncology, Honorary
Consultant Clinical Psychologist
Oncology Health Service, Queens Centre for
Oncology and Haematology
Castle Hill Hospital, Cottingham
University of Hull, Institute of Rehabilitation
215 Anlaby Road, Hull, HU3 2PG, UK

David Spiegel
Willson Professor and Associate Chair of Psychiatry
and Behavioral Sciences
Stanford University School of Medicine
Stanford, CA 94305-5718, USA

Iñigo Tolosa
Consultant Clinical Psychologist
Pan Birmingham Cancer Psychology Service
Cancer Centre, Queen Elizabeth Hospital
University Hospital Birmingham
Edgbaston, Birmingham B15 2WB, UK

Maggie Watson
Consultant Clinical Psychologist
Psychological Medicine
The Royal Marsden NHS Foundation Trust
Downs Road, Sutton, Surrey SM2 5PT, UK
Honorary Senior Lecturer
Institute of Cancer Research
Honorary Professor, Research Department of Clinical
Educational and Health Psychology
University College London, London, WC1E 6BT, UK

Robert Zachariae
Professor, Psychooncology Research Unit
Department of Oncology
Aarhus University Hospital and Department of
Psychology
Aarhus University, Aarhus, Denmark

Talia Zaider
Assistant Attending Psychologist
Department of Psychiatry and Behavioral Sciences
Memorial Sloan-Kettering Cancer Center
1275 York Avenue, New York, NY 10021, USA

監訳者序

　恩師である Maggie Watson 博士/心理士から本書の翻訳打診のメールが来たのは 2011 年 11 月のことだった．彼女はロンドン郊外のがんセンターで長年，がんとの向き合い方である Fighting spirit coping，認知行動療法をはじめサイコオンコロジーの先駆的研究を数多く行ってきた．さらに，共同編集者はサイコオンコロジーの発祥地，メモリアルスロンケタリングがんセンターのサイコオンコロジー部門の二代目部長である David Kissane 博士である．彼は内科医，精神科医，緩和ケア医の経歴を持つ．悲嘆ケア，コミュニケーション・スキル，認知行動療法など大規模研究を行ってきた．日本からの留学，研修を多く受け入れてくださっている，恩師でもある．

　早速，本書を取り寄せてみると，国際サイコオンコロジー学会公認とある．サイコオンコロジー領域でサイコセラピーにこれほど特化した教科書は国内外問わず見当たらない．初学者にも重要な支持的精神療法や認知行動療法から，ディグニティ・セラピーなど先進的なものまで幅広くカバーされている．断る理由が見当たらず，日本サイコオンコロジー学会大西秀樹理事長に相談して翻訳を決めた．

　がん対策基本法（2007 年）が施行され，がん対策推進計画の二期目，2012 年から「早期からの緩和ケア」が謳われたことにより，すべてのがん患者・家族を対象に精神心理的ケアを推進することとなり，精神腫瘍医，緩和ケア医，腫瘍医，看護師，心理職，MSW のみならずすべての医療職に心のケアを担う責務が生じた．これまで，日本サイコオンコロジー学会は，がん医療に携わる医師，看護師，心理職ほかすべての医療職に対して研修会を継続的に開催してきているが，患者・家族からのニーズに十分こたえられているとは言えない状況にある．今回の翻訳出版はタイムリーな企画と考えた．

　最後に，翻訳を通して精神腫瘍学の発展のために臨床現場で汗を流している，若手からベテランのサイコオンコロジストの方々，そして共同監訳を引き受けてくださった，サイコセラピーの若手のホープ，藤澤大介氏に深く感謝申し上げたい．また，丹念に編集に協力してくださった，医学書院医学書籍編集部の大橋尚彦氏，安藤恵氏に深謝いたします．本書が，広く精神腫瘍学を学ぶ医療関係者の参考になり，患者，家

族のQOL向上に貢献できたらと願う．また，本書がサイコオンコロジーの目覚ましい発展の証左となるだけでなく，若手の研修のロードマップになればと願う．

2013年6月

内富庸介

まえがき

　われわれのほとんどは，がんがこの身に起こるまで，がんについてまったく知らない。ショックな診断をどのように扱うかということは，それぞれのパーソナリティのタイプも含めて多くのことに左右されているが，そのほとんどは，（この10年間を超える患者支援の経験からみると）困難な時期を経験する際のサポートの質に依存していると考えている。

　私自身，突然20年前に進行がんの診断を受けるまで，結腸がんについて聞いたこともなかった。私の夫と私はゴールデンアワーのBBCテレビの司会者で，息子はまだ3歳だった。新聞で，私の生存率が34％だということを知ったときには，私の首の後ろの毛が恐怖で逆立ち，その後長い間不眠症を患った。

　ほぼ1年診断が遅れたことにより，予後はさらに厳しい道のりになった——私の生命と家族の幸せはそのとき予断を許さない状態だった。おそらくそれは診断が長く遅れたことに原因があるのだ。

　がんは気持ちのジェットコースターであり（私たちのうちのほぼ半分は影響されるだろう），そしてほとんどの者がそれを乗り越えるために助けを必要とする。面倒をみなければならない子どもたちや両親を抱えての診断は，さらに大きく悩む。どうやって対処すればいいの？　どうして私たちががんになったの？　再発の可能性は？　誰に助けを求めればいいの？

　私の34年来の親友がステージDの胃がんであると診断されたとき，私はある大きな都市病院で最悪のケア（身体的，心理的，そして感情的）をみた——そして，彼女のがんに対して臨床治験を施行していた，私の知っている医師を通して，別のがん専門病院へと彼女を転院させることができたときに最高のケアを目撃した。彼女はそこでの治療のおかげで幸せに亡くなった——尊厳，尊敬，支援，手厚いケア，そして，彼女自身が愛を感じていた。さらに彼女は亡くなる1週間前に病院で結婚し，"人生で一番幸せな日"と呼んでいた。

　結果として，私たち，彼女の友人は，彼女の人生最後の幸せな思い出と，またそのようなすばらしいサポートに関与することができたという大きな感謝の気持ちを遺し

てもらった．悲しいことに，すべての人がそうできるわけではなく，サイコオンコロジーはいまだ大きく広がってはいないが，患者にとってのがんの旅路の不可欠な一部となっている．

私は欧州がん患者連合（European Cancer Patient Coalition）を共同設立し，また7年間会長としてそれを運営し，41カ国で300の患者団体とのネットワークを確立している．私たちは，どのように治療されたいか，ということについての要約として，3つのスローガンを掲げている：

・本人不在では何も始まらない！
・私たち自身をみて！——病気ではなく
・患者はケアのパートナー！

医学の専門家たちはしばしば身体を癒すことに集中しすぎて，私たちの頭のことについてケアを十分に行えていない．多くの国で立てられたがん治療計画は，患者にとってサイコオンコロジーが大切であるということを不適切にしか扱っておらず，場合によってはふれられてもいない．

この，『がん治療におけるサイコセラピーのハンドブック』は，がん患者やその家族，友達や同僚が，がんの診断を受けたあとの生活で実践したくなる事柄について学べる入門篇である．私たちの，今後の人生の幾年月に，より多くの恩恵が得られるよう願っている．

Lynn Faulds Wood
Lynn's Bowel Cancer Campaign
European Cancer Patient Coalition

序

　本書は，がん患者とその家族や，介護者のために発展してきた心理療法の知識と経験を分かち合うことを目的とした，国際サイコオンコロジー学会（International Psycho-Oncology Society；IPOS）の教育計画の一部として刊行された．それぞれの章では，多くの治療的アプローチにおける有効性に関して現在認められている実証性や，サービス実施に関するいくつかの知識だけでなく，その背景や技術についても読者に紹介している．それらは独立した一つのセラピーのマニュアルとしてではなく，それぞれのセラピーへの導入という意図で構成されている．
　サイコオンコロジーは，がんがもたらす多くの心理社会的な試練に応じて，20世紀後半にかけて発展した，新しい分野である．その臨床的焦点は，それぞれの患者ががん治療とそれを乗り越える旅路において，積極的なコーピング力を育成し，健康的な適応を促進することにある．またその統合された多くの専門分野にわたるアプローチは，腫瘍医によって導かれた生物医学的なモデルを補完するものである．心理士，精神科医，ソーシャルワーカー，看護師，チャプレン（聖職者），一般総合医，そしてその他の医学者ら，専門家の熟練の技により，患者・家族の生物・心理・社会的な，そしてスピリチュアルなニーズに対して包括的な配慮が保証されている．
　心理療法は，患者や家族のコーピングをサポートするためにサイコオンコロジストが利用できる様々な，一連の対人的介入技術を含んでいる．また，心理療法は，その焦点を患者や家族中心に当て，深い理解を通して洞察を促しており，その適用に際してはクライエントを尊重し，そのうえ現場の医療者と同じく多種多様のアプローチを有している．結果として，心理療法に何ができ，どう応用できるかをよく見定めるためにかなりの範囲のモデルを利用している．さらに，異なる文化や教育歴の患者のニーズに順応しているだけでなく，異なるがんや治療のなかでの要求にも対応している．応用された心理療法は，がん医療のなかで熟練者の芸術として出現してきている．
　本書では，世界中のサイコオンコロジストによって利用されている心理療法のモデルを多くレビューしており，また筆者らはその方法を最適化して利用するためにガイドラインを提唱している．われわれは，がんのそれぞれの病期（発症，早期段階，サバイバーシップ，進行，緩和ケア，そして死別の段階）に現れる様々な問題と並行して，心理療法の適応について個人，集団，カップル，そして家族療法への適応を射程

範囲と想定している。私たちの患者のケアを大いに改善する方法を示す，刺激的な新しい介入モデルがいくつか発表されている。筆者らは IPOS より選抜され，その多くは IPOS 世界大会に付随して開催されている Psychosocial Academies で定期的に教鞭をとっている者たちである。本当に，彼らは心理療法的介入を腫瘍学の枠組みに適合させる研究の多くを牽引してきており，またそれらは患者や家族，介護者のニーズに対する真の応答性がある研究であると保証している。本書においては，彼らは，有益な結果を生む手助けとなる，臨床的に例証された戦略とともに，それぞれのモデルの応用について解説している。

編集者として，私たちは本書を生み出すにあたり，この分野の先導者である尊敬すべき筆者らと仕事ができたことを誇りに思っている。われわれは，それぞれが執筆した章に記されているような，知識や技術を分かち合おうと時間や努力を注ぎ込んでくれた筆者たちに深く感謝している。特に，彼らの協同や友好，学識，そして IPOS やサイコオンコロジーの訓練への献身に感謝の意を表したい。われわれはまた，本書に興味をもってくれた読者たちに感謝するとともに，この入門書が，今後読者たちの思慮深く繊細なセラピーを導いてくれることを願う。特別な感謝を Wiley-Blackwell の Joan Marsh と Fiona Woods，Maggie Watson を支えてくれている Royal Marsden 病院の Sue Davolls，David Kissane を支援してくれている Memorial Sloan-Kettering 腫瘍センターの Laurie Schulman，そして最後に Elliott Graham と IPOS 本部の運営チームに贈りたい。本書はすばらしいチームによる努力の賜物であり，優れたがん治療の提供に求められている，凝集性の高い心理社会的ケアチームの最たる本質を例示している。

がんは，世界中で死因のトップであり，一生のうち約2人に1人，4家族中3家族に影響を与える。一度がんと診断された者は，大きな苦難を与えられることになるだけでなく，その治療もまた骨の折れるものとなる。日々抗がん治療が進歩しているのと同じく，本書で記述されている心理療法も大いに洗練され，結果を出している。

われわれは，内科医と外科医，心理士と精神科医，看護師とソーシャルワーカー，実に多くの分野からのヘルスケアの専門家たちが，本書を読んで様々な技術や戦略を学んでくれることを願っている。結果として，どんなにがんの診断や治療がストレスフルであると証明されたとしても，患者に生じたどんな苦悩も改善されうるし，QOL が病気に打ち勝つために支援されるように，患者のケアは常に改良され，癒しとなる結果となることをわれわれは信じている。

2010年10月11日

Maggie Watson and David W. Kissane

目次

Section A　治療の個人モデル — 1

Chapter 1　がん医療における支持的精神療法：すべてのセラピーに不可欠な要素（土山璃沙・内富庸介　訳） — 3

1. はじめに — 3
2. 定義 — 4
3. 歴史とエビデンス・ベース — 5
4. サイコオンコロジストが臨床特権として支持的精神療法を提供するために必要な条件 — 5
5. がん医療における支持的精神療法の応用 — 6
6. 治療関係の境界：治療的アクティビズム — 12
7. 進行したがんにおいて見られるテーマ — 13
8. 患者の支持的心理療法の一部としての家族 — 18
9. セラピストの問題 — 23
10. サービス部門の立ち上げに関する問題 — 23

Chapter 2　がん治療における認知行動療法（能野淳子　訳） — 27

1. 背景 — 27
2. 治療の流れと技法 — 32
3. 事例提示 — 37
4. 効果のエビデンス — 40
5. サービスの展開 — 41
6. まとめ — 43
7. 教材 — 43

Chapter 3　サイコオンコロジーにおける認知分析療法（岡村優子　訳） — 47

1. はじめに — 47

2. 認知分析療法の理論的背景 …………………………… 48
3. 認知分析療法の概念とがん …………………………… 49
4. がん患者における認知分析療法の適応 ……………… 50
5. 補助材料 ………………………………………………… 55
6. 効果に関する科学的根拠の概要 ……………………… 58
7. 治療適応となる患者群 ………………………………… 58
8. 症例提示 ………………………………………………… 59
9. 認知分析療法はがん医療に何をもたらしうるか …… 62
10. サービスの発展：CAT をサイコオンコロジーに取り入れる … 63
11. 結論 ……………………………………………………… 63

Chapter 4　がん患者に対するマインドフルネス心理療法
　　　　　　（庄木晴美　訳）──────────── 67

1. はじめに ………………………………………………… 67
2. マインドフルネスストレス低減法 …………………… 68
3. マインドフルネスに基づく技法の内容とプロセス … 69
4. 症例 ……………………………………………………… 76
5. MBSR とマインドフルネス技法の有効性 …………… 77
6. サービスの発展 ………………………………………… 78
7. まとめ …………………………………………………… 79

Chapter 5　リラクセーションとイメージに基づいた療法
　　　　　　（五十嵐友里　訳）─────────── 81

1. 背景 ……………………………………………………… 81
2. 有効性の根拠 …………………………………………… 87
3. プロセスと技法 ………………………………………… 88
4. 症例 ……………………………………………………… 91
5. サービスの開発 ………………………………………… 94
6. まとめ …………………………………………………… 96

Chapter 6　物質依存における動機づけカウンセリング（平井　啓　訳）── 99

1. 背景 ……………………………………………………… 99
2. プロセスと技法 ………………………………………… 104
3. 症例の提示 ……………………………………………… 111
4. 有効性に関するエビデンス …………………………… 114

Chapter 7　ナラティブ・セラピー（市倉加奈子・松島英介　訳） — 119

1. 背景 — 119
2. プロセスと技法 — 122
3. 事例 — 131
4. 効果のエビデンス — 135
5. サービスの開発 — 135
6. まとめ — 136

Chapter 8　ディグニティセラピー（小森康永　訳） — 137

1. はじめに — 137
2. 尊厳研究の背景 — 138
3. ディグニティセラピーの実施：プロセスと実施 — 143
4. 治療者の役割 — 148
5. ディグニティセラピーの有効性の根拠 — 151
6. 事業展開 — 151
7. 結論と未来の方向性 — 152

Chapter 9　筆記による感情開示（福森崇貴　訳） — 155

1. 背景 — 155
2. 有効性についてのエビデンス — 159
3. ターゲットとなる患者 — 166
4. プロセスおよび技法 — 170
5. 付録：がん患者やサバイバーに対する表出的筆記の教示例 — 173

Section B　治療のグループモデル — 179

Chapter 10　支持的・感情表出的グループ療法（遠藤公久　訳） — 181

1. はじめに — 181
2. 理論的な背景とテーマ — 181
3. 支持的・感情表出的グループの目標 — 184
4. SEGTが適切な対象となる患者グループ — 187

前（冒頭）：
5. サービスの発展 — 116
6. まとめ — 116

  5. プロセスと技法 ……………………………………………… 188
  6. 事例 …………………………………………………………… 191
  7. SEGT の有効性のエビデンス ……………………………… 196
  8. サービスの発展 ……………………………………………… 197

Chapter 11　初発がん患者を対象とした構造的な短期心理教育的介入
　　　　　　（大庭　章　訳） **201**

  1. はじめに ……………………………………………………… 201
  2. 心理教育的モデルの理論的背景とテーマ ………………… 202
  3. 構造的な心理教育的グループ介入の対象患者と効果のエビデンス … 206
  4. プロセス，技法，事例 ……………………………………… 210
  5. サービスの開発 ……………………………………………… 218
  6. まとめ ………………………………………………………… 219

Chapter 12　意味中心グループ心理療法（Meaning-centered group psychotherapy）（岡島美朗　訳） **225**

  1. はじめに ……………………………………………………… 225
  2. 背景 …………………………………………………………… 226
  3. 意味中心の心理療法の基礎をなす理論的・概念的枠組み … 228
  4. 対象となる患者のグループ ………………………………… 230
  5. 治療の主なテーマと構成 …………………………………… 231
  6. MCGP を行う際に治療者に鍵となる技法 ………………… 238
  7. 症例 …………………………………………………………… 240
  8. MCGP を適用する際に鍵となる問題 ……………………… 241
  9. 有効性に関するエビデンスの展望 ………………………… 242
  10. サービスの発展と未来の方向性 …………………………… 242
  11. まとめ ………………………………………………………… 243

Chapter 13　早期乳がん患者とパートナーのためのカップルグループ療法
　　　　　　（堂谷知香子　訳） **247**

  1. 背景 …………………………………………………………… 247
  2. カップルグループ療法（CFG）の介入概要と主なテーマ … 250
  3. 有効性の科学的根拠 ………………………………………… 251
  4. プロセスと技法 ……………………………………………… 253
  5. 症例紹介 ……………………………………………………… 257

6. サービスの発展 ………………………………………………… 258
  7. まとめ …………………………………………………………… 260
  8. サポートの資料 ………………………………………………… 260

Section C　カップルおよび家族療法 ——— 263

Chapter 14　進行がん患者の夫婦療法：スピリチュアルな苦痛を和らげるために親密さと意味を用いて（古賀晴美　訳）——— 265

  1. はじめに ………………………………………………………… 265
  2. 意味を見出すことと親密さを統合する：ワーキングモデル … 268
  3. プロセス：治療の構造と概観 ………………………………… 270
  4. 夫婦エクササイズと症例 ……………………………………… 279
  5. 有効性のエビデンス …………………………………………… 283
  6. サービスの発展 ………………………………………………… 283
  7. まとめ …………………………………………………………… 284

Chapter 15　性機能障害の治療（高橋　都　訳）——— 287

  1. 背景 ……………………………………………………………… 287
  2. プロセスと技法 ………………………………………………… 292
  3. 症例 ……………………………………………………………… 294
  4. 効果のエビデンス ……………………………………………… 296
  5. 性相談サービスを立ち上げる ………………………………… 296
  6. まとめ …………………………………………………………… 297
  7. 参考資料 ………………………………………………………… 297

Chapter 16　緩和ケアおよび死別ケアにおける家族指向セラピー（石田真弓・大西秀樹　訳）——— 305

  1. 理論的背景 ……………………………………………………… 305
  2. ターゲットグループとなる患者 ……………………………… 306
  3. セラピーのテーマと構成 ……………………………………… 306
  4. 治療プロセスとテクニック …………………………………… 309
  5. 支援する材料 …………………………………………………… 320
  6. 効果の概要 ……………………………………………………… 321
  7. 症例 ……………………………………………………………… 321

  8. サービスの開発 …………………………………………………………… 323
  9. まとめ ……………………………………………………………………… 324

Section D　ライフサイクルに応じた治療 —— 327

Chapter 17　遺伝性腫瘍外来における心理療法
（村上好恵・岡村　仁　訳）—— 329

  1. 背景 ………………………………………………………………………… 329
  2. カウンセリングと心理療法的介入 ……………………………………… 334
  3. 事例 ………………………………………………………………………… 339
  4. 有効性についてのエビデンス …………………………………………… 343
  5. サービスの開発 …………………………………………………………… 343
  6. まとめ ……………………………………………………………………… 343
  7. 補助資料 …………………………………………………………………… 344

Chapter 18　小児期，青年期のがん患者に対する心理療法
（尾形明子　訳）—— 349

  1. はじめに …………………………………………………………………… 349
  2. アセスメント ……………………………………………………………… 349
  3. サービスの立ち上げ ……………………………………………………… 352
  4. 心理療法の選択：方法，技法，効果 …………………………………… 354
  5. 治療上の問題 ……………………………………………………………… 356
  6. 症例検討：多職種によるチームアプローチ …………………………… 362
  7. まとめ ……………………………………………………………………… 364

Chapter 19　がん患者とその子どもの心理療法（馬場知子　訳）—— 367

  1. 背景 ………………………………………………………………………… 367
  2. 理論とエビデンスに基づいた論拠 ……………………………………… 368
  3. プログラムの内容 ………………………………………………………… 374
  4. 効果のエビデンス ………………………………………………………… 377
  5. 訓練プログラムの要約 …………………………………………………… 378
  6. 現在と将来に向けての指針 ……………………………………………… 380

Chapter 20　高齢がん患者に対する心理社会的介入：
　　　　　　自分の年齢を知らなかったら，あなたは何歳になるのか
　　　　　　（内田　恵・明智龍男　訳） ―――――― **383**

1. はじめに ……………………………………………… 383
2. 高齢者におけるがん：臨床的な評価 ………………… 384
3. 介入の苦境と信頼性 ………………………………… 385
4. 加齢に関する心理的理論：介入の基礎理論 ………… 386
5. 高齢がん患者への介入 ……………………………… 389
6. 許し：人生─疾患─死 ……………………………… 391
7. 認知行動療法 ………………………………………… 393
8. 人生と希望：恐怖を希望に変換する ………………… 396
9. 選択的治療：高齢がん患者のグループへの介入技法 … 396
10. 症例 …………………………………………………… 396
11. 治療の利益のエビデンスの概観 …………………… 398
12. 結論 …………………………………………………… 398

Chapter 21　死別における意味再構築 （浅井真理子　訳） ―――― **403**

1. 臨床状況 ……………………………………………… 403
2. 理論的視点：喪失後の心象風景の変化 ……………… 404
3. 悲嘆と意味探求 ……………………………………… 407
4. 喪失における意味再構築の技法 …………………… 410
5. 意味再構築による治療の臨床例 …………………… 415
6. 意味構築による介入の効果に関する概観 ………… 416
7. プログラムを立ち上げるためのサービスの開発 … 417
8. 結び …………………………………………………… 418

索引 ――――――――――――――――――――――― **421**

Section A

治療の個人モデル

Chapter 1 がん医療における支持的精神療法：すべてのセラピーに不可欠な要素

Marguerite S. Lederberg and Jimmie C. Holland
土山璃沙・内富庸介　訳

1. はじめに

　がん患者とその家族に対する支持的精神療法は，サイコオンコロジスト（またはサイコソーシャルオンコロジスト）にとって，単独で最も重要な技法である。患者たちは，病気の経過すべてにわたって，この支持的精神療法により支えられる。支持的精神療法は最もシンプルなツールであると同時に，最も複雑な技法でもある。セラピストは精神疾患と同様にがんについても精通しておかなければならず，患者を心理学的に査定し，治療することに熟練していなければならない。さらには，複雑で悲劇的な治療状況に直面するにあたって，セラピスト自身が自覚的に落ち着いた状態でいなければならない。また，患者の変わりゆく心理的ニーズに気づき，われわれの治療的なアプローチの柔軟性に正確に適合させていくことも求められる。
　サイコオンコロジストは，それぞれが異なった訓練を受けてきており，異なった治療的枠組みを用い，異なった文化的背景をもっているが，この極めて重要な業務のために皆が集結している。確かに，決定的な要素として人間同士のやりとりがあり，これを技術的にも理論的にも合意が不十分な，数多くの異なる理論的枠組みに当てはめることは至難の業であるといえる。弁明に思われてはいけないが，われわれは誇りをもって支持的精神療法について話すべきである。なぜなら，支持的精神療法は臨床技術の最高レベルを要し，われわれ自身の感情的許容能力を最大限必要としているからである。また，支持的精神療法は個人の関わりと"思いやり"がなくては成り立たない。Francis Peabody（1927）は『JAMA』にこう記述している。「患者に対する看護（caring）の秘訣は，患者に対する"思いやり（CARING）"である」[1]。このことは，約100年経った今日でもいうまでもなく真実である。人間の感情は普遍的であり不変である——ただ医学的治療法のみが変化する。

本章では，がん治療における支持的精神療法について定義し，初学者に，患者とその家族に対するセラピーのガイドとなる基本原則を示す。経験豊かなセラピストには，新たな概観を提供できるかもしれない。大抵の教訓は生命を脅かす他の病気に対しても同様に適用することができる。われわれは，解答を提供しようとしているのではなく，むしろ，ともすればたいへんになりうる状況に対処する技術を同定することを目的としている。

2. 定義

支持的精神療法とは，間欠的に，または継続的に用いられる治療的介入の一つであり，患者がつらい感情に対処したり，もともともっている力を強化したり，また病気に対する適応的なコーピングを促進したりすることを手助けしようと努めることである。相互の尊敬と信頼の関係性のなかで，患者の自己，ボディイメージ，そして役割変化について探索していく。

様々なアプローチを以下に示す：

- 治療過程の妨げとなる，抗しがたい感情を喚起するようなたいへん緊迫した情報を，どのように明確化し，話し合うかということを知り，またそのような感情に建設的に対処できるよう援助すること。
- 病のどのステージにおいても，学習や問題解決を促進する方法や，認知行動療法的技術を利用する方法について精通しておくこと。
- "危機介入"を含めた一連の治療的活動に精通すること。他人とやりとりできないほど弱っている患者のそばで支える存在となる"沈黙"であったり，患者の精神世界で作動している深い力動的な傾向を探求したり，様々な状態にある家族カウンセリングを含む。
- 患者と家族に利用できる資源を案内できるよう準備を整えておくこと。
- 役立つ情報を互いに交換しやすくするために，医療者と協働し，また彼らのシステムを理解すること。つまり，守秘義務を犯さずに人間らしい対応をする過程において，患者のコーピング能力や傷つきやすさを話し合うすべを知っておくということである。
- 与えられた医療情報を理解し，より情報が必要であれば質問をすること。
- このような骨の折れる状況における自分自身の感情反応について理解しておくこと（長期にわたって自分自身を管理することを学んでいく場合は初期に）。

3. 歴史とエビデンス・ベース

　支持的精神療法の中心的な必要条件として柔軟性が挙げられる。そのため，無作為抽出統制試験による研究は，適合度を保証するための厳しいガイドラインやマニュアルに沿って行わなければならず，困難であるといえる。その結果，研究デザインがよりやさしい認知行動療法や他のより焦点的なセラピーについての研究がはるかに多くなされている。しかしながら，ここ20年間の多くの魅力的な研究（National Academies of Science and the Committeeが，妥当性のある治療の介入として支持的精神療法を紹介するにあたり，確かな根拠に基づいていると結論づけた研究）を，Institute of Medicine（IOM）における多くの専門分野にわたる委員会が，2007年に論評している。この画期的なIOMの報告（Care for the Whole Person：Integrating Psychosocial into Routine Care）では，心理社会的領域を既定のがん医療に統合するための，生命の質に関する基準が強調されている[2]。それによると，すべてのがん患者の苦痛または心理社会的ニーズをスクリーニングし，それを患者の治療計画に組み込むことが推奨されている。簡易スクリーニングで苦痛のレベルが"事例性"のアルゴリズムに当てはまると判断された患者は，それにふさわしい心理社会的資源へとつないでいくべきである。事例性は診断することなく症状のレベルを同定するが，満たされていない患者のニーズに対して"レッドフラッグ"を揚げるものである。また，最初に1つまたは2つの質問を介して簡易的に査定し（たとえばつらさの寒暖計），必要であればより詳細な評価を行うといったように，二段階のスクリーニングが推奨される。

　米国では，Alliance for Quality Psychosocial Cancer Centerが，患者，家族，"最前線の"腫瘍医，看護師，そしてソーシャルワーカーに対して，教育を行っている[3]。臨床的訓練指針と様々な分野の訓練の認定に，良質なトータルケアの基準の一つとして心理社会的なケアを含めたことは，公式のパラダイム変化といえる。支持的精神療法によって，がんのどのステージにおいても，不安，抑うつ，そしてつらさを効果的に管理できる。複雑な症例では，それが"デフォルト状態"となる。つまり，セラピストが支持的精神療法を拠点として，患者に他の役立つ治療法や資源へと導いていくのである。

4. サイコオンコロジストが臨床特権として支持的精神療法を提供するために必要な条件

　サイコオンコロジーは異なる専門家が独自に寄与する包含的な学問領域である。適切な心理療法訓練は，多様なプログラムに由来するものだと考えている。セラピスト各々が，心理社会的情報と，それにより導かれる結果を体系化する**枠組み**を必要とし

ている。これが，新しい知識をより簡単に，全体のまとまりの一部として組み入れることのできる**構造**である。われわれはまた，不安，抑うつ障害，認知障害，そしてせん妄についての認識と治療に基本的に精通していることも前提としている[4]。

今日，様々な理論が，セラピストたちの多様な技術の基礎となっている。近代的な支持的-表現精神療法，対象関係論，個人心理学や関係性アプローチといった，精神分析的な流れを汲む者もいる。彼らは，自己の気づき，感情や関係性への対処，喪失の受容，さらには実存的な問題との苦闘などを取り扱う。認知行動療法，学習理論，そして問題解決技法は，適応技術を改善するにあたり重大な役割を担っているが，疾患の軌跡の多くの局面において適用されるものと考えられる。多くの多様なアプローチについては，詳細に後述する。

5. がん医療における支持的精神療法の応用

1) 場所

このアプローチは，外来患者，入院患者，そして在宅療養中の患者にも適用できる。時には電話やEメールで接触を続けることで十分なこともある。重要なことは，患者が，セラピストは"自分のためにずっといてくれている"のだという認識をもってくれていることである。

2) タイミング

患者のエネルギーのレベルは変化する。そのため，疲労度合いや病状によってはセッションを短縮せざるをえない。このことは極めて重要なことである。患者の病状がかなり悪いときにはなおさら，短縮された対話でもセッションは意味のあるものとなることがある。

3) 頻度

頻度もまた，病状によって変える。患者が身体的に回復し，心の病気を乗り越えて処理することができると感じられれば，身体的に健康な患者にしているのと同じ要領で，外来患者として診療を行う。しかし，治療や病状によっては精神療法の頻度も変わる。

4) 緊急性の感覚

患者はしばしば自分に残された時間が限られているという強い感覚をもっており，それに伴い，自己の抱える問題や家族葛藤を早急に，しかし現実的に，何とか解決し

たいという欲求をもっている．セラピストは，その作業を完遂できるかどうかの時間の的確な感覚を維持しておかなければならない．

5) アプローチの柔軟性

よいセラピストは大抵柔軟であるが，サイコオンコロジストは患者の心配事が繰り返し変化するのに合わせ，軽業師のような柔軟性が必要とされる．そして，変化することこそが唯一の確実なことであるらしい[5]．病気の徴候が徐々に出てくる間の恐怖感は，その結果を受け入れる痛みとは異なる．重大な副作用を伴う治療の代償は厳しいものであろう．薬剤が"有毒すぎる"ために，さらなる治療を拒む者もいる．"健康的な生活"に焦点を当てていた患者のなかには，治療が効果的であっても，治療の副作用によって裏切られたと感じる者もいる．治療が嫌いなのと同じくらいに，患者は治療が終わると，それに伴う矛盾した不安を経験する．セラピストはこれに気づき，ノーマライズし（当然の反応であると認めること），必要に応じて治療する必要がある．

急性疾患の難しい局面においては，感情の再保証とサポートがまず試みられるべきであろう．患者は，心の中に押し込められていた暗い現実と直面させられる，予期せぬ再発に適応しなければならないかもしれない．もしくは，歩行，生殖能力，視力，聴力，または発話能力のような，身体的部分や機能を永久に失うことを受け入れなければならない．これらは，深い悲嘆を伴う痛烈な喪失である．"傾聴"，"探索"，そして"安易な気休めを言わないこと"．これこそが，贈物となるのだが，皆が実施しているわけではない．その後に，穏やかに思いを尋ねることが必要な場合もある．

患者は，がんの予測不可能性にたいへん不安を覚えている．彼らはこう繰り返す．「次に何が起こるのかわかってさえいれば！　どれくらいかかりますか？　誰かが何を覚悟しておけばよいか，私に伝えてくれてさえいれば！」．患者が受け取る医学的情報に関係なく，不確かさと闘う患者を助けることには中核的な課題が残されている．患者は，この次に何が起こるかわからないと正直に伝えてくる医師への怒りと闘っている．しかし，余命を伝えられたときには打ちひしがれた気持ちでいる．告げられた余命を超えて生きられると，患者は医師の間違いに対して満足感と勝ち誇った気分に大喜びする――医師は患者の喜びを妬むことはないが．

病気が改善するにつれて，患者は家族の問題や，極めて個人的な問題について探求するかもしれない．より力動的なアプローチに移行することで，患者は自分が誰で，どのようにして今の自分にたどり着いたのかということを意識的に関連づけ，乗り越えることを通して，がんに関連した何か意味のあるものを見出す．この取り組みは大抵歓迎される．作業は次に起こる医学的な出来事により中断させられるかもしれないが，患者とセラピストとの間に大きな信頼関係を残す．またそのほうが患者の動機づ

けと反応についてよりよい理解を得ることができる。多くのがんの経過はジェットコースターのようである。許容できる比較的安定した時期に，突如として厳しい出来事が割り込んでくる。セラピーも同じような特徴をもっているのではないだろうか。

6) セラピストの疾患理解の必要性

　最初の評価には，診断，ステージング（病期決め），予後，現在の治療法，そして治療に伴う副作用についての評価が含まれていなければならない。セラピストはこれら全般的な知見を，疾患とその深刻さについての患者の認識に適合させる必要性がある。患者の独自の主観的な定式化は，しばしばセラピストが知っている現実とはたいへん異なっている。主治医，オンコロジスト，前任のセラピストや，その他患者の現在の状態を導く医学的な事実を理解するのに助けとなってくれる人と連携が取れるように，許可を得ておく必要がある。医学的な現実を理解していなければ，確かな心理的支援を行うことは不可能である。

　ある男性は，自己評価が自分の一生のうちで最も打ち砕かれており，医師にやっかまれるのではないかという恐れから，質問をして自分の要求を伝えることに不安を感じていた。彼は理想の患者を演じていた。セラピストは彼の疾患に詳しかったので，彼の恐れについて具体的で実践的な方向性で話し合うことができた。このことで，彼はより受容されていると感じられ，セラピストに対して信頼感を発展させることにつながった。

7) 否認

　重篤な身体疾患への反応として，患者は，特に予後に対処するときにおいて，柔軟に"否認"を利用する。"否認"は，患者が"悪い知らせ"を受け入れるための時間と余地を与える"クッション"の役目を果たす。そうすることで，現実的な知識と，望んでいる知識，共存する２つのレベルの知識を発達させることになる。進行した結腸がんの若い女性患者の言葉がこれをうまく表現している

　「私がこれから死ぬことは知っている。けれど，自分が死ぬということが信じられない。」

　"否認"は精神病の反応に近いものから成熟したコーピングスキルにまで及び，すべての媒介変数が関係している。病的な"否認"と効果的な"否認"とを区別することは有効なことである。つまり，①病的な"否認"は，相談が遅れたり，不十分なコンプライアンス（遵守）を招いたり，リスクを含むという点で有害であり，これらすべてが回避という行為に含まれる。そして，②効果的な"否認"は，最善の治療を妨げることなく，患者が有望な選択に焦点を当てることができるよう働く。病的な"否

認"がすべての人にとって悩ましいものであるのと反対に，建設的な"回避"は家族間の開かれたコミュニケーションを妨げることもあるが，少なくとも一時的にでも，すべての人にとって落ち着ける空気を作り出す。病気が進行するにつれて"否認"が激しさを増す場合，そのことが，患者の気持ちを落ち着ける強力な資源を奪う危険性がある。一般的に，コーピング戦略としての"否認"はずいぶん変化する。矛盾することは驚くべきことではないが，その代わり，有益な探索の領域を定義してくれる。

① 両価性と両義性

これら2つとも，大抵"否認"に含まれている。時に，患者や家族が，大切な事柄や決定についての彼らの思いを，突然大胆に変更して，治療チームが欲求不満状態に陥ることがある。ある日，ある患者家族が難しい選択について話し合う。しかし次にはそれをなかったことにする。または，決断を保留し，未解決のまま放置する。このようなことは，通例，予後に関連する話題か，2つの望ましくない治療のどちらにするか選ぶときや，直面するにはつらすぎる決定を下さなければならないときに起こる。これらはいずれも医学的治療を避ける主な理由となりうる。もしそれが重要な決定を妨げなければ，否認に焦点を当てて検討する必要はない。しかし，結局は現実について話し合わなければならず，多くの医師たちは，思いやりをもった，対決的でない方法で話し合うことが可能である。

> あるシングルマザーは，急速進行性の転移性子宮頸がんを患っていた。彼女は，互いが動揺すると考え，7歳の娘に面会に来ることを許さなかった。電話で娘と楽しく会話する一方で，セラピストに対しては，娘に理解させるための"闘い"について話した。しかし，母親はすでに彼女の弟（所帯持ち）に娘の後見人になってくれるよう手配し，さらに金銭上の手配も済ませ，弟のもとへ娘を訪問させていた。幸運にも，その叔父はよく気が回る人で，精神科医と話をし，母親と娘をうまく再会させるようお膳立てすることができた。やがて，愛情に満ちたお別れを受容する話題が話し合われた。

8) 初回訪問

多くの人にとって，精神科への紹介は傷口に塩を塗るようなものである。患者は，「どうして主治医の先生が私をこんなところに送ったのかわからない！」や，「私の姉がこんなところに無理やり連れて来たの！」などといったことを言う。通常は，治療同盟を当初は納得いかないながらも結ぶことができ，患者は自分の気持ちを正常なものと認められるに従って，悲嘆や苦痛，恐れや安心を認識できるようになる。もし何の変化も起こらなければ，患者の意思を尊重することが最善であり，最小限の恥で済

むよう，彼らが選ぶ道へと行かせてあげればよい。大抵の場合，彼らは再び精神科に紹介されて来るか，自発的に戻って来る。

　肺がんであると診断されたばかりの58歳の会社員男性は，手術を決定する前に転移巣について検査中であった。彼は精神科受診に対して乗り気ではなく，妻の強い勧めにもぶつぶつと文句を言っていた。セラピストは，「あなたは，病気でいることや，他者から無理じいされることに慣れていない人のようだ」と解釈を伝えると，それに彼は同意した。セラピストは遠慮がちにそのテーマを続け，彼は現在の生活の短いレビューや，うつ症状（彼は否定した）についての簡単な質問，不安症状（より顕著だった）の質問に協力してくれた。彼は治療に興味を示さないままだったので，セラピストが主導して，彼が経験していることに対して不安が起こるのはもっともであるだけでなく，避けられないものであるということを伝え，彼のもつ力を強調した。そして，彼の感じている不安よりもっと強い不安に対してのよい薬があると言いつつ，セラピストは，現在彼に薬は必要ではなさそうだが，もし状況がよりつらいものになった場合には，いつでも声をかけてほしいということを伝えた。彼は戻って来た。

9)「私は大丈夫，ただコントロールできないだけ！」

　われわれは DSM-Ⅳ に沿って，患者の症状を評価するよう訓練されているが，がん患者はこれらの診断枠には当てはまらないかもしれない。ひどく困窮している患者のなかには，（精神科に）紹介されたことに動揺する者もいる。彼らはいつも快活で，楽しく，元気で有能，要するに，"普通"に過ごしてきたからである。また，彼らは"精神科的問題"ではなく，"がんである"ということだけが，病院への唯一の入場券だと感じている。たとえ問題が見られようとも，われわれは，患者自身の説明を受容し，応答しなければならない。結局，彼らは正しいのかもしれない。彼らは"普通"だったのだから。われわれが，患者の混乱した部分に過剰に注目すれば，患者は傷つけられたと感じ，聴いてもらえないとも感じるだろう。われわれは治療同盟を結び，怒りや士気の低下を避けるようにしたい。またわれわれは，患者の心理的な自己の力を強調したい。患者は身体的自己には何の安心も感じられない可能性があるからである。世間的，心理的両方の意味で，患者が成し遂げた業績を認めることが，ちょうどその瞬間に生産的に働くことになりうる。

　ほんの些細ながんの疑いと，それに続く精密検査によって，患者は恐怖感や離人感といった正確な記述でもって表されるような，コントロール喪失の感覚が生じる。病状が悪化すると，患者が，最も深く自分自身を定義づけていた役割や人間的な機能を永久に失う，という現実に気づいた結果，抑うつ的になったり，士気を失ったりする

ことがある。病前の自己イメージを失うことに対する悲嘆を治療者は認めてあげなければならない。なぜなら，それは，彼らが目を覚ましている間，またおそらく夢の中においても考えることだからである。彼らの中に保持されているであろう力を思い出させてあげる支援が求められる。このような早期介入によって，投薬を避けることができるかもしれない。それによって，たとえ病状が悪化したとしても，患者が健康的な自己を保持することを促し，"以前の自分はどんなだったか"というイメージをいくらかでも継続的に与えられると考えられる。

　いつも他者の支えとなるような，教養のある女性が，ステージⅡの乳がんの診断4か月後，涙ぐみ，まとまりを欠くといった状態を示した。それは彼女らしくない反応であり，彼女はそのことに愕然とした。「私は完全に違う人間よ。それが恐ろしい！」。彼女には危機介入，投薬，そして気分障害の検討が必要だった。たった数週間で，彼女の力は再浮上し，より彼女らしい方法でコーピングし始めた。彼女の治療を通して，セラピストは，自分自身で再び立ち上がる彼女の力を認識し，信頼することがどれだけ大切かということに気づいた。

10）どんな患者も自分の物語を語る必要がある

　あなたが尋ねれば，物語は自然に転がり出てくる！　時にはその物語は怒り，失望，あるいは失敗についてであり，時には病気に対する衝撃が強すぎるために現実を見失っていることもある。患者は疲れていたり，動揺していたり，あるいは不安であるかもしれず，出来事の詳細を思い出せないこともある。もし，あなたががんに精通していて，そのことによって，患者が自分の厳しい状況について，あなたに理解してもらっていると感じられるような情報を提供できるとしたら，それは役に立つことである。もし，ほかに得なければならない情報がないならば，患者に語らせてあげればよい。その物語は大抵，興味深い情動的側面の情報を明らかにする。患者の許可のもと，家族と協働して患者の歴史を書き留め，公開のために他の医師の署名をもらえば，さらに重要となる。これによって，患者はあなたが"チーム"の一員であることを再確認できる。

11）身体は語る；それに耳を傾けよう

　患者は，身体に生じる変化に伴い，痛みや嫌悪感，悲痛などに苛まれていると考えられる。セラピストは，不快感を露わにしたり，関わりを希薄にすることなく，それに寄り添うことができなければならない。それは必ずしもやさしいことであるとは限らない。われわれは，患者が自己開示したことの心理学的側面に焦点を当てることには慣れているが，同じように，身体そのものやその喪失，屈辱，当惑，そして現在生

活を支配している疲れ切った日常にも焦点を当てなければならない。これにはそれぞれのセラピストに，様々なレベルでの意識的な努力が必要とされる。多くの患者は，最も大きな支えは，彼らが経験していることを"本当に知っている"患者仲間であると断言する。セラピストはそれと同じ役割を果たすことはできないが，同じくらい役に立つことはできるはずである。

　また，初めに身体症状が出ていない状態のときには，これと反対のことが起こりうる。がんの診断がたまたまつけられ，患者は治療によって重大な副作用が引き起こされるまで，自分が病気であると感じたことはないのである。そのような患者は，診断されることに非現実感と当惑を覚えるかもしれない。もしかすると怒り，イライラした態度をとったり，被害妄想的になることも考えられる。そのことを明言することによって，それをノーマライズすることは有効である。そうでなければ，がんがすべて明るみになり，苦痛も最高潮に達する，病期が進んだ段階まで，その問題は持続する可能性もある。不安と怒りは結合し，大抵は医療従事者に，ひいては機能不全に陥った家族にも，それが投影されることになる。

　患者のなかには，普段の生活に最小限の支障のみで治療を完遂する者もいる。すべての治療が同等に厳しいわけでもなく，またすべての患者が同等に，治りが早いわけでもない。なかには仕事を欠かすことなく治療をやり通すことに誇りをもっている，あるいは安心している者もいる。しかし，彼らも疲労は感じるし，休息が必要である。仕事に二度と戻れない患者もおり，体の状態からでは明らかな原因がわからないこともしばしばある。見通しが暗くなければ，その理由について探求することにも価値があると考えられる。

6. 治療関係の境界：治療的アクティビズム

　身体的に健康な患者との治療における「境界」について教えられてきたことの多くは，医学的疾患を抱える患者に接するときには修正しなければならない[5]。心理療法において一般にタブーとされている身体的接触は，励ましのために手を握ったり，腕をさすったりすることとしてなら許容される。心理社会的なオンコロジストとしては人間同士としての関わりに重きを置くが，自分自身のすべての行動に妥当性のある治療的理由があるかどうかを常に意識し，身体的距離の保証が必要な患者には敏感にならなければならない。

　病院のコンサルテーション業務は，標準的なガイドラインを手際よくこなすことである。調子の悪い患者は，体の位置が落ち着かない状態であったり，動けなかったり，あるいは毛布を引っ張り上げることもできないのかもしれない。のどが渇いているのかもしれないし，眼鏡に手が届かなかったり，ナースコールのボタンがどこにあ

るかわからなくなったり，電話を落としてしまうこともあるかもしれない。このような目に見える事実を無視すると，どんな面談も効果が低減されてしまう。セラピストは，患者のプライバシーを尊重し，また看護ケアの領域を侵さない範囲で，小さな問題に気兼ねなく手を差し伸べられなければならない。ブランケットを引き上げ，より快適な体勢がとれるようにベッドの傾きを変え，眼鏡を移動させ，ナースコールのボタンを動かす。こういったことは会話の導入となることもある。面接中にそれらのニーズを無視することは，いわば言語的メッセージを無視することと同じである。患者は自分の身体に裏切られ，厳しい治療により激しく攻撃を受けている。セラピストは，患者の考えや気持ちの言語化を促すために，ボディイメージの歪みや自己感覚についての話し合いは，どんなものでも喜んで応じなければならない。このことは，つらい身体症状についての質問へと広がっていくと考えられる。あらゆるメンタルヘルスの専門家は，患者の身体に配慮すべきである。しかし，サイコオンコロジーでは，それは治療的義務のなかに含まれている。なぜなら，身体を無視することは，彼の人生において頻繁に起こりすぎており，健康的な世界から彼をひどく孤立させるものだからである。

　痛みのなかにしろ，車いすの上にしろ，患者が弱っているときには，安心や快適さを促進させるためのケアを行うにあたり，患者から依頼があるかどうかということに頼るべきではない。セラピストは患者の医学的治療に対し，一貫して積極的な興味を保持しておくことが重要である。セラピストは，患者の全般的な状態や，治療に対するコンプライアンス，もっとケアが必要かどうかの判断について，注意深い見守り役となるだろう。

7．進行したがんにおいて見られるテーマ

　legacy（患者が遺すもの，受け継いだもの），罪悪感，死への恐怖，スピリチュアリティ，緩和医療への移行，そして終末期のテーマは，進行したがん患者に対する支持的療法においては話題の種となる。

1）家族から受け継いだもの

　これらは，"がん"と"病気"，どちらの意味にも当てはまる事柄である。
① がんの意味：がんのもつ意味は，多くの共通点がありながらも，人それぞれどこか異なっている。無意識的な側面も含めて，このことについて十分に理解することは必要不可欠である。両親，親族，または近しい友人をがんで亡くした経験が，すべて，患者が病気をどのように経験するかということに関係してくる。つらい経験が心にしばしば浮かぶようになり，これについて話題にしたり話し合う必要があると

考えられる。患者は何十年も生きており，石に刻まれたように不変であるようにみえる。しかし，彼らはもう一つの年齢（自分の大切な人をがんで亡くした年齢）にもとらわれているため，当時と現在の自分自身の違い，また，当時と現在の治療の違いに直面できるよう手助けしてもらわなければならない。それはおそらく，やり残したこと，蘇ってきた悲嘆，家族内の病気に関する恐ろしい記憶，思い浮かぶ悪行にまつわる罪悪感，そして，大抵はどうしようもない，今まで支持的な人々と分かち合ってこなかった，孤独な苦痛と無力感に向き合うことになるだろう。このように，患者のがんに対する連想を探求することはたいへん意味深い。自発的に話されなければ，祖父母についてや，親しい友人についての質問を含めたジェノグラム（家族構成図）を上手に使って，詳細な家族の歴史を引き出すことができる。

②**病気の意味**：病気になるということの意味は，がんになることの意味と，いくぶん異なる。それは家族の文化の一部にもなりうる。さらにいえば，家族の起源でもある。それは明文化されてはいないが，それにもかかわらず受け入れられてきており，また民族によってかなり異なる。ある家族では，患者は訴えることもなく，できるかぎり頼らない。その理由が図々しいものでなければ，どんなニーズも汲んでもらえる。ある家族にとっては，病気自体が，悪い行いや天罰といった隠されたメッセージを運んでくる。家族の中には，病気恐怖症で，どんな犠牲を払っても病気を最小限にしたいと願う者もいれば，病気が恐ろしすぎて病気になった家族を助けられない者もいる。そのような家族では，重病は悲劇的になるかもしれない。時には，患者が取り乱した家族を安心させるというような，役割の逆転が起こることもある。また，病気になるということが，うれしい状態となる家族も存在する。患者は，惜しげもなく提供されるたくさんの，必要以上のケアや親切を受けるが，時にそれが，たとえば本人が望む自立度を侵害するような場合などには，やりすぎとなることもある。しかし，大抵の場合は歓迎される。幸運にも，愛情に満ち，有能な介護者がいる家族はたくさんおり，それよりは少ないが，他者からのサポートによって介護者の燃えつきが避けられる家族も存在している。セラピストは，主たる介護者の感じているストレスや払っている犠牲について認識することで，彼らの負担を軽減することができる。

これらのことについて話し合うことでセラピストの理解がより深まり，同時に患者は自身の原体験を洞察することができるようになる。ほとんどの患者はこのような探索を面白いと感じ，また話し合ったあとに解放感を得るようである。病が進行するにつれて，活動性も減少し，昔興味をもっていたものにも，もはや同じ魅力を感じなくなる。そのような段階において，この新しい自己理解の作業は，生活に大きな結合力と意味をもたらすという点で，より重要な作業になると考えられる。

2) 罪悪感

　罪悪感は，一般的な問題である。多くの患者は，筋の通らない確信をもって"過去の悪行"に対する罰を受けているのだと感じている。これは本当の意味での罪悪感ではなく，原因として帰することである。また，家族を残して逝くことや，悲嘆や混乱の原因となることなど，家族に対してしていることについて，患者は罪悪感を覚える可能性が考えられる。家族もまた，がんの原因についてぶしつけな非難を浴びせたり，セルフケアや，"がんに打ち勝つための正しい心構え"をもつことについてなど，口うるさく言うことによって，患者が罪悪感を抱く一因となるかもしれない。ヘビースモーカーを除いて，"罪を責める"ことは大概不当であり，有害である（肺がん患者にも役には立たない）。発がん物質への接触のほとんどが，患者のコントロールできないものであるが，食事に関してはいくつかのがんの原因の一つとして同定されている。人間は，コントロールできないネガティブな出来事に関して責任感を抱くのが得意である。

　罪悪感は，大うつ病の診断において重要である。身体疾患では，抑うつ的な患者は，明白なうつ症状や積極的な自殺企図を示すことは，そんなに頻繁には起こらない。また，一般的なうつの身体症状は，がんの症状によるものである。抑うつ的な患者は，概して罪悪感を抱いている。"救ってもらうだけの価値はなく，きっと救ってはもらえず，今後の生活も失ってしまった"と確信する。このような精神状態は，以前は楽しめていたことに対する関心の喪失，感情抑制，乏しいアイコンタクト，身体ネグレクト，外界からの刺激に対する無感覚を伴う[6]。そのような患者には，重度の不安やパニック発作，または混乱状態に対処するために，薬物治療へつなげていく必要がある。

3) 死の恐怖

　腫瘍が治療できることが保証され，患者が医師の言葉を信じることができる状況でないかぎり，がんであると初めて診断された患者は，"死"という考えに即座に飲み込まれる。治療が保証された場合でさえ，"がん"という言葉は患者の心に恐怖を運んでくるには十分であり，時には圧倒する。ある患者は，"死"への恐怖ではなく"死にゆくこと"への恐怖を感じており，それに関してはいくらかの安心は提供しやすい。しかし，別の患者は"死後の世界"に恐怖を感じており，そちらは話し合いを深めることはより難しいといえる。この違いは個人的な人生の歴史が関係していると考えられるが，大抵は極めて初期に形成されるものであり，容易に形成されたものではない。これに関しては，多くの子どもからおとなまでがたいへんな精神力をもって，"死"と対峙しており，このことから年齢は関係ないといえるが，初期に形成された根深い恐怖であると考えられる。病気の傷や痛みのただ中にありながら，患者はこの

ことを自分で対処するよう多大な期待が寄せられている。落ち着いた，守られた環境においてこのテーマを繰り返し話し合うことで，患者自身がこのことに対処することが若干でもやりやすくなるだろう。人生を人生たらしめている根源的な意味に焦点を当てたライフレビュー（人生の振り返り）や，物語の統一性に光を当てる精神力動的な観察などで，患者は自分自身がしてきたことや，自分自身の存在についてよりよい感情をもつことができるようになる。抗不安薬は大抵利用価値があるが，人間同士のコミュニケーションという役割が必要なくなるというわけではない。愛する家族や，仲のよい友人の存在は，多くの不安を和らげてくれる。リラクセーション技法も束の間の安心感をもたらしてくれる。

患者のなかには，非常によい予後が認められており，すでに寛解状態にあるにも関わらず，自分は死ぬのだと確信している者もいる。これは大抵病前性格と関係があり，がんセンター外で扱われるのが最適と考えられる。

4）支持療法におけるスピリチュアリティと宗教

文化的，宗教的な配慮へのニードはよく認識されている。しかし，命に関わる病気では，ことさらそれらはたいへん強い役割を果たす。強い宗教観やスピリチュアルな信念をもっている患者は病気に適応し，死をそれらの概念に適合させる。彼らは最大限サポートし，コミュニティ資源につなげていくことを支援してくれる，宗教的カウンセラーを利用しているかもしれない。確かに，セラピストは患者の重要な信念をサポートする。重要なことは，その人自身が独自に解釈した存在意義についての意味や理解を強要しないことである。もちろん，改宗などする必要はない。

そのような先在する資源のない患者たちには，いくつかのリラクセーション技法や呼吸法が不安を鎮めることに役立つ一方，イメージ技法はインナー・セルフ（内的自己）との接触につながる。患者が話した，人生のなかで最も意味があったり，幸せだったり，穏やかだった瞬間や場面についての会話を利用しながら，その情報に基づき，建設的で現実的な精巧さによって強化された記録テープを作成することを提案するとよい。患者はしばしばそれらを繰り返し利用する。通常の経験の範囲を超えた，理解しがたい感情を普段の習慣のなかに置いておけない人々にとっては，重大な局面において，内省を補助されることによって，普段と違った平穏を感じられるかもしれない。

5）終末期医療への移行

理想をいえば，抗がん治療から終末期医療への移行は早めに提案するべきである。移行が遅くなると心理学的にはより難しく，特に患者や家族がその知らせにショックを受けている場合などはなおさら難しいといえる。セラピストは腫瘍医に，患者や家

族が終末期について考えていることに対し，注意を喚起することもできる．腫瘍医は，患者や家族が深く探求できるよう，仮定的な形式をもって支援できる．たとえば，「もし～なら，あなたはどうしますか」などである．実存的な問題が前面に出てくるため，セラピストはそれらの問題について家族と話し合う立場としてよく位置づけられており，また医療スタッフとのミーティングも推奨される．しかし，これには当然スタッフと顔見知りとなり，信頼されている必要があるということはいうまでもない．

6) 終末期

　死が避けられないものであると完全に認められれば，何を覚悟したらよいのか，死ぬということはどのようなものなのか，そして，（これが大半であるが）患者を安心させたり家族をサポートしたりしていくうえでどんな備えができるのか，ということについて心理教育が必要になる．セラピストは，患者や家族が感情的に受け止めきれず，聞き違えたり，希望的な思考へと作り変えたり，あるいは忘れてしまった医学的な情報の処理を手伝うこともできる．しかし，家族側の，「何が起こっているのか，何を意味しているのか，次に何が起こるのか」ということについての説明欲求を大げさだと捉えることはできない．

　率直なコミュニケーションが，この局面においてはたいへん重要になる．セラピストは患者がやり残した作業に取り組む手助けをしたり，死ぬことや，別れを言うことについて，よりよいコミュニケーションを支援したりすることが可能である．何が起こっているのかを理解し，それゆえに，最期の時まで患者を温かさと愛で包み込む家族の姿を見るのは感動的である．真実から"守られていた（遮断されていた）"患者や，さらに皮肉なことに，真実を知っていても，それを話してはいけないのだと無言のメッセージを受け取っていた患者は，どんなに多くの人々に囲まれて最期の時に至っても，孤独に死ぬことになる．セラピストはこのような事態を最小限にするよう努力すべきである．もし患者が自宅で最期を迎えるならば，セラピストが訪問することは非常に意味のあることになる．そのような重大な瞬間に，歓迎された存在になれるというのは一つの特権である．葬式や追悼式に参列することは，患者との思い出に敬意を表したり，残された家族を支えたり，セラピスト自身のために終結させたいというような，それぞれの欲求に従って，個人の選択に委ねられている．このような個人的な関わりを認識することは大切である．また，セラピストをすでに知っており，また信頼しているという理由から，介護者から死別後の心理療法を求められることが，ままある．

① 論議的話題

　残念ながら，最期の時には多くの困難な選択を強いられることになる．たとえば，

どんな治療をするのか，またはしないのかの決定や，実験的治療を始めるかどうか，栄養補給や水分補給をいつ止めるのかという決定である．家族は，役に立たない不適切な治療を主張し，そのことに対してかたくなになるかもしれない．そのようなときには，セラピストは医療・介護スタッフを支援することができる．患者のなかには，自分の死ぬ時間を決め，スタッフにそれを達成する手伝いをしてほしいと願う者もいるが，それはほとんどの裁判所で違法とされている．そのような要求には，治療の中止や，栄養・水分補給の停止などの合法的な選択肢を提案しつつ，細心の注意を払って対処しなければならない．代理人は，家族の意見がばらばらである場合には難しい立ち位置に立たされることになると考えられ，セラピストは注意を向けておく必要があるといえる．支援のあり方を常に一定にしておくことが，最善のスタンスである．

事前指示書を完成することが以前に比べ一般的になっており，そうすることで，患者は自分の望みをより明確にすることが可能となる．セラピストは，遺言状や財産分与，治療上の代理意思決定者の指名のようなことが話題になる場合には，それらの支援も行う．

8. 患者の支持的心理療法の一部としての家族

1）家族とは何か

われわれの意図としては，家族とは，患者が自身の人生において重要な一部であると認識していて，また患者自身もたいへん慕っており，感情的に影響を受けている個々の集まりである．われわれがそれを定義すべきものではない．

2）健康な家族

多くの患者は，家族が誠実で，愛情に満ち，最後まであきらめないでいてくれるかぎり，驚くべき忍耐力や精神力，寛大さを示す．彼らは現実的で，治療の進め方にも自発性を示し，互いを気にかけながら，つらい真実を分かち合い，やり残した作業に取り組み，互いの時間を大切にしている．しかし，すべての家族は，それぞれに異なった，強さと傷つきやすさの側面をもっている．家族はしばしばコーピングを異なる方法で行い，互いが衝突するような異なる戦略を使う．セラピストはこれらの違いを評価し，家族ができるだけ患者を苦しめることのないように，それらを処理するプランを立てておかねばならない．

3）ソーシャルサポートのない患者たち

家族や信頼のおける友人のいない患者の経過は，大いに困難なものになる．セラピストはしばしば不可欠な資源となり，また身動きのとれない患者よりもセラピスト

が，忠誠という重荷を引き受けなければならない。サポートグループを見つけたり，当てはまるならば宗教的またはコミュニティの資源に連絡を取ったり，地域支援ボランティアを見つけたりすることがとても重要になってくる。

4）家族との関わり：患者のニーズと反応

　患者の家族に対処するのは，選択肢の一つではなく，不可欠のことである。家族の関係性における心配事を評価し，話し合わなければならない。驚くほど多くの患者が，自分のがんのためではなく，家族との関係性についての相談で心理療法を依頼してくる。そのテーマには，がんとはまったく関係のない事柄もあれば，がんによってかき立てられてはいるが，完全にがんに関係しているわけではないものまである。主体的に病気に焦点を当てていた患者でさえ，時に初回または2回目のセッションで，先在する個人的な問題へとテーマが移行することがある。病状が進むにつれ，結局はこのような個人的な問題は病気のことへと移り変わるが，それでもステージⅢやⅣの患者で個人的な問題に焦点を当て続ける者もいる。

　　局所浸潤性結腸がんに対して化学療法を受けている76歳の校長先生が，心理療法を求めてきた。しかし，彼女はただ約45年前に，ユーイング肉腫により6歳の長女を亡くしたあと，残された他の子どもたちをないがしろにしたことについて抱いている深い罪悪感について話をしたいだけだった。彼女はすぐに"身代わりの子"を産んだのだが，その子もまたダメージを受けているのではないかと信じていた。これらの問題すべてに彼女は責任を感じていたが，その他のうつ病症状は見られなかった。われわれは，当時の小児がん治療の慣習を見直すとともに，彼女の過剰に責任感を感じたり，罪悪感を抱きやすい傾向を形成したと考えられる，幼少期から思春期・青年期までの彼女の状況についても評価した。ある日，彼女は自分の子どもたちが元気でやっており，不平などを我慢しているわけでもないようにみえると言い，セラピーを終結させた。

　患者はまず自分自身の恐れや悲嘆にたいへん圧倒され，また病気にエネルギーを使われすぎているために，家族の中で起こっていることを処理できなくなっている可能性がある。特に，患者に面倒をかけさせないようにと，"沈黙の陰謀"が存在する場合にはなおさら家族の中で起こっていることに対処するのは難しい。しかし，家族の態度によってすぐ，患者は様々な感情を強いられたり，引き起こされたりする。患者が体験する感情は，感謝，罪悪感，心配から，失望，愛情のサインへの深いあこがれ，関心の欠如に対する憤り，理解，安心まで多岐にわたる。セラピストはこのような強い感情について尋ねる必要がある。

58歳のある男性は，ステージⅣの腎臓がんと，薬剤治療反応性のよいうつ病を患っていた。しかし，彼は妻と10歳代の子どもたちから関心を向けられていないと感じ，悲しみと不満を抱き続けていた。彼のがんが悪い方向へ転じると，家族みんなの態度は突然変わり，愛情や関心，悲嘆を示した。すると彼は以前よりもっと活動的で力強くなり，実験的治療を探して他の病院へ別のプロトコルを求めて行ったりするようになった。その間もセラピストとの接触は継続して行われていた。

5）関わりに対する家族のニーズ

①**感情的ストレッサー**：がんは家族にとっての危機でもある。診断がより深刻であれば，家族は強く反応する。ある者は悲しみに打たれ，最悪の結果だと早合点してしまう。またある者は，患者を安心させるようになり，そばに寄り添い，支持的になる。前者はたくさん泣き，他の治療を探し求め，しばしば矛盾するアドバイスを得ることになる。インターネットで悪い予後について調べ，孤独感を抱くかもしれない。避けられないのであれば，家族が信頼できる人物を選択し，インターネット検索をしてもらえるよう導いてもらえばよい。

　家族の一人はがんで，もう一人は介護に手を取られることで，残された家族構成員の再編成と協力が必要となる。空いた穴を埋め，前へ進み続けるために。多くの場合，それがなされることはない。ニーズに圧倒され，社会的セーフティネットが不適切な，小さく孤立した家族が多くいる。そのような家族に対する外的支援を探索することは非常に重要な問題である。

②**主たる介護者**：自らの選択にしろ，審判による決定にしろ，大抵は一人の人間が主たる介護者の役割を引き受ける。彼らは，不安，抑うつ，自分の健康を軽視すること，そして永続的に堕落の方向へと流れていくリスクを背負っている。しかし，それを乗り越えた瞬間，彼らは喜びと意味を知ることができる。多くの患者はたいへん扱いづらく，そのようなケースでは介護者により多くの支援が必要である。主たる介護者のケア，または介護者自身の治療へとつなげていくことについて，セラピストは常に敏感に察知して対応していかなければならない[8]。

③**環境的ストレッサー**：社会化された医療が欠如している国においては，資金的なストレスが厳しく，また避けられない問題である。家族たちは簡単に貯金を使い果たしてしまう。破産の多くは浪費によるものではなく，愛情をかけた医療費によるものである。このことは代理人や介護者と一緒に考えるべき問題であるのかもしれない。また，患者の収入がなくなったり，より多くの時間を融通するために介護者が仕事を失ったり，より賃金の安いシフトへと移行したりするといった，二次的喪失がたくさんある。思春期の子どもたちは，経済的な理由から大学を辞めるかもしれ

ないが，同時に彼らは親の役割を代わりに引き受ける（parenting）といった場合もある。幼い子どもたちは"自分自身の防衛のために"脇道に逸れたり，ほかに預けられたりすることの説明のために罪悪感に支配された空想を作り出す。セラピストは，"子どもが親の役割を引き受けること"の問題について早期に焦点を当てるべきである。家族は差し迫った状況において子どもたちとどう関わればよいか，常に信頼できるアドバイスを求めており，また大抵はそれに別の問題の話し合いもついてくるだろう[9]。

家族はひどい状況のときには再結集するが，小康状態であったり，冗長で安定した治療の状況では注意が削がれる。献身的な看病による疲労と，コントロールの定まらない憤りが表現されるだろう。もし軽度だったり，時々のことであったりするならばやっていくことができると考えられるが，もろい均衡は簡単に壊されてしまうだろう。兄弟姉妹で同時に起こる嫉妬や患者に対する罪悪感について話し合ったり，両親がほかへ預けた子どもたちを理解し，再統合するのを手助けしたり，夫婦の考えの隔たりに一緒に取り組んで，よりよいコミュニケーションがとれるように支援したり，思春期の子どもが勉強を続けられるように励ましたり，家族が外部の支援を探し，受け入れるサポートをしたりすることが，セラピストにできることである。強いストレスを受けている家族は孤立し，殻にとじ込もり，地域の資源に気づかないこともある。これらの出来事のほとんどは，家族のことをおそらくたいへん心配している患者に知られることとなる。

6）家族の死別

愛する人の死は重大な喪失になると同時に，大きなトラウマとなる可能性がある。セラピストは死という事実からくるトラウマティックな結果を最小限にするよう努める責任がある。たとえば，急性のひどい出血や，家族の複雑な関係性に関わらず，明らかに苦痛や怒り，罪悪感につながるようなどうしようもない習慣（"治療を中止する"ことに対して完全な責任を負うというような委任状を与えるなど）は，消し去ることのできないトラウマとなる。時に，医療チームのうちの一人が，無意識的に無愛想な対応をし，忍耐力がほとんどなくなってしまっているこの時期の家族の感情を害するということもある。実際，家族は自分たちが，「薄情」や「思いやりがない」と解釈（または誤解）したどんな言動にもたいへん敏感になっている。最悪なのは，患者の苦しみが適切に取り扱われていないと家族が感じるときである。一方で，気が回る医師，看護師やセラピストは，深い感謝の念とともに長く記憶されるだろう。どちらにせよ，これらの行動は，正確に解釈されているかどうかに関わらず，家族の記憶に深く刻まれる。

未亡人は亡夫の入院中にスタッフとよい関係性を築き，また自分の子どもたちや地域の友人たちとも仲のよい関係を築いていたが，8年経って，腫瘍医のフェローのグループのところに彼女の夫の死に伴う経験を話すためにやって来た。彼女の最初の言葉は以下のようなものだった。「あのときのことは，昨日起こった出来事のように，私の頭の中にいまだに残っているのです。人工呼吸器を外す決断をしたのは主人でした。主人一人の決断でした。主人はそれを実行したのです。」

患者の人生の最後の日々は，どんな患者の人生でも最大の配慮と支援，そして尊敬に値する。この努力は，遺族の残りの日々に長く心を苦しめるような痛ましい記憶の代わりに慰めをもたらすだろう。特に，防げることに"失敗"したことに対して，しばしば不当で無意識的な罪悪感を抱いているからである。セラピストはその出来事の衝撃を和らげることに役立てるかもしれないが，より大切なのは，患者の死後に悲嘆に対するセラピーを受けられるようにすることである。セラピストは，患者と家族について理解し，心配しているのだということを家族にわかってもらうために，手紙を送ることが重要である。電話もよいが，家族が今後もずっと大切に持ち続けてくれる手紙の重みには及ばないだろう。

7) 患者と家族への関わり＝コミュニケーションについて

コミュニケーションの上手な家族は，患者の死後も何とかうまくやることができる。たとえ家族の中で意見が合わないことがあったとしても，コミュニケーションは家族の適応には不可欠な要素である。セラピストは，構造化された面接であっても，そうでない，より柔軟なミーティングであっても，家族のコーピングや精神力に合わせ，必要に応じて他の資源へとつなぎ，介護者や代理人に特別なサポートを提供しなければならない。また，セラピストは，現在は耐えられている，語られない苦痛な出来事について同定し，徐々にそれらを表へと引き出すことが求められる。これらには，病気への反応や，難しすぎて話せない内容（特に死にゆくこと）が含まれることもある。しかし，それはまた，将来の計画が立てられないことや，未解決の葛藤，本当の気持ちや深い悲しみを分かち合うことを避けていること，についてもありうる。家族が率直に話せなければ，患者はより孤独に死を迎えるだろうし，家族も孤立を感じるだろう。さよならを言うこともなく，許しを請うこともできず，将来の計画も分かち合わず，思い出さえも共有できないこともある。結束力もあり，葛藤に対処する能力のある家族にとっては，コミュニケーションをオープンに行うことはそんなに難しいことではないかもしれない。開かれたコミュニケーションは，本当に，変化を促す際に大きな力を発揮する。より詳細な検討については，Chapter 14「家族療法」（→ 265 頁）を参考にしてもらいたい。

9. セラピストの問題

　がん患者のケアに特化して関わることは簡単なことではない。そうすることに多くの専門家たちは想像がつかないだろうし，結果として，サイコオンコロジスト自体が高度に自主的に選ばれた集団となる。だからといって，サイコオンコロジストが自らを顧みる必要がなくなるというわけではない。われわれができることの限界を常に自覚し，われわれができないことには，健康的なユーモアの感覚でもって，適切に見通しを持ち続けなければならない。われわれの間では，"ブラックユーモア"は確かに自分たちのコーピングの助けとはなるが，所詮それまでである。また，人の悲劇と死に曝されているとき，われわれの逆転移反応に気づくことは必要である。逆転移はいつも患者とセラピストどちらの思考にもつきまとう。このことから，よりいっそう自己吟味が重要になる。

1) セラピストが"がんサバイバー"だったら

　多くのがんサバイバーは，自分たちが直面した厳しい試練と同じ試練を経験する患者を支援したいと願っている。彼らは病気に対し，安定して適応し，感情的記憶の爆発に支配されないよう免疫もつけている状態でなければならない。また，彼らは自分自身の劇的な経験に左右されず，患者の話に集中し続けられるよう訓練を積んでおかなければならない。実際に，彼らが特別な知識をもっていることは間違いないが，越境という観点からすると，彼らはただ，明確に患者の利益となるだろうとわかっていることのみを分かち合わなければならない。

2) 薬物療法の役割

　向精神薬は，患者が抑うつ，不安，そして混乱に対する治療を必要としたときに，支持的心理療法を補うことができ，また補わなければならないものである。このような患者は直ちに医師に紹介するべきである[10]。

10. サービス部門の立ち上げに関する問題

　業務を同定し，また技術をつけ，それを維持することはどれも鍵となる問題である。

1) 紹介する

　今日では大抵の都市に電話・オンライン相談を含めた，がん支援グループが存在している。チャットルームや掲示板では同じ体験を分かち合うことで他者から(管理されてはいないが)支援を受けることができる。これらはどちらも，すばらしいサポートに

もなれば，助けにならないこともある。Gilda's Club[訳注]やWellness Community[訳注]，Cancer Care などのような大きな支持団体は，信頼できるオンラインサポートと，"仲間（buddy）"システムを保持している。ほかにも広く多様な役に立つ現場活動を行っている。American Psychosocial Oncology Society は，がんの知識をもったカウンセラーを患者が見つける手助けをしてくれるホットラインを設立している（1-866-APOS-4-HELP）。いくつかのよく発展したフォーカスグループ・アプローチについては，他の章で説明することとする。

　支持的心理療法は患者を支援するが，患者を縛るものではない。現実的な改善は歓迎され，安全な探求が推奨され，中断も適切である。われわれはすべての患者の問題を"治す"ことはできない。相補的なセラピーへの紹介，たとえば芸術や音楽，薬物療法やヨガなどは"話す"セラピーが苦手であるとわかった患者には役に立つ。われわれの介入でできることには限界があり，また誰かにとって，相談することが最良の選択であるタイミングにもまた制限がある。患者は大抵それを，ケアを受けることに伴って体験する。

2) サイコオンコロジスト

　大事なことを言い残したが，われわれは自分自身の人生，特に喪失体験について振り返る必要があり，またこの仕事に携わる動機についても理解するよう努めなければならない。われわれのうちの多くは，すべてではないものの，個人的な喪失体験や苦しい体験を理由にこの仕事に従事している。それらのためにわれわれが不適格となるわけではないが，われわれはそれらの存在に気づき，影響がどのようなものであるのかについて知っておかねばならない。それらは大抵われわれのモチベーションを固め，またわれわれ自身を理解する手助けとなるには十分な気づきとなる。われわれは患者が他の人に対してよりも，より深くわれわれに接触してくる時期を認識し，深すぎる関係性や，われわれの判断を歪める可能性のある過剰な同一化に対して油断なく警戒しておく必要がある。また，われわれは好きになれない患者や，われわれを怒らせる患者についても考えておかなければならない。これは，病気，苦しみ，不当な行為，死などにより歪められた文脈にある場合を除くと，一般的な逆転移の作業である。このことは取るに足りない違いではない。同じことが，介護者や家族にも当てはまる[11]。

　われわれは患者に信頼されるに十分なほど関わることを学ばねばならないが，めったなことがないかぎり，患者に個人的な生活圏に侵入を許すほど深く関わりすぎてはならない。いつそれが起こっても，われわれはそれが収まるまで注意を払い，同僚，

訳注：2009年，cancer support community に合併し，世界最大の団体となっている。

指導者，または専門家にそのことについて話さなければならない。われわれは，自分たちもそうだったように，特に若いセラピストたちにたくさんのサポートをしなければならない。もし一人職で働いているならば，たとえメールでのやりとりのみになったとしても，仲間を探し，専門家同士のメーリングリストサービスなどに登録するとよい。仲間たちとつながりを維持し，可能であればピア・スーパービジョンを行い，ミーティングに参加して学びと同じくらい社会的な場を楽しむべきである。国内のサイコオンコロジー学会に参加したり，International Psycho-Oncology Society（IPOS）の一員になることも推奨される（www.ipos-society.org）。

推薦・参考文献

American Psychosocial Oncology Society (2006) in *Quick Reference for Oncology Clinicians: The Psychiatric and Psychological Dimensions of Cancer Symptom Management* (eds J.C. Holland, D.B. Greenberg and M.K. Hughes), IPOS Press, Charlottesville, VA.
A small basic handbook with handy tables, written for non-psychiatric physicians, but useful for everyone.

Holland, J.C., Breitbart, W.S., Jacobsen, P.B. *et al.* (2010) *Psycho-Oncology*, 2nd edn, Oxford University Press, New York.
A new edition of an exhaustive text, with clearly laid out sections and chapters that cover many topics.

Kissane, D.W. and Bloch, S. (2002) *Family Focused Grief Therapy*, Open University Press, Buckingham, PA.
A clear and detailed book which explains and manualises a powerful method of family therapy around the death of the patient. But it also teaches a great deal about family therapy at any time.

Rauch, P.K. and Muriel, A.C. (2005) *Raising an Emotionally Healthy Child When a Parent is Sick*, McGraw-Hill, New York.
The welfare of children in families of cancer patients is rarely optimally sustained without input from therapists or other knowledgeable health professionals. It can seem counterintuitive and deserves some attention.

Sourkes, B.M. (1982) *The Deepening Shade: Psychological Aspects of Life-Threatening Illness*, University of Pittsburgh Press, Pittsburgh, PA.
A short and elegant classic that discusses both therapy and the needs of the therapist. As good now as when it first came out.

Wise, M.G. and Rundell, J.R. (eds) (2005) *Clinical Manual of Psychosomatic Medicine: A Guide to Consultation-Liaison Psychiatry*, American Psychiatric Publishing, Inc., Washington, DC.
A short, well organised and readable manual that covers other diseases as well as cancer. Will be useful to therapists with a less specialised practice.

引用文献

1. Peabody F.W. (1927) The care of the patient. *Journal of the American Medical Association*, **88**, 872–882.
2. Institute of Medicine (IOM), Committee on Psychosocial Services to Cancer Patients/Families in a Community Setting, Board on Health Care Services (2008) in *Cancer Care for the Whole Patient: Meeting Psychosocial Health Needs* (eds N.E. Adler and A.E.K. Page), The National Academies Press, Washington, DC.
3. Alliance for Quality Psychosocial Care http://www.cfah.org/activities/alliance/cfm, Access, 2010.
4. Holland, J.C., Greenberg, D.B. and Hughes, M.K. (2006) *Quick Reference for Oncology Clinicians: The Psychiatric and Psychological Dimensions of Cancer Symptom Management*, IPOS Press.
5. Lederberg, M.S. (2010) Negotiating the interface of psycho-oncology and ethics, in *Psycho-Oncology*, 2nd edn (eds Holland, J.C., Breitbart, W.S., Jacobsen, P.B. *et al.*), Oxford University Press, Oxford, NY, pp. 625–629.
6. Miller, K. and Massie, M.J. (2010) Depressive disorders, in *Psycho-oncology*, 2nd edn (eds Holland, J.C., Breitbart, W.S., Jacobsen, P.B. *et al.*), Oxford University Press, Oxford, NY, pp. 311–318.
7. Lederberg, M.S. (2009) End of life and palliative care, in *Comprehensive Textbook of Psychiatry* (eds B.N. Sadock and V.A. Sadock), 9th edn, Lippincott Williams & Wilkins, Philadelphia, pp. 2353–2378.
8. Northhouse, L.L. and McCorkle, R. (2010) Spouse caregivers of cancer patients, in *Psycho-Oncology* (eds Holland, J.C., Breitbart, W.S., Jacobsen, P.B. *et al.*) 2nd edn, Oxford University Press, Oxford, NY, pp. 516–521.
9. Moore, C.W. and Rauch, P.K. (2010) Addressing the needs of children when a parent has cancer, in *Psycho-oncology*, 2nd edn (eds J. Holland *et al.*), Oxford University Press, Oxford, NY, pp. 527–531.
10. Holland, J.C., Breitbart, W.S., Jacobsen, P.B. *et al.* (2010) Psycho-Oncology, 2nd edn, Oxford University Press, New York.
11. Sourkes B.M. (1982) *The Deepening Shade: Psychological Aspects of Life-Threatening Illness*, University of Pittsburgh Press, Pittsburgh.

Chapter 2 がん治療における認知行動療法

David Horne and Maggie Watson
能野淳子　訳

1. 背景

　認知療法（cognitive therapy；CT）と認知行動療法（cognitive-behaviour therapy；CBT）は，同じような心理療法の総称である。これらの心理療法が目指すところは，ある人の認知的歪みや非合理的思考がストレスフルなライフイベントに対する対処能力にどのような悪影響を及ぼすかを理解したうえで，破局的思考とネガティブな自動思考（Negative Automatic Thoughts；NATs）を特定し，自分や他者が実際にとった行動の結果を照らし合わせながら破局的思考やネガティブ思考を変容させ，気分や抑うつ症状の改善に役立てることである。Beckの功績は，信念や思考の歪みがどのように抑うつを引き起こすのかを実証したことで最もよく知られている[1]。1960，1970年代に活躍した他のCTの先駆者には，Ellis[2]，Mahoney[3]，Meichenbaum[4]が存在する。彼らは，われわれの思考が（無意識であっても）感情や行動に影響を及ぼすことを示した。今日のCT/CBT研究は，Clark and Fairburn[5]のように，不安障害やうつ病治療の効果を実証する強いエビデンスを多数提供している。うつ病治療におけるCTの有効性は，軽度から中等度のうつ病に対する抗うつ薬による薬物療法と同程度に強いエビデンスが実証されている。また，米国精神医学会プラクティス・ガイドライン[6]では，心理療法のなかでも認知行動療法と対人関係療法は，大うつ病性障害の治療として最も有効であると報告している。
　さらに最近では，慢性の健康障害を抱えた成人のうつ病に対する英国国立臨床研究所のレビュー[7]によると，集団認知行動療法や個人の認知行動療法，コンピュータを介した認知行動療法の実施が推奨されている。このレビュー（項目5.）では，"…（中等度から重症のうつ病に対して）最も強固なエビデンスがあるのはCBT"と結論づけている。有効性に対するエビデンスの重要性を考慮すると，認知行動療法は慢性の健康障害を抱えた患者のうつ病に対する治療の選択肢となりうる。他方，うつ病患者に

対する抗うつ薬による薬物療法と認知行動療法とを組み合わせた治療の有効性のエビデンスは限定的であり，英国国立医療技術評価機構（National Institute of Health and Clinical Excellence；NICE）のレビューでは，薬物療法とCBTを組み合わせた治療は中期的な効果が不確かであり，薬物療法は身体的な健康障害に対する薬物治療との相互作用の可能性が懸念されていると結論づけている。

認知処理理論や感情処理理論は，理論構築，仮説検証，実証的研究といったものを通して，感情・認知・行動の関連性に関する科学的基盤を提供しようと試みている（たとえば，Wells[8]）。1950年代後半からその後20年間にわたり，行動療法（behaviour therapy；BT）は，不安治療に焦点を当て取り組み，その後，うつ病も重点的に取り組んだ[9〜11]。そして，認知療法に先駆けた重要な治療法として認識されるように発展してきた。具体的には，学習された（条件づけされた）恐怖に関連する回避行動や不快な覚醒に着目し，効果的な短期的治療が開発された。たとえば，恐怖刺激の階層表に従い段階的に曝露させながら（イメージも含む），同時にその間リラクセーション法を用いて不安の覚醒を低減させる。これは，系統的脱感作として知られるようになった。他の例では，回避を妨害する集中的な曝露（"フラッティング法"や"内破療法"と呼ばれる）は，知覚された脅威刺激に対する恐怖反応を実験的に消去し，不適応的な回避や防衛的行動を減少させる効果がある。これらのアプローチは，特に恐怖症・不安障害，強迫性障害の治療として著しい効果を発揮している[12]。

がん患者を対象とした領域では，恐怖症，不安障害，強迫観念・強迫行為は，多くの患者に深刻な問題をもたらすため，認知療法・認知行動療法以前に行動療法が必要不可欠である。患者は，幼児期に苦痛を伴う医療を経験していたり（条件づけ），血液や注射針などに恐怖を示す他の患者をモデリングあるいは社会的学習しているため，痛みや脅威に関してあらかじめ学習が成立した関係性を備えている。そのために患者は非合理的な恐怖（例：注射針，血液，医療機関などの特定の刺激に関連した脅威の誇大評価）を呈するようになる。この非合理的な恐怖は，（無意識であっても）恐怖を惹起させるあらゆる対象からの回避を形成し，リマインダーとして機能する様々な手がかりやトリガーにさらされないように妨害的な反応へとつながる。さらに，様々な脅威にさらされないように過度な反芻（ある出来事についての心配）や儀式的（強迫的）行為を行うようになる。医療に対する恐怖を経験しているがん患者に対して，系統的脱感作のような行動的技法を提供することは，重要ながん治療の受け入れという観点から極めて重要である[13]。このような心理学的介入を受けていない場合には，救命に貢献できるはずの内科的・外科的治療を受ける前に，救命・延命治療（化学療法や放射線治療）を受けることを回避してしまう場合がある。がんに対する特定の治療（たとえば，嘔気との関連がある化学療法）では，それ自体が患者にとっては嫌悪条件づけの経験として成立し，その結果，患者は化学療法を惹起するリマイ

ンダーに曝露されたり，化学療法について少しでも口にしたり，考えたりすることをきっかけに，実際には治療を受けていない場合でさえも，嘔気を経験したり，実際に嘔吐することもある[13~16]。

　CBT は，思考・感情・行動の相互作用を説明しているため，セラピストは患者が経験している問題の力動的な定式化を提供することができる。また CBT は，これら 3 つすべてのプロセスに関して臨床的に関連した情報の収集とフィードバックに基づく構造化された技法を備える心理的治療であるため，セラピストは，どのタイミングで，最も効果的な技法（例：認知的技法もしくは行動的技法）に焦点を当てるべきかを決定することができ，得られた情報や反応に応じて技法を修正することができる。CBT は，うつ病，不安障害，外傷後ストレス障害（post traumatic stress disorder；PTSD），外傷後ストレス症候群（post traumatic stress syndrome；PSS）に対する治療として十分に効果が確立されており，がん患者の感情的，心理的，社会的なウェルビーイング（well-being）すべての改善に大きく貢献している。最近では，がん患者の心理的ケアを向上させるために有効な介入として CBT を導入する試みが考案されている。

1）適応となる患者

　CBT は，特に早期がんの患者に有用であるが，進行期や終末期患者へもある程度の効果を発揮してきている。一方で精神病圏，統合失調性感情障害，せん妄のような器質性精神症候群の患者へは適さないと報告されている。明確な根拠に基づいた臨床的に重度のうつ病を呈している患者（米国精神医学会精神疾患の分類と診断マニュアル：DSM-Ⅳ あるいは同様の診断基準を使って検出する）にとっては，最初に抗うつ薬による治療を考慮することが必須となる。抗うつ薬による治療的効果が得られるまで適度な間隔をあけて CBT の併用を再検討することが望ましいとされている。しかしながら，患者が自分自身で問題に取り組みたいと希望する場合には，必ずしも抗うつ薬の効果を待つ必要はない。また，臨床的にうつ病と診断された多くのがん患者は，がん治療における薬剤レジメンとの相互作用を懸念していたり，今後の薬物療法を最小限に抑えたいという希望をもっていることがあり，それらも含めた様々な理由のために抗うつ薬の使用に消極的であることがある。このような状況では，CBT モデルを使いながら患者と協働することに価値があり，抗うつ薬による治療をセカンドラインの治療選択肢として位置づけることができる。CBT は慢性的な精神症状や慢性化した問題を抱える患者にも有効である。

　一般に，がん患者に対する CBT は，問題解決に焦点を絞って適用される。問題解決では，解決すべき問題を目標設定し，思考とネガティブな反芻の程度と強度に影響を与える技法を用いながら，問題の解決を進めていく。心理学に興味のある患者（例：自己内省をしたり，自分自身の考えを振り返るという発想を肯定的に捉える人；

内省的な傾向が高く、問題と自分の感情に適切な距離をとりながらも熟考できる人；分析的思考の傾向がある人）には、認知的技法を適用することがより望ましい。行動的技法は、患者に応じて広く一般的に適用される。また、がんに特有の問題は、CBTを実施する対象になるであろう。

2) 不安に関連した手法と治療

　系統的脱感作、モデリング、認知再構成など初期のCBTを用いた介入技法は、外科・内科的治療に関連する予期性不安を低下させる効果があり、疼痛を含む治療後の苦痛の軽減にもつながる。がん患者を対象に実施したこのアプローチの体系的な研究報告は少ないが、他の患者グループから得られているエビデンスによると、CBTは治療関連の不安を改善させるという一貫した有用性が報告されている[18～20]。

3) 外傷後ストレス障害 (post-traumatic stress disorder；PTSD)

　PTSDは、がんに対する患者の対処能力に悪影響を及ぼすほど強い不安と関連する[21,22]。CBTは、この重度の不安障害に対して最も効果的な治療法の一つとして認められている（Resick, Monson and Gutnerのレビュー[23]を参照）。ある研究によると、PTSDは多くのがん患者に合併していると報告されているため、PTSDを発見することが重要となる[24]。PTSDを未治療のまま放置すると、多くのがん患者が長期間にわたり無意味に苦痛を経験することになる。

4) 倦怠感のマネジメント

　治療後の倦怠感は、がん患者が経験する問題であり、CBTによって軽減することが可能である。通常、倦怠感は化学療法や放射線治療の副作用や後遺症として報告される。医学的研究では、化学療法が誘発する貧血に比べると倦怠感の病態生理学は解明されないままであるが、多くの患者が倦怠感を訴える。著者の一人が運営している心理教育に関する骨髄移植後の適応グループに参加している患者は、経験している疲労感はこれまでの人生のなかで経験した疲労感とは異なるものであると訴えている。それは、エネルギーを完全に消耗した状態、完全に疲労困憊した状態（Cure Leckaemia, 2008を参照）として表現される。

　CBTを受けた患者は新しい事象に対する破局的思考を変容させることを学び、グループで体験を共有し、事実に基づいた情報を適切に得ることができる。倦怠感の効果に作用する構成要素は、系統立った方法を用いて行動をモニタリングし、調整する方法を習得することである。その結果、完全に疲労困憊した状態を予防するために、活動を調整し、休息・リラクセーション法を実践できるようになる。エクササイズ・プログラムは、明確な効果が示されているが、エクササイズを継続することには抵抗

感(たとえば,疲労を経験する)が強い。CBTの構成要素をこの抵抗感への対処として活用することで,さらに持続的効果が得られる[25]。

5) サバイバーの問題

　がんとがん治療に関連した情緒的トラウマを経験したあとは,再適応という観点のほか,様々な心配事への対処が重要となる。この重要な領域に関する研究は始まったばかりである[26]。がん患者がマネジメント法を学ばなければならないストレス状況には,重大なライフイベント(Major Life Events)と日常の悩み事(Daily Hassles)の2つの分類があり,それらの特徴を理解することが役立つ。がん領域における重大なライフイベントとは,診断過程,疾患そのものへの治療,ひととおりの治療が終了したあとの新しい"健常な"生活の構築に関わるものである。これらのイベントの影響は広範囲にわたり,著しい不安,場合によってはうつ病や混乱をもたらすことがある[27]。心理療法はこのような再適応やコーピングの問題に役に立ち,特にCBTは果たす役割が大きいといえる。CBTの有用性は,患者が自分を見直しながら新しい方向に導けるように,そして,より適切なコーピングストラテジーを実践することができるように援助できることである。一方,日常の悩み事は,絶えず気を配らなければならない問題解決を要するために,意外にも深刻な苦痛の原因ともなりうる[28]。このような日常の悩み事は,頻繁に生じ,周囲から見てもわかるものである。その一例として,経過観察中の外来患者の予約席というのは,病気が寛解していてもいまだにがん患者であることを思い起こす手がかりとなったり,トリガーあるいはリマインダーとして働くことがある。このような悩み事は,病院で駐車スペースを探すことのように,通常は小さなフラストレーションとみなされるものであっても克服するために断続的なエネルギーを要する。これは深刻な問題とみなされないかもしれないが,エネルギーが低下している場合や他者に頼らなければならない状況の場合には,このような小さな悩み事が日々続くことで強いストレスとなる。したがって,CBTでは,患者がネガティブな自動思考の存在と不適切なコーピング行動の減少に気づけるようにし,より効果的な認知スタイルとコーピング行動を習得させ,苦痛レベルが低減することを目指す。このように,がんに対する心理学的・情緒的影響は,初回治療から治療に関する遅発性の影響や長期的効果を経過観察するサバイバーまでの全体の時期にわたり問題が生じ続けるのである。

6) 疼痛のマネジメント

　疼痛は,医療のなかでも薬理学的観点と心理学的観点の双方から注目を集めている領域であり,がんも例外ではない。CBTは疼痛のマネジメントのなかでも特に慢性疼痛(6か月以上続く)に大きく貢献をしているという多数のエビデンスがある(急性

疼痛でも効果はある)[29]。がん患者の慢性疼痛のマネジメントに対するCBTアプローチは，他領域の慢性疼痛患者に実施されるものとほぼ同様である。しかしながら，がん疼痛のマネジメントでは，疼痛は身体的に悪いことが起きていると解釈され（例：病状進行の兆候である可能性がある），疼痛が明らかに存在する場合には処置が必要とされる点が特徴的である。

7) セクシュアリティと愛情行為

がんが男女の恋愛関係や性行為に与える影響については現在検討されているところであり，患者のニーズもある領域の一つである。この問題は1960年代から重大な領域として数多くの研究が実施され，心理療法が開発されている（たとえば，Masters and Johnston)[30]。CBTは，不安を同定し，軽減させ，性に関する不適応的な予測とカップル間のコミュニケーションを変容させることで，様々な場面での性機能治療に効果的であることが示されている。この問題に対してがん領域では，新しい展開が始まったところである (D. Brandenburg, 私信)[31]。Hughesの章 (Chapter 15, → 287頁) を参照のこと。

8) 小児

小児がん患者への心理療法の適応は重要な議題である Bartell and Kearney の (Chapter 18, → 349頁) を参照のこと。CBTは侵襲的な処置に伴う恐怖・不安や心構えなど適切に適用されれば有用な役割を果たす[19]。

2. 治療の流れと技法

CBTを開始する際には，どのような心理療法にも共通することではあるが，構造化された心理的アプローチを行う前に，患者が自由に**感情を表出する**機会を確保する必要がある。この感情表出によって信頼とラポールを構築することができる。また，セラピストと患者の双方に，気持ち（感情）・思考（信念）・実際の行動による結果の3つの関連性を分析する最初のプロセスを定着させるための機会を提供することになる。これは，患者のニーズと問題を明確に定式化していくための重要な作業となる。早い段階の"自分のことを話す"プロセスは患者にとって有益である。重要なのは，患者が自分の対処方法のどのような部分を変える必要があると感じているのかを明らかにさせることである。優れた診療というのは，患者の心理状態について初期に構造化されたアセスメントが行われ，病気と治療をマネジメントするための患者の対処能力を妨げている情緒的・個人的問題（たとえば信念）の存在を特定できる。優れた定式化は効果的な治療決定を導く。

意思決定（Decision-Making）

心配事・懸念事項

"現実的な"-実際の喪失
（例：健康）

"非現実的"-自分の観点，
抑うつ的な世界

行動的技法を使用

認知的技法を使用

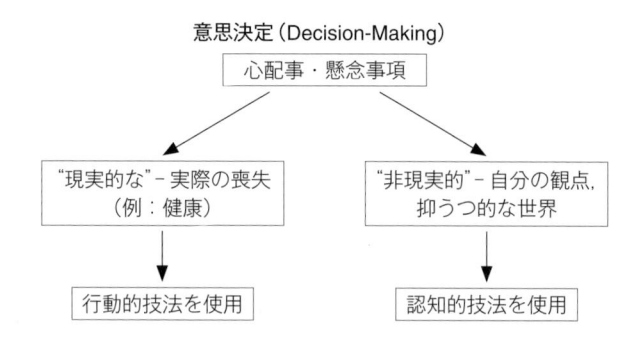

図 2-1　セラピストが治療技法を決定する際の樹状図

　アセスメント面接を通して，現在の問題，これまでのコーピングストラテジー，ソーシャル要因，文脈要因，その他のライフストレッサーを確実に理解しておく必要がある。
　そして，治療を進めていくためには，基本的原理を理解しておくことが必要である。
　以下の項では，治療全体を通して使用される有用な治療技法について解説する。
　治療技法は**認知的技法**と**行動的技法**に分類されるが，これらの技法は組み合わせることが可能であり，相互に影響し合っている。現在の問題に焦点を当てるのに最も適した技法を患者と一緒に決定することが有用である場合もある。その際，簡単な意思決定の樹状図が役に立つことがある（**図2-1**）。
　CBTの基本は協働的治療である。患者の治療抵抗を避けるために，セラピストは，アジェンダについて患者と協働する治療関係に常に留意しなければならない。肯定的関心と共感といったロジャリアン的態度が患者とセラピストの協働的関係を構築するのに役立つのである[32]。
　ソクラテス式問答法は中心的な技法である。ソクラテス式問答法は，患者の気づきを促進するためにセラピストが質問しながら患者を対話に引き込む技法である。たとえば，患者に対して"あなたはどうですか""そうすると何が起こりますか""〜について教えてください"と問いかける。この手法は導かれた発見のプロセスである。
　サマライズは，有用な技法である。これは，多くの目的を担っている。たとえば，セラピストは，セッションのある時点で，それまでに理解したことを患者に要約し，誤解がなかったかを確認する。また，セラピストは患者が直面している課題・問題を聴いている，理解しようとしている，ということを伝えることにもなる。セッション

の終盤に向けて要約をすることで，結論を導き，合意に至った目標や次のセッションまでの進め方を明確にすることにも役立つ．また，セッション中に話題となった内容を要約するように患者に求めることもできる．これは，患者がセッション中の話し合いをどのように解釈したかが明らかになるのでセラピストにとっても有用である．

　治療の早い段階で患者が**ホームワーク**という概念に慣れるようにすることも有用である．CBTのホームワークは，精神分析的アプローチに用いられるような実際のセッション内の治療過程に起因する大きな変化ではなく，日常生活における変容を促すことが必要であることを意味する．"ホームワーク(宿題)"という言葉をネガティブな意味合いに捉える患者もいるのでその言葉を使う必要はない．その代わりに，「患者とセラピストが話し合って決めたセッションとセッションの間に取り組む課題」と表現することもある．重要な点は，治療の初期に患者がポジティブな変容のためには実際の日常生活のなかで自らが積極的に問題に取り組む必要があり，この取り組みが効果をもたらすこと，すなわち，自分の問題は自分で解決するという概念を理解することである．

　患者が日常生活のなかで現実の問題を通して新しい適切なコーピングスキルを学び，患者が取り組んできたことや患者の新しい取り組みがどれほど効果的であったかを記録し続けることが重要となる．このようにして，日常生活にCBTの要素を一体化させることで大きく前進していくのである．セラピストと一緒に取り組むセッションは，目標を立案，再検討，修正する機会を提供するものであり，これらの治療セッションでは，セラピストは変容に必要となる効果的な技法に向かって患者が進めるように治療の要素を教示していく．

1) 認知的技法

　CBTの重要な部分は，感情と行動の記録表(図2-2)を用いて思考の**セルフモニタリング**を行い，治療セッション間で実際にどのようなことが起こるかを**行動実験**[33]することである．思考が気分に与える影響を話題にした心理教育を実施するのも非常に有用である．治療の認知的要素を説明する際には，患者自身の思考パターンを取り入れた実例を用いて説明することが有用である．このプロセスを通じて，スキル・モデルとコーピングを説明することができる．**ネガティブな自動思考と推論の誤り**(典型的な推論の誤りは，たとえば，全か無か思考，選択的注意，べき／ねばならない思考，ネガティブな予言など)を同定するように促す．

　この際，推論の誤りを解説したリーフレットを用いると便利である(表2-1)．そのうえで，**認知再構成**を導入していく．セッションのなかでは"ホットな"思考を用いて考えていく．つまり，患者が感情を表出したり苦痛の兆候を示したりする場合には，このような感情に至ったときに，患者がどのようなことを考えていたかについて

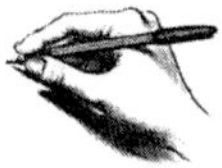

思考記録表　日付：＿＿＿＿＿＿＿＿＿

状況	思考	感情	行動
あなたはどこにいましたか 何をしていましたか 誰と一緒でしたか	あなたは何を考えていましたか／自分自身に何と言い聞かせていましたか	あなたの感情を記述してください 感情の強さを0～10で評価してください	あなたは何をしましたか 問題に対してどのような対応をしましたか
がんについてのテレビ番組を見ていた	"がんが再発したらどうしよう" "私はこの人たちのようにうまく対処できていない―私は役立たずだ"	不安―9/10 悲しい―6/10	逃げるように寝ようとしたが眠れなかった

図2-2　ネガティブな自動思考の記録表

一緒に話し合う。そして，セラピストは，思考が感情とどのように結びついているかを解説する。ネガティブな自動思考をモニタリングするための思考記録表の使い方について思考や感情を記載する方法を説明する。この記録表は，思考と気分を変容させるためのコーピングテクニックと関連づけて使用することも可能であり，セッションのなかで患者と一緒に確認することもできる。また，セラピストは，"**メタ認知**"（たとえば，包括的な思考のテーマ）と変容しにくい**中核信念**（詳細は症例提示を参照）を考慮する必要がある。場合によっては，中核信念は変容させるというよりは，うまく利用することが必要である。

2) 行動的技法

行動的技法は急性の症状緩和に適用され，高度な内省をしなくても多くの患者が使用できる技法である。技法には，記録表を用いた**活動スケジュール**と**気晴らし**が含まれる。

表2-1 がん患者に見られる推論の誤り

種類	定義	例
白か黒か思考	状況，他者・自己に対して極端によい/悪いと考える―中間がない	「私の家族は私の言うことをまったく理解してくれない。これまでもそうだった！」
拡大解釈	絶対に～ない・何も～ない・すべて・いつもという言葉を使い自分批判・他者批判をする	「私には化学療法で予想される最悪の副作用がいつも起こる」
心のフィルター	ポジティブな出来事は気づかずにネガティブな出来事に焦点を当て強調する	「タモキシフェンが肺を巡って凝固するに違いないと確信している」
割り引き評価	ポジティブな経験を重要ではない・意味がないと小さく見積もる	「主治医は元気づけてくれているが，それは，ただ私のやる気を出そうとしているだけ」
破局的思考	予測される結果を極端にネガティブな方向にもっていく	「皆は私の予後がいいと言うが，私はこのがんで死ぬに違いないと思っている」
べき思考	～に違いない，すべきだ，ねばならない，～のはずだ，～すべきではないという言葉を強調して自分や他者を責める	「主治医は私の診察の予約を待たせ続けるべきではない。私はきちんと時間を守っていることに気づくべきだ」
読心術	他者の考えや意図，動機に対してネガティブに推論する	「看護師が心配そうな表情を浮かべていたのは，私のがんがたちの悪いものだからに違いない」
予言	出来事が悪い方向に進むだろうと予測する	「このがんは再発する運命にある。私は運がついていない」
感情的決めつけ	その時の感情に基づいて現実を解釈する	「こんな化学療法の副作用はとても手に負えない。だから，この病気は私にとって悪い状態で終わるに違いない」
レッテル貼り	ある振る舞いに嫌気がさしたときに，自分や他者を悪い特徴でレッテル貼りをする	「書き出しておいた質問をポケットに入れたままで主治医に質問をし忘れてしまった。なんてバカな私」
自己非難	完全に管理下にない出来事の結末に対しても自分が責任を負おうとする	「がんになったのは，多くのストレスを放置していた私のせいだ」

〔表は 'Negative Thoughts Trigger Negatibe Feelings' worksheet in Adult Psychotherapy Homework Planner. Jongsma, A.E. (Eds.) 2004 より改変〕

① 活動記録表を用いた活動スケジュール

セラピストは，日常活動とそれに関連した気分を記入する1～2週間の活動記録表を患者に提案する。これは，ベースラインの活動量をセラピストが把握するのに役立つほか，治療セッション内で患者にフィードバックしながら現在の気分とその結果についての患者の理解を促すのに役立つ。このようにして，セラピストは（このケースでは）患者がどのくらい日常活動に従事しているのか，患者の活動に応じて気分がどのように変化しているかを迅速かつ簡単に把握することができる。

患者はがんと診断されてから，通常の日常的活動が中断されていることがある。患者の生活に取り戻せる可能性のある通常の日課となっている活動について患者と話し合うプロセスが活動への実践につながる（詳しくは症例提示を参照のこと）。

② 気晴らし

気晴らしとは，最も多くの患者に用いられる気分をコントロールするのに役立つ技法である。患者自身の体験について話し合うのが有用である。ここで使われる方法は，気分の変化とそれが活動（たとえば，行動）を妨害させているかどうかに気づかせるような質問も含まれる。患者に，"思考中断法"という概念を説明する。これは，煩わしく不快な思考に制限をかける技法であり，そうするための行為も含めた概念である。この技法は認知的プロセスに焦点を当てているが，不快な思考を中断させるのに効果的な日常の活動を変容させるという点で行動的技法ともいえる。

3. 事例提示

1）事例A

41歳の既婚女性。乳がんの診断を受けて4週間が経過した。彼女は，片側乳房切除術を受けたが，治療は手術だけでは終わらなかった。化学療法が提案され，彼女はこの展開に非常に大きな動揺を示した。

彼女は，複雑な過去を経験していた。一度の離婚経験があり，再婚時には，卵管結紮術を受けた。その後，妊娠に成功し，"かわいい娘（今は5歳になる）"が誕生したが，彼女は次の妊娠で12週間目に多量の出血，輸血で5日間の入院をするような外傷的な流産を経験した。

重大な危機的出来事について彼女の母親は「すべては，さらに赤ちゃんをほしがったあなたの責任よ。あなたは，娘一人で十分と思うべきだったのよ」と話した。

この出来事に対するネガティブな自動思考は，

- すべて私の責任だ
- 輸血から何かをもらったに違いないと確信している

これらは，"すべてのことに罪悪感を感じる"という感情に関連する。
治療計画は以下のとおりである。
1. 彼女の人生・彼女の起源となる家族と母親についての全体像を把握するために，短い自叙伝を記入することを提案。
2. Lazarus and Folkman[34]のコーピングモデル（脅威刺激に対する一次評価と二次評価）を説明（心理教育）。このコーピングストラテジーについては問題解決志向型・情緒焦点型コーピング，意味に基づいたコーピングなどの話し合い。
3. よくある認知の歪みや"推論の誤り"の種類（39頁の事例Bを参照）も含めてCBTの特徴を説明。
4. ネガティブな自動思考を特定し，より現実的で適応的な思考と行動に結びつくように促す（問題解決志向）。
5. 自律訓練法[35,36]を使用しながらリラクセーション技法をトレーニング（Chapter 5 → 81頁を参照）。

3セッション（診断後6週間）時，彼女は化学療法に対して適切に対処し，自分自身を肯定的に捉えるようになった。しかしながら，彼女はいかに自分の幼少期が不幸であったかという点に焦点を当てるようになってきた。主な理由は，彼女の母親は夫との関係がうまくいっていないために，子どもをそばに寄せつけないようにいつも脅していたからである。

彼女は，自分のネガティブな自動思考に取り組むことは難しい作業だと感じていた。しかし，彼女は自分のネガティブな自動思考のセルフモニタリングと変容，さらには不安を低減するためのリラクセーションを実践するという内容のセラピストと彼女が話し合って決めたセッションとセッションの間に取り組む課題（ホームワーク）に懸命に取り組んだ。

4セッション（診断後10週間）では，彼女はそれなりに適切な対処ができていると報告し，彼女と彼女の夫，5歳になる娘は3週間の休暇を使って海に出かけた。もはや彼女はがんが自分の責任であると考えたり感じたりすることはなく，母親への怒りももはやなかった。また，彼女は，動揺する自分自身を心から許すことができると話し，さらに彼女は一日一日がよりよい生活になるよう過ごせるようにCBTで学んだ新しいスキルを実践し続けているとも述べた。10週にわたる全4セッションのCBTを受け，夫と"かわいい娘"とみんなで楽しむ生活を送りながら，何とかしなければいけない深刻な脅威である乳がんとその治療に臨んだ。

2）事例 B

　A さんは乳房切除を受けたことと，ゴルフクラブで友達と話をするときに動揺を隠しきれないことを心配し，彼女の社会活動の中心であったゴルフを諦めた。
　CBT 治療では，2 つの構成要素を対象にした。
① **行動実験**[33]：友達に会ってコーヒーを飲むためにゴルフクラブへ行くと，いつも感情がコントロールできなくなる，という彼女の考えを検証させた。これには，気持ちの動揺に対するコーピングストラテジーへの介入も含まれていた。すなわち，もし彼女がその場にいられないほど動揺した場合には，冷静さを取り戻すために少しの間トイレに行くことを事前に話し合っておき，また，前もって友達にこの計画を説明しておくことで対処した。このようにすることで，彼女の感情が非常に動揺したときに，自分のことを説明せずに済んだ。また，最初は 10 分だけ顔を出し，状況に適したかたちで段階的に会う時間を延ばしていくという段階的な方法を用いて繰り返し試みるように促した。
② **目標設定**：彼女がプレーをしなくてもゴルフコースに友達と参加する方法を探った。セラピストと一緒にブレイン・ストーミングのセッションを行い，この課題を達成するための解決策について考えさせた。日常の活動のなかで無力感や努力不足を感じるような失敗体験を避けるために，適度な目標を設定するところから計画を進めた。

　この目標設定のセッションでは，彼女は前もって友達の一人に電話をし，30 分ほどコースの周りを一緒に歩くことを提案することを思いついた。また，彼女はゲームの終了頃にクラブハウスの外で友達と一緒に会い，そこで友達と合流することを計画した。
　柔軟な計画を立てるように提案し，彼女は計画 B も立案した。そして，計画 A が難しすぎるとわかった場合には他の選択肢を選択した。このようにして，彼女は**自分の目標を再検討**し，彼女自身が現実的に対処できることを試すように促した。
　このようにすることで，彼女が成功や達成感を味わえるような工夫に重点を置く配慮をした。無力感や気分の低さが普段の生活のコントロール感の喪失につながるという兆候があった場合には，そのことについてセッション内で話し合った。
　彼女が感じているコントロール感を強化しながら行動実験の目的を話し合った。セラピストが解決策を案出することはなかった。セッションではセラピストは**問題とどのように取り組んでいけばよいかを探る**よう患者を導いた。
　セラピストが解決策を案出することが役に立たない 3 つの理由がある。
1. 患者が導き出した考えと計画が合致しなかった場合，患者は変容に対する抵抗を

感じやすくなる。
2. 患者が考えを導き出した場合には，コントロール感を高めることができるはずの能力を患者から奪うことになる。
3. 患者は自分の普段の生活に即した考えを導き出す傾向が強い。

　次のセッションでは，彼女は友達に電話をかけ，ゴルフラウンドの9ホールのいくつかをみんなと一緒に参加したいと申し出たことを報告した。もし状態が悪くなれば早めに中断することができるという条件を設け，彼女の様子を見ながら始めるということで，友達はゴルフラウンドに参加することを勧めた。友達は彼女が簡単なスイングのままでドライバー・ショットをしながらラウンドを成し遂げるように手助けし，彼女も友達も一緒となり，どうにか計画を実行させた。このようにして，彼女は乳房の手術による大きな支障もなく9ホールを回ることができた。その後，彼女はゴルフのゲームが終わるまでクラブハウスでどのように過ごしていたかを述べ，その結果，彼女はまったく動揺せずにすっかり通常どおりに過ごせていたことに気づいたのであった。

　治療セッション中起こりうる副作用が話題になったが，同様に彼女は早めに対処し成功体験を積み上げ，日常生活における通常の活動に対するコントロール感を維持し続けた。

　さらに，目標設定では，彼女が取り組むべき行動的技法について話し合うことも含めて計画された。治療の終結に向け，治療を通じて習得した技法を実践し，現段階で，今後起こりうる問題にも適切に適用できると感じているかどうかに焦点を当てた話し合いを行った。患者がコーピング能力に自信があると表出できたので，もし困難に遭遇したときには追加のセッションを受けることができるという条件つきで終結した。

4. 効果のエビデンス

　Greer ら[37]は，がん患者に対する個人療法（補助的な心理療法）として実施したCBTは，コントロール群よりも有意に不安と無力感の軽減があったと報告している。この研究は，がん患者を対象としたCBTの効果を検証した初期の大規模な無作為化比較試験の一つである。その後の研究では，集団への適用[38,39]，不眠といったがんに特有の問題への適用[40]，CBTを提供する専門家に関連した有効性[41]の効果検証が行われている。レビューを概観すると，概してがん患者に対して十分な有効性があると結論づけられる[42〜44]が，RCTsによる大規模サンプルによるエビデンスは十分に示されていない。Simpson ら[45]は，乳がん患者に対する集団CBTは中等度の費用対効果があると報告しているが，今のところ，がん領域では費用対効果についてのエビデン

スは非常に少ない。多数の研究によって実証されているCBTの利点は，比較的数少ないセッション数によって明確な効果が得られるという点である[37, 46]。心理療法研究のゴールドスタンダードはRCTに基づいており，RCTsに基づいて検証される成果はサービス委員会が要求するエビデンスを提供し続けるであろう。

5. サービスの展開

　効果的な介入を提供していく際には，カウンセリング，サポート，心理療法のどの種類を誰が提供するのかという問題が生じる。ある国では，がん医療に従事するすべてのヘルスケア専門家に求められる心理社会的スキルのレベルが組織化された国家ガイドラインによって整備されている（例：英国のNICE）。このように標準的なケアが確立されれば，がんに従事している心理社会的専門家（心理士，精神科医，ソーシャルワーカーなど）と心理社会的ケアについていくらかのトレーニングを受けた者の双方のトレーニングに対して重要な影響を与えることになる。英国では4段階の組織が推奨され，異なるレベルのスキルが提供されるトレーニングとスーパービジョンを明確に定義し割り当てることが義務づけられている。英国では，レベル1の一般的な心理的サポートからレベル4の心理の専門家や精神科医の介入まで段階的なモデルが組まれている。

　英国では，Improved Access to Psychological Therapies（IAPT）プログラムが進められている。これは，CBTのように有効性が実証された方法に基づいた短期治療を提供することに熟練している臨床心理士や精神科医のほか，低強度トレーニングを受け心理療法に従事している専門家を養成することにも力を入れている。この実用的なアプローチは，より利用しやすく開発されたがん患者・家族向けの介入プログラムとしてさらに支持される傾向がある。

1）重要な課題

① トレーニングとスーパービジョン

　セラピストのトレーニング方法とスーパービジョン方法を確立する必要がある。CBTを実施するセラピストのトレーニングの達成度を評価するための評価スケールがある[48]。ピア・スーパービジョンのためには，セッションが録音されたオーディオテープを用いる方法が推奨されている。多くの施設では，セラピストのトレーニングを目的にセッションを録音することについて患者の承諾を取ることを義務づけている。トレーニング中のセラピストが経験のあるCBTセラピストから指導を受け，またその逆もできるようにするためには，観察に基づいたセッションの実施が必要となる。治療記録を共有することは簡便なピア・スーパービジョンセッションの方法であ

る。しかしながら、最も適したスーパービジョン方法を決定する場合には、患者の守秘義務という問題を組織体制のなかで明確にしておく必要がある。外部のスーパービジョンは、セラピストが患者についての感情や考えについて議論することの重要性を感じている場合には有益な場合もあるが、同僚との議論は適切ではない場合がある。セラピストは、自分自身の感情やコーピングストラテジーについて議論する時間が必要である（反省的実践とセルフケアの目的がある）。

② 患者の募集

高度のニーズをもった患者にサービスを行き届かせる方法は CBT を提供する部門に限定されているわけではなく、数多くの部門にも共通することである。高度のニーズをもった患者を特定することは日々がん治療を提供している医療者にとっては手間のかかる作業であることが報告されている。サービス従事者は苦痛や心理的問題のスクリーニング方法を検討し、プライマリーのがん医療従事者向けのガイドラインを作成する義務がある。重要なのは、患者に適切な情報を直接提供することである。サポートを受けたいと希望している患者にとっては、できるかぎり簡便にサポートへの照会ができるようにするべきである。スクリーニングや苦痛の認識に関する課題は、本章の範囲とは異なるため別の章で記述する[49〜52]。

③ アウトカム評価の開発

苦痛に関する標準的な尺度（たとえば、Hospital Anxiety and Depression Scale[54]；Distress Thermometer[50]）と併行して、CBT の中核的要素を評価する尺度の使用方法を開発することが重要である[53]。サービス従事者は、アウトカムの効果に関するエビデンスを利用できなければならない。エビデンスは、報告書や研究結果から入手することができる。もし、患者と初めて会ったときからつらさの寒暖計など系統立った尺度を利用できれば、一人の患者（N=1）のアウトカムが役立つことがある。

④ 誰が治療を提供するのか

ここでは、非メンタルヘルス専門家が CBT を実施することに関する課題を提起する。医師、看護師、その他の医療領域の専門家（ソーシャルワーカー、作業療法士）が日常の臨床実践のなかで限界がありながらも効果的な方法で実践することができることを目的として、モデルと技法を理解するためには、その専門職種とのスキル共有が必須である。英国では、効果が認められ、患者に利用しやすく費用対効果が担保された心理的治療を提供することに力を入れている IAPT プログラムを通して、この課題を達成しつつある。

6. まとめ

　われわれは，CBTの理論・研究背景と，それに関連して，がんとがん治療を経験している患者に対する補助的な心理療法について簡単に解明した。初期の行動療法は，不安（たとえば医療恐怖）に対する治療のほか，がん治療終了後の患者を可能なかぎり通常のレベルまで戻すリハビリテーション支援も含めたがん医療における行動的技法まで発展した。

　初期にうつ病に重点が置かれていた認知的技法は，不適応的な自動思考が結果としてネガティブな気分をもたらし，さらにそのことがコーピング行動に強く影響するために，自分自身の思い込みができあがるという，自動思考と気分・行動との相互作用の重要性を理解する点を強調している。

　ネガティブな思考と感情は，がん患者に一般的に存在するものであるが，臨床的に有意なレベルの精神障害に至ることもある[24]。いくつかのエビデンスによると，がん臨床医は，抑うつよりも不安のほうを認識しやすいが，不安・抑うつとも十分には認識されていないという現状がある。しかしながら，認識されず放置されたままの不安と抑うつは，がんや苦痛を伴うがん治療に対する患者の対処能力に甚大な負の影響をもたらす。

　CBTは，がん患者に対する柔軟かつ構造化された心理療法である。患者のニーズに応じて，すなわち，活動記録表に思考と感情を記入しながら活動をモニタリングするという治療を通して，認知的技法と行動的技法とを柔軟に使い分けることを重要視した治療法である。CBTは，有効性が実証された強いエビデンスが示されており，場合によっては向精神薬よりもさらに効果があると報告されている。とりわけ，うつ病に関してはこのことが実証されている。

　CBTが特に有効である，がん患者のターゲット・グループが特定されている。不安，倦怠感のマネジメント，急性・慢性疼痛，セクシュアリティと愛情行為，長期のサバイバー問題も忘れてはならない対象である。行動的技法と認知技法の双方を解説した2つの事例提示のように，CBTの一連のプロセスと技法に関する摘要ガイドラインが規定されている。最後に，がん患者に対する心理的サポートをどのように提供していくかということに関して論評した。

7. 教材

　教材は，通常のCBTを基に開発され，がん患者に活かせるように改変されている。以下に2つの教材を掲載している。

　(1) 思考がどのように気分に影響しているか気づけるように促し，コーピング技法

を記録させるための記録表（図 2-2）
(2) 推論の誤りを記載した一覧（表 2-1）
その他，より詳細な教材に以下のようなものがある（直接，著者から得ることができる）。

- DVD Stem Cell Transplant : A User's Guide. E-mail : cureleukaemia@mac.com ;
- Pamphlet — Managing Nausea and Anxiety associated with chemotherapy. E-mail : cancer.psycholgy@uhb.mhs.uk ;
- CBT-based patient guide（Watson M. and White C. 'Coping with Cancer: A Patient Guide©'. E-mail : maggie@rmh.nhs.uk.

引用文献

1. Beck, A.T. (1976) *Cognitive Therapy and the Emotional Disorders*, International Universities Press, New York.
2. Ellis, A. (1962) *Reason and Emotion in Psychotherapy*, Lyle Stuart, New York.
3. Mahoney, M. (1974) *Cognition and Behaviour Modification*, Ballinger, Cambridge.
4. Meichenbaum, D. (1977) *Cognitive Behavior Modification: An Integrative Approach*, Plenum Press, New York.
5. Clark, D.M. and Fairburn, C.G. (eds) (1997) *The Science and Practice of Cognitive Behaviour Therapy*, Oxford University Press, Oxford.
6. American Psychiatric Association (2000) *Diagnostic and Statistical Manual of Mental Disorders, Text Revision (DSM-IV-TR)*, 4th edn, American Psychiatric Association, Arlington, VA.
7. (2009) Depression in Adults with a Chronic Physical Health Problem: Treatment and Management. National Clinical Practice Guideline Number 91. National Collaborating Centre for Mental Health commissioned by the National Institute for Health and Clinical Excellence.
8. Wells, A. (2000) *Emotional Disorders and Metacognition. Innovative Cognitive Therapy*, John Wiley & Sons, Ltd, Chichester.
9. Lewinsohn, P.M. (1974) A behavioural approach to depression, in *The Psychology of Depression: Contemporary Theory and Research* (eds R.J. Friedman and M.M. Katz), Winston, Washington, DC, pp. 157–185.
10. Rachman, S.J. (1997) The evolution of cognitive behaviour therapy, in *The Science and Practice of Cognitive Behaviour Therapy* (eds D.M. Clark and C.G. Fairburn), Oxford University Press, Oxford, pp. 3–26.
11. Wolpe, J. (1958) *Psychotherapy by Reciprocal Inhibition*, Stanford University Press, Stanford.
12. Rachman, S.R. and Hodgson, R.J. (1980) *Obsessions and Compulsions*, Prentice-Hall.
13. Horne, D.J.de L., McCormack, H.M., Collins, J.P., Forbes, J.F. & Russell, I.S. (1986) Psychological treatment of phobic anxiety associated with adjuvant chemotherapy. *The Medical Journal of Australia*, **145**, 346–348.
14. Horne, D.J.de L. and Coombes, E.A. (2007) Vomiting and nausea, in *Cambridge Handbook of Psychology, Health and Medicine*, 2nd edn (eds S. Ayers, A. Baum, C. McManus *et al.*), Cambridge University Press, Cambridge, pp. 929–931.
15. Morrow, G.R. and Dobkin, P.L. (1988) Anticipatory nausea and vomiting in cancer patients undergoing chemotherapy treatment: prevalence, etiology and behavioral interventions. *Clinical Psychology Review*, **8**, 517–556.
16. Watson, M. (1993) Anticipatory nausea and vomiting: broadening the scope of psychological treatments. *Support Care Cancer*, **1**, 171–177.
17. American Psychiatric Association (1994) *Diagnostic and Statistical Manual of Mental Disorders (DSM-IV)*, 4th edn, American Psychiatric Association, Washington, DC.
18. Horne, D.J.de L., Vatmanidis, P. and Careri, A. (1994a) Preparing patients for invasive medical and surgical procedures 1: adding behavioural and cognitive interventions. *Behavioural Medicine*, **20**, 5–13.
19. Horne, D.J.de L., Vatmanidis, P. and Careri, A. (1994b) Preparing patients for invasive medical and surgical procedures 2: using psychological interventions with adults and children. *Behavioural Medicine*, **20**, 15–21.
20. Johnston, M. and Vogele, C. (1993) Benefits of psychological preparation for surgery: a meta-analysis. *Annals of Behavioural Medicine*, **15** (4), 245–256.
21. Brewin, C.R., Watson, M., McCarthy, S. *et al.* (1998) Memory processes and the course of anxiety and depression in cancer patients. *Psychological Medicine*, **28**, 219–224.
22. Kangas, M., Henry, J. and Bryant, R. (2002) Posttraumatic stress disorder following cancer: a conceptual and empirical review. *Clinical Psychology Review*, **22**, 499–524.
23. Resick, P.A., Monson, C.M. and Gutner, C. (2007) Psychosocial treatments for PTSD, in *Handbook of PTSD: Science and Practice* (eds M.J. Friedman, T.M. Deane and P.A. Resick), The Guilford Press, New York, pp. 331–358.
24. Smith, M.Y., Redd, W.H., Peyser, C. and Vogl, D. (1999) Post traumatic stress disorder in cancer: a review. *Psycho-Oncology*, **8** (6), 521–537.
25. Courneya, K.S. (2009) Physical activity in cancer survivors: a field in motion. *Psycho-Oncology*, **18**, 337–342 (Editorial special issue physical activity in cancer survivors).
26. Brennan, J. (2001) Adjustment to cancer – coping or per-

sonal transition. *Psycho-Oncology*, **10**, 1-18.
27. Kissane, D.W., Wein, S., Love, A. *et al.* (2004) The demoralization scale: a report on its development and preliminary validation. *Journal of Palliative Care*, **20**, 269-276.
28. Ho, S. (1999) Development of a stress and coping model of bone marrow transplantation procedures. Unpublished Ph.D. thesis. University of Melbourne, Victoria, Australia.
29. Morley, S. (2007) Pain management, in *Cambridge Handbook of Psychology, Health and Medicine*, 2nd edn (eds S. Ayers, A. Baum, C. McManus *et al.*), Cambridge University Press, Cambridge, pp. 370-374.
30. Masters, W.H. and Johnson, V.E. (1966) *Human Sexual Response*, Little Brown, Boston.
31. Hersch, J., Juraskova, I., Price, M. and Mullan, B. (2009) Psychosocial interventions and quality of life in gynaecological cancer patients: a systematic review. *Psycho-Oncology*, **18**, 795-810.
32. Rogers, C.R. (1951) *Client-centred Therapy*, Houghton-Mifflin, Boston.
33. Bennett-Levy, J., Butler, G., Fennell, M. *et al.* (2004) *Oxford Guide to Behavioural Experiments in Cognitive Therapy*, Oxford University Press, Oxford.
34. Lazarus, R.S. and Folkman, S. (1984) *Stress, Appraisal and Coping*, Springer, New York.
35. Horne, D.J.de L., Taylor M. and Varigos, G. (1999) The effects of relaxation with and without imagery in reducing anxiety and itchy skin in patients with eczema. *Behavioural and Cognitive Psychotherapy*, **27**, 143-151.
36. Walker, L.G., Walker, M.B., Ogston, K. *et al.* (1999) Psychological, clinical and pathological effects of relaxation training and guided imagery during primary chemotherapy. *British Journal of Cancer*, **80**, 262-268.
37. Greer, S., Moorey, S., Baruch, J.D.R. *et al.* (1992) Adjuvant psychological therapy for patients with cancer: a prospective randomized trial. *British Medical Journal*, **304**, 675-680.
38. Edelman, S., Bell, D.R. and Kidman, A.D. (1999) A group cognitive behaviour therapy programme with metastatic breast cancer patients. *Psycho-Oncology*, **8**, 295-305.
39. Watson, M., Fenlon, D. and McVey, G. (1996) A support group for breast cancer patients: development of a cognitive-behavioural approach. *Behavioural and Cognitive Psychotherapy*, **24**, 73-81.
40. Savard, J., Simard, S., Ivers, H. and Morin, C.M. (2005) Randomized study on the efficacy of cognitive-behavioural therapy for insomnia secondary to breast cancer, part I: Sleep and psychological effects. *Journal of Clinical Oncology*, **23**, 6083-6096.
41. Moorey, S., Hotopf, M., Monroe, B. *et al.* (2007) Can home care nurses apply CBT methods in their home visits with terminally ill patients? A randomized controlled trial. *Psycho-Oncology*, **16**, S1-S287, 19A.
42. Newell, S.A., Sanson-Fisher, R.W. and Savolainen, N.J. (2002) Systematic review of psychological therapies for cancer patients: overview and recommendations for future research. *Journal National Cancer Institute*, **94**, 558-584.
43. Rehse, B. and Pukrop, R. (2003) Effects of psychosocial interventions on quality of life in adult cancer patients: meta analysis of 37 published controlled outcome studies. *Patient Education and Counselling*, **50**, 179-186.
44. Tatrow, K. and Montgomery, G.H. (2006) cognitive behavioural therapy techniques for distress and pain in breast cancer patients: a meta-analysis. *Journal of Behavioral Medicine*, **29** (1), 17-27.
45. Simpson, J.S.A., Carlson, L.E. and Trew, M.E. (2001) Effect of group therapy for breast cancer on healthcare utilization. *Cancer Practice*, **9** (1), 19-26.
46. White, C.A. (2001) *Cognitive Behaviour Therapy for Chronic Medical Problems: A Guide to Assessment and Treatment in Practice*, John Wiley & Sons, Ltd, Chichester.
47. National Institute of Clinical Excellence (2004) Guidance on Cancer Services. Improving Supportive and Palliative Care for Adults with Cancer. www.nice.org.uk/csgsp. Access year 2004.
48. Blackburn, I-M., James, I.A., Milne, D.L. and Reichelt, F.K. (2001) The Revised Cognitive Therapy Scale (CTS-R): psychometric properties. *Behavioural and Cognitive Psychotherapy*, **29**, 431-446.
49. Zabora, J., Brintzenhofeszoc, K., Curbow, B. *et al.* (2001) The prevalence of distress by cancer site. *Psycho-Oncology*, **10**, 19-28.
50. Jacobsen, P.B. and Ransom, S. (2007) Implementation of NCCN distress management guidelines by member institutions. *Journal of the National Comprehensive Cancer Network*, **5**, 99-103.
51. Mitchell, A.J., Kaar, S., Coggan, C. and Herdman, J. (2008) Acceptability of common screening methods used to detect distress and related mood disorders – preferences of cancer specialists and non-specialists. *Psycho-Oncology*, **17**, 226-236.
52. Mitchell, A.J., Baker-Glenn, E.A., Granger, L. and Symonds, P. (2010) Can the distress thermometer be improved by additional mood domains? Part I. Initial validation of the Emotion Thermometers tool. *Psycho-Oncology*, **19**, 125-133.
53. Moorey, S., Frampton, M. and Greer, S. (2003) The cancer coping questionnaire: a self-rating scale for measuring the impact of adjuvant psychological therapy on coping behavior. *Psycho-Oncology*, **12**, 331-344.
54. Zigmond, A.S. and Snaith, R.P. (1983) The hospital anxiety and depression scale. *Acta Psychiatrica Scandanavica*, **67**, 361-370.

Chapter 3 サイコオンコロジーにおける認知分析療法

Carolyn Pitceathly, Iñigo Tolosa, Ian B. Kerr and Luigi Grassi

岡村優子　訳

1. はじめに

　認知分析療法 (cognitive analytic therapy, 以下 CAT) は発達における関係性の側面と心理的苦悩に主な焦点を当てた心理療法の統合的モデルで，近年開発された治療法である[1～3]。特に心理的苦悩を抱えた患者，複雑な患者，もしくは援助が困難な患者に対して有用である。また CAT は患者同様にストレスを抱えたチームスタッフを援助するためのコンサルタント手段となりうる。本章では，サイコオンコロジーの様々な場面における CAT の利用について考えていく。

　この治療的アプローチは，がんのような深刻で生命を脅かす疾患に関連した急性の苦悩や不安に患者が対処できるよう援助するものである。また患者の習慣的な自己管理やコーピングパターンに取り組むものでもあり，そうしなければコーピングに支障をきたしうるのである。心理療法のモデルは柔軟かつ実用的であり，また臨床的，行動学的なものから，より哲学的もしくは実存的なものといった多様性が必要となる。まさにそれが CAT である。

　善意のカウンセリングやスタッフからのアドバイスが逆説的に「困難」や「抵抗」を引き起こす可能性があるときに，時折援助が必要とされる。このストレスと患者の孤立は，援助しようとしているスタッフの欲求不満と「燃え尽き」を引き起こし，最終的に身体的治療によくない結果をもたらす。治療はがん患者の社会文化的因子，有意義な社会的サポート，リハビリテーションにも取り組むものでなければならない。

2. 認知分析療法の理論的背景

　CAT は潜在的な精神病理とともに，社会性や関係性の形成にストレスを与える心理発達の統合的なモデルを利用している。CAT は初めに Anthony Ryle により数十年かけて形作られ，そしてフィンランドの Mikael Leiman[1~4]をはじめとした他の研究者によって理論的にも臨床的にもさらに広げられた。

　当初，心理分析的対象関係理論と Kelly の個人的構成概念理論[5~7]を含む認知療法との統合を模索されたが，以下の3つの貢献によってさらなる変化を遂げている。1つ目は，自己創成を導くための文化的媒介と内在化の役割として Lev Vygotsky の活動性理論が組み込まれたことである。この活動性理論は成人・他者支援の足場となるものである[3,8~10]。2つ目は，Mikail Bakhtin の対話的な自己の概念[9,11,12]が組み込まれたことである。その概念では個人の考えが内的な会話として理解されている。3つ目は，乳幼児心理学からの発展の影響が大きく，活発であること，遊び心，協調と親交の必要性を強調しているということである[13~15]。

　治療者が CAT モデルを理解するために重要な定義を示す。

1）相互役割（Reciprocal Roles, 以下 RR）

　RR は，幼少期に内在化され形成された関係性の体験である。この体験は鍵となるものであり，これによって人生を通しての人との関わり方が形作られていく。

2）相互役割の手続き（Reciprocal Role Procedures, 以下 RRP）

　RRP は，体験された役割（たとえば，屈辱を受ける，虐待を受ける，見捨てられることなど）に関連した耐え難い感情を避け，対処するための習慣的なコーピングもしくは反応性の行動パターンである[16]。

3）リフォーミュレーション（Reformulation）

　これは RR と行動反応としての特定の RRP によって生じた否定的もしくは援助不能な結果を要約する一つのプロセスである。幼少期の体験でのパターンの源を理解し，患者の頻発する個人内の問題と対人関係の問題との関係を理解する。リフォーミュレーションによって，問題がどのように発生するか，そういった事態をいかに避けられるかということを記述した経路図が示される。

　よく見られる RR の例として，幼少期の子どもと親もしくは保護者との関係が挙げられる。それは「適切なケアを受ける（子ども）―適切なケアを行う（保護者）」ということから，極端には「ネグレクトと虐待（保護者）―ネグレクトと虐待を受ける（子ども）」に及ぶ。

　CAT では関係性に焦点を当て，取り囲まれている社会状況下での個の発達における内在化と対人関係の体験の重要性を強調している。このプロセスにより生じた結果が個人である。個人は発達上の対人関係の体験と文化的価値観によって社会的に形成

| Box 3-1 | 発達と精神病理に関する CAT モデルの重要な概念 |

- 自己の基本的な関係性の概念と社会的概念に基づいている。個々の精神病理は過去に起きてきた社会文化的背景と現在の社会文化的背景から切り離して考えられないということを示している。
- 幼少期の社会的に重要な体験は，個人の遺伝と気質因子によって影響された RR の一つとして内在化される。
- RR は潜在する関係性の記憶の複合的なものである。その記憶には感情や認知が含まれ，子ども自身によるものと親や文化によるものによって特徴づけされている。ある役割は，はっきりとした内なる「声」もしくは内在化された対話と関連しうる。
- ある RR の行動化によって，過去もしくは現在関わっている他者から相互反応が生じると常に予測される。
- RR とその頻発する行動化によって，引き続く対人関係の相互作用，内的対話，自己管理が決定づけられる。
- 意識的，無意識的に関わらず，すべての精神活動は RR に基づいており，またこれらの RR によって精神活動が決定づけられる。
- 人間の精神病理は不適応，不健康な RR に基づいており，またこれらの RR によって精神病理が決定づけられる。

されている。また個人の主体的自我，他者との関係，行動，価値観の感覚は社会的に決められたもので，相対的であり，その大部分は無意識である。この観点は観察研究や実験研究によってさらに支持されている[15,17]。

苦悩と障害を経験しているのは個人のことでありながら，個人の精神病理というものはなく社会-精神病理しかないことは，内在化プロセスの重要な必然的帰結である[18] (Box 3-1)。

3. 認知分析療法の概念とがん

CAT の概念により幼少期の対人関係のプロセスと成人での病的行動との関係を通して，身体疾患罹患時に見られる行動が理解される[19]。子どもと保護者の間で形成された幼少期の人間関係のパターンは，身体疾患や生命を脅かすような疾患といった強いストレス下で再活性化される。その目的は，疾患による危機と喪失への恐怖に対処するために，信頼できる人との密接な関係を維持することである[20~22]。

患者はがんによって様々な困難と喪失，恐怖にさらされる。手術によって外見が損なわれるかもしれない。化学療法では毒性の可能性があり，放射線治療では遅発性作用が起こりうる。治癒を目指した治療のあとでは，多くの患者が「がんが再発するの

ではないか」という将来への不確実性に対処しなければならない。病気と治療の影響によって，患者は身体，社会，情動，心理，精神などの面で困難を感じるかもしれない。それは時に永久に続くものである。対象としてのがんとの重要な相互関係は「制御する，攻撃する，脅かす，予測不能—逃げ場を失う，脅かされる，無力感」であり，よく経験されるものである。死の恐怖や愛する人の死では「見捨てる—見捨てられる，孤立，孤独」がよく経験される。制御される，逃げ場を失う，脅かされるといった状況を経験すると，患者は苦悩，怒り，恐怖，罪悪感といった強い感情を感じるかもしれない。ネグレクト，虐待，死や離婚を含むトラウマを幼少期に経験した人では，これらのパターンが再現されることによって感情が強く喚起される。この記憶と強い感情反応の再活性化は警鐘となりうる。何年も蓋をしておいた感情が突然現れるのである。

人それぞれ確立されたコーピングスタイルがある。コーピングの目的は脅威を感じることや見捨てられることから脱することであり，他の耐え難い感情を軽減させることである。こういった対処は時に効果的である。たとえばコントロール感を得るために，患者は疾患と治療についてよりよい情報を探し，またケアを受ける医療チームにかなりの信頼と自信を寄せるかもしれない。「自分は病気に対して何もできないが，受けうる最高のケアを受けているのだということがわかることで救われる」と考えるかもしれない。しかし，幼少期に外傷的人間関係（ネグレクト，見捨てられる，攻撃，虐待など）を経験した患者は，脅威と恐怖を強く感じ，家族・友人・医療者からサポートとケアを得る自信がもてない。こういった患者の潜在的な RRP によって，治療や診察予約の中止と拒否をきたし，治療計画について矛盾した，相反する感情をもちうる。医療スタッフは概してこういった患者をその情動性，脱落，困難な対人関係行動から難しい患者として経験する。

幼少期の内在化された RR に焦点を当てた概念の実用性は最近のデータでも示されている。それらのデータでは，がん患者における幼少期の人間関係の役割について包括的解釈の重要性を強調している[23, 24]。幼少期の悪い体験によって支持的関係（特にがん治療を行っていくときの医療スタッフとの関係）を形成する能力を損ないうる[25]。さらに，機能不全となった患者はがんと人間関係に対処するために RRP に従った支援システムを使おうとする[26~30]。同様にスタッフとの問題は，がんに関連した大きな外傷的ストレス，情動的自己効力感の減退，家族・友人・配偶者からの情報サポートへの不満，サポート源を嫌悪的と認識する傾向と関連している。

4. がん患者における認知分析療法の適応

通常 CAT はほとんどの場合，期間の限られた個人療法として用いられる。この期

| Box 3-2 | CAT の治療適応における重要な治療戦略 |

- 前向きで協力的なスタイル，患者の積極的な参加。
- 人間関係パターン（RR）と関連した対話の中立的な記述と，原因と結果の洞察。より複雑なトラウマでは，様々な考えられうる解離した自己についての記述を目指す。
- 治療によって親切で思いやりのある他者との新しい関係性がもたらされる。それは新しい関係性のパターンとして内在化され，そして自己の新しい認識を模索可能にする。これは不適応的な関係パターンの再認識と修正の観点から考えられる。
- 初期治療終了までにこれらの関係パターンを説明するために文書化・図表化したツールを相互に構築しようと模索する。これらは治療の経路図として，また個人の長所について語られ立証されたものとして役立てられる。
- 治療では続いて，内的自己対話・自己管理に現れる関連した認知，感情，声とともに不適応的な人間関係のパターンの修正に焦点が当てられる。これらは外界での行動化とまた治療関係（転移と逆転移）を通して現れる。
- 様々な他の技法によって，内的自己対話の課題，行動経験，心を集中する訓練，「空席の椅子」の課題や外傷的記憶に対する積極的な対処などが促進される。
- 治療開始から期限のある治療ということに焦点が当てられるため，「よい終結」（新たな RR の体験となる）が治療の重要な部分である。これは喪失に関する問題への対処手段と長引くなれ合いの関係を回避する手段となる。
- 無視されがちだが，社会的リハビリテーションが治療の重要な部分とみなされる。

限と「よい終結」へのプロセスは治療の基本的な重要事項である（Box 3-2）。がん医療では治療の終結は患者が恐れている人生の終末を連想させる。この類似点を認識することと治療において「十分によい」結末に達することが，進行がんの場合に家族・友人と起こりうることの重要なモデリングになる。早期がんでは，そのプロセスにより人生において何が重要かを考えさせられるかもしれない。

標準的な初期治療契約は週1回16セッション行うというものであるが，このスケジュールはニーズとセッティングによって変更可能なものである。リフォーミュレーション〔つまり，対人関係の原点と関連するコーピング法（RRP）の本質とその結果の理解〕に至る超短期的な CAT 介入は以下 3 項目の準備として用いられてきた。①期間の限られたグループ療法，②推奨される適切な心理的介入の前評価，③がん患者の危機について力動的理解を得ること。

1〜4セッションの超短期的な CAT 介入によって，患者の現在の問題のリフォーミュレーションが行われ，関連する RR と RRP が同定される。またこの介入によって，危機の状況下の患者が制御できるよう，効果的なコーピング行動を見つけるために役立つ洞察が得られる。その一例を示す。

マイケルは白血病と診断され，入院後食事を拒否していた。看護師は彼の不安定さと，睡眠以外のすべてに対する意欲の欠如を心配していた。また，彼がうつ状態かもしれないと心配し，彼の苛立ちによって妻がとてもつらく感じているとわかっていた。彼は診断によって世界が逆転してしまったと感じていた。活発で熱心なスポーツマンであり父親であったが，強制的に動くことのできない状況を経験し，病室を出ることもできず，治療計画についてまだ何の確信ももてなかった。幼い子どもたちは訪室することもできない。彼の病気と入院によって再現されたRRは，「強い攻撃，制御，制限―だまされる，無力，孤立した，負傷した」であった。それが子どもの頃に過剰にコントロールしようとする父親に対する反応の仕方と似ていると彼はわかった。そして，妻を含む他者は病院を離れ，自分の人生を進むことができていることに対する怒りを認識していた。通常はしない食事の拒否や普段なら楽しめるはずのDVDを家族が持って来ることを拒むといった行動は，力強さと自律性を取り戻すことを目的としていたものであった。状況に順応することは支配的で強い他者に服従するようだと感じたからである。しかしながら，これによって彼の孤立と分離感が強められ，ひどく苛立っていることに罪悪感をもつ一因となった。行動パターンのリフォーミュレーションによって部屋に写真や音楽を取り入れるようになり，そして彼は食事を少し変更できるようスタッフと交渉するようになった。

CATをチームでのケア提供の指針を示す共通言語として用いられることが増えてきている[3]。治療チームが共有の文脈的リフォーミュレーションを暗黙にも積極的にも使用することは，集約的化学療法，移植，入院の延期を含む様々なセッティングに有用である。この適応にはより広いコンサルトが含まれ，必ずしも直接的なもの，個人療法を含むとは限らない。

マイケルの経験により力動的定式化をスタッフと共有することの利点が示されている。彼はコントロールの問題について話されることを病棟スタッフに承知した。これにより少し特別な食事を提供することで，看護スタッフが彼の行動パターンに対応できるようになった。さらに重要なことは，他の病棟でのルーチンが彼に問題をもたらすときにスタッフはそのことを予測でき，やり方を変更することができた。たとえば，処置について前もって予告をしたため，彼が日課の計画を立てることができた。つまり「批判的，拒否する―批判される，拒否される」というRRPが「評価する，敬意をもつ―評価される，尊敬される」というものになったのである。複雑な例ではないが，これは効果的な介入であった。

治療者の治療スタイルは前向きで協力的である。またこれは乳幼児心理学から出てきた正常な人間の成長と発達の特質についての最新の知見に一致し，成功した治療についての新たな科学的根拠とも一致している。がん医療では，助けにならない「専門家，強力な，制御する—困窮，依存，制御される」という RRP を強化しないために，明解で積極的な治療同盟が特に重要である。この RRP はがんとがん治療の専門家に対してしばしば見られる患者の RR の無意識の反応である。

CAT は患者の困難と問題の内在化された社会性と関係性の起源に焦点を当てている。治療によってこれらの問題へ対処する手段が示されるが，治療的関係のなかでも困難や問題が起きてくるかもしれない。つまり治療の主な焦点は従来，転移と逆転移と呼ばれてきたこと (転移と逆転移は RR の行動化によってより具体的に表されるものだが) への取り組みである。これは愛着のレパートリーと明らかに重なるものである。要約されたリフォーミュレーション・レターや図，経路図を使用することは治療継続の助けとなる。Vygotsky によると，これらの手紙や図は心理的ツールとして活用されるという。問題となる RR と RRP を明確化することによって，「他者に対する自己」と「自己に対する自己」の関係のなかでどのように RR と RRP が成立するかについて，患者と治療者間の会話にはっきりとした文脈が現れる。

CAT では初めに RR と RR から生じ関連したコーピングスタイル (RRP) とその結果を理解するために，成長期の対人関係の経験と社会的経験を理解することに焦点を当てる。社会的経験は悪循環のなかで成長初期の体験を強固にする。これらの手順の多くと自己の状態は心理療法ファイルから同定されうる。このファイルは Ryle による初期のプロセス研究に基づいた表として示され，治療の初期に患者によって完成される。

治療では患者に RRP を認識するよう勧め，よりよい促進的な関係のなかで違うやり方を試そうと働きかける。また理想的にはこれが治療の重要な部分として内在化される。しかし，この後者の経験は単独では不十分で，たとえば，「困窮する被害者—共感的な介護者」という RR となり，より困難な RR を避ける結果となる。これによって患者が示している問題を無意識に続けさせ悪化させうる。

大きなダメージを伴う取り組みでのさらなる目的は，患者が経験する様々な自己状態の明確な描写である。何が彼らの考えを転換させ，コーピング手段の結果 (RRP) をもたらすのか。これによって，しばしばわかりにくく悲惨な主観的状態について一貫性のある概要が得られる。一貫性のある概要は患者にとってよい意味での囲いとなり，協力的な構造により治療同盟を強くさせる効果がある。

障害のある，動揺の強い患者において人間関係パターンの包括的なマッピングは通常数回のセッションのあとにのみ試みられる。しかしできるだけ早く，おそらく初回の面談時に初期版を作成することがしばしば役に立つ。鍵となる関係パターンを同

定することによって，患者と治療者は患者の混乱，トラウマと孤独な体験を解釈し，確認，認識することができる。

　CATにおいて文書化された物語的リフォーミュレーションと図は心理療法に役立つ手段として考えられる。それによって以下のことがもたらされる。①効果的な要約，②問題のパターンからの出口を明確にする必要性を示す，③違うやり方を試みるよう患者を支持する。そのような文書による手段の有用性に関して良好な科学的根拠が存在する[1,3]。治療が適切に行われると，治療後半では痛ましい成長期の体験あるいは大きな喪失に対処し，向き合う機会が得られる。これらの目的には，単によく使われているコーピングであるRRPを繰り返すのではなく，批判的な内的声に注意し挑んでいくということが含まれている。

　CATでの実用的で行動的な取り組みは常に共有されたリフォーミュレーションという文脈の中でなされる。この系統立てられた協力的なアプローチによって，内在するRR（例：「される―する」，「傾聴されない―傾聴しない」，「実行を期待される―実行を期待する」）と結託する危険性を避けることが模索される。結託によってRRを強め，結果治療的取り組みへの抵抗となりうる。たとえば，患者は体内に毒性のある物質が入ってくることへの恐怖感のために化学療法の開始に抵抗を示すかもしれない。もし治療者がこの仮説を検証するために患者に治療の1サイクルを試してみるように勧めれば，これは「圧力をかける―圧力を受ける，罠にかけられる」，「見過ごす―見過ごされる，支持されない」というRRを強めることになり，治療からの離脱と治療を考えることへのより強い抵抗という結果をもたらす。関連するRR（例：「攻撃する，邪魔をする―攻撃を受ける，脆弱な，邪魔される」）について患者の説明を注意深く聴く治療者は患者との間に「丁寧に傾聴する，明らかにする―評価される，傾聴される」というRRを保つ。このことによって，この行動の経過による帰結についてともに探求することが可能になり，意思決定や恐れている症状の助けとなる可能な行動戦略（例：化学療法室の見学，不安に対処するためのリラクセーションや催眠療法，医療スタッフや他の患者とのさらなる話し合い）について検討する機会が得られる。

　CATの枠組みの中で，つらい記憶に近づき対処するための他の代替的アプローチ（たとえば，夢分析，創作療法，空席の椅子技法）も用いられうる。体性感覚的アプローチ[32]，眼球運動による脱感作と再処理法（eye movement desensitisation reprocessing；EMDR）のような認知行動療法様式の脱感作や外傷体験を中心としたアプローチは従来のCAT[3]に組み合わされる可能性がある。したがって，統合的枠組みとしてCATはICUでの治療後や骨髄移植での衝撃的な孤立感のような困難な状況へのコーピングの助けとなるすべての可能な手段を提供し，がん患者に役立てられる（Box 3-3）。

Box 3-3	がん患者に対するCATで用いられる重要なプロセスと技法

- 患者の話に傾聴し，現在の問題について聴く。がん罹患前から問題が始まっていたとすぐに同定される患者もいる。
- 鍵となる問題のある人間関係を同定し，パターンを明確にする。
- 不適応的な関係の発端や外傷体験を同定するために幼少期の記憶から現在までの生活歴を聴取する。
- 幼少期のRRとRRPを現在の人間関係パターンと結びつける。
- コーピングの目的が外傷的関係に関連した感情に対処することであると同定する（例：虐待・攻撃を受けた，拒否された，見捨てられたと感じたことに関連した恐怖と羞恥心）。
- これらのコーピングスタイルがそもそも避けようとしている困難な体験や感情を結果的に補強してしまうということを認識する。
- 体験と厳しい状況を監視すること，生じる感情を認識すること，対人関係と行動反応のスタイル（RRP）を同定することを患者に求める。
- 治療者と患者が治療中に起こるRRのパターンとRRPを同定する。
- CATは協力して行う治療である。得られるどんな洞察も治療者と患者間で互いに理解され共有される。

5. 補助材料

1) 心理療法ファイル

　心理療法ファイルによって対人関係行動の問題となるパターンの例が示される。たとえば，自尊心の低下が挙げられる。自分には価値がないと感じ，罰せられ，拒絶され，見捨てられているため自分がほしいものを得ることができない→すべてが絶望的だと感じる→そのため何かしようとすることをあきらめる→これによってすべてが絶望的で自分には価値がないと確信する。患者はこのパターンと関連しそうな事柄を同定する。ファイルが完成される過程で患者の問題やパターンに関して付加的な洞察が得られる。たとえば，他者との関係で強い感情を抑圧している患者はパターンの一部を認めるが，怒りのような感情語を消し去っているかもしれない。ある患者は関連があると認められたサイクルを明確にするためにファイルに長い説明文を書くかもしれない。これは患者が「見過ごす—見過ごされる」というRRPにあるという目安になるが，彼らが理解されているという確信にはならない。

2) 手紙

　おおよそ4セッション後，治療者はリフォーミュレーション・レターを患者に書く。そこには鍵となるRRと幼少期の生活でのルーツについての理解が要約されている。また，同定された問題のある反応様式やそれがどのように患者の生活や関係性に引き続き影響を与えているかということも含まれている。この手紙により，RRなどが治療の過程と経験にどのような影響を与えているかということを予測される。手紙の中で特に重要なことは，患者がもつ確かな精神力や能力と同時に外傷的な幼少期の体験を示すことである。特に，見過ごされている，ケアされていない，価値がないと感じている患者には手紙が大きな影響を与える。手紙によって患者の体験に敬意が示され，時系列で人生の体験が記述される。そのため手紙を読んだときに患者は初めて物語を語るようになる。たとえセッションのなかで考えや体験が共有されてきたものであっても，患者はしばしば治療者の理解にショックを受ける。複雑な問題を抱えている患者は考えや感情を他者から深く理解しようとされた経験がほとんどないのである。

　患者にとって手紙を読むということは心の痛む経験なのかもしれない。なぜならそれは彼らの物語のなかで虐待やネグレクトを受けたことによる悲しみや心の痛みに向き合う初めての経験だからである。時には患者は手紙を受け取ることを拒むかもしれない。それはあまりにつらく，私的なものであり，他者に見られる危険にさらすことができないからである。治療におけるすべての行動化と同様に，反応が治療に情報をもたらす。

　RRとRRPを明確にし，治療中の治療者と患者間の行動化を予測することによって，いつこういった行動化が起こるのかという明確で有益な基準点がわかる。そして願わくは，患者，治療者とも行動化を認識し，理解できるようにする。

3) 図表

　治療者と患者は初めのセッションからRRと問題となるRRPを図上に示し始める。しかし，一度リフォーミュレーション・レターが読まれ，患者に渡されると図は治療の主な手段の一つとなる。図上の相互的関係の観点から患者を治療に向かわせているつらい体験を検討し理解する。たとえば，ステファン（下記の症例を参照）と治療者は，彼が無視された，見過ごされたと感じた経験にどのように反応するかということを図で追うことによってモニターすることができた。またこれにより患者と治療者が「出口」を認識する。この「出口」というのは患者が習慣的なパターンから外れる方法を見つけ，より肯定的な結果を得るということである。

　図上でRRを見ることは，患者が「いじめる─いじめられる，恥をかく」という関

係性の末に被害者になる体験をする一方，恥をかくことを避けるためにいじめる側になりうるということを認める第一歩になるかもしれない。同様に，われわれは幼少期からの RR を内在化し，患者は自分に厳しい話し方をする（例：「私はただ愚かなだけだ」）。治療の取り組みではしばしば，尊敬と注意をもって自己に対応することが常にうまくいっていないということを患者と認めることに焦点を当てている。

認識されていない，認められていないと感じている患者ではまとめの手紙に肯定的に反応することが多い。また，まとまりがなく混沌としていると感じている患者や構造が欠けていることに恐怖感をもっている患者，治療に神秘性を感じている患者では，図に束縛されているように感じる。図によって明確に記述され，強さと脆弱性とのバランスが取られ，変化の可能性が示される。見つけられることに恐怖感をもっている患者は明確に記述された彼らの問題を聴くことに苦しむかもしれない。またそういった患者は破壊的な欠陥のある性格の代わりに人間の短所を受け入れる最良で賢明なポジションへの発展を手助けする必要がある。

4) 別れの手紙

16 セッションの治療のうち，治療終了に近づいた通常 15 セッション目，もしくは 16 セッション目に治療者と患者はそれぞれに手紙を書く。治療中の変化をじっくり考え，体験を挙げて，問題があったときのことを確認しながら書かれる。成し遂げられた目標と今後の取り組みの対象となるまだ残されている課題が確認される。この手紙によって 16 セッションの治療というのはほんの一部にすぎないということが明確に示される。また肯定的な面も集められ，はっきりと確認される。患者の手紙はしばしば同様の結果をもたらし，治療者のものよりも強力である。患者が手紙を書かないことがあるが，それはおそらく治療終了を現実に感じさせることであるからか，大きな問題のある RR（たとえば「制御する―制御される」）があり，認めることに抵抗を示しているからである。

5) モニタリング

毎週のモニタリングは治療の取り組みの中核をなすものである。患者は自分の反応スタイルについてモニタリング用紙を使って観察し，出来事や治療中に直面した問題のある状況を日記につける。モニタリングを実施することによって，見通しが得られ，問題のある RRP にどんなに早く気づくようになっているかを患者に知らせられる。モニタリングを数セッション行ったあと，患者は異なる効果的な反応方法を見つけ始める。この成果はモニタリングの過程の一部でもあり，図では問題のあるパターンからの出口として示される。患者と治療者は可能性のある出口について一緒に考えることがあるが，これは無意識のうちに起こり，患者が役立つ解決法を見出したとき

により効果的なようである。
　たとえば，ある患者がうつ病に苦しんでいる。患者にとっての最も大事な「出口」は病歴を話すことであった。自分には抑うつ状態となる理由があると感じ，ただそれを受け入れようと決めた。その結果，抑うつ状態になることと抑うつ状態であることを避けるようになり，うつ病のエピソードは軽減したのである。

6. 効果に関する科学的根拠の概要

　CATは前向きで協力的なスタイルで，認知力動的治療を基にした心理療法の包括的なかたちであり，効果的な介入として期待されている。すべての最新の治療形態に関連した疑問は，どのアプローチのどの部分がどのような患者や問題に最も効果的で利用しやすいかということである。CATは特により重症で複雑な，難しいパーソナリティ障害に対する効果的治療に認められた基準に適合している[33,34]。モデルとしては比較的最近のものであるにも関わらず，自然的研究と対照研究の正式な科学的根拠が近年増えてきている。
　パーソナリティ障害は研究と臨床試験の対象となってきた[35,36]。通常のマニュアル化されたケアと比較し，特定の治療にCATを加えた場合には効果と早期の改善が得られたというデータが示されている[37,38]。拒食症，虐待を受けたことによって起こる感情の問題，自傷行為，精神病などの精神的障害でも，標準的なCATや特定の対象に適応させたCATで効果が見られたと報告されてきている[39〜42]。CATとがん患者の異なる臨床状況に適応させたCATの実行可能性と効果の検証を目的に，がん患者を対象とした研究が現在進められている。

7. 治療適応となる患者群

　われわれが述べてきたことに基づき，がん医療においてCATは下記のような患者に役立ちうる。
1) うつ病性障害（例：大うつ病，小うつ病）といったよく見られる感情障害，不安障害（例：恐怖症，外傷後ストレス障害）のがん患者
2) パーソナリティ障害のがん患者
3) スタッフとの人間関係に問題のあるがん患者や不適応的なコーピング（例：異常な病的行動，ノンコンプライアンス，乏しいセルフケア）の患者
4) 緩和ケア，死別，複雑性悲嘆など，がんの様々な局面で，機能不全の関係パターンを経験している家族

8. 症例提示

　この症例はがん医療でよく見られる症例で，幼少期の対人関係のRR体験が病気との相互関係に反映されている。RRとRRPのかたちでの問題のCATリフォーミュレーションというのは協力的な治療スタイルによって成し遂げられた。一方，ステファンが治療の手紙を受け取ったことによって力強い「思いやりのある―関心を向けられる，認められる」というRRがもたらされた。彼の問題の図式化により得られた支えによって，長年にわたる問題の行動パターンからの効果的な出口が同定された。

1) 紹介

　ステファンは50歳，制御不能な怒りのために一般開業医から紹介された。彼は既婚で大学生の子どもが2人いた。その1年前に大腸がんと診断され，手術と6サイクルの化学療法を受けており，紹介時がんは寛解状態であった。彼は建設業に従事していたが他の慢性的な健康上の問題によって10年間働けない状態にあり，毎日の活動のエネルギーにも影響を与えていた。

2) 心理的治療介入歴

　サイコオンコロジー科への紹介以前に，ステファンはカウンセリングを受け，怒りへの対処課程に参加し，認知行動療法を1コース終えていた。介入の結果，感情も行動も変化していないと彼は思っていた。うつ病性障害と診断されたが他の健康的問題のために抗うつ剤には耐えられなかった。

3) 現在の問題点

　ステファンは非常に短気で，親しい人であっても知らない人であっても失礼な態度や無礼な態度を取られた場合，彼らと衝突を引き起こすのではないかと心配していた。彼は他者に対して暴力を振るったことはなかったが，最近では客が急にキャンセルの電話をかけてきたことで怒り，自宅の台所を壊してしまった。彼は社交的な場で言葉がきつくなることに緊張と不安を感じ，そういう場をできるだけ避けていた。

4) 家族歴

　ステファンは3人兄弟の末っ子で，兄弟たちとはかなり違っていると自分自身認識していた。子どもの頃彼は聡明で，両親の決断も含むすべてに対して説明を求めた。その反応に両親は苛立ち，彼を批判した。家族との行動から外され，寝室に追いやられた。彼は理由を理解できず，閉じ込められて排除されているうちに家具を壊そうと思った。その一方，特に学校では成績に注目されることや評価されることがない

と感じていた。
　個人的人間関係でも健康関連でも，この不可解で予測不能な批判と攻撃が成人期に続いた。がんと診断される以前に彼は重症精神障害の診断を受けていた。それにより仕事ができなくなり，趣味を楽しめず，家族を支えることもできなくなった。彼は怒りを感じ，夫として大黒柱として，そして男としての役割を損なっていると感じた。
　幼少期の両親との関係，現在の人間関係，病気と医療・心理的ケアとの関係における重要な2つのRRを示す。
①見過ごす，排除する─排除される，孤立された，認められない，無価値感
②予測不能な，批判的，攻撃する─脆弱な，攻撃される，無防備な
　このRRはまた彼の内的対話を特徴づけている。怒るときや不安から社交の場を避けるときに彼は恥ずかしく思い，自己を非難した。

5) リフォーミュレーション

　治療初期のセッションでステファンと治療者は問題と幼少期の体験への理解を深めた。最も重要なことに，彼が対人関係に対処しようとすると，避けようとする・排除されていると感じる・攻撃されている・非難されていると感じるという態度に戻ってしまうということが確認された。一方，目標を成し遂げることや大切にされている・ケアされていると感じることは稀であった。リフォーミュレーションは手紙の中に要約され，ステファンと治療者はともに鍵となるRRとRRPを図上に書き込み始めた（図3-1）。
　ステファンのRRP：
①無価値感と，見過ごされている，評価されないと感じることを避けたい気持ち：
　　社交的な場を完全に避け，孤立している，排除されているとさらに感じる。
　もしくは，
　　不安，緊張感，焦燥感を感じながらそういう場に参加する。その結果，何らかの疎外感を感じ，腹を立ててしまう。そして，周囲から非難され，誤解されている，不当に非難されていると感じる。
②「拒絶を避けたいため，見過ごされていると感じたときやひどい扱いを受けていると感じたときには苦痛な気持ちを隠している。これによって他者に憤りを感じずにいられ，弱い自分を非難せずにいられる。抑圧している感情は高まり，最終的に侮辱に反応して爆発する。自分の気性が状況の範囲を超えてしまうとわかり，恥ずかしいと思う」。

6) 認識とモニタリング

　ステファンは対人関係における感情と行動を観察し始めた。彼は他者に対する行動

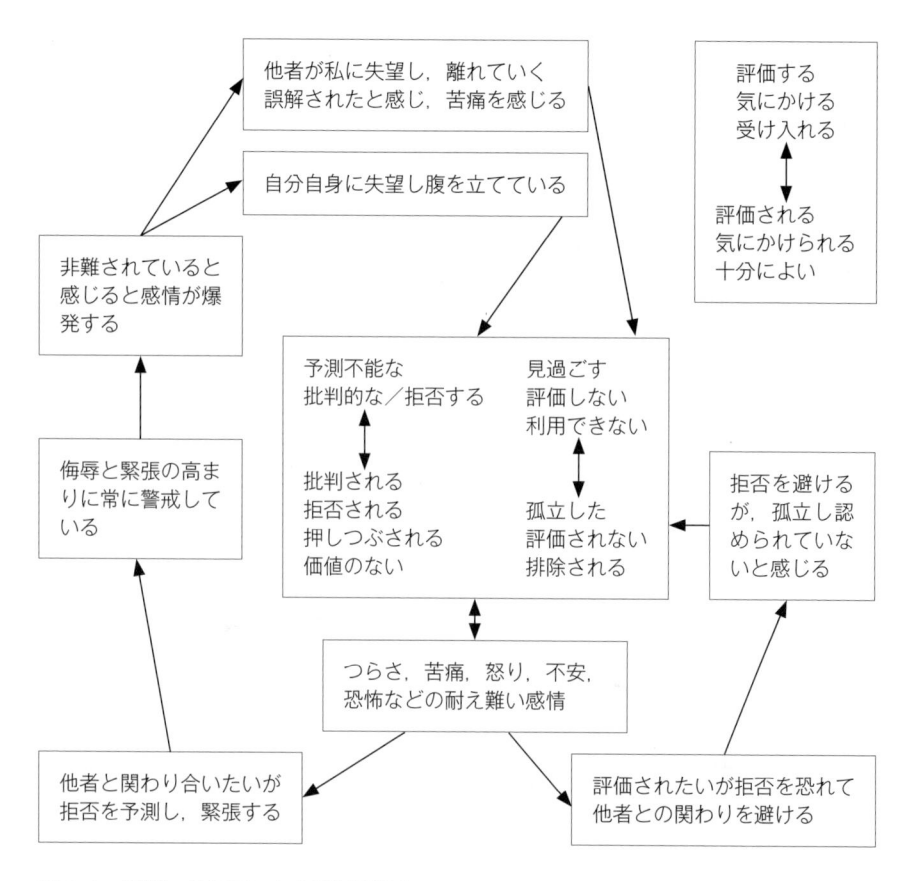

```
                    ┌─────────────────────┐              ┌──────────┐
                    │ 他者が私に失望し，離れていく │              │ 評価する  │
              ┌────→│ 誤解されたと感じ，苦痛を感じる│              │ 気にかける│
              │     └─────────────────────┘              │ 受け入れる│
              │     ┌─────────────────────┐              └────↕─────┘
              │     │ 自分自身に失望し腹を立てている │              ┌──────────┐
              │     └─────────────────────┘              │ 評価される │
┌──────────┐  │                                          │ 気にかけられる│
│ 非難されて │  │                                          │ 十分によい │
│ いると感じ │  │                                          └──────────┘
│ ると感情が │  │
│ 爆発する  │  │
└────↑─────┘  │
              │     ┌──────────────┬──────────────┐
              │     │ 予測不能な     │ 見過ごす      │
              │     │ 批判的な／拒否する│ 評価しない    │
┌──────────┐  │     │      ↕       │ 利用できない   │
│ 侮辱と緊張 │  │     ├──────────────┼──────────────┤       ┌──────────┐
│ の高まりに │  │     │ 批判される    │              │       │ 拒否を避け │
│ 常に警戒し │  │     │ 拒否される    │ 孤立した      │←──────│ るが，孤立 │
│ ている   │  │     │ 押しつぶされる │ 評価されない   │       │ し認められ │
└──────────┘  │     │ 価値のない    │ 排除される    │       │ ていないと │
              │     └──────────────┴──────────────┘       │ 感じる   │
              │              ↕                             └──────────┘
              │     ┌─────────────────────┐
              │     │ つらさ，苦痛，怒り，不安，│
              │     │ 恐怖などの耐え難い感情   │
              │     └─────────────────────┘
┌──────────┐                                          ┌──────────────┐
│ 他者と関わ │                                          │ 評価されたいが │
│ り合いたい │                                          │ 拒否を恐れて  │
│ が拒否を予 │                                          │ 他者との関わり │
│ 測し，緊張 │                                          │ を避ける    │
│ する    │                                          └──────────────┘
└──────────┘
```

図 3-1　症例・ステファンに関する図

2 つの重要な問題となる相互役割の手続き（RRP）が，どのように，問題のある相互役割の関係（RR）に回帰するかということと，期待された人間関係がどのように実現できないかということを示している。

が受け身的もしくは挑戦的だと気づいた。他者が助けになる，好感を示すような機会を与えず，そして決まって最悪なことが起きた。

7）RRP からの出口

　治療の間ステファンは対人関係の経験を観察し報告したので，彼はよりリラックスでき，切迫感の少ない話し方になった。これによって治療者は彼の体験を知る機会を

より多く得られた。彼は思い切って社交の場面に出てみて，友人と家族が思いやりのある自分の姿を気に入ってくれることに気づいた。一方で，見過ごされていると感じる場合や彼の意見が変えられる場合には，憤りの感情にいまだ苦しんでいた。こういった感情に対処する方法を考え，排除されていると感じたときに思いやりと尊敬を示そうとした。このため，妻が友人と忙しいときに彼は博物館へ行くというような，1人で楽しめることをした。自己への感謝と思いやりによって怒りと苦痛の感情を落ち着かせる手段になりうるということに気づいた。これによって，他者との関係に反映される「現実的に評価する / 受け入れる / 思いやる」というRRが確立された。

　治療終了時にステファンは彼の別れの手紙の中で体験したことをよく考えていた。傾聴されている，理解されていると感じたのと同時に，批判したがらなかった幼少期の体験における問題のパターンとその根源についても説明した。認められる，受け入れられるという感情に応じて，自分自身に対してより批判的でなくなり，他者をより責めなくなった。どう変わるべきかを周囲から押しつけられることはなく問題パターンから自分で出口を同定することができた。治療はプレッシャーのかかるものではなかったので，時間を取り，話し方と思考をゆっくりさせたことによって，内省し解決策を見つけるための余裕を与えられたのだと彼はわかった。健康と人生への病気の影響についてもより心配しなくなった。

　治療に期限があることが問題だが，見返すことのできる手紙と図があり，3か月間計画されたレビューセッションがあるため，彼は喪失感と見捨てられ感に対処できると感じた。

9. 認知分析療法はがん医療に何をもたらしうるか

患者に対して：
1) 傾聴されているという感覚
2) 強い感情に対する説明と検証
3) 病気とコントロール感に影響を与える外傷的出来事との間の相互的関係への理解
4) 新しい対処法の可能性

スタッフに対して：
1) 困難と思われる行動や助けにならないような行動への理解
2) 患者とスタッフ自身に役立つ方法で対応する能力

10. サービスの発展：CAT をサイコオンコロジーに取り入れる

　CAT はうつ病，不安，個人的問題，人間関係の問題といった障害と問題にわたる様々な臨床場面に広く適応される。同様にさらに複雑なパーソナリティ障害にも適応される。英国の National Health Service で CAT サービスは非常に発展した。個人を中心とした治療や認知行動療法のような確立された心理療法サービスによってなされた結果と概して同程度の結果が CAT の治療を受けた患者の追跡データでも示されている[43]。

　これを基に，サイコオンコロジーでも CAT が直ちに実施されうる。この治療法は柔軟性が評価され，枠組みが認められている[44]。CAT は合意目標（例：がん患者の特定の RRP に焦点を当てる），タイミング（例：病期や病状，長期生存者と緩和ケアの患者），様式（例：個人とグループ，個人と家族）に関して修正可能である。さらに，多職種チームにおいて困難な臨床での状況を理解し指針を示すために CAT は共通言語として用いられる。このことはすでに精神保健のセッティングでは示されている[45,46]。

11. 結論

　要約すると，対人関係と実存的問題による困難な状態に効果的な支持的心理療法アプローチと，病気とその治療によりよく対処するための実用的なコーピング手法が CAT によって提供される。理解が難しく問題のあるような行動に関して体系的な関係理解をもたらし，患者にもスタッフにも役立つのである。

謝辞

　筆者は Anthony Ryle 氏とモデルの開発や治療の臨床適応に貢献した多くの CAT 治療者に感謝している。Ferrara 大学，Fondazione Cassa di Risparmio di Ferrara，そして世界精神医学会のサイコオンコロジー，緩和ケア部門にも感謝を表する。筆者である Carolyn Pitceathly と Iñigo Tolosa は，がん医療における CAT の適応に対し理解と熱意を示してくださった患者の皆さんに謝意を表したい。

引用文献

1. Ryle, A. (1990) *Cognitive-Analytic Therapy: Active Participation in Change: A New Integration in Brief Psychotherapy*, John Wiley & Sons, Ltd, London.
2. Ryle, A. (1995) *Cognitive-Analytic Therapy: Developments in Theory and Practice*, John Wiley & Sons, Ltd, London.
3. Ryle, A. and Kerr, I.B. (2002) *Introduction to Cognitive-Analytic Therapy: Principles and Practice*, John Wiley & Sons, Ltd, London.
4. Ryle, A. (1982) *Psychotherapy: A Cognitive Integration of Theory and Practice*, Academic Press, London.

5. Ryle, A. and Lipshitz, S. (1974) Towards an informed countertransference: the possible contribution of repertory grid techniques. *British Journal of Medical Psychology*, **47**, 219–225.
6. Ryle, A. (1978) A common language for the psychotherapies? *British Journal of Psychiatry*, **132**, 585–594.
7. Ryle, A. (1985) Cognitive theory, object relations and the self. *British Journal of Medical Psychology*, **58**, 1–7.
8. Ryle, A. (1991) Object relations theory and activity theory: a proposed link by way of the procedural sequence model. *British Journal of Medical Psychology*, **64**, 307–316.
9. Leiman, M. (1992) The concept of sign in the work of Vygotsky, Winnicott and Bakhtin: further integration of object relations theory and activity theory. *British Journal of Medical Psychology*, **65**, 209–221.
10. Leiman, M. (1994) Projective identification as early joint action sequences: a Vygotskian addendum to the procedural sequence object relations model. *British Journal of Medical Psychology*, **67**, 97–106.
11. Leiman, M. (1997) Procedures as dialogical sequences: a revised version of the fundamental concept in cognitive analytic therapy. *British Journal of Medical Psychology*, **70**, 193–207.
12. Holquist, M. (2002) *Dialogism*, 2nd edn, Routledge, New York.
13. Stern, D.N. (2000) *The Interpersonal World of the Infant; A View from Psychoanalysis and Developmental Psychology*, 2nd edn, Basic Books, New York.
14. Trevarthen, C. and Aitken, K.J. (2001) Infant intersubjectivity: research, theory, and clinical applications. *Journal of Child Psychology and Psychiatry*, **42**, 3–48.
15. Reddy, V. (2008) *How Infants Know Minds*, Harvard University Press, Cambridge, MA.
16. Leiman, M. (2004) Dialogical sequence analysis, in *The Dialogical Self in Psychotherapy* (eds H. Hermans and G. Dimaggio), Brunner-Routledge, Hove, pp. 255–269.
17. Cox, B.D. and Lightfoot, C. (1997) *Sociogenetic Perspectives on Internalization*, Lawrence Erlbaum, Mahawah, NJ.
18. Kerr, I.B. (2009) Addressing the socially-constituted self through a common language for mental health and social services: a cognitive-analytic perspective, in *Confluences of Identity, Knowledge and Practice: Building Interprofessional Social Capital*, ESRC Seminar 4 Proceedings, Research Paper, 20, (eds J. Forbes and C. Watson), University of Aberdeen, Aberdeen, pp. 21–38.
19. Salmon, P. and Calderbank, S. (1996) The relationship of childhood physical and sexual abuse to adult illness behavior. *Journal of Psychosomatic Research*, **40**, 329–336.
20. Hunter, J.J. and Maunder, R.G. (2001) Using attachment theory to understand illness behavior. *General Hospital Psychiatry*, **23**, 177–182.
21. Maunder, R.G. and Hunter, J.J. (2001) Attachment and psychosomatic medicine: developmental contributions to stress and disease. *Psychosomatic Medicine*, **63**, 556–567.
22. Maunder, R.G. and Hunter, J.J. (2009) Assessing patterns of adult attachment in medical patients. *General Hospital Psychiatry*, **31**, 123–130.
23. Tacón, A.M. (2002) Attachment and cancer: a conceptual integration. *Integrative Cancer Therapy*, **1**, 371–381.
24. Tan, A., Zimmermann, C. and Rodin, G. (2005) Interpersonal processes in palliative care: an attachment perspective on the patient-clinician relationship. *Palliative Medicine*, **19**, 143–150.
25. Salmon, P., Holcombe, C., Clark, L. et al. (2007) Relationships with clinical staff after a diagnosis of breast cancer are associated with patients' experience of care and abuse in childhood. *Journal of Psychosomatic Research*, **63**, 255–262.
26. Grassi, L. and Molinari, S. (1987) Family affective climate during the childhood of adult cancer patients. *Journal of Psychosocial Oncology*, **4**, 53.62.
27. Schmidt, S., Nachtigall, C., Wuethrich-Martone, O. et al. (2002) Attachment and coping with chronic disease. *Journal of Psychosomatic Research*, **53**, 763–773.
28. Hunter, M.J., Davis, P.J. and Tunstall, J.R. (2006) The influence of attachment and emotional support in end-stage cancer. *Psychooncology*, **15**, 431–444.
29. Salmon, P., Hill, J., Krespi, R. et al. (2006) The role of child abuse and age in vulnerability to emotional problems after surgery for breast cancer. *European Journal of Cancer*, **42**, 2517–2523.
30. Kim, Y., Carver, C.S., Deci, E.L. et al. (2008) Adult attachment and psychological well-being in cancer caregivers: the mediational role of spouses' motives for caregiving. *Health Psychology*, **27** (2, Suppl.), S144–S154.
31. Han, W.T., Collie, K., Koopman, C. et al. (2005) Breast cancer and problems with medical interactions: relationships with traumatic stress, emotional self-efficacy, and social support. *Psychooncology*, **14**, 318–330.
32. Ogden, J., Minton, K. and Pain, C. (2006) *Trauma and the Body: A Sensorimotor Approach to Psychotherapy*, WW Norton.
33. Bateman, A.W., Ryle, A., Fonagy, P. et al. (2007) Psychotherapy for borderline personality disorder: mentalization based therapy and cognitive analytic therapy compared. *International Review of Psychiatry*, **19**, 51–62.
34. National Institute for Clinical Effectiveness (NICE) (2009) Borderline Personality Disorder: Treatment and Management, National Clinical Practice Guideline No 78, London.
35. Ryle, A. (1997) *Cognitive-Analytic Therapy and Borderline Personality Disorder. The Model and the Method*, John Wiley & Sons, Ltd, London.
36. Ryle, A. (2004) The contribution of cognitive analytic therapy to the treatment of borderline personality disorder. *Journal of Personality Disorders*, **18**, 3–35.
37. Chanen, A.M., Jackson, H.J., McCutcheon, L.K. et al. (2008) Early intervention for adolescents with borderline personality disorder using cognitive analytic therapy: randomised controlled trial. *British Journal of Psychiatry*, **193**, 477–484.
38. Chanen, A.M., Jackson, H.J., McCutcheon, L.K. et al. (2009) Early intervention for adolescents with borderline personality disorder: quasi-experimental comparison with treatment as usual. *Australian and New Zealand Journal of Psychiatry*, **43**, 397–408.
39. Sheard, T., Evans, J., Cash, D. et al. (2000) A CAT-derived one to three session intervention for repeated deliberate self-harm: a description of the model and initial experience of trainee psychiatrists in using it. *British Journal of Medical Psychology*, **73**, 179–196.
40. Clarke, S. and Llewelyn, S. (1994) Personal constructs of survivors of childhood sexual abuse receiving cognitive analytic therapy. *British Journal of Medical Psychology*, **67**, 273–289.

41. Dare, C., Eisler, I., Russell, G. *et al.* (2001) Psychological therapies for adults with anorexia nervosa: randomised controlled trial of out-patient treatments. *British Journal of Psychiatry*, **178**, 216–221.
42. Kerr, I.B., Birkett, P.B. and Chanen, A. (2003) Clinical and service implications of a cognitive analytic therapy model of psychosis. *Australian and New Zealand Journal of Psychiatry*, **37**, 515–523.
43. Marriott, M. and Kellett, S. (2009) Evaluating a cognitive analytic therapy service; practice-based outcomes and comparisons with person-centred and cognitive-behavioural therapies. *Psychology and Psychotherapy*, **82**, 57–72.
44. Strada E.A. and Sources B.M. (2010) Principles of psychotherapy, in (eds J.C. Holland, W. Breitbart, P.B. Jacobsen *et al.*), *Psycho-Oncology*, 2nd edn, Oxford University Press, pp. 397–401.
45. Kerr, I.B., Dent-Brown, K. and Parry, G.D. (2007) Psychotherapy and mental health teams. *International Review of Psychiatry*, **19**, 63–80.
46. Thompson, A.R., Donnison, J., Warnock-Parkes, E. *et al.* (2008) Multidisciplinary community mental health team staff' s experience of a 'skills level' training course in cognitive analytic therapy. *International Journal of Mental Health Nursing*, **17**, 131–137.

Chapter 4 がん患者に対するマインドフルネス心理療法

David K. Payne

庄木晴美 訳

1. はじめに

　マインドフルネスの現象やマインドフルネス心理療法の基礎は，欧米で 20 年前より急速に発展した。グローバル・ビレッジの増加など高まる仏教思想も影響して，一般的な仏教の概念とマインドフルネスは欧米文化に浸透した。このような文化背景を土壌に，生活の質（quality of life）の向上を目的とした様々な技法が開発された。マインドフルネスストレス低減法（Mindfulness-based stress reduction；MBSR）や他のマインドフルネス心理療法で提唱されるマインドフルネスの概念の重要性は，マインドフルネスに関するレビューで支持されている。

　Jon Kabat-Zinn は，MBSR の開発者であり，マインドフルネスとは，「ある方法を用いて，意図的に価値判断を行わずに今この瞬間に意識を集中する方法」と説明している[1,p.4]。広義のマインドフルネスでは 2 つの要素がある。1 つは，自分でその場の体験への意識を調整して，今この瞬間に心の中で生じていることに対する気づきを深める。もう 1 つは，今この瞬間に生じているその人の体験に対する好奇心，寛容や受容の心を獲得する[2]。Jon Kabat-Zinn は，アジア文化でよく用いられる「心」や「気持ち」という言葉を取り入れて，マインドフルな状態とは気持ちに溢れ，人生を導いてくれる心の状態であるとして，マインドフルネスに対してより広く，そして繊細な考えをもっている[3]。

　マインドフルネスの基本理念では，他の心理社会的介入における最終的な目標とは独立した概念がある。特に，マインドフルネスでは，患者と治療者（または指導者）は「人は似て非なる」という仏教の教えに通じ，両者は完全に異なった存在とみなさない。なぜならば，患者と治療者は互いに人生において同じ痛みやトラウマを多く経

験しており，両者は異なる以上に極めて似ている存在である。したがって，一般的に多くの心理療法の関係性で生じる力や立場の差はなく，マインドフルネス心理療法では患者と治療者はより対等な立場にある。また，マインドフルネススキルを指導し，実践する過程で患者と治療者の両者が互いに利益を得る。

2. マインドフルネスストレス低減法

Jon Kabat-Zinn はマインドフルネスや瞑想，他の関連領域に関心を抱き，独自にMBSR を開発した。彼は 1979 年にマサチューセッツ大学ウースター校にストレス低減センターを設立し，約 18,000 人が MBSR プログラムを修了している。様々な MBSR の技法が開発されており，代表的な治療は，再発うつ病患者を対象とした認知療法と MBSR の要素を組み合わせたマインドフルネス認知療法（Mindfulness-based cognitive therapy；MBCT）である。このプログラム開発の詳細に関しては，Jon Kabat-Zinn[4] や Segal ら[5] の文献を参照してほしい。

MBSR は様々な形式があるが，本来の形式は，毎週 2〜2.5 時間のマニュアル化されたグループ療法を 8 セッション実施する。このグループ療法は治療的要素を求めていないため，30 人以上の患者が参加可能であり，また，MBSR に参加するだけでセッション中にほとんど話さなくても利益を得ることができる。グループセッションは，初めてマインドフルネスを体験する患者にとって，マインドフルネスそのものやマインドフルネスを日常生活に取り入れるための最も重要なスキルを学習し，実践する場である。また，この技法は自己調整スキルの習得には有用であり，集団力動における情緒交流への気づきに関してはあまり有用ではない。グループセッションの内容は，マインドフルネスの導入から実践するうえで生じる問題の解決である。また，効果を最大限に高めるためには自宅練習の継続が必要不可欠であるため，グループセッションは実践の場としての役割がある。

1）マインドフルネス心理療法における治療者の役割

治療者のどのような態度がマインドフルネス心理療法の効果を促進するだろうか。通常，治療者がその技法に熟練しているかどうかは，その技法の実施経験と治療構造に関する知識の習得度が関与し，その技法の個人的な使用は含まれない。しかし，マインドフルネスに基づく技法では，通常の心理療法における治療者の態度と異なる。マインドフルネススキルを正しく指導し，正しく実践の振り返りを行うために，治療者はこのスキルに個人的に慣れ親しみ，熟知している必要がある。つまり，このスキルの指導力は，このスキルに関する治療者の経験が大きく左右する。サイコオンコロジストにとっては，マインドフルネスのスキルを日常生活に取り入れることにより，

がん領域に潜在する，あるいは未治療の心理的苦痛を軽減する効果が期待できる可能性があるところがメリットである．治療者のなかには，この技法が個人的な経験によるところが大きい点に治療の限界を心配するかもしれない．しかし，「今ここ」に集中するマインドフルネススキルの知識や実践は，必ずしも自己開示に導く必要はなく，治療の枠組みに歪みが生じる危険性も少ない．治療者の役割は，患者が自宅練習の重要性を認識し，実践上の困難を克服して，自宅での実践を継続して通常の機能にこのスキルが定着するように MBSR またはセッションでマインドフルネススキルを導入し，支援することである．治療者やグループリーダーはこのスキルの指導に力が入るかもしれないが，患者のなかには，このスキルが退屈に感じられたり，スキルを実践する時間の確保に困難感を抱く者も少なくない．このスキルを継続して実践することで確実に利益を受けられるため，初めて実践する患者は，このスキルを継続して実践することが目標である．他の心身に関するスキルの指導にも共通する課題であるが，治療者は患者がマインドフルネスの実践を納得して継続できるように働きかける必要がある．

2）対象者

MBSR は身体疾患患者全般または心身の問題を抱える患者のストレス関連の問題に対する介入として開発され，心理的・身体的・社会的問題に幅広く対応することができる．MBSR は個別的な問題への対応から特定のスキル〔たとえば，再発うつ病患者に対する Mindfulness-based cognitive therapy（MBCT），Mindfulness-based art therapy（MBAT），マインドフルネスに基づく芸術療法など〕にまで応用されている．マインドフルネス心理療法または MBSR は，意欲があり，認知機能が保たれていれば適用できる．したがって，この技法はあらゆるがん種，ステージの患者に適用可能である．

3. マインドフルネスに基づく技法の内容とプロセス

患者が様々なマインドフルネススキルの学習と実践を行い，日常生活に取り入れられるようになるように MBSR は 8 セッションで行われる．MBSR のグループは，患者が十分にスキルを習得して，グループセッション修了後も継続して実践できるようになるための実践経験の場である．プログラム修了後も継続して実践できることを目標に，8 セッションのプログラムでは，マインドフルネスの概念を詳細に説明し，様々なマインドフルネスに基づくスキルを実践する．

Shapiro と Carlson[6]により開発されたモデルは，ほとんどのマインドフルネスに共通する最終目標とマインドフルネスの実践が及ぼす特定の効果を理解するうえで有用

である。マインドフルネス心理療法では，意図（intention），注意（attention），態度（attitude）にアプローチする。意図には，なぜ患者がマインドフルネススキルを自ら選択して実践するかについての理解が込められている。患者は最初はストレスの軽減を目標とすることが多いかもしれないが，マインドフルネスを継続して実践するにつれて，自己調整から自己洞察へと患者の意図が変化していることに気づく。患者がこの段階に達したとき，患者が価値を明確化すること，つまり，これらの価値観が健全であるかどうか，また，健全な人間的成長につながるかどうかに，患者の意図が発展する可能性がある。

マインドフルネススキルを継続して実践するにつれて，患者は非健康的な習慣や反応をより意識するようになり，そして患者の行動的または情動的レパートリーからそれらを消去したり，変化させることが可能になる。そして，最終的に心身の健康的な習慣や行動が強化される。

次に，**注意**には，時間の経過に伴って徐々にその人の内在的（身体と精神）体験と外在的な体験を観察することが込められている。このプロセスでは，その人の無反応的で，持続的で，集中的な注意が高められる。無反応的な注意とは，その人の心の中での出来事または外の世界を認知の歪みというフィルターを通してではなく，ありのままに見ることである（たとえば，厳しい現実としてではなく，一時的な認識かもしれないと心の中を観察したり，概観する）。自ら進んで内と外の世界の現象を詳細に観察し続けようと試みることは，持続的で集中的な注意を意味している。

態度には「どのように」マインドフルネスを実践するかということが込められている。態度にはその人自身だけではなく，世界や将来に対しても，慈悲や受容，好奇心をもって接することが含まれている。たとえば，がんの再発を恐れている患者が不安や落胆ではなく，自分に対して評価しない心，自分への気づきや慈悲，受容を選ぶ態度などが挙げられる。また，「マインドフルネスについて何でも知っている」というような態度ではなく，初心者の気持ちや新鮮な目でその体験を眺めることも含まれる。ほかにも，辛抱強さ，信頼，無愛着（様々な出来事の結果に対して固定している考えを手放し，体験プロセスを展開していくこと），慈愛（自分と世界に対する愛情を増大すること）もマインドフルネスの態度に含まれる。これらの態度を高めると，マインドフルネススキルは患者の目標を達成することができるといわれている。

興味深いことに，マインドフルネススキルの実践を継続すると，患者の意図・注意・態度がプロセスのなかで変化していることに患者自身が気づく場合がある。早い段階で，このスキルの実践を継続することの重要性を強調して，患者がこのスキルの実践に興味を抱き，実践の継続が促進されることで，患者の意識が変化し，より効果が得られやすくなる。このスキルは well-being やリラクセーションにも有効で，個人のマインドフルな状態をより高めることができる。

MBSRはグループ療法として開発されたが，個人心理療法で使用しても同等の効果がある．スキルを導入したあとの自宅練習のために，CD，mp3，録音テープを患者に提供することも有用である．CDはマインドフルネスセンターから低料金で入手可能である．患者に提供するテープを治療者が独自に作成することのメリットについては検討の余地があるが，本章ではMBSRのトレーニングについては省略する．MBSRにおけるマインドフルネスの実践には，座禅，ボディスキャン，ヨガ，非公式のマインドフルネスなどがある．また，MBSRでは「呼吸の時間」という簡単な実践が紹介されている．

　MBSRとMBCTの両方にあるヨガは，ハタヨガとは少し形式が異なる．MBSR/MBCTのヨガの手順については，"Full Catastrophe Living"と"The Mindful Way Through Depression"で詳細に説明されている[4, pp.106～113]．このスキルを習得するには，日々の実践が最も有効であるため，治療者は患者にマインドフルネスを指導する前に，実践トレーニングを受けるまたは少なくともヨガだけでも経験することは必要不可欠である．

　治療者はこのスキルを使用する際には，患者が肯定的または否定的な反応に直面し戸惑うことが多いことをあらかじめ理解しておき，患者に早い段階でこのスキルに対する評価を行うことはいったん保留にして，ただこのスキルを実践する時間を確保するように勧めるほうが望ましい．治療者はこのスキルに対する患者のあらゆる反応を予想しておく必要がある．このスキルがすぐに役立つ患者もいる一方で，最初は実践する時間の確保に困難感を抱いたり，退屈に感じたり，その他の否定的な感情を抱く患者もいる．患者にこのセルフケア行動を体験して生じる感情を評価するのではなく，探求するように促すことは，心理療法の洞察と同様の有益な資料となる．

　患者が3つの中核的なマインドフルネススキル（瞑想，ボディスキャン，マインドフルヨガ）のうちの一つのスキルが有効で，そのスキルに特化することがある．マインドフルネス心理療法の最終的な目標は，患者が日常生活のなかでマインドフルネスという気づきを促進させるために必要なマインドフルネススキルを，様々な中核的なスキルのなかから発見することである．

1）マインドフルネスの導入

　レーズンエクササイズは，日常生活の一部の活動（食べること）を用いた初心者用の実践である．このエクササイズは集団，個人どちらでも実施可能である．このスキルは以下の3つのプロセスからなる．①徐々に気づきを実践し（自動操縦を止める），日常の最もありふれた出来事に対してもできるかぎり十分に体験する，②生活の出来事に対して判断し，評価する（よい/悪い）傾向を眺める，③独特の方法で心の動きを観察し，うちにある冷静な観察者を育成する．通常，このエクササイズはレーズン

を用いて行うが，レーズンが苦手な患者には少量のチョコレートでもよい。
　以下のような教示で，実践を進行する。

　「これからあなたにある物を渡しますが，あなたが今まで見たことがない物だと想像してください。もしかしたらあなたは他の惑星からやって来たと感じるかもしれません。そして，これを受け取ったら，手のひらの上に乗せて，興味をもってこの物体を観察し始めてください。それはどのように見えますか。あなたはその姿形をどのような言葉で表現しますか。(患者の発言を促す)感触はありますか。あなたの手にはどんな感覚がありますか。それをしっかりとつまむことはできますか。(レーズンの触覚，感触の探索を促す)臭いはありますか。音は聞こえますか。(患者にしっかりとつまみながら耳に近づけるように促す)それでは，これからそれを口の中に入れますが，食べないようにしましょう。あなたの口の中で何が起こっているかわかりますか。(ほとんどの人は唾液が出ていると言うだろう)あなたの口はこの物体にどう反応したらよいかを正確に知っていて興味深いですよね。口の中であなたの舌はこの物体に対してどのように動いているかに注目しましょう。それでは，一度噛みしめましょう。何か気がつきましたか。(患者は香りが広がる，または他の体験に気がつくかもしれない)あなたの口の中の体験に意識を集中しましょう。口の中の物体が徐々に変化して，それから消える感覚を観察しましょう(このあと，患者にどのような体験だったか尋ねる)。今まであなたはこのようにレーズン(またはチョコレート)をよく観察したことがありましたか。普段，私たちはこのくらいの少量の食べ物は意識しないで食べています(自分たちの文化的傾向，たとえば，大量の食べ物を無関心に食べているなどのエピソードを交えながら，日常生活でいかに意識が欠如しているかについて，このエクササイズと関連づけながら，患者にこのプロセスに関する説明を行う)。

2) ボディスキャン

　ボディスキャンは，MBSR の基本スキルであり，通常，最初に学習する公式のマインドフルネススキルである。患者の多くは，このボディスキャンで，体のある部分に意識を集中し続けて今この瞬間を体験するため，マインドフルネススキルのなかでも最も理解しやすい技法だと感じる。一般的に，床にマットを敷いて臥床した状態で実施するが，ボディスキャンの実施中に眠ってしまいそうな患者は椅子に座って実施するほうが望ましい。ボディスキャンでは以下の 2 つのスキルを習得する。①体の一部に何度も意識を集中し続けることで筋肉への意識を高める，②心の会話が感情にどのように影響しているかに気づく。

このスキルでは，身体の様々な部位に意識を集中するため，ある患者にとっては実践中に体のある部位に特定の問題があることが明らかになることがある（たとえば，乳房切除を受けた女性は術部に意識を集中することが困難であると感じるかもしれない）。体の一部に意識を集中してどのような気持ちが生じるかを観察して，もし不快な気持ちになった場合には，再び呼吸に意識を戻して，心地よくなる体の部位にボディスキャンを移動させていくとうまくいくことが多い。このエクササイズは20〜45分ほど要する。このエクササイズには，患者の集中力を高めながらも，一方で，患者がリラックスしすぎて眠ってしまわないように，治療者の話し方のテンポや思慮深さのバランスが要求される。テンポやタイミングに関しては，ボディスキャンに精通している実践者のCDを聴くと参考になる。以下のような教示で，実践を進行する。

「まずは，座り心地や寝心地のよい場所を見つけて体がほどよく快適であることを確かめましょう。それから，体をきつく締めつけるような衣類は外しましょう。ボディスキャンを行っている間は，眠くなる感じというよりも意識を落とす感じです。あなたの全身を検査（スキャン）するように，体の隅々まで意識しましょう（少し間を置く）。今度は，左足，さらにつま先に意識を向けましょう。できるかぎりつま先を動かさずにそこにある感覚を感じてみましょう。左足を動かさずに，あなたの左足のそれぞれのつま先の大きさの違いを感じられますか。あなたの左足から温かい感じ，冷たい感じ，緊張した感じ，むずむずした感じはありますか。それとも何も感じませんか。あなたの左足を心の中心で意識しましょう。もしわからなくなったら，あなたの左足に意識を戻しましょう（少し間を置く）。今度はあなたの左足の意識を緩めましょう。今は何か感じるかもしれないし，何も感じないかもしれません。もう一度あなたの左足とそこにある大切な感覚に意識を集中しましょう。あなたの左足に生じている繊細な感覚に意識を傾けましょう。」

このように，左足（すね，ふくらはぎ，太もも），右足，殿部，骨盤，腹部，胸背部，腕と手，肩，首，顔と順番に意識を向ける。患者は身体構造上の各ポイントに何も感じなくても，体の各部位にどんな気持ちが生じるかに意識を向ける。患者には呼吸を意識するように促す（たとえば，あなたの左足に息を吹き込むイメージを想像してください）と集中を維持しやすい。一般的に，患者が「心を乱す」ことはよくあるので，呼吸をうまく使って体を意識するように促すことが必要である。患者がボディスキャンの体験を評価しないで行えることが望ましい。

この技法に関する詳細な説明と手順はWilliamsの文献を参照してほしい[7]。

3) マインドフルネス瞑想法

　マインドフルネスの基本的スキルの2つ目は静坐瞑想法である。マインドフルネス瞑想法は，黙想（サマディ）とは異なり，実践者がより自由に意識を集中しやすいように，視覚的または聴覚的刺激（たとえば，視覚的対象や言葉）を用いる。最初は呼吸に集中し続け，その状態に慣れてきたら呼吸をうまく使いながら，意識がどこに向かっていくかを観察する。もし，意識が迷った場合には（必ず生じる現象である），呼吸に戻るように患者に促す。

　呼吸を用いたマインドフルネス瞑想法は後述の手順を用いて実施する。マインドフルネス瞑想法の目的は，①身体への気づきを高めること，②呼吸を用いながら筋肉に意識を集中する練習を行うこと，③心の中に流れる心のおしゃべりに気づき，「私は私の思考ではない」ということに気づくこと，である。最初は，この体験は心理療法のセッション中に約10分程実践し，実践後にこの体験について振り返りを行うことが重要である。治療者は患者と体験について振り返るとき，「この体験についてあなたが好きな点と嫌いな点は何か」と評価をするのではなく，この体験に関する好奇心や観察などに焦点を当てることが望ましい。また，意識や心が迷うことは神経系の異常ではなく，一般的な現象であることを患者に伝えておくと患者は安心して実践できる。治療者は患者が家で練習する際には，最初は10分間から始めて，徐々に20分，30分，と延長していくことを提案する。以下のような教示で，実践を進行する。

　「まずは，あなたがしばらく座り続けられるような座り心地のよい椅子を見つけましょう。どこか居心地の悪いところはないか確認して，できるだけ心地よい体勢をとりましょう。手は休めて膝の上に置き，足は楽にしてぴったりと床につけて姿勢よく座りましょう。最初に，あなたの足と足首（間を置く），ふくらはぎ（間を置く），太ももとお尻（間を置く），お腹と背中（間を置く），胸と肩（間を置く），腕と手（間を置く），首と頭（間を置く），そしてあなたの体全体を検査（スキャン）しましょう。

　今度は呼吸をしましょう。呼吸をするときに，一番意識が向く部位に注目しましょう。それは，あなたのお腹ですか。腰ですか。鼻ですか。それとも他の部位ですか。（間を置く）次に，あなたの呼吸の動きに意識を集中しましょう。無理やり息を吸うのではなく，体全体で呼吸するような感覚で呼吸しましょう。このまま呼吸に意識を集中しましょう。スムーズですか。落ち着いていますか。それとも，ぎこちないですか。息を吸うときと吐くときで違いはありますか。ただ呼吸の動きとあなた自身に意識を集中し続けましょう（沈黙）。

　次に，あなたの心がとても優しく，そして誠実にあなたに語りかけているのを感

じましょう。次の呼吸で意識を戻しましょう（沈黙）。」

初心者に瞑想を指導する際には，過度に押しつけがましい説明になったり，あるいは，患者が自分の心のおしゃべりに没頭しすぎないように，教示と実践とのバランスに気をつける必要がある。最初のうちは，毎分ごとに短いフレーズや表現を提示すると（たとえば，「いつでもここに戻ってくることができます」「次の呼吸で始めましょう」「今私はどこにいますか」など）上手に指導できるだろう。また，熟練した指導者の瞑想法を聴くことも大変参考になる。

4) 非公式のマインドフルネス技法

公式のマインドフルネス瞑想法は瞑想とボディスキャンであり，それ以外の非公式のマインドフルネス技法は，日常の活動を意識化するための技法として用いられる。レーズン実験は，普段の日常活動にマインドフルネスを応用した例である。患者はこのレーズン実験により，毎日繰り返される仕事のなかからある仕事を選択して意識して取り組むという課題が与えられる。

たとえば，一日の食事，歯磨き，入浴，犬の散歩など，普段は他のことを考えて，その体験を意識しないまま行っている活動を意識して行う。この技法には，2つの目的がある。①「心のおしゃべり」，つまり心の動きを明らかにすること，②公式の坐位瞑想を用いなくても，マインドフルネススキルを実践する希少な体験を一日の日常活動のなかにうまく取り入れること，である。

5) 呼吸の時間

休息は，MBCTで用いられる公式の「呼吸を意識する」瞑想を改良した技法である。休憩は約3分で実施可能で，不快な状況や感情に対処するための簡便な方法である。最初に患者の現在の感情的または身体的な状態を把握し，次により呼吸に特化して意識を集中し，最後に身体と環境の両方に意識を広げるという3つの手順で実践する。この実践は患者が自動操縦をやめて（日常生活の出来事に無関心に対応する），今の体験に意識を向けるテクニックである。以下はWilliamsら[8]によるテクニックの応用である。

- ステップ1（気づくようになる）：「最初に姿勢を正してその場に座るか，立ちましょう。できれば目は閉じましょう。今この瞬間の体験について自分自身に問いかけましょう。それから，あなたの思考や体の感覚など，今あなたの中で何が起きているかを意識しましょう。そして不快な部分に意識を向けて，それについて評価したり，否定する自分に気づきましょう。『今の私はこういう感じだ』とできるかぎり感じましょう。しばらくこのままでいましょう。」

- ステップ2（集める）：「今度は，あなたの呼吸に意識を集めましょう。呼吸の感覚に興味や好奇心をもって意識しましょう。一番呼吸を感じる部位はどこですか。鼻ですか。胸ですか。お腹ですか。息を吸って，吐くときの呼吸の感覚に集中しましょう。しばらくこのままでいましょう。」
- ステップ3（広げる）：「今度は呼吸から体全体に意識を広げましょう。そして体全体を検査（スキャン）して，今この瞬間の体の状態を注目しましょう。評価はしないで，ただ観察に意識しましょう。しばらくこのままでいましょう。」

4. 症例

　ジャネットは53歳の女性でステージⅢの乳がんに罹患し，手術のあと，化学療法と放射線治療を受け，アロマターゼ阻害剤を内服していた。彼女は転移のリスクが高いことを知っていたので，転移に対する不安が強かった。個人心理療法に訪れたときの彼女の主訴は，「心配し出すと止まらない」であった。過去と現在の症状から全般性不安障害が疑われ，SSRIが奏効した。

　彼女の「自分の身に何が起こるかわからないなんて我慢できない」や「私は絶対にひどい死に方をする」といった破局的思考に対処するために認知行動療法が導入された。また，彼女の不安の抑制効果を期待して，MBSRの導入を提案した。彼女は8セッションのグループ療法と必要に応じて数回の個人心理療法を受けた。通常MBSR（実際には瞑想練習）で患者が何らかのひらめきや悟りを得るように，彼女もグループ療法によく反応し，彼女の破局的思考は墓碑に深く刻み込まれた事実ではなく，彼女に存在するあらゆる意識や感情や思考の中の単なる1つであることに気づいた。

　彼女は「転移についてはわからないので」と言うと，転移は当然の結果ではなく，彼女の人生のあらゆる可能性のなかの単なる1つの可能性へと変化した。また，彼女は「わからないまま生きる」と言うと，彼女は自由を感じられるようになった。さらに彼女は，「苦痛に満ちた死が今自分に迫っているのだ」と自分に言い聞かせるのではなく，「私の身に何が起こるかはわからないし，まったくの幻想かもしれない将来ばかりを気にして私の時間を無駄にするよりも，呼吸をして今この瞬間の生きるほうを選ぶ」という彼女らしい一日をスタートさせるほうが楽だと気づいた。彼女は自宅で瞑想法の練習を続けるなかで，坐位瞑想とヨガの組み合わせが彼女に一番合っていて有効であることに気づいた。彼女は体に裏切られたという感覚と不快感を術部に伴っていたが，次第に彼女のその感覚は薄れていった。彼女は地元のヨガスタジオに通い，自身の体を受け入れて，体の機能を高めるヨガの方法を学習した。一方で，一瞬一瞬の訓練では彼女の問題に対処してストレスを減らすことに限界があると気づい

た。

　彼女は MBSR 修了プログラムにも参加し続け，週に1度，瞑想の使用や実践上の問題について振り返りを行った。彼女は MBSR の "day of mindfulness" にも定期的に参加した。残念ながら，最終的には彼女に転移が発覚したが，その後も心理療法を定期的に受け，マインドフルネススキルも継続した。闘病期間中，マインドフルネスの概念がたくさん盛り込まれた心理療法は，彼女に非常に役立っていた。彼女のセッションは瞑想から始まることが多く，セッションが開始すると彼女も治療者も5分程黙って座り続けた。彼女はよく，「無口でいると，私の一部の，本当の私をよくわかっている賢い心がよりはっきりと現れてくる。そして人生のなかで私が今いる場所と今この瞬間に求められていることがよりはっきりとわかる」と話した。彼女は彼女の「賢い心」に触れると，彼女の将来に対する恐怖は必ずしも緩和されるわけではなかったが，より広い視野で問題を捉えて，問題に対処しやすくなっていた。彼女は病状が進行して，亡くなるそのときまで習得した MBSR を継続して実践した。

　ジャネットの症例は MBSR（や他のマインドフルネススキル）を心理療法に統合するうえで2つの重要な事実を提示している。1つ目に，ジャネットがこのスキルを実践したとき，彼女は彼女の機能がプラスに変化したことに気づいた。従来の精神保健の見解では，好ましい変化をもたらす主な原因は，治療者の技術力と治療関係にあるが，マインドフルネスの実践（マインドフルネス，瞑想，マインドフルネスヨガ）では，患者の内なる一体感または心の安寧への欲求により患者を促進させる可能性が潜在しており，患者がこの方向に向かっているとき，治療者は患者に指示することではなく，問題解決の支援を行って患者を勇気づけることが重要な役割である。

　2つ目に，ジャネットが瞑想法の練習を通じて得た人間的な成長は，瞑想の実践者に共通するパターンを紹介している。彼女の瞑想の練習の当初の目的は，感情の調整や対処不可能な状況とその状況で生じる感情に対するより有効な対処法の獲得であった。このレベルに留まる実践者は多いが，一般的に，瞑想の練習がさらに上位の段階に進展すると，自己発見と自己分析に到達する。この段階では，患者は自身の心理的負荷をそのままにしておき，様々な反応の選択肢がある状況下で，その人が選択するいつものパターンや，時として不適応な反応について洞察できるようになる。

5. MBSR とマインドフルネス技法の有効性

　様々な心理状態や身体状態に対する MBSR の有効性は，多くの研究で報告されている。MBSR 実施後，全般性不安障害，社交不安障害，再発うつ病，摂食障害，薬物乱用，双極性障害，また，予備研究ではあるが，注意欠如・多動性障害，統合失調症または精神病性障害の改善が報告されている。また，マインドフルネスに基づく技

法は，慢性疼痛，線維筋痛症，高血圧，不眠症，乾癬，免疫機能などの多くの心身症にも効果が報告されている。未発表の研究も含めた多様な健康問題におけるMBSRの効果に関するメタ分析では，様々な身体疾患や心理状態の改善に関して中程度の効果サイズが報告されている（d＝0.5；$p<0.0001$）[9]。非がん患者を対象としたMBSRや全般的な瞑想の効果研究については本章では省略するが，ShapiroとCarlsonの包括的レビューを参照してほしい[10]。

　非がん患者を対象とした研究データではあるが，サイコオンコロジストは，がんの合併症や後遺症でこれらの問題を経験することが多いため，たいへん参考になる。がん患者を対象としたMBSRの文献レビューでは，効果指標として心理学的症状や身体症状に着目している。がん患者における心理的苦痛や気分障害の改善におけるMBSRの効果は文献レビューで明らかにされている。MBSRの参加者は，抑うつ，不安，ストレス，倦怠感，がんの再発恐怖の得点が減少し，気分の問題が明らかに改善したことが報告されている。また，オプティミズム，ソーシャルサポート，コーピングスキル，QOLの得点が著しく上昇したことも報告されている。

　MBSRを受けたがん患者は，がんの診断に対してより良好に適応し，自身の人生の出来事に対する内的統制感やコントロール感が増大した。気分障害や他の症状におけるMBSRの効果は，短期効果だけではなく，MBSRを修了した1年後のフォローアップにおいても効果が維持されていた。MBSRを受けたがん患者は，心理的アウトカムだけではなく，身体的パラメータの著しい改善も認めた。MBSRを受けたがん患者の睡眠は明らかに改善し，心拍数や安静時の収縮期血圧は減少した。さらに興味深いことに，多くの研究でMBSRを受けたがん患者の免疫機能の変化が報告されており，MBSRを受けたがん患者の免疫プロフィールは，より健康な免疫機能プロフィールへと変化したことが報告されている[11]。

　がん患者におけるMBSRの効果に関するメタ分析では，がん患者の精神的健康，精神症状に対する効果サイズは中程度（d＝0.48），がんの身体症状に対する効果サイズは小さい（d＝0.18）と報告されている。これらの研究結果を要約すると，がん患者におけるMBSRは，身体症状よりも心理学的症状に対する効果が大きい[12]。

6. サービスの発展

　心理療法に公式のMBSRプログラムあるいはマインドフルネス技法を統合し，マインドフルネスを発展させるためには，マインドフルネスの概念を採用するだけでなく，実践している指導者がいる施設を担保することが大きな課題である。興味はあってもトレーニングを受けていない治療者よりは，瞑想の経験がある専門家を採用するほうがより賢明な選択である。前述したように，瞑想やヨガの経験がないグループの

指導者は，患者に正しくこれらの概念を提示するうえで困難を抱く可能性が高く，さらに患者がこのスキルを日常生活に取り入れようとする際に必ず生じる問題に対応できないだろう。

　マサチューセッツ大学ウースター校のマインドフルネスセンターでは，修士号を有する者が MBSR 指導者候補として包括的なトレーニングプログラムを受けている。集中トレーニングプログラムが開発されており，MBSR の指導資格の取得は必須ではないが，トレーニングプログラムを受けると，どのようにプログラムが患者を導き，支援するかについてより明確に理解できるようになり，プログラムを促進させるうえで必要な指導力を養うことができる。通常，訓練生は指導者トレーニングセミナーと 8 週間の MBSR プログラムへの参加が必要である。MBSR 指導者にとって推奨される必要条件や取得方法に関する詳細は，マインドフルネスセンターのウェブサイトから入手可能である。

　現在，米国の医療制度では，MBSR プログラムの報酬が問題になることが多い。多くの先行研究で MBSR の効果は支持されているが，現在の米国の医療保険では MBSR のプログラムのコストが通常のグループ心理療法の報酬制度に合致しないことが問題となっている。正当な報酬を請求できるように，サービス内容を文書化することが重要である。しかし，標準的な MBSR はサービスの記録に患者の精神健康状態の評価が含まれているグループ心理療法の文脈と異なり，一般的に患者の精神状態を洞察するような深いセッションを提供するものではない。

　この問題をふまえて，MBSR を実施する際には，大きく 2 つの方法をとっている。マインドフルネスセンターでは，料金を特定の指標の変動に応じて自動調整するスライド制度を採用しており，患者は所得に基づいて治療費を支払っている（詳細は umassmed.edu/cfm を参照）。他の施設では，他の財源から指導者の報酬を確保して，MBSR を無料サービスで提供している。

7. まとめ

　マインドフルネスに基づく技法は，コーピングの強化やストレス反応の改善および心理的または身体的苦痛の改善の 2 つに対するアプローチ法である。回復と予防の両者への介入であり，治療ではなく予防医学を重視している。MBSR のように公式のグループ技法を用いると，マインドフルネススキルをより効果的に指導することができるが，標準的な心理療法にマインドフルネスに基づく概念と技法をうまく取り入れて使用することも可能である。このスキルを深く理解して個人的に実践している治療者のほうがマインドフルネスのスキルの効果を最大限に高めることができる。

推薦・参考文献

Kabat-Zinn, J. (1990) *Full Catastrophe Living*, Random House, New York.
This seminal book describes in detail the development of the MBSR programme, the theoretical underpinnings of the intervention, and its components. Useful for both practitioners and patients, this book will serve as a resource for continuing practice.

Segal, Z.V., Williams, J.M.G. and Teasdale J.D. (2001) *Mindfulness-Based Cognitive Therapy for Depression: A New Approach to Preventing Relapse*, Guildford Press, New York.
MBSR and mindfulness, as well as providing practical applications of mindfulness as they related to MBSR and to the broader use of mindfulness techniques in psychotherapy.

Stahl, B. and Goldstein, E. (2010) *A Mindfulness-Based Stress Reduction Workbook*, New Harbinger Publications, Oakland, CA.

A handbook for therapists explaining the theoretical underpinnings and execution of Mindfulness-Based Cognitive Therapy. Included are therapist transcripts, patient handouts and guidelines for carrying out this eight session intervention.

Shapiro, S. and Carlson, L. (2009) *The Art and Science of Mindfulness: Integrating Mindfulness Into Psychotherapy and the Helping Professions*, APA Press, Washington, DC.
Two researchers in the area of mindfulness-based interventions as well as practitioners and teachers of meditation and MBSR review the literature on MBSR, deconstruct the mechanisms of A workbook that covers the skills taught in MBSR, this book would be useful for both patients who are interested in mindfulness-based approaches or as a resource guide for therapists interested in the practical integration of mindfulness into their therapy practice. An mp3 containing meditation practices is included.

引用文献

1. Kabat-Zinn, J. (2005) *Wherever You Go, There You Are: Mindfulness Meditation in Everyday Life*, Hyperion, p. 4.
2. Bishop, S.R., Lau, M., Shapiro, S. *et al.* (2004) Mindfulness: a proposed operational definition. *Clinical Psychology: Science and Practice*, **11**, 230–241.
3. Didonna, F. (2009) *Clinical Handbook of Mindfulness*, Springer, New York.
4. Kabat-Zinn, J. (1990) *Full Catastrophe Living: Using the Wisdom of Your Body and Mind to Face Stress, Pain and Illness*, Random House, New York.
5. Segal, Z. Williams, J., Teasdale, J. *et al.* (2002) *Mindfulness-Based Cognitive Therapy for Depression: A New Approach to Preventing Relapse*, Guildford, New York.
6. Shapiro, S. and Carlson, L. (2009) *The Art and Science of Mindfulness: Integrating Mindfulness Into Psychology and the Helping Professions*, American Psychological Association. Washington, DC, pp. 8–12.
7. Williams, M. (2007) *Mindful Way through Depression: Freeing Yourself from Chronic Unhappiness*, Guilford, New York,
8. Williams, M. (2007) *Mindful Way through Depression: Freeing Yourself from Chronic Unhappiness*, Guilford, New York, p 183.
9. Grossman, P., Niemann, L., Schmitt, S. *et al.* (2004) Mindfulness-based stress reduction and health benefits. A meta-analysis. *Journal of Psychosomatic Research*, **57** (1), 35–34.
10. Shapiro, S. and Carlson, L. (2009) *The Art and Science of Mindfulness: Integrating Mindfulness Into Psychology and the Helping Professions*, American Psychological Association, Washington, DC, pp. 64–66, 76–79.
11. Shapiro, S. and Carlson, L. (2009) *The Art and Science of Mindfulness: Integrating Mindfulness Into Psychology and the Helping Professions*, American Psychological Association, Washington, DC, pp. 79–84.
12. Ledesma, D. and Kumano, H. (2009) Mindfulness-based stress reduction and cancer: a meta-analysis. *Psychooncology*, **18** (6), 571–579.

Chapter

5 リラクセーションと
イメージに基づいた療法

Emma J. Lewis and Donald M. Sharp

五十嵐友里　訳

1. 背景

　Herbert Benson[1]は，超越的な瞑想の基本的性質を理解して西洋社会により身近なものとしたのち，"リラクセーション反応"という言葉を作った。Bensonと彼の仲間は，文化的・宗教的・哲学的・科学的基盤と同様に，超越的瞑想の心理学的・生理的構成要素を検討した。様々な種類の瞑想には，反復的な言葉，音，フレーズやイメージに焦点を当て，動揺させられたときにそっとこれに注目を戻すということが必要であると彼らは結論づけた。これらのステップは，Bensonが"リラクセーション反応"と呼んだ，落ち着いた感覚を促進している中枢神経系の内側と外側の両方に，予測可能な心理的変化をもたらす。リラクセーションセラピーは，"リラクセーション反応"を導くために，身体のストレス反応を軽減するいろいろな方法を学ぶことからなる。これは，身体的・心理的リラクセーションの両方の感覚から特徴づけられる。それは，自然な人間の反応としてみることができ，総合的な精神生物学的現象は，減少した心拍数，末梢性の血管拡張，横隔膜呼吸，増加した脳内のアルファ活動，減少した筋緊張に関連している。リラクセーション反応は，"闘争・逃走反応"の反対としてみなされることもあるだろう。闘争・逃走反応は，身体の自動的で，通常，急で重大な脅威に対する適応的な反応の一つである。一方，リラクセーション反応は，活性化している"闘争・逃走反応"に対する精神生物学的拮抗，つまり，闘うか逃げるか反応の身体的，および心理学的な覚醒反応が落ち着いている状態とみなすことができる。

　最もよく適用されているリラクセーションテクニックは，1920年代にEdmund Jacobsonによって開発された漸進的筋弛緩（progressive muscle relaxation；PMR）である[2]。彼は，筋緊張は不安に付随して生じるから，この緊張を緩和することが不安

を弱めるだろうと仮定した。その技法は，あらゆる大きな筋群（たとえば，腕，足，顔，腹，胸）を緊張させ，リラックスさせることを含んでいる。患者は，それぞれの筋群に対し，およそ30秒間ずつ，目を閉じて逐次的方法でこれを実施する（10秒間筋肉を緊張させ，20秒間緩める）。このプロセスは，筋肉が完全にリラックスしたと患者が感じるまで，それぞれの筋群で続けられなくてはならない。この手続きの間，患者は，緊張の感覚とリラクセーションの感覚の違いに集中するよう求められた。筋緊張の緩和とともに息を吐き出すことはリラクセーションの助けとなるので，深い呼吸はPMRとともに用いることができる。継続した実践ののちには，患者は筋緊張をさせなくても自発的に筋肉を弛緩させることができるようになる。

　手掛かり統制リラクセーションは，言語的暗示で筋肉を弛緩させることを組み合わせている。患者は，筋肉のリラクセーションにおいて，たとえば"1，2，3 リラックス"というようなキーフレーズを教示されるかもしれない[3,4]。この方法は，患者に，キーフレーズの言葉とリラクセーションの感覚を関連づけることを学習させている。これは，ただそのキーフレーズを言うことで，リラックス状態を誘導することができるということを学習する一つの技法として役に立つ。その手がかりは，リラクセーション反応の始まりの誘因となり，リラクセーション反応はその手がかりへの条件反応になる。この方法において，患者は，クリニックの外や実践のセッション以外のときでも使える適応的なコーピング反応を育てることができる。誘導イメージ療法は，ストレスを感じている間，安らぎとウェルビーイング（well-being）の感覚を促すために何世紀にもわたって用いられてきた心身の介入である。それは，身体がリラックスすることを助けるための認知的テクニックを取り入れるプロセスであり，健康が維持して促進される場合もある。リラクセーションと同様に，イメージは，心拍数，血圧，呼吸数，酸素消費量，脳波，体温，ホルモンバランスに対して効果があることがわかっている。筆者らは，臨床実践における，イメージ（誘導イメージ療法とビジュアライゼーション）の2つのタイプの差異をまとめた。

1）誘導イメージ療法

　リラクセーションの有効性とコントロール可能性を向上させる試みのなかで，この技法は，リラクセーション反応を高めて定着させることを目的としている。ポジティブな思考やイメージに焦点を当てるチャンスを与えることから，イメージテクニックは，特に，がん患者がしばしばさらされる生活の変化と適応に対処するために役に立つ。誘導イメージ療法の主な目的は，気持ちが穏やかで心配から解放された状態に患者を導くことである。通常，その技法は，たとえば，漸進的筋弛緩のような全般的なリラクセーションプロセスから始める。彼らは，リラックスして雑念を払い，安らかで穏やかなイメージのなかに身を置くことを促される。これを手助けするために，患

者は，彼らの心をめぐるであろうあらゆる思考や考えを無視し，"いま，ここ"に焦点を当てることを求められる。一度患者がリラクセーションの最適なレベルを獲得できると，彼らは，"特別な場所"をイメージしたり想像することを求められるようになる。これは，患者がなじみ深いところでもよいし，安らかで穏やかであると想像する場所でもよい。その目的は心の中でイメージすることを患者に促すことであり，心が安全と結びつけられ，現在の心配から免れることを意味する。よく用いられる"特別な場所"は，たとえば，海岸の場面やのどかな公園だろう。患者の心の中でイメージが鮮明になってきたら，彼らは次に，そのイメージをより現実のものにするために，他のすべての感覚（たとえば，景色，温度，音，におい）に注目するように求められる。患者は，リラクセーションを実践するときに非常に落ち着いているところや"特別な場所"を想像するように求められる。その目的は，この特別な場所のイメージがリラクセーション反応に固定され，その結果，リラックスした状態になるためのもう一つの手がかりにできるということである。

　うまくいっているイメージをもつためには，一般に，リラクセーションが必要と考えられている。なぜなら，イメージを作り出す能力を高める新しい情報に対して心を開いて受け入れるためにリラクセーションが必要と考えられているからである。しかし，そのような主張を支持する決定的な証拠はほとんどない。筆者らは，この問題を調査するために，結腸直腸がんの人を対象にした大規模な単一施設での無作為化比較試験を行い，現在分析している。研究参加に同意した患者は下記に無作為に割り付けられた：

　がん健康センター（その地域のがん患者が誰でも利用できる精神的サポート施設—本人主導型サポート，self-initiated support；SIS）で高いレベルの支援を受けること＋リラクセーション，SISでの支援＋誘導イメージ療法，SISでの支援＋リラクセーション＋誘導イメージ療法とビジュアライゼーションである。

2）ビジュアライゼーション

　がん患者を支援するために用いられるより特殊な技法は，たとえば免疫系の白血球のような，彼らの身体本来の防衛力ががん細胞を破壊していることを思い浮かべることを教示されるビジュアライゼーションである。患者は，健康と活力を促進するイメージを形成してもらうよう求められる。"ファイティング・スピリット"をもっている患者は，彼らのがんと"闘う"ことに関連するイメージを用いる。たとえば，がん細胞を探してそれらを攻撃する軍である。患者に役立つと感じるビジュアライゼーションのもう一つの形態は，血液やリンパ系の中で転移を標的にして泳いでいる魚類，もしくは，がん細胞を探して破壊する免疫システムの細胞を想像することである。

　これらは，食作用のプロセスの例である。闘いや攻撃のメタファーを用いるのを望

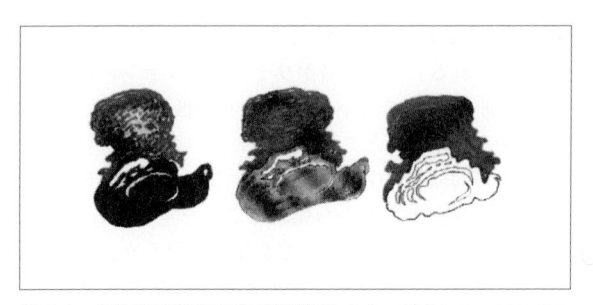

84　Section A　治療の個人モデル

図 5-1　がんを攻撃する免疫細胞のイメージ（Mr. David C Chin による。許可を受けて転載）

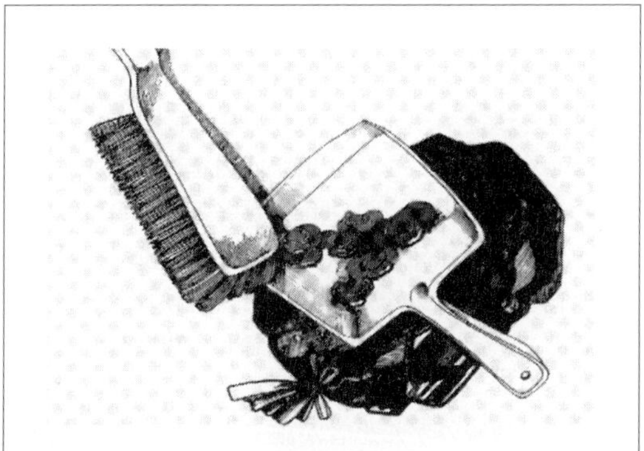

図 5-2　掃除のイメージ（David C Chin 氏による。許可を受けて転載）

まなかった人々に対しては，代わりに掃除や回復のイメージを用いることができる。ビジュアライゼーションイメージにおける重要な要因は，そのイメージが個々の患者にとって意味をなさなければならないということと，さらに，それを用いて患者が心地のよいものでなければならない。患者は，イメージの例として示されたものから，自ら自身のビジュアライゼーションイメージを作り出すことを促されることもある。筆者らが臨床実践で用いているものの中からイメージの例を**図 5-1** と **5-2** に示した。もちろん，ビジュアライゼーションはもっと具体的で，病気に関連したイメージである。

> **Box 5-1** 潜在的な指標とサイコオンコロジーにおける
> リラクセーション法の利用
>
> - 治療中と治療後の心理学的ウェルビーイング(well-being)とコーピングの支援と促進
> - 精神的苦痛の発症を防ぐ(精神的予防)
> - がん治療中と長い経過観察にわたって、個人の制御と統制感を促す
> - 治療に関連する副作用(嘔気、痛み、倦怠感)に対するコーピングスキルを育てることを促す
> - 手続きに関連する苦痛に対する介入として(先端恐怖、CTスキャンに関連する閉所恐怖、ある種の放射線療法に関連したパニック不安)
> - 他の心理学的介入に付加するものとして(リラクセーション訓練を加えたCBT)

3) 適応となる患者

　リラクセーションテクニックは、がん患者のケアにおいて、最も広く用いられる心理学的介入法の一つである。

　リラクセーションと誘導イメージ療法は、情緒的機能や心理学的コーピング、全般的なQOLを促進したり支援するために用いることができる。

　そのように、心理的ウェルビーイングやがん患者のコーピングを促すなかでこれらが一般的に適用され、その結果、臨床的に著しい苦痛や明らかな精神的苦痛の出現を防ぐのに役立つかもしれない(Box 5-1)。過去の有病率研究[5,6]と同様に、最近でも臨床的に著しい精神的苦痛や精神医学的障害が依然として高率に認められるとしたら、精神的予防の領域におけるリラクセーションと誘導イメージ療法テクニックの潜在的有用性は、将来的にかなり重要である。また、これらの介入テクニックは、より具体的な適応もある。リラクセーションと誘導イメージ介入は、化学療法やある種の放射線治療による嘔気・嘔吐[7~10]のような特殊な治療に関連した症状のコントロールや改善に役立つことが示されており、現在の治療に関連する症状、また、潜在的にがんサバイバーの長期間における重要な問題としての苦痛や病気に関連する痛み、そして、ますます増加するであろう倦怠感[11~13]への対処とコントロールを促進することも示されてきた。リラクセーションと誘導イメージ療法テクニックは、治療処置に関する苦痛の領域にも有用な適応がある。

　たとえば、針恐怖や他の医療処置に関連した不安をもっている患者には、漸進的筋弛緩と刺激コントロールリラクセーション法の予備訓練の効果が確認されている[13,14]。閉所恐怖症で困っていたり、現在も症状のあるパニック障害の既往がある患者は、磁

気共鳴画像検査（MRI）のような検査手続きをつらすぎて耐えられないと感じるかもしれない。ホジキンリンパ腫のような，口，顎・顔面，頭，首，もしくはある種の血液がんの患者は，根治的放射線治療を受けるかもしれず，そこでは，必要とされる治療精度に到達するために，患者は放射線治療のベンチに固定されたぴったりとしたマスクをつけなければならない。閉所恐怖症で苦しむ，あるいは，脱出が簡単にできない制限された状況で不安やパニック発作を経験した人々にとって，この状況はとてもつらすぎて耐えられない。そのような人が放射線治療に耐えられるように，そして，彼らの治療環境を自分でコントロールするという重要な感覚をもてるように援助するなかで，リラクセーションと誘導イメージ介入には，重要な効用がある。手続き的な苦痛の改善とコントロールにおけるリラクセーションと誘導イメージ介入をうまく使うことが，治療に失敗するか，生命の維持に必要で場合によっては治癒を目指したがん治療を提供するかという違いを生み出すだろう。彼らの病気と闘ったり，別の方法で立ち向かったりしている身体本来の防衛力を患者がイメージしたり視覚化するビジュアライゼーションを伴うリラクセーションは，受けている従来の外科的治療や臨床腫瘍学的治療を終えても，またはそれらに加えても，治療に参加したいと願っている患者にとって役に立つ。

すべての患者にとってというわけではないが，これらの技法は，目的意識やコントロール感をもってもらうことができるし，これらに取り組みたいと願っている患者に貢献できる。

4) 禁忌

リラクセーションテクニックが非常に臨床的有用性に優れていることは明らかだが，すべての状況に用いられることができるということは限らないし，臨床的使用の考察にはリラクセーションとイメージテクニックの使用に対するいくつか可能性がある禁忌を議論しておかなければならない。イメージを伴うか伴わないかに関わらず，リラクセーションセラピーは，精神病の既往があるか，もしくは今現在精神病症状がある患者には注意して用いるべきである。これらの人々においては，空想と現実の境界をぼやけさせるどんな手続きも有害になる可能性がある。これらの理由から，精神病の既往歴，現病歴の両方またはいずれか一方の患者に対するリラクセーションは，精神保健実践の豊富な経験がある実践家によってのみ用いられるべきであると，筆者らは勧めている。

明確な禁忌があるわけではないが，リラクセーション法は，臨床的に重篤なうつ病患者にも注意して用いられるべきである。リラクセーションセラピーは，必ずしもうつ病のための最適な治療ではないし，うつ病患者にリラクセーショントレーニングを実施することによって，もっと適切で効果的な治療を受けることを妨げてしまうかも

しれない．また，集中力の低下と低い自己評価は，臨床的に重篤なうつ病の症状としてしばしば見られる．集中力不足はリラクセーションを学ぶのを難しくさせるし，進展がなかったり遅かったりすることは，その患者の不全感を増すことにしかならないかもしれない．

珍しいことではあるが，リラックスすることを学習する最初の段階で，不安やパニックがリラクセーションによって引き起こされることがある[15]．この現象に対してはいくつかの示唆が提示されてきており，最も多かったのは，その結果は，知覚されたコントロール感の喪失と関連しているかもしれない，ということであった．状況と個人の選択によって，その患者はリラクセーションを続けてやってみるか，もしくは中断するように勧められるだろう．

イメージしたり，身体の防御作用ががんと闘ったり処理しているところを想像するという，ビジュアライゼーションイメージを含む介入には，ビジュアライゼーション介入が患者にとって適切で役立つものであるかどうかを決める，重要な考慮点がいくつかある．自分のがんが治ったと思っている患者には，白血球ががん細胞を破壊しているのを思い浮かべることは明らかに不適切である．しかしながら，再発の可能性がまだあると感じている患者もおり，こうした患者の一部には，監視役のメタファーが適当かもしれない．たとえば，彼らは，もし必要性が生じたらがんの細胞に対応することもできるパトロール中の警官隊を思い浮かべておきたいと考えるだろう．がんとそれが引き起こすであろう結果を心の片隅においておく意識的な試みを伴う"最小化方略"を使ってうまく対処する患者もいる．この方略は誰でも使えるというわけではないが，この方法を用いることができる人は，高いQOLと心理学的コーピングと関連していることが示された[16]．これらの患者にとっては，ビジュアライゼーションを練習するように促すことが，がんの病歴を思い出さないことにつながるのかもしれない．最後に，"ファイティングスピリット"コーピング方略はずっと持続することが難しくなりうる．また，これが挫折感と不全感を導くこともあるので，患者が"前向きに捉えていなければならない"ということについて非現実的な期待をもっていないことを確認することが非常に大切である．適切な腫瘍学的治療と心理学的支援にも関わらず病気が再発したり，進行が見られた患者に対しては，もちろんこれらの注意を払う．

2．有効性の根拠

リラクセーションとイメージは，がん患者によって最もよく用いられる補完療法である[17, 18]．あらゆる介入と同様に，有効性，効果，そして安全性を示す必要がある[19]．放射線療法を受けている早期乳がんの女性患者[19]，人工肛門をもつ結腸直腸

がん患者[20]，小線源療法を受けている婦人科がん，乳がん患者[10]，化学療法を受けていない様々ながん患者[21]における心理的ウェルビーイングに関して，研究は効果を示してきた。しかし，リラクセーションと誘導イメージの効果が，どこまで拮抗的，付加的，相乗的なのかよくわかっていない。そして，どこまで他のがんに有効なのかも知られていない。Luebbertら[23]は，リラクセーションを基にした介入を行った研究の無作為化比較試験のメタ分析を行い，そのテクニックの重要な有効性を見出した。それらの分析は，たとえば，痛みや嘔吐，血圧や心拍数などの治療に関連した症状に対するリラクセーション法の効果として，0.45〜0.55の効果サイズを示した。さらに，全体的な気分，緊張，不安，そして落ち込みなどの情動適応の変数についても，0.44〜0.54の効果サイズが示された。興味深いことに，Luebbertらは，重大な治療法の開始の前にリラクセーションテクニックを学習すると，効力が増加したことも示唆した。

また，リラクセーションテクニックを提供する健康管理の専門家から，多大な時間をかけて訓練してもらうことが必要ではないということもわかった。実際には，医療専門家との2時間以下のリラクセーション介入が，不安の軽減に対するより大きな影響を示すことが明らかにされた。これは，個別の実践と患者個人の自己効力感を促すほうがより機能することを示唆している。算出された効果サイズと，治療者の関与に関する相対的効率と合わせてリラクセーション法に示された効果の大きさから，Luebbertらは，リラクセーショントレーニングは，最小のコストと潜在的な大きな利益でがん治療に日常的に取り入れられることができると結論づけた。Roffeら[24]も，誘導イメージ療法は，唯一のがんの補助療法として，心理学的に有益かもしれないと述べた。

リラクセーションと，患者が彼らの身体本来の防衛力が彼らの病気に立ち向かっているところを思い浮かべるビジュアライゼーション治療に対して，研究は，心理学的ウェルビーイング，QOL，そして気分の改善に関する有効性を示してきた。加えて，免疫パラメータは効果を示すことができなかった研究もあるが[9]，上記の効果と同様に免疫パラメータにおいても統計的に優位な変化を示している論文もいくつかある[25〜27]。リラクセーションやビジュアライゼーションのような心理学的介入のあとに生じる免疫システムパラメータにおける変化は，非常に興味深い。

しかし，そのような変化が十分なものなのか，直接臨床的意味をもつのに十分安定したものであるのか，ということは今のところ明らかではなく，さらなる研究が求められる。

3. プロセスと技法

　介入としてリラクセーションを提案するとき，その技法の論理的根拠と説明を患者に提示することは常に重要である。これが，患者のリラクセーションに関連する迷信の恐怖を解消することを助けてくれる。患者は，時々，"自分を解き放つことの恐怖"や"自分を制御できないこと"を報告することがある。このようなとき，筋弛緩法，さらに誘導イメージ療法，またはそのどちらか，患者が積極的に用いているその技法の意味について，リラクセーションを始める前に，話し合うことが役に立つ。その相談が"自分を解き放つ"とか"自分を制御できない"というよりはむしろ，その逆で，コントロールできるのだということを認識することを助けてくれる。

　リラクセーションは通常，専門の臨床家によって実施され，一般的には，実演の教示，患者と治療者両者による積極的な参加，そして，セッションの外でも患者が実践可能にするためのリラクセーションエクササイズの記録を提供することが必要となる。患者が自宅でも同様のリラクセーション反応を再現することを援助するのを意図して，この治療は実施される。リラクセーションの提供は患者主導の努力が大きいので，必要とされるセッション数は患者によって異なるだろう。これは，個々の臨床状態によって部分的に決められる。加えて，他の介入や支援技法の必要性が，行われるセッションの数に大きな影響を与える。私たちのサービスにおける一般的な誘導リラクセーションは，治療者との実演の2または3セッションと，セッションの間に練習するのための患者へのリラクセーション教示資料が提供される。筆者らは，1日1回の自宅練習の標準的なスケジュールを推奨した。しかし，たとえば，MRIスキャンや放射線療法の計画など，間近に迫った手続きを経験する前に患者がリラクセーションを練習している患者で，その患者の手続き的な苦痛における効果の実感を速めたいならば，この頻度は増やすことができる。リラクセーションのペースは，個人を考慮して進めなければならない。大部分の手順は身体的，認知的なリラクセーションの両方を含んでいる。

　練習では，多くの場合，患者はリラクセーションセッションの記録を残して，彼らがどのくらいリラクセーションを得ることに成功していたかについて評価するように求められる。これは，彼らがリラクセーションを獲得するにあたってどんな問題も話し合うために，患者と一緒に見直すことが役に立つ。また，それは，動機づけ要因としての働きをして，定期的に患者が練習するのを励ましてもくれる。リラクセーション評価と同様に，習慣的な日記や獲得したリラクセーションの程度を記録することは，視覚イメージにも適用されることができる。患者は，そのイメージがどのくらい鮮明であったかを評価し，それをリッカートスケールで評定することを求められる。これは，ビジュアライゼーションテクニックがうまくできるようになっていることを

リラクセーションとビジュアライゼーション

リラクセーション尺度

0	1	2	3	4	5	6	7	8	9	10
非常に緊張している		とても緊張している		少し緊張している		少しリラックスしている		とてもリラックスしている		非常にリラックスしている

イメージの鮮やかさ尺度

0	1	2	3	4	5	6
イメージが浮かんでいない		乏しいイメージ		鮮明なイメージ		とても鮮明なイメージ

氏名：_____　調査番号：_____

日付	記録を始めた時間	記録	事前のリラクセーション評価	事後のリラクセーション評価	コメント	イメージの鮮明さ	イメージの内容	追加のイメージ

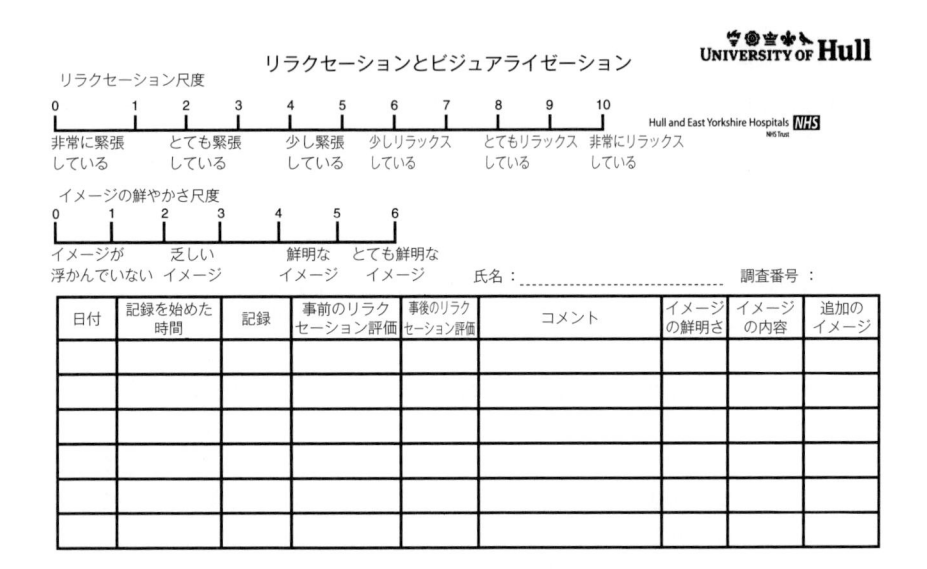

図 5-3　リラクセーションとビジュアライゼーション日記

患者が確認するのに役立つし，それぞれのセッションがどのくらい役に立っているかについて即時のフィードバックができる。**図 5-3** に，この目的の記録用紙の例を示した。

　通常の現実場面のセッションは，その技法を磨いて習得するために患者と一緒に実施される。リラクセーションセッションを始める前に，患者が心地よく感じ，気持ちが安らぐように促されるべきである。まず最初に，基本的な全身的筋弛緩を教示され，徐々にイメージに基づいたリラクセーションを行う。これは，手掛かり統制リラクセーションが自動的にできるように，患者が身体的にリラックスする方法を学習することを助けてくれる。一度この技法が習得されれば，患者はより難しい認知的なリラクセーションテクニックも学習することができる。精神的にリラックスしようと努力しているが，身体的に完全にリラックスできていない患者は多い。これは，身体的なリラクセーションテクニックにより多くの注意を払わなければならないことを示している。効果的なリラクセーション反応を経験するまでのスピードも，患者によって異なる。セッションは行きつ戻りつしつつ，これも考慮してスケジュールを立てなければならない。初期の自宅練習で難しさを経験した患者や，自宅練習のための時間を予定することが難しいと感じた患者に対して練習を支援して促すためには，治療者主

導のセッションの頻度を上げることが初期に求められるかもしれない。一方，すばやく，明らかに簡単にリラクセーション法を習得する患者もいる。これらの患者に対しては，より頻度の低いモニタリングと，結果としてより頻度の低いフォローアップセッションが求められるだろう。リラクセーション法の十分なスキルや練習に到達できない患者，もしくは，重要なことに積極的にそのような方法を選ばない患者は，少ない割合だがいるだろう。そのような患者に対しては、他の介入が考慮されなければならない。

もし適切であり，患者が望むのであれば，誘導イメージ療法は，リラクセーション実践の一部として練習してもよい。また，医療専門職が音声記録と追加的な実演セッションを提供してもよい。

患者はビジュアライゼーション技法を訓練された医療専門家と実践学習すべきである，と通常は勧められる。しかし，練習することが患者が自らに関連するイメージを鮮やかにすることに役に立つかもしれないので，音声記録の使用は促されるべきだ。さらに，彼らはもしこのプロセスの初期の段階ではっきりとしたイメージを得ることができなかったら，もどかしさを感じるかもしれない。彼らのそれぞれの生活環境における練習は，その技法における自信をもたらす手助けをしてくれる。

4．症例

スミス氏（仮名）は，60歳代初期の男性で，高所不安と閉所恐怖症を理由に紹介された。彼は，最近，咽頭扁平上皮がんのステージⅡと診断され，外科的生検を受けた。それから，スミス氏は，根治的放射線療法のためCT（computed tomography，コンピュータ断層撮影）による治療計画を受けることになっていた。放射線療法の正確な非対象と標的を可能にするために，十分に詳細を調べる必要があり，CTによる治療計画には，かなり長い時間のCTスキャンが含まれる。治療のこの段階で，スミス氏は，長年閉所恐怖症であることと，これまで逃げることが難しいと感じる閉ざされた空間でのパニック発作に苦しんできたことを明らかにした。彼のCTによる治療計画の開始の前に，放射線マスクを作ることが必要だと説明されたとき，スミス氏は非常に不安でパニック状態になった。このマスクは，放射線治療の台に留められて，放射線療法計画と治療の間，不要な動きを抑えるものである。スミス氏は，いつも閉ざされた場所に不快感を覚えてきたと話し，逃げるのが難しいおそれがあったり，社会的に決まりが悪いところに閉じ込められると，パニック発作を起こすので，その恐怖のために，エレベーターを使うことをも避けてきたのだということを報告した。

放射線療法チームの最初のコンサルテーションのあと，スミス氏は，自分の治療を進められるかどうか自信がないと述べ，放射線治療の台の上で逃げる手段がなくて，

窮地に陥ってしまうと心配した。スミス氏の苦痛のために，放射線療法計画は7日間延期された。そして，スミス氏が放射線療法計画と治療を実施するのを助けるための心理学的介入を目的として，がん健康センターに緊急紹介された。スミス氏は，その日のうちに最初の心理学的アセスメント翌日の予約を手配された。閉所恐怖を引き起こしそうな状況の著しい回避を伴う，パニック障害の既往歴があって現在も続いていることが，数多くの精神状態の検査によって明らかにされた。

1) セッション1

精神状態検査と適切な心理社会的な経歴聴取ののち，的を絞った心理学的介入がこのセッションから開始された。

(ⅰ) **リフレーミング**：認知行動療法のテクニックを用いて，われわれは，スミス氏が放射線治療をより肯定的な方法で捉えるように援助した。放射線療法のマスクについては，より詳しく説明された。スミス氏には，マスクがどのように作られていて，計画立案と治療の間どのようにフィットするか，そして，放射線治療のスタッフが治療を見ていて支援してくれる役割を担っていることについて説明された。特に，彼のそのマスクについての不安による思い込みに徐々に挑戦し，危険で命を脅かすものというよりはむしろ，役に立つものとしてその手続きを捉えられるように支援した。

(ⅱ) **リラクセーション**：スミス氏は，漸進的筋弛緩と手掛かり統制リラクセーションを用いるにあたって，説明と理論的根拠を提示され，次の放射線療法の予約まで一日に2回，音声記録に沿って練習することを促された。

特に，彼の心理学的コーピングを向上させる，そして放射線治療室での彼の感情的な反応をコントロールする感覚を増大させることにおけるリラクセーションの役割と機能について，再確認された。

2) セッション2

(7日後，あるいは，たとえばCTによる治療計画のような患者の他の放射線治療にセッションを合わせられるように) スミス氏は，提案されたようにリラクセーション治療を実践し，よい初期効果と，概して穏やかな気分になることを報告した。しかし，間近に迫っていた撮り直した放射線療法のCTによる治療計画の予約で放射線療法科に行くことを考えたときの彼の心配は続いていた。

このセッションのさらなる心理学的介入は下記のとおりである。

(ⅰ) **イメージを加えたリラクセーションセラピー**：今回は，スミス氏は，誘導イメージテクニックを含めたさらなるリラクセーションを教示された。これは，スミス氏に特別な場所をイメージさせた。特別な場所のイメージを導くことの目的は，

第一に，リラクセーション反応を強化し，深めること，そして，第二に，スミス氏が感情的反応をよりコントロールしていて，より安全であると感じられ，放射線治療計画やそれに続く治療セッション中の時間の経過に耐えられるようなイメージを生み出すことである。
(ⅱ)**心理教育**：スミス氏は，不安とパニックの生理学，そして，それが思考や感情，行動にどのように影響するのかについてさらなる情報を提示された。認知的気ぞらしなどの技法が闘争・逃走反応を弱めるためにどのように役に立ちうるのか，また，どのようにスミス氏をよりリラックスさせ，自制させてくれるのかについての理論的根拠を交えながら，パニックの認知モデルが紹介された。

3) セッション3

このセッションの翌日，スミス氏は，放射線療法に不可欠であるマスクフィッティングに参加した。彼はマスクフィッティングをする部屋まで付き添ってもらって，リラクセーションテクニックを誘導され，彼の誘導されたイメージを用いることを促された。その手続きの初め，スミス氏は，0～5でリラクセーションを評価するよう求められた（0は最もリラックスした状態を示している）。スミス氏は，筋弛緩法と手掛かり統制リラクセーション，誘導されたイメージを積極的に実践するよう促され，追加的な不安の評価が，この手続きのいろいろな段階で行われた。このように，スミス氏は，マスクフィッティングに進んだときに不安の最初のレベルが消えたことを理解できるよう援助され，マスク製作と放射線治療チームによるコンサルテーションを進めるうえで十分安心感を感じることができた。

4) セッション4

（放射線療法のCTによる治療計画が行われる日の直前）スミス氏は，放射線療法科での予定を変更したCTによる治療計画の予約の直前まできた。リラクセーションとビジュアライゼーションテクニックの利用をさらに検討することでスミス氏を励まし，そして，彼が放射線療法科でリラックスする自分の能力により自信がもてるように支援することができた。放射線療法の計画・治療チームがスミス氏の困難を十分に評価し，そして彼の治療計画中，およびその後の治療を通してスミス氏に十分な支持的なケアを提供できるように，彼の許可を得てこの予約の前に彼についてチームと相談した。スミス氏は，CTによる治療計画を完遂できることを喜んでいた。

そして，さらに認知再構成法によって，このCTによる治療計画は，マスクを装着しなければならない治療のなかで最も長い時間で，今後の放射線治療セッションはこれに比べれば短い時間のマスク装着で済むということを理解できた。

5) セッション5

　(最初の放射線療法の治療セッションが行われる日とその直前) スミス氏は，最初の放射線治療セッションの直前まできた。継続的なリラクセーションと誘導されたイメージ実践がうまく使えるようになってきたことが評価され，話し合われた。スミス氏は，放射線療法スタッフの支援があれば治療に立ち向かうことに今はより自信があるということで，放射線治療科に同伴者なしで参加したいと自ら述べた。彼は，放射線療法の最初の一部をうまく受けられたと報告するために，治療のあと，腫瘍健康センターの集会所に戻ってきた。スミス氏は，次の5週間毎週やって来て，毎回の放射線治療処置の前後にがん健康センターに"立ち寄る"ことができるとわかって喜んでいた。がん健康センターのスタッフはスミス氏への心理学的介入を知っていて，彼の治療の始めから終わりまで，彼を支えるためにふさわしいあらゆるスタッフによって心理学的支援とモニタリングに貢献することができた。

　上記の支援に加えて，スミス氏は，彼の放射線治療セッションが終わるまで，最初の心理療法家と何回かのセッションを受け続けた。彼がリラクセーションテクニックのリハーサルを続けるのを促されるたびに，彼はリラクセーションの効果を報告した。具体的には，スミス氏が，それぞれの処置前に高くなる不安に気づいたとき，手掛かり統制リラクセーションは役に立ち，そして，イメージが誘導される"特別な場所"は，処置中にマスクを着けて過ごす時間から注意をそらしたり，そうして対処するのにとても役に立つことに気づいたと報告された。彼は，さらなる問題や治療を延期することなしに放射線療法の処置を完遂することができた。

5. サービスの開発

　苦痛を最小にしてがんと診断されたあとのQOLを向上させるために，がん患者の全員が高い水準の情報と支援を受ける包括的ながん健康サービスの文脈で，筆者らはリラクセーション，誘導されたイメージを伴うリラクセーション，そしてビジュアライゼーション介入を用いる。加えて，がん患者は，全員臨床的に顕著な苦痛がないかどうかスクリーニングされ(われわれのすべてのスタッフは精神医学的な状態を特定し，分類するために訓練されている)，適応があれば，エビデンスに基づいた様々な介入(精神療法的介入および薬理学的介入)が利用できる[28]。がん健康サービスは，がん健康センターの中に設置されている。がん健康センターは，物理的，機能的に，経営的に，そして財政的に，他のがんサービスと完全に統合されていて，物理的には，キングストン・アポン・ハルにあるクィーンズがん・血液学センター，キャッスルヒル病院の中に位置している。この，近くにあるということと，統合され

ているということが，心理学的支援と介入が迅速かつ容易に提供され，腫瘍学および臨床腫瘍学と化学療法，放射線療法チームのスタッフとの緊密な連携のなかで行われるこのサービスを可能にしている。がん患者の入院病棟もクィーンズセンターの中にある。

このサービス組織のモデルは，精神的な問題を防ぎ，QOLの向上を狙いとしている。そして，臨床的に顕著な精神的苦痛や障害を呈する人々に対するエビデンスに基づいた介入を提供すること，患者やその親類に，たとえばリラクセーションや誘導されたイメージのような自助技術を学ぶ機会を提供することを意図している。がん患者と彼らの親類の全員が，事前の手配や予約なしにこのセンターに立ち寄ることができる。雰囲気は堅苦しくなく，歓迎してくれる。患者は，センターに電話をかけることで，情報やサポートを得ることもできる。そのうえ，特定の困難を経験している患者には，医療専門家を紹介することもできる。このサービスは，がんと診断されたすべての患者と彼らの親類が自由にアクセスできる看護師主導の"立ち寄りセンター"と，病院やコミュニティ内で，医療専門家が患者や親類にエビデンスに基づいた介入を紹介できる心理士主導のサービスからなっている。このセンターの中での心理学的支援の提供は，階層的に考えられ，基本的なサポートやたとえば，リラクセーションやイメージなどの自助技法の教示は誰もが利用できる。

このレベルのケアと支援の主な目的の一つは，患者や患者の親類の精神的苦痛や障害の予防である。臨床的に顕著な苦痛を呈する人々にとって，エビデンスに基づいた介入はますます多様化し，推奨されている階層の頂上に向かって，個々に必要なものに焦点が当てられるだろう。

がん健康センターは，総合医療チームという文脈の中で，支援と情報，アドバイスを提供することによって患者中心のアプローチを推進し，苦痛や症状，副作用についての個人に合わせた情報へのアクセスを促し，他の患者や親類に会う機会を作ることを目標としている。スタッフは患者の懸念をすばやく，効果的に引き出して解決する，そして，リラクセーションや誘導されたイメージのような，エビデンスに基づいた自助技法を提供するように訓練される。センターのスタッフが内科，放射線科，看護スタッフと連絡を取るのを，このセンターの場所が非常に容易にしてくれている。また，患者が放射線療法や化学療法，経過観察の予約のときに"立ち寄る"ことにも都合がよく，たやすくしてくれる。この精神的サポートサービスへのアクセスしやすさは，がん健康センターに来る患者におけるサービスの利用人数をかなり促進してきた[29]。

6. まとめ

筋弛緩リラクセーションと手掛かり統制リラクセーションは，誘導イメージ療法またはビジュアライゼーションのようなイメージ技法の有無に関わらず，サイコオンコロジーにおける臨床家にとって，効果的で有用な介入である。これらのリラクセーションは，心理学的コーピングや全般的な QOL の改善と同時に，治療に関連する副作用や，たとえば，治療手続きに関連する苦痛などの特殊な精神的問題における様々な特殊な応用に展開されることが可能である。リラクセーションテクニックは，広く用いられ，一般的に推奨され，支持されている。しかし，臨床的，および個人的ないくつかの事情を強調した議論はなされておらず，リラクセーションテクニックは，用心と注意を備えて用いられなければならない。これらの考慮点にも関わらず，リラクセーションテクニックは，有益な心理学的状態，つまりリラクセーション反応の誘導と利用がうまくできるようになることを援助する，明らかに効果的で臨床的に有用な手段を提供している。

引用文献

1. Benson, H. (1975) *The Relaxation Response*, Morow, New York.
2. Jacobson, E. (1929) *Progressive Relaxation*, The University of Clinical Monographs in Medicine, University of Chicago Press, Chicago.
3. Suinn, R.M. and Richardson, F. (1971) Anxiety management training: a non-specific behaviour therapy programme for anxiety control. *Behaviour Therapy*, **2**, 498–410.
4. Russell, R.K. and Sipich, J.F. (1973) Cue-controlled relaxation in the treatment of test anxiety. *Journal of Behavioural Therapy and Experimental Psychiatry*, **4**, 47–49.
5. Hall, A., A'Hern, R. and Fallowfield, L. (1999) Are we using appropriate self-report questionnaires for detecting anxiety and depression in women with early breast cancer? *European Journal of Cancer*, **35** (1), 79–85.
6. Burgess, C., Cornelius, V., Love, S. *et al.* (2005) Depression and anxiety in women with early breast cancer: five year observational cohort study. *British Medical Journal*, **330** (7493), 702.
7. Molassiotis, A., Yung, H.P., Yam, B.M. *et al.* (2002) The effectiveness of progressive muscular relaxation training in managing chemotherapy-induced nausea and vomiting in Chinese breast cancer patients: a randomised controlled trial. *Supportive Cancer Care*, **10**, 237–246.
8. Yoo, H.J., Ahn, S.H., Kim, S.B. and Han, O.S. (2005) Efficacy of progressive muscular relaxation training and guided imagery in reducing chemotherapy side effects in patients with breast cancer and improving their quality of life. *Supportive Cancer Care*, **13**, 826–833.
9. Nunes, D.F., Rodriguez, A.L., da Silva Hoffmann, F. *et al.* (2007) Relaxation and guided imagery program in patients with breast cancer undergoing radiotherapy is not associated with neuroimmunomodulatory effects. *Journal of Psychosomatic Research*, **63**, 647–655.
10. Leon-Pizzarro, C., Gich, I., Barthe, E. *et al.* (2007) A randomized trial of the effect of training in relaxation and guided imagery techniques in improving psychological and quality of life indices foe gynaecological and breast brachytherapy patients. *Psycho-Oncology*, **16**, 971–979.
11. Fernando, F.C., Frank, T., Rabe-Menssen, C. *et al.* (2004) Effect of aerobic exercise and relaxation training on fatigue and physical performance of cancer patients after surgery. A randomised controlled trial. *Supportive Care in Cancer*, **12**, 774–779.
12. Hasse, O., Schwenk, W., Hermann, C. *et al.* (2005) Guided imagery and relaxation in conventional colorectal section: a randomized controlled partially blinded trial. *Diseases of the colon and Rectum*, **48**, 1955–1963.
13. Carlson, L.E. and Bultz, B.D. (2008) Mind-body interventions in oncology. *Current Treatment Opinions in Oncology*, **9**, 127–134.
14. Mundy, E.A., DuHamel, K.N. and Montgomery, G.H. (2003) The efficacy of behavioural interventions for cancer treatment related side effects. *Seminars in Clinical Neuropsychiatry*, **8**, 253–275.
15. Adler, C.M., Craske, M.G. and Barlow, D.H. (1987) Relaxation induced panic: when relaxing isn't peaceful. *Integrative Psychiatry*, **5**, 94–112.
16. Butow, P.N., Coates, A.S. and Dunn, S.M. (2000) Psychosocial predictors of survival: metastatic breast cancer. *Annals of Oncology*, **11**, 469–474.
17. Downer, S.M. (1994) Pursuit and practice of complementary therapies by cancer patients receiving conventional treatment. *British Medical Journal*, **309**, 86–89.
18. Maher, E.J., Young, T. and Feigel, I. (1994) Complementary therapies used by cancer patients. *British Medical Journal*, **309**, 671–672.
19. Walker, L.G. and Anderson, J. (1999) Testing complemen-

tary and alternative medicine within a research protocol. *European Journal of Cancer*, **35**, 1614–1618.
20. Cheung, Y.L., Molassiotis, A. and Chang, A.M. (2003) The effect of progressive muscle relaxation training on anxiety and quality of life after stoma surgery in colorectal cancer patients. *Psycho-Oncology*, **12**, 254–266.
21. Baider, L., Peretz, T., Hadani, P.E. and Koch, U. (2001) Psychological intervention in cancer patients: a randomized study. *General Hospital Psychiatry*, **23**, 272–277.
22. Walker, L.G., Sharp, D.M., Walker, A.A. and Walker, M.B. (2007) Relaxation, Visualisation and Hypnosis. in J Barraclough. (Ed) *Enhancing Cancer Care: Complementary, Expressive and Supportive Therapies in Oncology*. 245–256. Oxford University Press.
23. Luebbert, K., Dahme, B. and Hasenbring, M. (2001) The effectiveness of relaxation training in reducing treatment-related symptoms and improving emotional adjustment in acute non-surgical cancer treatment: a meta-analytical review. *Psycho-Oncology*, **10**, 490–502.
24. Roffe, L., Schmidt, K. and Ernst, E.A. (2005) A systematic review of guided imagery as an adjuvant cancer therapy. *Psycho-Oncology*, **14**, 607–617.
25. Walker, L.G., Walker, M.B., Heys, S.D. *et al.* (1999) The psychological, clinical and pathological effects of relaxation training and imagery during primary chemotherapy. *British Journal of Cancer*, **80**, 262–268.
26. Eremin, O., Walker, M.B., Simpson, E. *et al.* (2009) Immuno-modulatory effects of relaxation training and guided imagery in women with locally advanced breast cancer undergoing multimodality therapy: a randomised controlled trial. *Breast*, **18**, 17–25.
27. Lengacher, C.A., Bennett, M.P., Gonzalez, L. *et al.* (2008) Immune responses to guided imagery during breast cancer treatment. *Biological Research Nursing*, **9**, 205–214.
28. Walker, L.G., Walker, M.B. and Sharp, D.M. (2003) The organisation of psychosocial support within palliative care, in *Psychosocial Issues in Palliative Care* (ed. M. Lloyd-Williams), Oxford University Press, Oxford.
29. Sharp, D.M., Walker, M.B., Walker, J.S. *et al.* (2009) Demographic characteristics of patients using a fully integrated psychosocial support service for cancer patients. *Bio Med Central: Research Notes*, **15** (2), 253.

Chapter 6 物質依存における動機づけカウンセリング

Jack E. Burkhalter

平井　啓　訳

1. 背景

　がんの診断は，診断された人にとって好機になるかもしれないと考えられてきた。診断によって，患者は，健康に悪影響を与えるものを減らすことを考え始め，生活様式や健康に対する考え方を変えようとするからだ[1,2]。健康維持やがんに対する関心の高まりを背景に，喫煙や飲酒，違法薬物の使用による悪影響は，体調不良や栄養の偏った食事と同じくらい重大な問題だとみなされている。患者は，がんの診断によって健康に対する考え方を改めようとし始めるという証拠はある[3]。しかし，がんの告知により患者は生活態度を変えようと努力を続けることはあるが，薬物やアルコールの摂取量を減らさなければならないと強く決意するまでには至らない[4]。物質依存症の場合，しばらくの間，積極的に生活態度を変えようとする患者もいる。しかし，健康を脅かす危機がなくなると，がんの治療のあとに依存症は再発する。また，もしがんが再発し，その診断結果が好ましくなかったり悪化していたりする場合，生活を変えることによるメリットが実感できなくなるので，それ以降の生活を変えようとする動機は失われる。患者は，過去に薬物やアルコールなどの使用をやめようとしたことがあったのかもしれないが，がんの診断時における患者の状況を考えると，患者は依存症と闘いながらもその物質への依存をやめられなかったことがわかる。

　これらの実状は，がんの状態が変化するのに連動して，薬物やアルコールの摂取をやめようとする患者の動機が変化することを示す。臨床医に必要とされていることは，がんの状態が絶えず変化するなかで，患者の自主性や価値観，目標と一致した方法で患者が生活態度を変えるように指導しつつ，患者が現状を変えたり維持したりする動機になりうるものを見つける援助をすることである。本章では，動機づけ面接法

(Motivational interviewing；MI) の概要について述べる。MIのねらいは，カウンセラーの手助けにより，クライアントがやる気を出し，よい状態に変わることである。MIは，かなりの範囲の状況で使用することができ，その効果が実証可能なもので，かつ，今徐々に普及している手法である。MIの全体像を習得することは，かなりの訓練と技術を必要とするので，本章では，読者にその概略を紹介し，がん治療と関係がある明らかな要素だけに焦点を絞って解説する。

1991年にアルコール依存症治療に関する臨床医学の研究者であるWilliam R. Millerと Stephen Rollnick は，改訂[6]後，MIを初めて紹介する本[5]を出版した。動機づけ面接術とは，クライアントのアンビバレンスを詳しく追求し，それを解消することによって，クライアント自身に動機をもってもらうというクライアントが中心となる手法 (client-centerd) のなかでも代表的なものである[6,p.25]。MIの定義とそれぞれの構成要素を調べることは有益である。

まず，MIは，心理学者Carl R. Rogers[7]が考え出したクライアント中心療法における**コミュニケーション手法**の一つであり，対人関係の変化に関する主要概念とその理論に基づくアプローチとして定義される。著者たちは，"セラピー"もしくは他の用語を使用せずに，わざと"面接"という言葉を選んだ。なぜならMIは協調性を重視するからだ。そして彼らは，クライアントとカウンセラーの関係において，カウンセラーが権威的な態度をとらないようにアドバイスしている[6]。権威的な態度というのは，カウンセラーがクライアントに対して「私はあなたの状態がよくなることを指導する専門家です」と専門知識を鼻にかける態度である。そのような点で，MIは，1960〜1980年代の間に頻繁に行われたアルコール依存症患者の治療法に見られるような介入的で対立的な治療とは相反するものである[8,9]。MIの主なねらいは，**正確な感情移入**というRogersの概念を使って変化に対する効果を得ることである。正確な感情移入とは，カウンセラーがクライアントの抱えるアンビバレンスを解消し，クライアント自身が心理的にすっきりする手助けをするということである。その行為は，クライアントがカウンセラーを信頼して協力的な環境を築き始める時期や，クライアントが自己理解を進める時期に行われるのが重要である。しかし，MIがRogersの方法と異なるのは，変化することに対するクライアントの抵抗を減らしながら，以下に解説する「**チェンジ・トーク**」をクライアントから引き出し，それに実効性をもたせるねらいがある恣意的なものだという点である。**チェンジ・トーク**とは，クライアントが，変化の必要性を認識していることや，変わりたいという意志，変化の可能性を受け入れていることを示す発言のことを指す。

MIの理論的基礎となる2つ目の考えは，自己認知理論における研究に由来する認識の不一致である。自己認知理論の研究のなかで，現状を守ろうとするクライアントは，たとえ現状が理想と相反する状態であっても，現状を維持したがる傾向があるこ

とが明らかになっている[10,11]。したがって，クライアントの"方針の変更表明"を引き出すことは，クライアントの態度を変えさせるための重要なステップである。MIは，動機の**性質**，つまり**内発的動機**と**外発的動機**の違いを理解しなければならないという点でもほかとは異なる手法である。動機は，外部からの力と自己決定の連続との間で定義される。**外発的動機**は，外部の要因（たとえば法律による強制，家族）によって生まれる。**内発的動機**は，自分で抱いた興味，目標，価値観から生まれる。MIのアプローチは，変容ステージ理論[12]と最も密接に結びつくが，動機の性質というMIの概念は他の理論とも関連する。MIの意図と実用性は，自己決定理論[13]において特殊化される動機の種類とかなり多くの部分で適合する。自己決定理論では，クライアントが外発的動機を取り入れ，内発的動機と統合させ，日常生活において自主的に行動を起こすために行動をコントロールする方法が用いられる[14,p.5]。

この理論において，内発的動機づけによる行動は，自分にとって楽しくて面白い行動のみだと考えられている。たとえば，自ら望んで歌を歌うことや切手の収集はこの定義を満たす。しかし，物質の摂取を節制することはこの定義には当てはまらない。物質摂取の節制は，常に**外部要因によって動機づけされる**。これは，内発的動機とは異なる種類の動機であり，これを**外発的動機**と呼ぶ。この動機づけの種類の問題については，この章で詳細に述べることができない。しかし，このような類の動機は，自主性の度合い，個人の価値観，目標，アイデンティティと組み合わさることで，人の行動を変えるので，外発的動機を取り入れ内発的動機と統合すると考えれば十分である。

外発的動機は，外部からの報酬・処罰・抑圧によってコントロールされる。クライアントはその動機をもつと熱心に行動する。しかし，外発的動機と内発的動機を統合する内発的調整，つまり，外発的動機を自分の価値観や信条，希望などとすり合わせることも可能である。その場合，自分の考えの方向性が1つになるので，**内発的調整**による行動は安定して長続きする。自己決定理論の発見から考えると，MIのねらいは，自主的な動機をより強くすることである。すなわち，内発的動機それ自体を利用することよりも，外発的動機と内発的動機を統合する内発的調整をねらいとしている[14]。

動機づけ理論に関するこの説明は，特にがん患者と関係がある。急性疾患や，がん治療の期間において医療従事者は患者の安全を考慮するので，依存症患者に対しては行動変容を求める外部からの力が強くなる。患者は治療中または治療開始前に過度の喫煙や飲酒をやめたり，他の行動を変えたりするものだと言う医師もいるかもしれない。物質の摂取を急に抑えようとした場合，根源的な動機がその人にとっての重要な目標と合致するときは，その節制が長続きする傾向にある。重要な目標というのは，特別な目標を達成する際に健康でありたいと願うことや，気持ちのコントロールを上

手に行うということのような，価値観に関する目標である．もし患者が行動を変えようとしたときに誰からもサポートを受けることができなかった場合，または，動機が外発的なものであった場合，一度でも外からの圧力が緩くなると，変化することへの抵抗が強くなり，節制を続けることが不可能になるかもしれない．

カウンセラーは MI に関する知識を用いて，内発的動機と，クライアントの行動を変えることを後押しする外からの力を統合することが必要である．その際，カウンセラーはクライアントの自主性を尊重する立場をとりながら，クライアントが，行動を変えることと自分の望みや価値観と共鳴させる方法を発見するように導く．

MI の定義の最後の要素は，クライアントが現在の態度と将来の展望を変更したいと思っているのか，そのまま持ち続けたいと思っているのかアンビバレンスがないか調べることと，クライアントの価値観と目標に合致する方法でそれらのアンビバレンスの解消を進めることである．そのなかには，現状維持対行動変容におけるよい点と悪い点を微妙に異なるアプローチによって調べることも含む．このアプローチの目的はあとで説明する．次に，MI のコア機能と，その**意図**，一般的な原則について詳しく説明する．

MI の**意図**（健康な状態と意志）は，協調・誘発・自主性を含む[6]．より強く共感するために，カウンセラーは"専門家の罠"をうまく避けるようにする．"専門家の罠"はカウンセラーが権威的存在となり，クライアントが知識を鵜呑みにする状態を表す．MI では，勧告や説得に頼ることよりも，コンサルテーションを重要視することやクライアントの行動変容におけるアンビバレンスに好奇心をもつことが重要視される[6]．クライアントは，カウンセラーから強制されることなく行動を変化させるので，対人関係の背景は明確でわかりやすい．カウンセラーは，情報やアドバイスを提供する前にクライアントに許可を求める．カウンセラーは，クライアントが治療に対して何を期待しているかを観察し，それをうまく扱わなければならない．MI の著者たちは，それを"願望の会議"のカウンセリングと表現している[6,p.34]．しかしそれは本題からそれるかもしれない．2 番目の MI のコア機能は，クライアントの目標から逆算して，自発的な動機を"**誘発すること**"または引き出すことである．

MI の意図の 3 番目の構成要素は，クライアントの**自主性**である．クライアントは，カウンセリングで言われたことを受け入れるか聞き流すかを自由に選択できる．患者の自主性を尊重するため，MI では，変化はクライアントの中から生じ，クライアントの価値観，目標，希望と合致するときに一番長続きするものだと考えられている．しかし，クライアントの自主性は，人間関係の築き方や権威に関する文化的な習慣の違いには関係なく，クライアントの働きそのものに依拠している．クライアントの傾向や選択が他人に依存するときでさえクライアントは自主性を失わない[14]．クライアントが，自身の考えや願望を表現することができないとき，もしくは表現する

ことを望まないときでさえ，カウンセラーは，クライアントの自主性を支持する立場をとることができる。

　MIの意図のこれらの3つの要素は，MIのもつ治療法に関する価値観と質に焦点を当てている。次に，MIを実行する際の原則を述べる。

　MIを実行する際の4つの一般的な理論は以下のとおりである。①**共感を表現する**，②**アンビバレンスを広げる**，③**抵抗を利用する**，④**自己効力感をサポートする**，この4つである。先に述べたように，MIの根底にあるのは，正確な感情移入を行いながら徹底的な傾聴を行う能力である。これらの特徴は，治療同盟の構築に密接に関わってくると考えられている。治療同盟は精神療法に関する論文[15]の広い分野で重要だと考えられている。許容や賛成せずにクライアントの発言を受け入れる際，これらの感情移入のテクニックを使うことでクライアントの意志が伝わる。そのテクニックでは，評価や批判，非難は避けられている。これは，カウンセラーがコミュニケーションにおいて受容することは，クライアントが変化を受容することを支える点でアンビバレントな干渉である。感情移入を行うカウンセラーは，患者の考え方とそれまでの経験を認め，そして"行き詰まり""マンネリ化"の共通の原因だと考えられるアンビバレンスを解消する。2番目のMIの原則には，アンビバレンスを広げることが含まれる。そしてポジティブな変化が働いている際に起こるアンビバレンスの解決を期待する点で，非指示的カウンセリングの考え方とは異なる。現在の状態がクライアントの目標と希望と価値観に対してどれだけ異なっているかを調べることで，アンビバレンスは顕在化し，拡大する。物質依存問題の治療の際，自分の考えを述べるクライアントは，現状と望まれる結果とのアンビバレンスにすでに気づいているかもしれない。MIは，この根源的な動機を利用し，そして，現在の状態から行動を起こすことをサポートするために，再び外部からのサポートを強めようとする。

　抵抗を利用するという3番目の原則は，カウンセラーが関わる時期，もしくは変化を擁護する立場として捉えられる時期にMIの力動を考慮することを含む。変化の過程のなかで，明らかに望ましくない箇所がある場合，クライアントが変化に対して反対を主張する際，変化への強い抵抗がプロセスを覆す，MIの力動を考慮することはそのような抵抗に対処する秘訣である。

　MIで抵抗をうまく扱うことを表すためには，抵抗と対立するのではなく，むしろ感情移入に基づいて傾聴し，変化に向かう新たな姿勢を作るために，抵抗を探り出し，それを巧妙に組み立て直す機会を探すことである。クライアントを問題解決に専念させるために，カウンセラーは，問題をクライアントに投げ返すこともある。このことでクライアントに伝わるのは，クライアントは能力があり，自律的であり，専門家の罠を避けることができるということである。逆に，抵抗が起こっているということは，作業同盟に影響を与える対人関係の緊張を避けるために現在のアプローチを調

整するべきであるということをカウンセラーは理解すべきである。
　最後にMIの原則において4番目の中心的なものは，変化に関する自己効力感を援助することである。自己効力感は，たとえば，クライアントが自分は禁煙に成功すると思うといったような，成果を上げることへの確信である。自己効力感についての考えは，ほとんどの健康行動理論で重要な構成要素となっており，行動を変化させることの動機に強い影響を及ぼしている[16,17]。クライアントが行動を変えることに非常に意欲的になる場合でも，自己効力感が低いと行動を変えることは難しくなる。つまり，"私は本当にマリファナをやめたいと思っているが，できるかどうかわからない"というような状態になる。MIにおいて，自己効力感が高められるのは，カウンセラーが目標達成の方法に関してクライアントにアドバイスすることよりも，カウンセラーがクライアントの自主性を支持するときである。もしクライアントがそれを望めば，カウンセラーは，自信を引き出す話をしたり，過去の成功体験を振り返らせたり，クライアントの意志の強さやカウンセラーが与えるサポートの確認をしたり，情報やアドバイスを提供したりして，自主性を尊重していることを示すことができる。4つの原則はMIの実用のために必要不可欠である。MIを実際に使う前に，MIの有効性についての経験的支持が見直されているという説明が付け加えられている。

2. プロセスと技法

　がん患者のケアにおいては，それぞれのクライアントが様々な方法でリスクを減らすために行動を変える。クライアントをケアする際の伝統的な医療モデルでは，MIの意図と多くの方法に対立点をもっているように思われる。新しい患者を診断するとき，医師は，患者が現在直面している問題を査定し，検査を順序づけ，診断と治療の選択肢を提供し，治療計画を完成させ，実行に移し，フォローアップを行い，計画の調整や監視を行う。経済的な要因や実際的な要因に，医師が患者と接触する時間は費やされる。新たにがんの診断を受けた患者たちは，今後の病状の展開やひどい病状の様子，治療後の経過予想，自分の愛する人の人生に与える影響などを考えながら，おびえたり不安を抱いたり，あるいは落ち込んだり混乱に陥ることがよくある。クライアントは精神的に弱くなり，医師は患者の気持ちを気にする余裕もなくがんの治療に専念するという状況では，両者の間のコミュニケーションがうまくいかない可能性がある。そのことによって，知らず知らずのうちにクライアントは自分の自主性が失われていると感じる可能性もある。カウンセラーは普通の対話の方法に影響されて，カウンセリングでこの指導的な方法を取りがちになり，状況の特徴を知ろうとするかもしれない。ただ徹底的な聞き手として振る舞うことはラポールを築くことはできるが，必ずしも直面している問題を扱えることにつながるとは限らない。MIは，支持

的・共感的コミュニケーションを超えて，対話の3番目の方法——"誘導"[18]へ移行する。クライアント自身の価値観と目標に一致する最良の決定を下すために，カウンセラーを利用するのはクライアントである。誘導は，チューターやコンサルティングに似ている。MIは指導的コミュニケーションの洗練された形であるといわれている。しかし，医療機関における問題の多くは，指導的・徹底的・誘導的コミュニケーション方法[18]を合わせて使うことで解決されるとMIの開発者は考えている。次の節で書かれているのは，医療機関においてMIを実際に使う際の解説である。ここで説明されているケースや例は，特定の個人を描写しているのではなく，個人の秘密を守るために個人情報を排除して，一般化され，複数の要素で構成されたシナリオが書かれている。

医療機関でMIを実用する際，4つの**ルール戦略のうち1番目の戦略——矯正反射への抵抗**の戦略を強調することで，指導的なカウンセリングを信用しすぎることの危険性について筆者たちは文中で言及した。矯正反射は医療供給者の間で，物事をよい方向に導き，健康被害を防ぎ治療したいと思う強力な欲望である[18]。

間違いを訂正したいと思うことや，疾患や中毒の問題を解決したいと思うことは賞賛に値するねらいだが，MIにおける挑戦はカウンセラーを問題解決から引き離してしまう。それはなぜか。ほとんどの物質濫用者は，自分がしていることが健康に対して有害であり，アンビバレンスを抱えて生活していることに気づいている。カウンセラーが濫用を促す立場をとると，物質濫用者は，まったく深刻な問題は生じていないし，物質使用が利益をもたらしていると自然な反応として自己弁護をする。クライアントが自分の現状を正しいものだと主張すればするほど，彼らは行動を変える意欲をなくしていく。

チェンジ・トークを作る必要があるのはカウンセラーではなくクライアントである。この問題は以下の文章で説明されている。括弧の中の注解は会話における重要な要素を示している。

カウンセラー：もしあなたが飲酒をやめなかったら，口腔がんにかかる危険が増えます。放射線治療が終わってがんは治りましたが，あなたの飲酒は問題だと思います。アルコールはこの種類のがんの危険要因として知られているのです。そろそろ飲酒をやめるべきだと思いませんか（直接的で挑戦的に）。
クライアント：私はアルコール中毒ではないです。仕事のあとにビールを飲むのは悪いことですか。私は周りの皆とうまくやっているし，決してお酒を飲んで暴力をふるったことはないです。

実用的戦略の**2番目のルール**は，**クライアントの動機を理解**することである。カ

ウンセラーは，クライアントが行動を変える理由，そしてその理由をクライアントの価値観や目標，希望と合致させる方法に興味をもつことが重要である。なぜクライアントは変わりたいのか，どのように変わるのかをクライアントに聞くために，手短な説明や一対一の相談は最適かもしれない。最初に述べたように，がんが急に発見されたという場合は，外発的にコントロールされる動機を引き出すことが多い。それゆえ，クライアントがカウンセリングのなかで変化の過程を作る際，**傾聴**という3番目の実用的戦略が重要である。丁寧な傾聴は，高度な診療技術であるため多くの患者が必ずしも出会うわけではない。それゆえ，当然のことながら臨床家たちは，傾聴は長い話し合いの末クライアントを苦境に陥らせるだけだと心配する。傾聴には時間を浪費するだけで終わるというリスクがある。しかし，最初に時間の圧迫を考慮して計画を立て，患者の心配を和らげ，クライアントを理解するための情報をくれた人に感謝し，いつかはクライアントの話をもっと聴けるようになると信じることで，臨床家は傾聴に対する心配事を徐々に克服することができる。

　4番目の実用的戦略は**クライアントに権限を与えること**である。健康を守ったり，目標を達成したりするための動機のなかの自主的な要因をクライアントに認識させることで，変化の自己効力感を増すことができる。クライアントは知識や内発的動機の源をもっていると評価される。クライアントに，自分自身こそが自分の生活を変える専門家だということを理解させることで変化に対する希望は増える。以下の会話は**ルール戦略**の具体的な説明である。

クライアント：医師から，カウンセラーに相談するように勧められました。私は飲酒をやめないといけません。でも外科手術が2週間以内に迫っているのでストレスを感じています。禁酒に挑戦するには最悪な時期だと思いませんか。周りの人たちは皆，飲酒について過剰に反応していると思うのです。
カウンセラー：そうですか，飲酒について話すために来られたのですね。
　あなたは飲酒の習慣を自分が変えられるかどうかまだ確信をもっていないのですね。30分しか話をする時間がないので，**なぜあなたが飲酒をやめなければならないのか**少し話し合いましょう（計画を立てる，動機を理解する，権限を与える，アンビバレンスを拡大する）。
クライアント：そうですね，家族は，私にプレッシャーをかけていて，先生は，もし外科手術を無事に終えたいなら飲酒をやめなさいと言っています。変なのはわかっています，でもお酒をやめたくないのです。
カウンセラー：なるほど。周りの人たちは，**あなたに飲酒をやめてほしい**と思っているようですね。それによって，あなたは本心で望んでいることがわかりにくくなっていますね。もしいったんタイムアウトをとって，あなたの周りの人たちがプレッ

シャーをかけることを少し減らしたら何が起こると思いますか(傾聴,矯正反射への抵抗,動機の理解)。

　対話時間が限られている医療機関で,カウンセリングは決断を準備することに焦点を当てる。その医療機関や他の場所で,中毒や物質使用または濫用の治療を受けることをクライアントが決断するための準備である。カウンセリングの最初に予定を立てることは,クライアントの期待を明らかにし,カウンセラーの期待も同じくらい優先する戦略である。また,自由解答式の質問を使うことやクライアントを支え肯定すること,徹底的にクライアントに耳を傾け,クライアントの発言をまとめることは,クライアントの治療に取り組むためのよい方法である[6]。これらの戦略は,MIの誘発要素であるチェンジ・トークの準備状態を作り出す。チェンジ・トークを引き出すには複数の違った方法がある。そのなかでも,重要性の尺度を使う方法は特に効果的である。0はまったく重要ではなく,10は極めて重要であることを表す0〜10の目盛りを使い,クライアントは現在の物質使用の状況を変える重要性を評価することを要求される。この方法は口頭での説明,または視覚的な目盛りを使って行われる。
　禁欲に対する自己効力感の尺度を使うことで,この尺度は,他の行動を変えることができるクライアントの能力に対する自信の程度を示すのに使われる。以下に記す会話は,カウンセラーがチェンジ・トークを促すものである。会話の後半は,利点よりも変化に対する準備不足に焦点を当てながら,10ではなく0に対する患者の評価を比べている点に注意を払って読んでほしい。

クライアント:私がタバコをやめることの重要度は4だと思います。
カウンセラー:おもしろいですね。どうして0ではなく4にしたのですか。
クライアント:そうですね,タバコをやめると何かいいことが少しでもあるかもしれないと思ったからです。もしタバコをやめたら朝に出る咳が軽くなるかもしれません。

別のアプローチは現状の不利な点について探索する。

カウンセラー:コカイン使用について何か心配な点はありますか。何かデメリットはありますか。
クライアント:いつも咳が出ることが心配です。もし有罪判決が下されるなら,私は失業を宣告されるでしょう。それは嫌です。すべてを失いたくないからです。

　クライアントによる自信の評価を利用すると,変化に対して楽観的な考えを抱くよ

うになる。下の会話でクライアントは，自信の尺度を使った評価を行う。

クライアント：あまり自信がもてません。5です。
カウンセラー：中くらいの自信ですね。どうして0ではなく5と評価したのですか。
クライアント：以前挑戦したときは，2週間の間，飲酒をやめることができました。びっくりしました。でも，仲間たちと私の誕生日パーティを祝うために出かけたとき，お酒を飲んでしまったのです。

　変わるための意志を引き出す会話は，患者が禁欲についてじっくり考えるのを助ける。

カウンセラー：どんなことに挑戦したいですか。
クライアント：あまり決めていません。過去にやってみてうまくいったことから始めるのがよいかもしれません。たとえば，家の中でタバコを吸わずに，中庭だけで吸うとか。それと，外が寒くなってからは，そんなに吸っていません。

　チェンジ・トークを引き出すことはMIで欠かすことのできないことである。そして，クライアントが方針の変更表明を述べるときのカウンセラーの答え方も同じくらい重要である。おそらく一番シンプルな方法は，うなずいたり，アイコンタクトをとったりするといった，興味を示す非言語的な返答である。そして　たとえば，"どの方法で？""どうやってそれを成し遂げたのか"という質問でクライアントを誘導し，さらに詳しく説明させる言語的な方法も重要である。徹底的なチェンジ・トークは別の技術である。しかしMIは，アンビバレンスの変化した側面を映し出し，拡大するために，カウンセラーを**選択的**な反応へと導く。さらに，チェンジ・トークを肯定し，変化を価値観と目標に結びつけることでクライアントはより懸命になって行動を変化させることに取り組むことになる。

クライアント：やっと化学療法が終わりました。ただ，日常に戻ったことを実感したいです。昨日，私は診断を受けてから初めてタバコを吸いました。タバコを吸ってはいけないことはわかっています。でも思っていたよりも美味しい味がしなかったのです。変ですね。そして罪悪感を抱きました。それから私はタバコを吸っていません。でも私はタバコという旧友を遠ざけることができるのか自信がもてません。
カウンセラー：そんなふうにタバコの誘惑を受けたんですね。でもタバコは期待はずれで不快に感じたのですか（選択的反応，立ち直り反射への抵抗）。
クライアント：そうです，5回吸ったあと，タバコを置きました。自分に甘くなる

と，また元の喫煙に戻ってしまうと思います。だから，タバコをやめるために何かを努力しないといけないと思います。
カウンセラー：何か役に立つ方法はありますか（詳しい説明をさせる）。
クライアント：そうですね，家にある全部のタバコを捨てることです。このタバコは引き出しの中にありました。でも，もっとたくさんのタバコを捨てられると思います。もう一つ私ができることは，毎日の散歩を再開させることです。私は前より体力があるし，気候は前より穏やかなので再開できると思います。友達も加わって，一緒に話しながら散歩ができるかもしれません。
カウンセラー：それはいいアイデアですね（チェンジ・トークを肯定する）。あなたを昨日の2本目，3本目のタバコから引き離す方法はほかにありますか。タバコより価値があると思うものはありますか（動機を理解する）。
クライアント：どうやら私が一番したいことは喫煙みたいです。でも以前，「なぜ健康でいたいのですか」と先生は私に聞きましたよね。私はそのとき，先生たちは狂っているのではないかと思いました。でも私は自主的に行動して活動的に生活したのです。私はタバコをやめることを姪と約束しました。姪は自分のおばさんを愛していて，私は姪のおばさん，すなわち自分の妻を愛しています。でも彼女は私の喫煙を嫌っています！

　変化に対する抵抗をうまく扱うことはMIをうまく使うための重要な要素である。そして"抵抗を手玉に取る"ことに関して，複数の戦略がある。
　数あるテクニックのなかで一番簡単なものは"反映"である。単純な反応をすることは，抵抗に応える際においてリスクが低い方法である。別のアプローチは，反映を拡大，もしくは誇張することである。このアプローチによって，クライアントを抵抗から引き戻し，アンビバレンスの他の側面に目を向けさせるのだが，その際にカウンセラーが，決して皮肉や苛立ちからではなく，事実に基づいた支持すべきねらいに即して大げさな反応をすることは重要である。皮肉や苛立ちからくる屈折した反映はさらなる抵抗を誘発するかもしれないからである。
　3番目のアプローチは，アンビバレントな2つの要素を統合するために，"でも"の使用を避け，"そして"を使い，両方の側面を映し出すことである。これらのテクニックが以下に書かれている。

クライアント：私がお酒を飲んで他の人が困ることについては，本当に申し訳ないと思っています。先生と周りの皆が，私の前立腺がんよりも禁酒のほうを気にしているように思えます。
カウンセラー：がん治療の最中に，皆があなたの飲酒に注目しているのですね（反

映)。悩ましいですね。
クライアント：そう，2年前に退職してから，少量のカクテルを楽しむことがいい気休めだったんですが。そんなに大きなことになるなんて思ってもいませんでした。
カウンセラー：そう，医師や家族がどうしてそこまで飲酒を気にしている理由がよくわからないようですね(大げさな反映)。
クライアント：私は何を言われているかわかってます。それから私はアルコール中毒にもなりたくないです。彼らはどうして私を放っておいてくれないのでしょうか。
カウンセラー：今までのお話で，主治医や家族があなたの多量の飲酒について心配していることを理解している一方で，あなたは行動を変えることにプレッシャーを感じていることがわかりました(二重の反映)。

　先に述べたように，患者が物質を使うこととそれをやめることの利点(pros)(メリット)と欠点(cons)(デメリット)を調べることは，患者が行動を変える際の後ろ盾になる。また，アンビバレンスを広げるための有力な材料を与えることがしばしばある。**図6-1**は，メモリアル・スローン・ケタリングがんセンターで行われた禁煙プログラムで使われたサンプルの表を示している。この表はどの物質使用にも適用できる。この表はカウンセリング中の議論に刺激を与えるものとして，最初のカウンセリングで使われたり，課題として与えられたりするもので，次の相談と照らし合わせて

動機づけカウンセリング

物質を使用することの利点	物質を使用することの欠点
やめることの利点	やめることの欠点

図6-1　物質依存をやめるためのプロスとコンス

診察される。この表を用いることで，物質使用には明確な利点があることを認め，患者が直面する問題を評価し，物質使用を続けるか否かを決める際にバランスのとれたアプローチをとることができるとカウンセラーは言う。その戦略は，チェンジ・トークを引き出す一方で抵抗を最小限のものにする。

3. 症例の提示

　初期の乳がんと診断された52歳の既婚女性マーサの例で，利点・欠点の表が使われている。彼女は，左の乳房を切除し，補助化学療法を受けており，現在，乳房再建術を受けている。彼女は19歳のときから毎日タバコを1箱吸い続けていた。現在，プロの投資銀行家として働いており，15歳の息子と17歳の娘の2人の子どもがいる。外でタバコを吸うのは，車を運転しているときと仕事のときだけである。傷の治療にニコチンが有害な影響を与えるので，乳房再建の失敗などの外科上の合併症が起こる大きなリスクがある。それゆえ，外科手術の予定日前少なくとも2週間は喫煙をやめなければならない。がんセンターでカウンセリングをしてもらった外科医がそう言ったと彼女は報告している。外科医は，禁煙のために病院のカウンセリングセンターを利用するよう彼女に勧めた。

カウンセラー：スミス先生が，カウンセリングセンターで喫煙について相談するよう勧めたのですね。喫煙について，あなたは何を考えているのか，そして私はどうしたら援助できるのかを45分間話し合いましょう。あなたの事情を知るために，いくつか質問をさせてください。あなたが何を心配しているかを最初に聞きたいのですが，今日ここに来ることについてどうお考えですか（議題の設定と自由回答式の質問）。
クライアント：そうですね，もし乳房の再建を望むなら喫煙をやめなければならないとスミス先生は言いました。私は，それに怒っているのです。自分で判断していいのなら，タバコはやめません。がんと喫煙は関係がないと思います。
カウンセラー：今日ここに来なければならないことはイライラしますね。そして禁煙に関してプレッシャーを感じているのですね。禁煙と乳がんの間に関連性を見つけるのも難しいですね（徹底的な傾聴と動機の理解）。
クライアント：関連性はありません。スミス先生は私に禁煙を勧める理由を説明しました。もし私が喫煙をやめなかったら乳房の再建は失敗するかもしれない。でも，私は喫煙を楽しんでいると先生に言おうと思いました。私がやめようが続けようが彼には何の関係もありません。**あなたの知ったことではありません。**
カウンセラー：そうですね。やめるかどうか決めるのはあなた次第です。私は喫煙警察ではありません。正直に言うと，喫煙警察にはなりたくありません（笑顔）。他の

人があなたの意思に反する決断を望んでいても，あなたはおとなだから，すべてのことを自分で決める権利があります。喫煙が生活にふさわしいかどうか，あなたの目的は何か，今回，喫煙について心配していることがあるかどうかをもっと教えてもらいたいと思っています。何か気がかりなことはありますか（自主性を支持する，抵抗を手玉にとる，許可を得る）。

クライアント：そうですね（ため息をつく）。私は親友を捨てることを想像できません。私は，孤独を感じていて，乳がんを患っているという恐れから心を落ち着かせる必要がありました。広い視野から物事を見ることができたときに，気持ちが楽になりました。タバコのおかげで，私は考えにふけったりリラックスしたりすることができます。職場で喫煙のために外に出ると，休憩時間と考えるための時間と他の喫煙者と一緒に過ごす時間を作ることができます。

カウンセラー：なるほど，喫煙には3つのメリットがあるんですね。──あなたを職場につなぎとめる，考えをまとめて少しリラックスできる，他の喫煙者との社交場といったような。以上のことはあなたにとって重要で捨て去ることは難しい。これらが，喫煙の長所だと考えたら，喫煙のデメリットや欠点を見つけることにも意味があるかもしれませんね。ここにメリットとデメリットを調べる表があります。これでメリットとデメリットを調べてみましょう（図6-1を見せる）。もしあなたが喫煙を選ばなかったらどんなメリットがあるでしょうか（傾聴，感情移入，アンビバレンスを広げる）。

クライアント：難しいですね──私は数日間，挫折感を味わうかもしれない。でもカフェで休憩したり，空気のきれいなところへ出かけるかもしれません。会社のキッチンがある階でコーヒーを飲みながら友達付き合いを深めることもできます。今言ったことがすべてはできると思います。でもそれは喫煙と同じではないかもしれません。

カウンセラー：あなたは休憩する別の方法を見つけたんですね。──新鮮な空気を吸ったり，喫煙の誘惑を受けずに室内でコーヒーを飲んだりすること。それは喫煙と同じではないですね。あなたはそうすることで生きていけるでしょう。喫煙のデメリット──喫煙についてよくないと思っていることは何ですか（答える権限を与える，自己効力感をサポートする，アンビバレンスを組み立て直し拡大する）。

クライアント：そうですね，喫煙が健康に悪いことはわかっています。それは明らかです。

カウンセラー：喫煙が体に悪いと言いましたね，特にどういうことが悪いと考えましたか（引き出す）。

クライアント：私がタバコを吸うことと乳がんとは関係がありません。でも父は65歳のとき肺がんで亡くなりました。彼はヘビースモーカーでした。だから，同じことが私に起こってほしくないと思っています。乳がんを患っていても，がんを乗り越え

て健康的に生きたいと思っています。それができるか，確信はもてませんが。
カウンセラー：どうして長生きすることが必要なのですか（動機の理解）。
クライアント：（クライアントは驚いたような顔をする）どうして私は長生きしたいのかしら。そう！私を必要としている2人の子どもがいるからです。それで，私は，子どもたちが高校と大学を卒業してよき人生のパートナーを見つけるのを見届けたい，それで孫の顔が見たい。それなんです！
カウンセラー：なるほど，もし健康で長生きできれば，大切な目的を達成することができると言っているのですね。子どもたちを育て，子どもたちが夢を叶えるのを見届け，念願の最初の孫を抱くために生きている（大げさな反応をする，喫煙の短所と動機の内発的な源を結びつける）。
クライアント：そう，私はいつも10歳代の2人の子どもの文句を言っています。子どもに影響を与えているのは私の行動なのに，私は変わろうとしなかった。でも健康になりたいとも思っています。退職したら旅行がしたい。仕事をしている間と子どもを育てている間にできなかったたくさんのことを夫と一緒にしたい。でもこれが喫煙と何の関係があるのでしょうか。
カウンセラー：いい点に気づきましたね。あなたは，喫煙によって得られるリラックスタイムや考える時間などを大事に思う一方で，子どもや夫，目標や将来の計画のために，健康で居続けることを重要視しているようです（アンビバレンスを広げる，そして2つの側面を強調した反応をする）。
クライアント：まったくです。タバコを吸いたいときは，自分が，子どもを育てるために生きて，子どもが自分の家族をもつのを見守りたいということを考えない。でも，私は，絶対に子どもたちが彼らの子どもを育てるのを見守りたい。それで，"言ったでしょ！"と言いたいの（笑う）。
カウンセラー：そう，一番のリベンジは生きることです。あなたはこの目標を明らかにしてくれましたが，そのなかではなぜか，あなたのお子さんが孫を抱くのを見届けたあと，つまり65歳くらいから先長生きしたいと思う目的が見当たらないのですが，それについてはどうお考えですか（大げさな反応をする，アンビバレンスを拡大する）。
クライアント：悩みますね（静かになる）。もし乳がんが私に何かを教えてくれたとしたら，人生は貴重だということかしら。
カウンセラー：それなら健康は夢と目標をかなえるための土台のようですね。もしあなたが喫煙をやめたかったら，どうすればうまくいくか，何か考えはありますか（目標と価値を拡大する，チェンジ・トークを引き出す）。
クライアント：禁煙は，以前2人の子どもを妊娠していたときにも挑戦しました。でも子どもが生まれたすぐあとまた吸い始めてしまいました。

カウンセラー：次の数か月で喫煙をやめることができるか，どれくらい自信がありますか。0〜10の目盛りが付いた物差しで測りましょう。0はまったく自信がないことを，10は想像できるかぎりで一番自信があることを表します。0〜10まででどの数字を選びますか（自己効力感を評価し援助する）。
クライアント：6と評価します。もっと相談すれば，目標を達成できると思います。でも援助が必要です。私はかなり長い期間タバコを吸っているので，先生の助けが必要なのはわかっています。
カウンセラー：大丈夫，私たちに任せて下さい。ほかに達成したい目標はありますか（チェンジ・トークを引き出す）。

マーサのジレンマを理解するためには，"私は喫煙をやめなければならない"という彼女の言葉を聞くことである。"しなければならない""べきだ"のような，外から自分に向けられた言葉は，クライアントが現在もっている動機の本質を見極めるのに適当なセリフである。そこで見つかった動機は，外からの考えに強くコントロールされる外発的なものになる傾向がある。このケースでは，喫煙をやめてほしいという外科医の要望がその動機にあたる。カウンセラーがすべきことは，自主性に手を加えるのではなく，クライアントの抱える抵抗を解消することである。また，動機の源としての価値観と目標をクライアント自身が認識するのを助け，努力を禁煙と結びつける援助をするのもカウンセラーの役目である。これは，変化の中軸を，より力強い動機の源に戻す。乳房が再生したあとも彼女が根気強く節制を続けることができる動機の源である。

4. 有効性に関するエビデンス

MIの普及と様々な介入研究への応用は，1990年代の最初から急速に広がってきた。様々な種類の行動が抱える問題に対してMIを適用することと，MIの有効性を実証する研究の4つのメタ分析を行った論文が出版されている[19〜22]。それぞれの論文には順番に，30，72，15（アルコールの使用についてのみ分析されている），119本の研究の結果がメタ分析されている。これらのメタ分析の論文の記述を見ると，臨床の現場においてMIの応用が奨励されている[22]。一定の範囲にわたるMIの介入についての分析とその要約が示されており，特に，アルコールに関連した問題でMIの介入の頑健な効果が示されている。MI治療は，タバコ使用，マリファナ依存，コカイン，ヘロインなどの他の薬物依存に対する，他のいかなる治療法よりも優れている[22]。効果の大きさは比較対象の集団と物質依存治療の成果によって変わる。しかし，介入のウエイティングリストの集団，もしくは介入を受けていない集団と比較す

ると，MI の平均的な効果量は，低から中程度ぐらいである。MI をより積極的な介入法〔たとえば，12 段階の認知行動療法（cognitive-behavioural therapy；CBT）〕を受けている集団と比べると，積極的介入法は MI と同じくらいか，それ以上に効果的である。しかし，MI の治療期間は，積極的介入法よりもほとんどの場合で短かった。メタ分析で介入の長さが評価されると，対面の介入時間は，比較対象の他の介入よりも約 100 分短かった（およそ 2 回の 50 分のカウンセリング）[22]。このように，MI はアルコール摂取や喫煙，そして他の物質使用の行動変容に影響する費用対効果が高い方法である。

　メタ分析でわかったことは，MI において，全体としては効果が減退していく傾向が見られたが，介入の効果は，少なくとも治療後に 1 年間は持続したことである。そして 2 つの研究では MI の効果が 2 年間続いたことが報告されている[19,23]。MI 療法のフォーマットに関しては，集団だけで実施するよりも個人で行うこと（同時に集団実施をした場合としなかった場合のいずれの場合でも）がより効果的であることが明らかになっている。しかし，集団で MI を行った場合，治療同盟やクライアント中心のアプローチの効果が弱まるので，MI を集団で実施する際には注意すべきである。MI のフォーマットに関するもう一つの問題は，MI が，他の治療に先立って実施されるものか，単独で実施するものかということである。MI は，他の治療の準備段階として行うものとして発展してきた[5]。3 つのメタ分析の結果によると，入院治療の前治療もしくは認知行動療法の準備として，あるいは標準化された問題のフィードバックを行ったときに，最も効果を発揮することが明らかになっている[19,20,23]。

　どのクライアントの集団に対して MI は一番よく効果を発揮するのだろうか。メタ分析の結果では，年齢と性別では MI の効果の差がなかった。そしてクライアントの種類に関係なく同様に効果を発揮することも示されている。少数派の集団を対象として行われた研究は非常に少ない。MI が強く認知に影響を与える療法であるので，MI は，青年もしくは若年成人に適用されるべきかもしれない[24]。たとえば，南西部のネイティブアメリカンのような少数民族の人種を対象としたとき，MI はより効果的になるということがメタ分析により明らかになっている[20]。その理由は，MI のクライアント中心の非対立的コミュニケーションが，文化的な規範とよりうまく共存できるからかもしれない。以上の知見は，どちらかというと，MI は特定の少数グループの患者の治療において効果を発揮することを示唆する。変化に対して準備をしていない人たちに対して，MI は最も効果を発揮する[25,26]。それを示すデータがあることは驚くべきことではない。MI は，行動を変えることに対してクライアントが抱く抵抗に対処するために考え出されたからである。手短にいえば，多様な物質使用の問題と様々な患者を扱うときにも効果を発揮するという事実は，MI の有効性の裏づけとなる。

5. サービスの発展

　MIの原理とスキルセットは，本質的に複雑であるので，MIを実際に適用し，それが一番効果的に使えるようになるのは正式な訓練を経たあとである。われわれは，MIのプロになるための8つの段階をかなり詳しく解説した[27]。MIの普及は，動機づけ面接指導者ネットワーク（MINT）から手厚い援助により行われている。MINTは，臨床家，研究者，指導者に対し，MIに関する教育を国を超えて熱心に行っている[28]。MINTの指導者は，初心者から上級の専門家まで，それぞれの個人の専門度に応じて設定された交流ワークショップを行っている。メタ分析の結果では，MIにあたるカウンセラーの専門度（たとえば，学士課程，修士課程，博士課程の教育）はクライアントへの治療成果に影響しないことが明らかになった[23]。これは，MIが，様々な教育的背景をもつ臨床家にとって学習可能で，実施可能な治療法であることを示している。

6. まとめ

　本章では，MIの手法をできるだけわかりやすく提示した。本章を読んだ読者は，MIに関するわれわれの他の著作を読み，正式な訓練に参加することを強く勧める。がん患者への応用は，臨床家にとって，患者の物質使用・濫用・依存に対処するのはたいへんユニークな挑戦になると思われる。しかし，がんへの罹患は，患者が強制的に行動を変えざるを得ない強いきっかけとなる。多くのがん患者は，医師の干渉がまったく，もしくは少しだけしかなかったとしても，喫煙やアルコール摂取，他の依存症から脱出することができる。習慣を変えることができない，もしくは，それを望まない患者たちに対して，MIの臨床家が，健康に関する脅威があるときでも彼らの禁欲に対するアンビバレンスを承認し，患者が自ら行動を変えるための内的なリソースを探すように指導することが重要である。MIは，効果的で，エビデンスのある行動変容の方法として紹介されてきた。このMIの適用によって，がん患者のサバイバーシップの充実と物質使用の治療の効果の両方を高めることが期待されている。

謝辞

　この論文は一部，NIH（米国立衛生研究所）特許R01CA90514，T32CA009461とU54CA137788，メモリアル・スローン・ケタリングがんセンター禁煙プログラム会員の著書によって支援されている。Christopher Webster氏の原稿作成への協力に深く感謝したい。

引用文献

1. Demark-Wahnefried, W., Aziz, N., Rowland, J. and Pinto, B. (2005) Riding the crest of the teachable moment: promoting long-term health after the diagnosis of cancer. *Journal of Clinical Oncology*, **23** (24), 5814–5830.
2. McBride, C.M. (2003) Teachable moments for promoting smoking cessation: The context of cancer care and survivorship. *Cancer Control*, **10** (4), 325–333.
3. Demark-Wahnefried, W., Peterson, B., McBride, C. *et al.* (2000) Current health behaviors and readiness to pursue life-style changes among men and women diagnosed with early stage prostate and breast carcinomas. *Cancer*, **88** (3), 674–684.
4. Bellizzi, K.M., Rowland, J.H., Jeffery, D.D. and McNeel, T. (2005) Health behaviors of cancer survivors: examining opportunities for cancer control intervention. *Journal of Clinical Oncology*, **23** (34), 8884–8893.
5. Miller, W.R. and Rollnick, S. (1991) *Motivational Interviewing: Preparing People for Change*, 1st edn, The Guilford Press, New York.
6. Miller, W.R. and Rollnick, S. (2002) *Motivational Interviewing: Preparing People for Change*, 2nd edn, The Guilford Press, New York.
7. Rogers, C.R. (1959) A theory of therapy, personality, and interpersonal relationships as developed in the client-centered framework, in *Psychology: The Study of a Science Formulations of the Person and the Social Contexts* (ed. S. Koch), McGraw-Hill, New York, pp. 184–256.
8. Yablonsky, L. (1965) *Synanon: The Tunnel Back*, McMillan, New York.
9. Yablonsky, L. (1989) *The Therapeutic Community: A Successful Approach for Treating Substance Abuse Disorders*, Gardner Press, New York.
10. Festinger, L. (1957) *A Theory of Cognitive Dissonance*, Stanford University Press, Stanford, CA.
11. Bem, D.J. (1972) Self-perception theory, in *Advances in Experimental Social Psychology* (ed. L. Berkowitz), Academic Press, New York, pp. 1–62.
12. DiClemente, C.C. and Velasquez, M.M. (2002) Motivational interviewing and the stages of change, in *Motivational Interviewing: Preparing People for Change*, 2nd edn (eds W.R. Miller and S. Rollnick), The Guilford Press, New York, pp. 201–216.
13. Deci, E.L. and Ryan, R.M. (1985) *Intrinsic Motivation and Self-determination in Human Behavior*, Plenum, New York.
14. Markland, D., Ryan, R.M., Tobin, V.J. and Rollnick, S. (2005) Motivational interviewing and self-determination theory. *Journal of Social and Clinical Psychology*, **24** (6), 811–831.
15. Martin, D.J., Garske, J.P. and Davis, M.K. (2000) Relation of the therapeutic alliance with outcome and other variables: a meta-analytic review. *Journal of Consulting and Clinical Psychology*, **68** (3), 438–450.
16. NCI (2005) *Theory at a Glance: A Guide for Health Promotion Practice*, National Cancer Institute, NIH Publication No. 05-3896.
17. Bandura, A. (1986) *Social Foundations of Thought and Action: A Social Cognitive Theory*, Prentice Hall, Englewood Cliffs, NJ.
18. Rollnick, S., Miller, W.R. and Butler, C.C. (2008) *Motivational Interviewing in Health care: Helping Patients change Behavior*, The Guilford Press, New York.
19. Burke, B., Arkowitz, H. and Menchola, M. (2003) The efficacy of motivational interviewing: a meta-analysis of controlled clinical trials. *Journal of Consulting and Clinical Psychology*, **71** (5), 843–861.
20. Hettema, J., Steele, J. and Miller, W.R. (2005) Motivational interviewing. *Annual Review of Clinical Psychology*, **1**, 91–111.
21. Vasilaki, E., Hosier, S. and Cox, W.M. (2006) The efficacy of motivational interviewing as a brief intervention for excessive drinking: a meta-analytic review. *Alcohol and Alcoholism: International Journal of the Medical Council on Alcoholism*, **41** (3), 328–335.
22. Lundahl, B. and Burke, B. (2009) The effectiveness and applicability of motivational interviewing: a practice-friendly review of four meta-analyses. *Journal of Clinical Psychology*, **65** (11), 1232–1245.
23. Lundahl, B.W., Kunz, C., Brownell, C. *et al.* (2010) A Meta-Analysis of Motivational Interviewing: Twenty-Five Years of Empirical Studies. *Research on Social Work Practice*, **20** (2), 137–160.
24. Baer, J.S. and Peterson, P.L. (2002) Motivational interviewing with adolescents and young adults, in *Motivational Interviewing: Preparing People for Change*, 2nd edn (eds W.R. Miller and S. Rollnick), The Guilford Press, New York, pp. 320–332.
25. Heather, N., Rollnick, S., Bell, A. and Richmond, R. (1996) Effects of brief counselling among male heavy drinkers identified on general hospital wards. *Drug and Alcohol Review*, **15** (1), 29–38.
26. Project MATCH, Project MATCH Research Group (1997) Project MATCH secondary a priori hypotheses. *Addiction (Abingdon, England)*, **92** (12), 1671–1698.
27. Miller, W.R. (2007) Eight stages in learning motivational interviewing. *Journal of Teaching in the Addictions*, **5** (1), 3–17.
28. MINT (Motivational Interviewing Network of Trainers. http://www.motivationalinterview.org/training/trainers.html Created by: Christopher C. Wagner, Ph.D. & Wayne Conners, M.Ed., Mid-Atlantic Addiction Technology Transfer Center, A CSAT Project (accessed 15 February 2011).

Chapter 7 ナラティブ・セラピー

Bo Snedker Boman

市倉加奈子・松島英介　訳

1. 背景

　ナラティブ・セラピーは，ナラティブ理論を基盤とし，個人，カップル，家族，集団，組織に対して行う数多くの心理社会的な介入形態の総称である。焦点が当てられるのは，クライエントらがセラピーのセッションの中に持ち込む彼らのナラティブ（物語），物の見方，そして語彙（言葉のもつ意味）である。さらに焦点が当てられるものとして，クライエントが故意に過小評価したり悪く捉えたり，あるいは不満に思ったりすることに影響を与える要因やそれを駆り立てる原動力，それ自身がもつ能力も含まれており，そのようなナラティブや物の見方，語彙はクライエント自身がもっているのであって，クライエントはそれらとともに，そしてそれらのなかで生きているのである。歴史的には，ナラティブ・セラピーはサイコオンコロジーの文脈の中で作り出されてきたものではないが，がん患者やそのネットワークに遭遇するなかで，診療の一形態として特に意味をなしてきた。なぜなら，何よりもがん患者の物の見方のなかで，ナラティブ・セラピーは現実的で，率直で，身近な日々の実態を示すものであり，通常は，がん，治療，入院などが日常生活の一部となっているようなおそらく無秩序な生活を（さらに）うまく切り抜けていくことができる感覚をクライエントに提供するからである。

　ポスト構成主義の介入体系としてのナラティブ・セラピーは，多くのより伝統的な治療体系を脱却しており，他の介入体系のなかにすぐには統合されないであろう。ナラティブ・セラピーにおける認識論的前提は，他の治療体系におけるそれとは大きく異なっている。こうした側面に関する議論のいくつかについては，文献1)を参照されたい。さらに厳密にいえば，ナラティブ・セラピーはナラティブによってアイデンティティがどのように形作られるかに特に焦点を当てている。すなわち，自分についての確かなナラティブ（たとえば，現在がんに侵されている自分）が他の自分につい

てのナラティブ（たとえば，優しい父または強い建築作業員としての自分）よりも先行したとき，自分が現在どうであり，将来どうなっているのか。患者であり，依存的であり，投薬治療を受けており，非力で無力である，などというナラティブが，健康であり，強く，幸せで，活動的である，というクライエントに好まれるナラティブより優位になり，それゆえクライエントの感情が，少なくとも現代の西洋文化でまずは勝者，生存者，戦士をたたえる社会やがんコミュニティから取り残される危険にさらされるようになったら，がん患者のアイデンティティには何が起こるのであろうか。

　ナラティブ・セラピーの主要な方法論的定義は，Michael White，David Eptson，Jerome Monk，John Winslade，Lorraine Hedtke，Jill Freedman，Johnella Bird によってなされてきた[2〜11]。臨床的示唆に関しては，これらの著者の間で自ずと大きな違いが見られたが，彼らは皆，Gregory Bateson，Michel Foucault，Jerome Bruner，Leo Vygotsky の研究のなかで扱われている哲学的な根拠をもっていた。ナラティブ・セラピーは絶対的真実，正常，本物，現実には関心がなく，むしろ与えられたナラティブの豊かな潜在力に関心があるという点で，とりわけ社会構成主義者から影響を受けていること（および人類学，社会学，比較文学から影響を受けていること）は明白である。ナラティブ・セラピーは，虚無主義者が提案しているような絶対的価値観があるものではない。たとえば，がんとともに生きるまたはがんによって死ぬうえで正しい方法を探るといったように，すでにセラピスト優位になっている会話における指示の下で単に固定されるものではない，と強調する一つの治療体系である。

1) 保留条件

　結論からいえば，ナラティブ・セラピーの章を構成するのはある意味では難しい。すなわち，自らの確かなナラティブをもっているしっかりしたクライエントとのはっきりした出会いにおいては，現実的で具体的な側面に対して（時折，やや学術的で心理学的な抽象概念や他の心理療法の簡略化した類型論とは違って），常に，一貫して関わることがナラティブ・セラピーの目標になるため，マニュアルの本質を与えられているこのような文脈においては危険をはらんでおり，そうなるとナラティブ・セラピーが求めている，出会うことや先入観なく関わることといったしっかりした特徴から離れてしまうことになる。

2) 専門用語

　ナラティブ・セラピーにおいては，ある人がもたらす実際の言葉を，専門家として持続的かつ批判的に認識することが本質である。そのため筆者は日常業務のなかで，**クライエント**や**患者**，**セラピスト**などといった単語を使うことを控えている。しかしながら便利なので，このテキストではがんに罹患した人に対して**クライエント**，1つ

以上の会話のなかで専門的なスキルや経験，動機づけを提供する人について**セラピスト**，という単語を採用しようと思う。ナラティブ・セラピーにおいてはしばしば，家族，友人，知人，他の医療専門家やクライエントが会話のなかに招待される。これらの人々はアウトサイダー・ウィットネス（部外の目撃証人）ともいうことができ，それについてはあとでふれることにする。

3）ナラティブ・セラピーの目的

ナラティブ・セラピーにおいてセラピストの第1の目的は，たとえば抑うつや不安についての（エビデンスに基づいた）心理学の専門家であるというよりは，多くの人々による話し合いをオーケストラのように組織化することである。治療における課題は，たとえば進行肺がんで苦悩を訴え孤独感を抱いている女性や落ち込んでいる男性というだけでない位置づけに置いてもらえた，ということを少なくともクライエントが感じられるようなかたちで，クライエントおよび多くのアウトサイダー・ウィットネスとセラピストとの間にできるだけ有益で有意義な会話ができるような枠組みを提供することである。これはある意味で，たとえば進行肺がんで孤独を抱える女性や落ち込んでいる男性がただ苦痛を味わっているというだけでない位置づけに招かれたということを，少なくともクライエントが考えられるようにすることともいえる。これはクライエントの生活において実際に痛みや不安定さ，不安感を引き起こさせる問題（不安，抑うつ，怒りなど）を見逃したり，無視したりしないためである。医学に制御され，単一因論的で本質しか考えない世界に無理やり放り込まれた人の多くにおいて，支配的になっているめったに前向きになれない（クライエント自身の）考えに挑戦したり，探索したりするためである。つまり，「問題」（痛み，抑うつなど）はそれ自身の中に存在しており，（たとえば，熱に対抗する抗生物質のように）それそのものしか扱わない。ナラティブ・セラピーでは，たとえば「抑うつ」を外的な存在だがクライエントの人生，さらに可能ならば家族の人生までも破滅させてしまうものとして見る。初めからそれも真っ先に完全に支配しているという印象を人々に与える問題は，潜在的に明らかに形容詞を使っている場面で言葉として生じる。ナラティブ・セラピーにおいてセラピストは，目的志向的な状況理解に特権を与え，内的な状況理解を避けようとする。なぜならば，後者は自己コントロール感を縮小させ，多様性を損なわせるからである[2]。

4）適用範囲

ナラティブ・セラピーの基本的方略は，個人，カップル，家族，集団の会話のなかで活用できる。Michael White はとりわけ子どもや若年者に対する方略の適用可能性について詳細な記述を残している。ナラティブ・セラピーに触発された Fredman[13]

は，病気と死，喪失に関して，子どもや家族を対象に研究してきた詳細な記述を示している。Epston と同様に White はナラティブ・セラピーのことを重大な問題に対する遊び心に満ちたアプローチと表現しており，ほとんどの実践家による経験によれば，この遊び心に満ちたアプローチを通したナラティブ・セラピーが，少し軽率ではあるが変わりたいという望みを伴った深刻でさえある会話にしばしば浸透していき，これがクライエントに安全で意欲に満ちた感覚，またはがん治療後に残される，自分の人生から締め出されるということは少なくともないという感覚をもたらす。看護師や医師にスーパーバイズをするときのように（調整されたかたちで），筆者は若年のがん患者でも高齢のがん患者でも同じように，がん患者のグループ療法や死別セラピーのなかで，あるいは最近親者である子どもや若年者に，会話のなかでのナラティブ・セラピーを活用している。

2. プロセスと技法

　次に筆者は，ナラティブ・セラピーを活用しうるために会話のなかで用いられるいくつかの方略について説明しようと思う。それらには**外在化する会話，リ・メンバリング，アウトサイダー・ウィットネスからの反応**，がある。これはナラティブ・セラピーの包括的な説明にはなっておらず，単に序論にすぎない。筆者の経験上，実践ではこれらの方略が代わる代わる用いられる。治療的会話の出発点は通常，クライエント自身が訪ねて来るか，あるいはオンコロジスト，一般開業医，看護師などから紹介されてきた時点であり，これは何か具合が悪かったり，不調であったり，あるいは痛みがあったりするからであって，それらは解決され，助けられ，改善され，緩和され，受容されなくてはならない。ナラティブ・セラピーにおいて紹介は，単にクライエントをセラピストの診察室にもたらす偶然のそして今昔のイベントを意味するわけではない。

　筆者が紹介を受けたときには，筆者はクライエントと接触し，自己紹介をする。筆者は彼らに紹介が意味するところを説明し，クライエントに筆者と会うことを望むかどうか尋ねる。その場合には，筆者らの会話に1人またはそれ以上の友人か家族を招き入れるかどうかを考えるようクライエントに求める。そして筆者は彼らに，がんを抱えた人生についてよりよく学ぶための仕事をしている心理の学生，看護師，その他の専門家を招き入れたいということを伝える。通常，クライエントは1人，2人の友人または家族を連れて現れるようになり，筆者はしばしば仲間や学生を連れて行くのである。

　会話の最初に，治療的出会いについてどのナラティブがすでに語られているのか

を明らかにするために,「あなたと私が会うというのは誰の考えだったのですか」もしくは「今日の私たちの会話の前に,どんな願いまたはどんな疑問があるのかを(誰が)明確に説明してくれたのですか」と質問がなされる。

クライエントは,「それはジョンです。彼は医師で,がんが再発したことなどの私の状況を誰かに話すことは,私のためになると思っていたのです」と答えるだろう。

このような言い回しは,様々に解釈される可能性がある。そして少なくともクライエントとセラピスト間の出会いを望んでいる第三者に関して経験した何かを話すことになる。しかし,そのような言い回しはまた,精神分析を背景におよそ100年間西洋社会に広まってきて,今や医師による紹介として繰り返されてきた(確かに善意ではあるが)文化的慣習の証でもある。つまり,誰かに話すことはよいことであるが,話さずに暗に意図することはあまりよくないということである。しかし,ナラティブ・セラピーにおいては,慣習に疑問を投げかけることがよいとされており,単に人々の言いなりになることをよしとしているわけではない。

もしクライエントが上に挙げたように答えたら,次の質問は「わかりました。医師のジョンが言うことについてあなたはどのように感じますか。それを誰かに話すのはよいことですか」となります。

この目的は,クライエントをからかったり医師の行動の価値を下げたりすることではなく,言葉の力を借りてクライエントを解放し,「おそらく抑うつと怒りが強く,現状として専門家と話す必要があると医師によって説明されるクライエントの問題」があるからといって,クライエントが即座にセラピストに会うようなことはしないようにすることである。筆者の経験上,この質問をすると,ほとんどのクライエントは彼らのそのような状況について話すことはよい経験になると言うが,そのような会話をむしろ避けたいと言う人もいるのである。

そして,もし答えが肯定的なものであったら,方法を質問できるように仕向ける。「今日ここに来ることで信頼を見せてくれてありがとう。それでは,お互いに話すときに私に対してどのようにしてほしいと思っているかについて,少しだけ教えて下さい。私はいくつか語り合う手だてが考えられると思います。たとえば,私がたくさんの質問をしていくことをあなたが好むか,私が静かにしている間にむしろあなたが話すことを好むか,もしくは何かまったく別のことか」

やはり目的は同じであり,できるだけ慣習にとらわれずに会話の方向性を決定づ

けられるように可能なかぎりクライエントを自由な立場にすること，そして代わりにクライエントが非常に快適になるような方法で会話をすることである。

この時点で，筆者は会話への他の参加者を配置している。筆者はクライエントの友人または家族，筆者の同僚または学生（アウトサイダー・ウィットネス）に対して，クライエントと筆者の会話に注意を向けるよう指示する。彼らは筆者らが話し合うとおりに書き記していき，筆者は彼らに助言，判断，評価をしないように申し出る。筆者は彼らにできるだけ集中して聴くよう求め，筆者はその後，彼らが聞いたことについてじっくり考えるよう頼むつもりであることを彼らに伝える。

このような導入を行うと，通常クライエントは自分自身について，そして比較的早く自分の困難事について，表現し始めるであろう。このような面でナラティブ・セラピーは，クライエントに耳を傾けなさい！ とガイドラインに書かれているような他の治療体系と比較することはセラピストにとって難しい。しかし，ナラティブ・セラピーでは**語句**に耳を傾けることが重要なのである。さて，これはどういう意味だろうか。治療の焦点は，クライエントが自分自身についてもたらすナラティブであるので，どの言葉，表現，イントネーションがクライエントに用いられ，クライエントが何か質問をするときには**彼ら自ら**これらの言葉，表現，イントネーションを**使っている**ということをセラピストは**見落とさずに**気づくことが重要である。

精神分析を継承するなかで，20世紀を通してほとんどの心理学的理論や心理療法的方略は人々が本来持っている特性としての精神的現象に対処してきた。そして，日々言語がこれを支持してきた。すなわち「不安はあなたの中にある」（感染した盲腸があなたの中にあるのと同じように），「自尊心が低い」（血糖値が低いのと同じように），「彼は怒りでいっぱいになっている」（食べ物でいっぱいになっているのと同じように），といった具合である。多くの心理学的理論では，精神的現象は（よくも悪くも）その人に内在化されていると主張している。

医師から悲嘆や絶望感を抱えていると見られているがん患者は，しばしば**うつ症状を抱えている**と言い表され，このような点で症状（怒り，服従，興奮など）は内面，つまり病的状態の表れと考えられる。ナラティブ・セラピーは悲嘆や絶望感のような世界を経験することによる激しい苦痛を完全に認識するものである。しかしながらナラティブ・セラピーは，多かれ少なかれ不変的な内的状態，いわゆる慢性的な気性に立ち向かおうとするものでもある。簡単にいえば，クライエントが抑うつ症状をもっているのではなく，抑うつ症状がクライエントを占有する，そしてクライエントが今闘い，苦しんでいることは（他の物と同様に）この占有の影響である。これは理論的，言語学的には，クライエントと抑うつ症状の間に境界線が挿入されたという意味である。これらは，クライエントおよびセラピストを信じるように仕向ける形容詞の「抑うつ的な」と同一のものではない。その境界を明瞭にしようとするのがいわゆる**外在**

*化する会話*である。

　外在化する会話を始めるには，「最近，あなたが何に苦しんできたのか語ってください」と教示することが有効であろう。

　このような教示はしばしばクライエントから，彼らの人生のなかで苦痛という特性を伴う数多くの状況について，一連のナラティブを引き出すだろう。このような考えのもと，今やセラピストは，正しいか間違っているか，悲しいか恐ろしいか，すばらしいか不思議か，というような個人の標準的な認知を判断したり，そこに曝したりせずに，熱心に聴くだけなのである。

　クライエントが自分が挑戦しようとし，闘っているものについて語ったとき，外在化する会話における次の質問は，「あなたが闘っているものを何と呼びますか」または「あなたが私に語ってくれたものに名前または用語がありますか」である。

　ネーミングと呼ばれるこのような最初のステップのあと，「なぜそれが，あなたが闘っているものに適切な名前なのですか」そして「これにつける他の名前がありますか」，さらに「これは初めからずっとそのような名前でしたか。もしくは途中で変化しましたか」というような一連の質問が続く。

　ネーミングについての会話のなかで，心理学や精神医学の幅広い知識をもった訓練された臨床家は，診断的見解を（少なくとも一時的には）もっていなくてはいけない。もしクライエントが自分が闘っていることを「愚かな怒り」と表現したのであれば，診断システムに忠実なセラピストならば「中等度うつ病」と記すであろうが，セラピストはクライエントの用語を今後の会話への展開のポイントと受け止める。ナラティブ・セラピストというのは，特殊で排他的な言葉，すなわち精神保健従事者にとっての専門用語や難解用語を説明または使用することさえ自分と関係ないことと考えている人といえるかもしれない。

　外在化する会話の次のステップは，その*影響性*を扱うものである。それは，たとえば患者の見方によって，「愚かな怒り」が本人の人生に与えた，あるいは与えてきた，あるいは与えるのではないかと恐れられてきた影響性や，可能であれば，「愚かな怒り」がクライエントの人生における他の人々に与えた，あるいは与えてきた，あるいは与えるのではないかと恐れられてきた影響性も含む。

　たとえば，行動，恋愛，思考，社会的関係性，身体の状態，自己理解などにおける「愚かな怒り」に関する懸念についての影響性の描写はしばしば変化するし，さらに

ある一定の悲しみもしばしばそれらに付随して生じる。それゆえ,「愚かな怒り」はクライエントの人生におけるいくつかの新しいナラティブのなかの一つの誘因である。つまり「いつもは私は強いが,もはやそうではない」。ナラティブ・セラピーでは,人々が自分自身について形作るアイデンティティの確立にとってナラティブが重要性をもつといわれている。したがって,「愚かな怒り」についてのナラティブとそのクライエントに与える影響性は,「私は弱い」や「私はコントロール力を失った」と彼らに結論づけさせてしまう可能性もある。

　ナラティブ・セラピーにおいては「その問題はあなたの人生のほかにも影響性を及ぼしていますか」という質問を繰り返し行うことが重要であり,クライエントが自分の人生のなかで経験している望みもしない変化について多様に描写できるように,何回もである。

進展が早すぎると,たとえば「愚かな怒り」が「私は常に自分のそばに子どもたちを置いておきたい」とか「私は心配なので子どもたちにしがみつく」というような影響をもってしまい,クライエントがすでに行っている一要因の説明モデルをしばしば強固にしてしまう危険性もある。

　ネーミングと影響性の記述のあと,クライエントは影響性の評価を促される。「このような愚かな怒りがあなたやあなたの家族の人生に対してこのような影響性を与えていた,そして与え続けるようだ,という事実についてどのように感じますか」

通常,評価により「愚かな怒り」がクライエントとその家族の人生に与えてしまった影響性に対してのクライエントの絶望感が表現される。「たしかに,それについて私は幸せではない」または「これはよくない」「なぜだろう,このようなことが自分の子どもたちに影響すると思うと恐ろしい」。評価するための質問を通じて,クライエントの変化した,あるいはしばしばコントロール不能になった生活状況に対する不満や悲嘆をセラピストは聴く機会が多いだろう。

　そして通常,クライエントが自分自身について以前に言われたことのないような表現を聞くのは,ここなのだ。セラピストの質問で,「では教えてください。"愚かな怒り"によってあなたの夜が台無しになってしまうことの悲しみをどのように感じますか」と聞くことは,しばしば他の人の怒りとは異なってクライエントを位置づけるための質問であり,定義によって「怒り」状態を位置づけることは大変遺憾

で不幸であるとみなされる。

　外在化による会話において4つ目の最終ステップは**正当化**であり，クライエントはなぜそのように評価したのかを尋ねられる。このようなかたちで，クライエントの人生における**重要な価値**が会話に導き出される。「とても恐ろしい。なぜなら，私は素敵で愛にあふれた母親として，子どもたちに自分の人生を生きる機会を与えたいからです」。外在化する会話の目的は，クライエントの人生において1つまたはそれ以上の問題の影響性を探索することを通して，クライエントが人生のなかにもたらし，自分を守るのに大いに役立つ価値や視点，そしてたとえば「愚かな怒り」のように一時的に今悪化させられているもの，について会話できるようになることであるといえる。このように，外在化する会話は会話のなかで表現される問題としてだけでなく，クライエントの人生において不可欠で重要な価値についての会話にもなる。

　このステップが，ポジティブ心理学や解決志向的方略とは無関係であることはここに記しておこう。なぜならば，外在化する会話は問題と問題の影響性を表現することに時間をかけ，クライエントが言っていることを完璧にきちんと扱い，解決は求めていないからである。そして，一般的で実存的なレベルの価値について話すことは，具体的な問題の解決になることはめったにない。原理は会話を通して，クライエントの人生の複雑な側面が，その人の人生の重要な一部を破壊したということが願わくは明白になるような位置にクライエントを置くことである。「人々を治療に連れて来るに至った問題による"支配"をさらけ出そうとする解明プロセスにおいて，…（沈黙）というのは極めてよくあるものである。これは，人々が陥りやすい力関係であり，この力関係が人生およびアイデンティティのネガティブな結論を形作ってきてしまったのである」とWhite[2]は主張している（p.27）。たとえば「愚かな怒り」は本人が望んだものとは違った母親にするという影響をもっていたようである，という点で愚かなのだ。Whiteはこれを**不在だが潜在**と表現している。つまり理論的には，クライエントが望んでいたアイデンティティの最終形は，現状では無言で存在しているに違いないのである。

　外在化する会話は，彼らが望んでいる生活を一時的または永遠に立ち止まらせていることにクライエントが妥協できるようにする必要があるわけではないということに注意が必要である。しかしながら，ネーミング，影響性，評価，正当化と問題を言語的に切り離すという会話は，しばしばクライエントが現状の複雑性を理解できるように促し，時に変化が可能**かもしれない**という希望を与え，そしてさらに重要なことに，クライエントを安全地帯，それは人生に特に重要なものとしてクライエントが持ち込み，通常がんになる前からかなり長くもっていたであろう価値の中心に置く。このような価値は，どこかから突然降ってわいてくるわけではなくて，生きてきた人生

のナラティブやクライエントの人生経験に密接に関連している。このような人々と彼らについてのナラティブは会話に取り入れられうるが、これについては次のセクションで詳細に記述することにする。

1) リ・メンバリング

はじめに、少し回り道をする。サイコオンコロジーの分野において、死、喪失、離別は、受け入れがたいが、避けて通ることができない。特に、自分が死んだり、あるいは、面倒をみていたり、好きではないがそれでも人生の一部をともに過ごさざるを得なかったりした人が自分のもとから去ってしまう、という問題についての会話に、セラピストがしばしば引き込まれることは不可避である。ナラティブ・セラピーはほとんどの成人がもっている、多かれ少なかれ彼ら自身にとっては明らかで一般的な経験を、話題にしようとしている。

私たちが今のような人格をもつようになったのは、一緒にあるいは近くに住んでいる人、また大抵は何らかの意味をもたらしてくれる人、つまり私たちを見たり、私たちに触れたり、私たちに背を向けたりする人たちに影響されたからである。自分自身について私がもっている数々のナラティブは、私についていつ誰に何をすべきか言ってくれる人に影響されていることが多い。おとなは、自身とともにあるこれらのナラティブを多少なりとも明らかにしようとする。そして、もはや生きられないとなったときでさえ、人生における重要人物とのつながりを続けることができる。

他方、欲動に関する従来の精神分析学理論(およびフロイト以降の多くの悲嘆理論的な思考)はしばしば、いわゆる悲嘆のヘルシー・ハンドリングという視点を与えてきた。たとえば、夫を亡くした成人女性は、リビドーの段階的撤退とほかとの関係性への傾倒に取り組もうとしており、ナラティブ・セラピーはこの分裂を元に戻すのである。White は 1988 年に執筆したエッセイ『Saying Hullo Again』の中で「さよならを言うこと [＝ saying goodbye] による悲嘆プロセスという段階を規定している標準モデルから作られた…(沈黙)のグリーフ・ワークは、人々に自信をもたせて生活を強化していくというよりも、さらに状況を複雑にしていくと考えられる」(p.7) と主張している。

私は、死にゆくクライエントたちには、しばしばこのような質問を投げかける。「あなたの身体が亡くなったら、あなたについてどんなストーリーが生き残るのでしょうか」「あなたのことについて、誰に思い出してもらいたいですか」「あなたについてのどんなストーリーならば、病気になった身体が死んでいくこともあなたはいとわないでしょうか」など。

言及したように，リ・メンバリングは外在化する会話を続けているなかでも活用できる。

　よい母親，愛情のある母親であるかどうかに価値があり重要である，と発言したクライエントとの会話において，私は「あなたが今日そのように言うことを誰が予測しただろうか」または「あなたがこのように言ったことを聞いても驚かないのは誰でしょうか」または「あなたの人生において，これらのことを価値あるものとして抱えていくようにあなたを仕向けたのは誰でしょうか」と尋ねるかもしれない。

　クライエントは，「私の母親です」と答えるかもしれず，次の質問は「あなたがこのように言う，とあなたの母親が予測したことは，あなたにとってどのような意味があるのですか」となるであろう。

　最後の質問は，今のクライエントの人生における必要不可欠な価値と，今までクライエントを形作るのに携わり，将来ももしかしたらそうなるであろう人々との間の関係について，可能なつながりを探していくという点で重要なのである。

2）アウトサイダー・ウィットネスからの反応

　会話中に部屋にアウトサイダー・ウィットネスがいる，ということを繰り返すのは価値がある。通常，30〜35分間が過ぎたあとに，途中でクライエントは話を聴くように求められ，筆者は手早くメモをしているかもしれないアウトサイダー・ウィットネスに対して，筆者と会話をするように頼む。その後，筆者は，以下に続く質問を若干厳格にアウトサイダー・ウィットネスに提示する。
①「クライエントは何と言っているとあなたは聞きましたか。何があなたをクライエントの話の中に引き込みましたか」
②「このようにクライエントが言うとき，クライエントの人生にどのような価値があるとあなたは信じていますか」「そのようなことを話すとき，人生においてその人が尊重することは何だと思いますか」「そのようなことを話す人にとって，何が重要だと思いますか」
③「クライエントがそのようなことを話すとき，どのようなスキルを彼はもっているのでしょうか」「何がクライエントにそうすることができるようにさせているのでしょうか」
④「あなた自身の人生において，これはあなたに何を思い出させますか」「クライエントのナラティブが思い起こさせるのは，あなたの人生においてどのナラティブですか」「何があなたの中で共鳴していますか」

⑤「それでは，今日帰るとき，あなたは何を持って帰りますか」「あなたは何に励まされましたか。もしくは，クライエントのナラティブを聴くことによって，あなたはさらに何に気づきましたか」

　ナラティブ・セラピーにおいて極めて重要と考えられていることについては，様々な質問が枠組みとして与えられる。つまり，クライエントは単に話している（会話による治療）だけでなく，数多くの反応も受け取ることができる。このようなアウトサイダー・ウィットネスからの返答では，見下したり，指示したり，へりくだったり，褒めたりしてはいけない。それゆえクライエントの言葉やナラティブがもっている共鳴性について話すとき，アウトサイダー・ウィットネスは，敬意をもってしかも共感した話し方をすることによって支持を受ける。アウトサイダー・ウィットネスは，クライエントの人生上の苦難について聴くことによって，心が動かされ，豊かにさせられたと想定される。そして，アウトサイダー・ウィットネスがクライエント，他のアウトサイダー・ウィットネス，セラピストと自分自身の人生経験について共有したいと願い，共有することができると感じられることを想定しているのである。筆者の経験を基にして言えば，会話の中でこのパートはアウトサイダー・ウィットネスに相当の努力を要求する。その理由の一つには，ほとんどのアウトサイダー・ウィットネスが会話の中のこの時点において情動的に動かされるからであり，もう一つには，多くのアウトサイダー・ウィットネスがクライエントのナラティブにおける穏当ないしはひどく不快で，要領を得ない側面について，クライエントに助言を提供したり，説教さえしたくなったりするからである。当然のことながら，アウトサイダー・ウィットネスは自分が情動的に動かされたこと（喜び，悲しみ，失望，悔やみなど）を見せることは許されているが，彼らは助言を提供することができないのだ！　クライエントによって招き入れられたアウトサイダー・ウィットネス（家族，友人，知人）は通常，筆者の質問に答えたり，筆者のクライエントのナラティブについて証言したりすることに何の問題もないが，筆者が招き入れたアウトサイダー・ウィットネスにとって，こうしたことは大きな困難を引き起こすことが多い。

　多くの看護師，心理士，心理学系の学生にとって，その人自身の人生における様々な問題の経験について語ることは，多少なりとも歴史的に語り継がれてきたタブーを侵害することと考えられている。特に，前述した4番目の質問は答えるのが難しいと考えられる。この質問は，専門的な会話の中で話されることについての伝統的で深く根づいてきた限界というものを，いろいろな意味で超えている。しかしながら，その質問はウィットネスにとって非常に詳細に彼らの喜びや悲しみを述べることを示唆しているわけではないことを記しておこう。アウトサイダー・ウィットネスからの反応の背後にある論理は，誰かが自分の話を注意深く聴いてくれて，クライエントの人生における重要な価値について考え，そして生かされてはいるがそれ以上ではないア

ウトサイダー・ウィットネスの人生のナラティブにおいてこれをどのように共鳴させるのかについて考えてくれるという経験をクライエントに与えることである。セラピストにとって，課題は具体的な例を会話の焦点として取り入れていくのではなく，これらの例を通じて得た経験について様々な思考を生み出すことにアウトサイダー・ウィットネスを招き入れていくことにある。

アウトサイダー・ウィットネスと筆者の間の会話が終わるとき，筆者はクライエントにウィットネスが言ったことに対するコメントを求める。ときどき，クライエントが黙り込んでしまうこともあるが，大抵はクライエントが自分の提供したナラティブに対して他の人が非常に熱心に聴いてくれたという事実に大いに心動かされたと語ってくれる。そして，クライエントが言ったことのうち自分自身の人生のなかで共鳴したことについてアウトサイダー・ウィットネスがもっていた考えを聴けたことは，非常に意義深く有用であったと通常クライエントは言う。

原則的には，会話はこのようにしばらく続けられ，アウトサイダー・ウィットネスには2回目の，声に出して明言する機会が与えられる。しかしながら，筆者の経験ではこの時点で多くのクライエントとアウトサイダー・ウィットネスは疲れ果ててしまい，大抵は自然と会話の終わりを迎えるのである。

3. 事例

ピーターは44歳で，高校教師として働いている。彼には最初の結婚で授かった1人の子どもと，同い年の女性リサとの現在の関係で授かった2人の子どもがいる。ここしばらく，彼は概して気分が優れず，漠然とした腹痛と過眠を抱え，疲労感のためにランニングも続けられなくなっていた。彼は繰り返し血便が見られるようになったため，一般開業医（GP）にかかった。原因の発見は，GPの度重なる管理上の過失によって時間がかかり，その経過中に彼の長子は深刻な事故にあって，長期入院となっていた。ピーターは直腸がんと診断され，手術を施行されたのち，化学療法が施されていた。オンコロジストとの会話にはピーターとリサがともに参加し，ピーターは自身の治療についてたくさんの質問をし，怒りっぽくなったり，人を罵倒したりしていたことが何回かの記録に残されており，リサはやたらに泣き，代替療法についてたくさん話していたと記録に残されていた。

治療中のある時期に，ピーターは漠然とした症状が出現し，ひどい発熱にて経過観察のため，がん病棟に入院した。抗生物質治療をして数日後，看護師が彼についてと彼の家族の健康状態について尋ねた。ピーターの返答は，自分の人生のことには関心がなく，家族は彼の死でよい方向に向かうだろうというものだった。回診のとき，ピーターは繰り返しこのように言い続け，医師が自分を筆者のところへ紹介すること

を受諾した。次の日，ピーターとリサに加えて心理学の学生のトーマスが筆者の診察室に訪れるというように準備がなされた。筆者は彼らを迎え入れ，明確に枠組みを設定することから始めた。①話をする時間は75分間，②トーマスはいくつかの特別なタスクにおけるアウトサイダー・ウィットネスとして紹介された。そしてリサも同じような立場で招き入れられ，彼女も「私たちになるべく役立つように」と快諾した，③希望した人が見られるように，筆者が会話中ノートをとると伝えた。

そして筆者はピーターへの面接を開始し，まず第一に筆者が興味をもっていた，一般の話し合いや，特に筆者のようないわゆる専門家との話し合いの経験について聴くところから始め，適宜会話を変えていった。筆者は彼の記録から自分の知っているところを伝えた。彼のことについて暴言を吐くと感じていた人もおり，また彼は自分の人生に関心がないと言ったとして引き合いに出されていた。

この段階で筆者は，ピーターがこの経過観察を正しいと捉えているか否かには本質的に関心がなかった。そして筆者は彼に「ピーター，これらすべては他の人が信じていたり，書いたりしたものです。その世界をあなたがどのように見ているか少し教えてもらえますか。そのとき，あなたは何に苦しんでいたのですか」と尋ねた。ピーターはためらいながら，発熱の状態と入院期間がどのように自分を苦しめたのかを話し始め，多くの質問を通して外在化された会話が進むにつれて，ピーターといわゆる様々な問題との間に確かに（言語的な）距離が生まれていった。彼は医師と看護師を非常識で，無能で，過度に敏感であると表現した。彼は特に自分の治療の際に多くの看護師がほとんど母親のように非常に親切にしてきたことに，苛立ちを覚えているようであった。「私は子どもじゃない，そうでしょう？　自分たちがやっていることをどう思っているのでしょう？　彼らの利益のために私は不快感を得たくはない。」筆者はピーターに尋ねた。「どうして得たくないの？」すると彼は声を荒げて答えた。「どう感じるかは自分で決めることだから！」ここでは，何を感じたいのかをピーターに尋ねるのが当然であったのかもしれないが，筆者は彼自身についてのナラティブに関連した彼のアイデンティティの最終形のほうに関心があった。

そこでは筆者は「ピーター，あなたが『どう感じるかは自分で決めることだから！』と言えるとき，あなたにとって大切であることというのは，どういうことなのでしょうか」と質問した。ピーターはためらいながら静かに，「そうですね，私は自分自身と自分の身体によって決断を下すことが大切だと思っているのです。私はたぶん自力本願タイプという感じなのでしょうね」と言った。そしてさらに，「あなたにとって『自力本願タイプという感じ』というのはどういう意味をもつのですか」と尋ね，彼は，「なぜですか。このうえなく大切なものです」と答えた。そして「わかりました。それはなぜですか」と聞くと，すでに目に見えるほど病気に侵されていた彼は「なぜなら，もし私が自力本願タイプであることができたら，私は自分自身を面倒みること

もできるでしょう。それから，自分の子どもたちの面倒をみることができ，そしてあなたは一人の男として，それができる必要があるのです」。

　大体において，ピーターと筆者との間の会話は，このようにさらに長く続けていくことができた。ピーターの意思や価値，倫理さえも調べ上げることに焦点が当てられ，そこで筆者は彼を「安全な大地」の上に導くような足場となる会話を実行していきたかった。

　そして筆者はピーターに，彼をこのような男にさせたのは誰なのかと尋ねると，彼は即答した。「父親です。彼はとても善良でまっとうな人間で，いつもよく家族の面倒をみてくれました」。筆者がピーターに「お父さんについてもっと聴きたいです。私にお父さんの話を紹介してください」と伝えると，ピーターはすぐに父親についてかなり詳細に語り始めた。

　これがリ・メンバリングの一事例であり，リ・メンバリングを実践することは，クライエントの人生における中心人物（すでに亡くなっている可能性もある人物）について，できるだけ豊かに語ってよい，と保証するだけではなく，興味深いのは，この事例でいえば，彼の父親が本当はどうであるのか（本質論的な描写）ということではないということが重要である。今，ここで，具体的な状況で，ピーターが父親についての描写（よい思い出も悪い思い出も同様に）をどのように構築するか，そしてそれからどのようにインスピレーションやサポートを導き出すか，ということが重要なのだ。彼の描写を通して彼は自分の父親を思い出し（リ・メンバリング），それによって自分を自力本願の男たちが属するクラブに位置づける（リ・メンバリング）という感じである。ピーターとの会話の中で，セラピストとして筆者は初め，欠けているものや未完成なもの（欠点），または困難なこと（葛藤）だけでなく，病気であるか入院しているかどうかに関わらず，ピーターが望んでいることやできることに関心を示すことにしている（意図的に物わかりのよい状態）。サイコオンコロジーの現場では，喪失や死は当然ながら一般的な人の人生よりも身近に存在するので，意思や能力，またはスキルに焦点を当てるというのが特有のポイントである。このようにするのは2つの理由がある。

1) 具体的な問題は具体的方法で解決されるに違いないという点に関しては，医療従事者はクライエントを一人の人というより一つの事例として扱ってしまう可能性があり，クライエントが実際にできることや望んでいることに耳を傾けることをやめてしまうのである。筆者らの会話の中で，ピーターは自力で3人の子どもの面倒をみることができる男でありたいと主張した。しかしながら，前述したとおりナラティブ・セラピーは具体的な問題を興味の対象としており，それゆえピーターに「そのようなかたちで男であることに成功したときについて話してください」と勧めるのである。

2)「それで，私は自分の子どもたちの面倒をみることができて，あなたは一人の男としてそれができる必要があるのです」（上記参照）というかたちで表された意図は，理論的にはピーターがそのとき望んでおり，将来的にも望んでいるだろうことを表現していたに違いない。がんやその他のことで，ピーターは自分のやり方で子どもたちの面倒をみることができないかもしれないが，そうした強力な力にも関わらず，ピーターが望もうとすること自体ができないわけではない。緩和ケアの文脈において，これは意義深い会話を生むことができ，そしてリサにとってもピーターが子どもとの関係についてどうしたいと思っているかを知ることに価値がある。

ここで筆者は，とりあえずは聞いているだけのアウトサイダー・ウィットネスをわれわれの会話に連れて来たいとピーターに申し出た。彼はこれを承諾し，初めに筆者はリサに答えを聞き，次にトーマス，と1人ずつ聞いた。リサは彼女が注目してきたこと，それはピーターが重要視している価値が何であるのかを彼女に語っていること，彼がもっているスキル，彼女の人生における彼のナラティブの共鳴の度合いについて話した。彼女は中断されることなく耳を傾け続ける機会があり，そして彼女は思考の糧を与えられた。トーマスも3つ目の質問まで答えて止まった。筆者が彼に4つ目の質問をすると，彼は何と答えてよいかわからないと回答した。「ご存知のとおり，私は病気になったことがない，そして子どももいない。」

この時点でナラティブ・セラピーでは，選択する方向性が2つある。1つはトーマスとの会話を終えて，ピーターとの会話に戻る。もしくは，トーマスが病気でもなく，子どももいないことを十分に承知したうえで，セラピストとしてピーターのナラティブによって共鳴を受けたことについてトーマスが話すことの手助けをする。このような違いはあっても，トーマスの人生のなかにも何かしら心を動かされる，共鳴できるところがあるに違いないと想定されるからである。そしてトーマスは数年前の自分の父親の病気を連想し，父親の面倒をみたかったが，境遇でそうすることが難しかったと話す。トーマスと筆者はそれから，望んではいたが必ずできるわけではない経験について，そしてこの関係に関してトーマスが感じた悲嘆について話した。

最終的に，トーマスは望んでいることとできることについてのこれらの考えを思い起こさせてくれたことに関してピーターに礼を述べ，「僕の父は確かに，一人の男として自分らしい生き方をしていました。今は僕が自分らしく生きるためにどうすることができるか，ピーターが考える気持ちを引き起こしてくれました」と言った。そして筆者はピーターに戻って，「もし希望があれば，リサとトーマスが言ったことで，それについてあなたの心をつかんだことについてコメントしてもよいですよ」と言った。ピーターはしばらく黙って，リサとトーマスの話，つまり彼らが何を聴き，何に共鳴を感じたのか，ということを聴くことは大変意義深かったと話した。アウトサイ

ダー・ウィットネスからの会話と反応により，彼が何かに抵抗しているというよりはむしろ何かと闘っていることを明らかにしたことが特に意義深いものであると彼は感じた。「わかりました。何かに抵抗しているというよりむしろ何かと闘っているとは，あなたにとってどのような意味があるのですか」と筆者は尋ねた。彼は「なぜですか」と遮って，「大きな違いがあります。私はただのやっかいで態度の悪い患者ではないのです。人生のなかで何か危険に瀕している人間であり，看護師にそれを伝える必要があるのです。そうすれば，彼らは私が彼らに怒っているとは思わないでしょう」。

会話が終わる前に，筆者はピーターに筆者が会話中に残していた逐語録をほしいかどうか尋ねた。ピーターはそれを受け取って，リサと帰って行った。1週間後に，彼らはひょっこり姿を現した。その最大の理由は，「私たちは，あなたに私たちが約束を破ると思ってほしくなかった」とのことだった。筆者は彼らが来てくれたことに礼を言い，彼らが先週の会話からさらに続きをたどりたかったのかもしれないという予想は立てずに，彼らの生活について尋ねた。

4. 効果のエビデンス

まだ今のところ，ナラティブ・セラピーの効果の研究は数が限られている[12]。これにはいくつかの理由がある。1つには，ナラティブ・セラピーが比較的まだ新しい治療法であり，ナラティブ・セラピーの整備された理論として，理論的にも方法論的にも構成を形作ったWhiteが2007年に亡くなる以前の歴史が極めて短い[2]。しかしもしかすると，さらに重要なのは，このようなナラティブ・セラピーが，世界的に妥当な効果測定であり，一要因に重きを置く構成主義的な理解の枠組みを批判するものとしてある点である。ポスト構成主義の概念論および方法論のシステムとして，ナラティブ・セラピーは初めてのものであり，特定の具体的な意味への関心を前面に押し出している。とはいえ将来的には，筆者らも効果を測定したいと思うようになるだろう。

5. サービスの開発

ディスカッションの時間はなくても，アウトサイダー・ウィットネスからの反応が含まれているナラティブ・セラピーは時間がかかる。前述したとおり，この治療法はセラピストへの要求度が高く，常連のアウトサイダー・ウィットネス（看護師，学生，など）にも多少のトレーニングが推奨される。会話には加わらないが，その場にいるアウトサイダー・ウィットネスの影響性もいくらか考慮する必要がある。クライエントにとって何の意味もなさず，手助けにもならないときに，セラピストが強い立場に

ならないようにするために，セラピストとして患者自身の言葉に注意を払うことは，ナラティブ・セラピーのどのような局面においても重要なのである．これはナラティブ・セラピーの多くの実践家の経験を基にしており，聞いているほど簡単ではない．

6. まとめ

　主にがんおよび治療に関連したサイコオンコロジーにおいて，ナラティブ・セラピーでは，クライエントとセラピストと多くのアウトサイダー・ウィットネスが，クライエントの人生における意向や価値にそって問題や葛藤に働きかける．セラピストはクライエントのナラティブおよびアイデンティティの最終形に焦点を当て，内的状態の解釈をせずに熱心にクライエント自らの言葉に注意を払おうとする．ここでは外在化する会話，リ・メンバリング，アウトサイダー・ウィットネスからの反応，の3つの方法論について説明し，事例を通してクライエントおよびアウトサイダー・ウィットネスの反応に耳を傾けることの利益と困難について記述した．

引用文献

1. Polkinghorne, D. (2004) Narrative therapy and postmodernism, in *The Handbook of Narrative and Psychotherapy. Practice, Theory, and Research* (eds L.E. Angus and J. McLeod), Sage Publications, Thousand Oaks, pp. 53–68.
2. White, M. (2007) *Maps of Narrative Practice*, W W Norton & Company, New York.
3. White, M. (1989) Saying Hullo Again: the incorporation of the lost relationship in the resolution of grief, in *Selected Papers* (ed. M. White), Dulwich Centre Publishing, Adelaide, pp. 5–18.
4. Epston, D. (2008) *Down Under and up Over: Travels with Narrative Therapy*, Karnac, London.
5. Monk, G., Winslade, J. and Crocket, K. *et al.* (eds) (1997) *Narrative Therapy in Practice. The Archaeology of Hope*, Jossey-Bass, San Francisco.
6. Winslade, J. and Monk, G. (2000) *Narrative Mediation. A New Approach to Conflict Resolution*, Jossey-Bass, San Francisco.
7. Hedtke, L. and Winslade, J. (2004) *Re-membering Lives. Conversations with the Dying and the Bereaved*, Baywood, New York.
8. Freedman, J. and Combs, G. (1996) *Narrative Therapy: The Social Construction of Preferred Realities*, Norton, New York.
9. Bird, J. (2000) *The Heart's Narrative. Therapy and Navigating Life's Contradictions*, Edge Press, Auckland.
10. Bird, J. (2004) *Talk That Sings. Therapy in a New Linguistic Key*, Edge Press, Auckland.
11. Bird, J. (2006) *Constructing the Narrative in Super-Vision*, Edge Press, Auckland.
12. Etchison, M. and Kleist, D.M. (2000) Review of narrative therapy. *Family Journal*, **8**, 61–67.
13. Fredman, G. (1997) *Death Talk. Conversations with Children and Families*, Karnac Books Ltd, London.

Chapter 8 ディグニティセラピー

Harvey Max Chochinov and Nancy A. Mckeen
小森康永 訳

1. はじめに

　ディグニティセラピー (dignity therapy) は，生命予後が限られた人々の実存的および心理的苦悩に対処するよう計画された，患者を肯定する心理療法的介入である[訳注1]。終末期患者に大切な，ないし思い出に残る出来事を振り返るよう励ますことによって，人々の QOL を改善することを目的とする点が，ユニークである。ディグニティセラピストは，患者の人生における達成とともに彼らの大切な考えや感情，価値観に沿って，人生の出来事を思い出すよう本人たちを援助する。患者は，大切な人たちへの希望や夢を共有し，大切な人々へのアドバイスないしガイダンスを伝えるように，そして自分たちがどのように思い出してもらいたいかということを伝えるよう誘導される。

　ディグニティセラピーには，いくつもの利益がある。死にゆく患者本人にとっては，スピリチュアル(霊的)および心理的健康を促進し，苦悩を軽減し，意味や目的を生み出すことができる。時に，人々に死の準備をさせたり，残された時間の安寧を提供しもする。遺族にとっては，ディグニティセラピーは，この世から去っていこうとしている大切な人の気持ちや考えを表現する文書を提示し，悲嘆反応を和らげるうえで役立つ。

　本章で筆者らは，ディグニティセラピーの基本的特徴と技術を紹介し，その展開と重要なテーマや過程，そしてその有効性を支持するデータを展望する。本章に提示された基本的概念を理解し，それらを実践に盛り込むためには，さらなるトレーニング

訳注1：このようなアプローチはかなり少ないものの，たとえば Hedtke と Winslade の『人生のリ・メンバリング』（金剛出版，2005）がある。[Hedtke L and Winslade J : Re-membering Lives. Conversations with the Dying and the Bereaved. Baywood Publishing Co., Inc. Amityville, New York, 2004]

や慎重な実践が必要とされるだろう。しかし読者は，生命を脅かし生存期間を限定する病いを抱えた人々のケアという文脈において，ディグニティ（尊厳）の基礎概念，尊厳を守るケア，そしてディグニティセラピーを学ぶことができるだろう。

2. 尊厳研究の背景

尊厳というものは，緩和ケアに関する議論や終末期の意思決定においてかなり目立つものではあるが，人生を終結させる援助を求める人々の問題は，なかでも最も注目を浴びるものである。尊厳のなかで死ぬという概念は，医師の援助による自殺（physician-assisted-suicide）と安楽死[1~3]を正当化する鍵となるものとして，しばしば援用されるものであるし，尊厳の喪失は，医師が患者が死を急ぐ理由としてしばしば挙げるものである[4,5]。死を急ぐことについて推定される理由として尊厳を同定することで，その重要性は強調される。死の近い患者がケアや共感に値することに異論をはさむ者はまずいないだろう。それゆえ，尊厳は，援助による死としばしば不運にも関連づけられるものの，一方で尊厳という構成概念は，終末期にある患者の QOL をいかに改善させるかという点において貴重なガイダンスを提供することもできるのである[6,7]。

尊厳に関する配慮が死にゆく人のためのケアをどのように形作るのか，それについての一つの実証的理解が，緩和ケア研究の目標をはっきり定められたプログラムの中で誕生した[8]。その最初の研究における難題の一つが，どのように尊厳を定義するかということであった。

1）尊厳を定義する

ごく最近まで，尊厳という概念は，具体的な定義を欠いていた。その意味は，医師やケア提供者，近しい親族ないし患者自身の様々な認識次第で，様々に構成されてきたのである[9~11]。尊厳は，価値のある，または栄誉に値する，または尊重される特質ないし状態，と定義されている[12]。この定義によって，死の準備をしている患者には固有の敬意という概念が伝えられる[13~15]。患者にとって，尊厳感覚とは，病いがもたらす身体的衰退や心理的苦悩にも関わらず，自分たちが敬意を払われているという感覚や敬意に値するという感覚を意味している。

しかしながら，尊厳という概念は，自己敬意や自己価値という概念に限定されるものではない。死が差し迫るなかでの身体的やすらぎ，自律性，意味，スピリチュアル（霊的）なやすらぎ，対人的結びつき，そして所属感覚を維持できるという概念も含んでいる[16~18]。それとは対照的に，尊厳が破綻した感覚は，病状悪化の自覚，恥，困惑と関連し，うつ病，絶望，死への願望につながっている[19]。

より広い視野に立てば，尊厳とは，すべての人類が固有の価値をもっているという概念である．尊厳の感覚は，内的な感覚に左右されたり，自己感覚に内包されたりしているものである一方で，社会的相互作用に関する人々の評価を介して構成されもする[20,21]．その点で，尊厳は，相互作用過程として理解されるであろう．なぜなら，尊厳は，人々の間に存在する個人的関係によって滋養され支持されもするし，尊厳が生涯を通じて頑強であり続けるためには，他者からのフィードバックが必要であるからだ[22]．尊厳のこのような側面は，患者自身に由来するのみならず，医師，家族とケア提供者も含む周囲の人々に由来するものでもある．この意味で，緩和ケアにおける尊厳は，他者とやりとりされる態度と行動によって機能するものなのである．

尊厳に関する実証的研究は，尊厳および尊厳に関連した苦痛についてより深く理解することによって，終末期患者のニードを満たすことにどう役立つか，に関する重要なデータを提供した．それによって，実証研究に基づく**尊厳モデル**がもたらされた．それは，主に終末期がんに焦点を当てたもので，尊厳に関連する苦痛の次元を概観している[15]．このモデルは，全人的で，質のよい，尊厳を守る終末期ケアのガイダンスを提供する[15,19,23～35]と同時に，ディグニティセラピー発展のための理論的根拠を提供した．

2）尊厳モデル

患者の尊厳の意味を明確化し，死にゆく患者の尊厳感覚を侵害する苦痛の源を記述するよう計画された質的研究によって，尊厳概念の実証的研究が始まった[15]．半構造化面接の一部として，患者は，自分たちが尊厳という言葉をどのように理解し定義しているか，そしてどんな経験ないし問題が自分自身の尊厳感覚を支持，または侵害するかを問われた．50名の余命2，3か月の終末期がん患者（年齢は37～90歳まで）が面接を受け，それが録音された．

各患者の尊厳感覚は，以下の質問によって探求された．①あなた自身の病いの経験において，尊厳という言葉をどのように定義しますか，②あなたの尊厳感覚を支持するものは何ですか，③あなたの尊厳感覚を侵害するものは何ですか，④あなたの尊厳感覚が傷つけられた具体的な経験を思い出すことができますか，⑤あなたの尊厳感覚が支持された具体的な経験を思い出すことができますか，⑥自分がもう尊厳感覚をもっていないのだと感じさせるに足る出来事とはどんなものでしょうか，⑦尊厳のない人生など生きるに値しないと考える人もいます．それについてどう感じますか，⑧尊厳とは，あなたが自分の中にもつことのできるものだと思いますか，そして／あるいは，他者から与えられたり奪われたりするものだと思いますか[15]．このようにして，尊厳の概念が定義され，洗練され，死にゆく患者自身の視点から得られた実証的モデルができた（図8-1）．

尊厳に関するカテゴリー，テーマ，サブテーマ		
病と関連する心配	尊厳を守る技術	社会的尊厳一覧
自立レベル 　認知活動 　機能的活動 症状による苦痛 　身体的苦痛 　心理的苦痛 　・医学的不確かさ 　・死の不安	尊厳を守る視点 ・自己の存続 ・役割の保持 ・生成継承性（generativity）/遺産 ・誇りの維持 ・希望の維持 ・自律性/コントロール ・受容 ・レジリアンス/ファイティング・スピリット 尊厳を守る実践 ・今を生きる ・日常性の維持 ・スピリチュアルなやすらぎを求める	プライバシーの境界 社会支援 ケアの基調 他者の重荷になること 死後への不安

図 8-1　実証的尊厳モデル〔Elsevier より許諾を得て，Social Science & Medicine. Chochinov HM, Hack T, McClement S, Kristjanson L, Harlos M（2002）. Dignity in the terminally ill：a developing empirical model, 54：433-443 より再掲〕

　その質的分析によって，以下に示す3つの大きなカテゴリーが得られた：①病いと関連する心配，②尊厳を守る技術，そして③社会的尊厳一覧，である。これらのカテゴリーは，死を間近に控えた患者の経過において尊厳ないし尊厳の欠如が問題となる経験，出来事，ないし感情に言及している。各カテゴリーには，いくつかのテーマとサブテーマがあり，死にゆく人の尊厳理解モデルの基礎を提供している[9, 15]。尊厳モデルには階層構造はないので，1つないしそれ以上の構成要素が個人に合わせて援用可能である。

3）病いと関連する心配

　これらは，病い自体に由来するものであり，患者の尊厳感覚を脅威にさらしかねない。2つの幅広いテーマがこのカテゴリーに含まれるが，その一つは「自立レベル」で，もう一つは「症状による苦痛」である。**自立**は，認知活動を維持する患者の能力

と，日常の生活課題を遂行する機能的能力によって決定される。多くの患者が，終末期における自立の喪失を恐れている[26]。しかしながら，自立は，ケア提供者が知識豊富で思慮深い場合や，患者が相互敬意や相互信頼に基づく関係をもつときには，容易に達成される[27]。もう一つの**症状による苦痛**は，身体的苦痛と心理的苦痛の両者を含み，患者に対して深刻な難題を提示する。症状による苦痛は，尊厳モデルにおいて2つの実存的サブテーマに二分される。①医学的不確かさ（つまり，健康状態の不確かさに関連する苦痛）と②死の不安（つまり，死と死の予期に関連した恐怖），である。このような心配は，疾患の進行や管理法のみならず，ケア提供者や他者が患者を個人としてどのように認識し対応するかということによっても，影響される[28]。

4) 尊厳を守る技術

　これは，尊厳感覚に影響を及ぼす患者の心理的およびスピリチュアルな風景の両方の側面を取り込んでいる[9]。このカテゴリーは，尊厳を守る視点と尊厳を守る実践という2つの大きなテーマに分かれている。これらは，患者自身の病いに対する態度と行動的対応に焦点を当てている。**尊厳を守る視点**という概念は，個人の尊厳感覚を強化する内的資質，あるいは態度ないし世界観であり，以下の8つのサブテーマからなる。①自己の存続（病いにも関わらず，人の本質は無傷のまま継続するという感覚），②誇りの維持（自尊心や自己配慮を肯定的に継続する能力），③役割の保持（以前の自己イメージとの一貫性を継続する方法のように，通常の役割機能を継続する能力），④希望の維持（人生が不朽であるとか意味ないし目的をもてるものと考えられる能力），⑤生成継承性（generativity）/ 遺産（自分自身の続く何かが死を超越することを知るなかで得られる慰めとやすらぎ），⑥自律性 / コントロール（人生状況におけるコントロール感），⑦受容（変わりゆく人生状況に自己を合わせていく内的過程），⑧レジリアンス[訳注2] / ファイティング・スピリット（病いに関連する心配を克服し，QOLを最大化する不屈の精神）。**尊厳を守る実践**とは，患者のコーピング・レパートリーの一部であり，尊厳感覚を維持するために患者が用いている個人的なアプローチないし技術を指す。この実践には3つの構成要素が同定されている。①「今を生きる」（未来を思い悩まないよう，その場の問題ないし課題に焦点を当てること），②「日常性の維持」（日々の難題を人が成し遂げられるよう援助する，継続的および繰り返される行動），そして③「スピリチュアルなやすらぎを求める」（宗教的ないしスピリチュ

訳注2：resilience：苦境ゆえに導かれた回復力。ウォーリンとウォーリンの『サバイバーと心の回復力』（金剛出版，2003）およびウンガー『リジリアンスを育てよう』（仮題，金剛出版，近刊）に詳しい。[Wolin SJ and Wolin S : The Resilient Self : How survivors of troubled families rise above adversity, Villard Books, New York, 1994/Ungar M : Strengths-Based Counseling with at risk youth. Corwin Press, Thousand Oaks, Ca., 2006]

アルな信念体系において慰めを見つけること，ないしそこへ向かうこと）[9,10,29]。

① 生成継承性

　生成継承性のテーマは，Eriksonの心理社会的発達ライフステージ[30]に由来しており，ディグニティセラピーの文脈における具体的な話を裏打ちする。Eriksonは，成人の心理社会的課題を介して首尾よく交渉を行うためにすべての個人が達成しなければならない発達課題を記述した。生成継承性が具現化している概念は，人々は年齢を経るにしたがって，社会に貢献ないし還元できる自らの能力や未来の世代を導く援助能力から，達成感や誇りを得るようになるというものである。安堵や満足の一部は，人が遺産，すなわち，自分が誰であり何に価値を置いているかということの永きにわたる説明を作ることができたという感覚をもって，人生を振り返ることのできる能力に由来する。終末期の患者にとって，生成継承性を大切にする治療的介入は，その人がどんな人間であり何を感じているのかという本質を捉える何かの創造を促進する必要があり，それには他者に手渡すことのできる何かが含まれる。ディグニティセラピーは，セラピストが注意深く編集した逐語録を創造することによって，生成継承性を支持する。なぜなら，そこには，あとに残していく人々によって知っておいてほしいと患者が願うものごとが大切に内包されているからである。

5）社会的尊厳一覧

　モデルのこの部分は，患者の尊厳感覚を促進ないし減ずる他者との社会的相互作用の質を指している。下記の5つの主たるテーマが同定されている。①「プライバシーの境界」（ケアないしサポートを受ける間に，どの程度私的環境が侵害されるか），②「社会支援」（友人，家族，ないし医療従事者からなるケア・コミュニティの存在），③「ケアの基調（態度）」（患者と関わるときに他者が示す態度），④「他者の重荷になること」（身の回りの世話，ないし管理の様々な側面に対して他者を頼りにしなければならないことによって引き起こされる苦痛），⑤「死後への心配」（自分の死が他者に課す重荷を予見する心配）[9]。

① ケアの基調

　患者の尊厳感覚に深い影響を及ぼす社会的尊厳一覧の一側面は，ケアの基調である。この概念は，尊厳が，医療従事者のポジティブな態度，傾聴，共感，思いやりに左右されることと，医療従事者が患者に対して全人的にどの程度敬意を払い，価値を置き，そして感謝することができるかに左右されるということである[19]。ディグニティセラピーを実践する臨床家は，たとえば，治療的効果を得るために必要な共同作業的努力において真摯かつ熱心なパートナーでなければならない。すべての患者は，

その人独自の語るべきストーリーをもっている。見せかけの関心は，容易に見透かされるものであり，没頭する聴き手以上に語り手を元気づけるものはない[23]。しかしながら，患者が考えたり感じていることを明らかにしようと治療者が試みる間，患者は，治療者から発せられるわずかなサインを読み取ろうとするものだ。「私は興味深い患者なのだろうか。私の言い分に関心はあるのか。私はうまくやっているかしら？私の話は，あなたの聴いた他の話と比べてどうなのか」 もしも患者が，自分は治療者を失敗させているとかがっかりさせていると感じたら，私的な事柄を公開する経験は意味を失い始め，幻滅と治療的撤退に導かれてしまう[24]。

　筆者らのモデルは，実行可能で達成可能な結果として尊厳をターゲットにする，この治療的アプローチをいかにして追求するか，それに答えるためのすばらしい実証的根拠とガイダンスを提供する。また，目標を設定することと終末期ケアの根本をなす治療的配慮に向けて，医師や患者や家族を導くことができる広範囲の枠組みも提供することができる。このモデルは，ディグニティセラピーのようなケアの選択肢を促進する援助にもなるし，患者の終末期経験に関する身体的，心理的，社会的，スピリチュアル，そして実存的側面という広範囲な領域を網羅できるのである[9,10,15]。

3. ディグニティセラピーの実施：プロセスと技術

　ディグニティセラピーは，価値観を要約し，患者の人生の意味を強調する目的をもつ，遺産文書の創造を様式化する[9,23]。肯定的テーマに焦点を当てることによって，個人の中核的自己感覚との結びつきが生まれる。また，次世代によって読まれ共有される遺産文書の創造は，生成継承性という概念を強化する。

1) 対象とする患者集団

　ディグニティセラピーは緩和ケアを受けているがん患者が他のいかなる集団よりも多く参加してきたものの，今や，（筋ジストロフィーや筋萎縮性側索硬化症のような）神経変性疾患の患者や，腎障害の末期患者，および老衰者にも試験的に実施されている。

- どんな人にディグニティセラピーを提案するべきか。参加の適応基準は以下のとおりである。①生命を脅かすか生命予後を限定する状況に直面している人，②参加に関心があり，動機づけられている人，そして③治療者および逐語録作成者と同じ言語を話せる人，である。
- どんな人はディグニティセラピーを受けるべきではないのか。適応除外基準は以下のとおりである。①病状がかなり進行しており，2週間以上の生命維持が期待されない人。なぜなら，通常，プロトコール完遂にはそれくらいかかるからである（万

が一，病状の悪化により振り返りにまでこぎつけることができない場合は原稿をどのように処理したいかを患者に訊ねておくことは，考慮に値する），②せん妄，意識混濁，認知障害のように認知能力に欠損がある場合。なぜなら，誤った自己表現によって文書が思わしくないものになる可能性があるからである。

2) ディグニティセラピー質問枠組み

以下の質問群は，ディグニティセラピーの基本的枠組みを形成し，これらのデリケートでしばしばつらい思いをも引き起こしかねない質問を切り出すための適切なスタートを患者に提供する[9, 23, 29]。

1. あなたの人生について少し話してほしいのですが，まずは，特に記憶に残っていること，あるいは最も大切だと考えていることは，どんなことでしょうか。
2. あなたが一番生き生きしていたのは，いつ頃ですか。
3. あなた自身について，大切な人に知っておいてほしいこととか，憶えておいてもらいたいことが，何か特別にありますか。
4. （家族，職業，地域活動などにおいて）あなたが人生において果たした役割のうち，最も大切なものは，何でしょうか。なぜそれはあなたにとって重要なのでしょうか。あなたはなぜそれを成し遂げたのだと思いますか。
5. あなたにとって，最も重要な達成は何でしょうか。何に一番誇りを感じていますか。
6. 大切な人に言っておかなければならないといまだに感じていることとか，もう一度話しておきたいことが，ありますか。
7. 大切な人に対するあなたの希望や夢は，どんなことでしょうか。
8. あなたが人生から学んだことで，他の人たちに伝えておきたいことは，どんなことですか。あなたの［息子，娘，夫，妻，両親やその他の人（たち）に］残しておきたいアドバイスないし導きの言葉は，どんなものでしょうか。

3) ディグニティセラピーの実際：ケース

ディグニティセラピーは，患者が重要視する出来事や記憶，ないし彼らが遺していく大切な人たちのために記録しておいてもらいたい出来事や記憶を明らかにするような会話に誘う。治療者の役割は，その過程を導き実現することに加え，治療的相互作用に尊厳感覚を吹き込むことである。つまり，患者が受け入れられていると感じ，価値を置かれていると感じ，誇らしいと感じなければならないのである。

4) ステップ1：ディグニティセラピーから恩恵を受けるであろう患者の同定

　すでに述べたように，いつディグニティセラピーを実施するか，あるいはすべきでないかを知ることは，非常に大切なことである。苦悩はしばしば沈黙のなかにあり，時に明確になっていない。心理社会的，実存的，スピリチュアルな苦痛は，身体症状よりずっとわかりにくいものであり，それでいて患者にとっての苦痛が身体的苦痛より小さいわけでもない。苦痛のアセスメントは必ず患者自身の主観的経験によって判断されなければならない。身体的やすらぎが認められるからといって必ずしもその人が自分自身の中に葛藤を抱えていないというわけではない。ディグニティセラピーは，深刻な苦痛のあるなしに関わらず，適応されるものである。最後の数か月，数週，ないし数日において意味や目的，ないし健康を促進する方法を願う人にとっては，それは絶好の機会となろう。

5) ステップ2：患者と家族にディグニティセラピーを勧める

　始めるにあたって選択される言葉は，患者の洞察と自らの医学的状況についてどのくらいオープンに語るのかということに左右されるだろう。患者は，自分が使う言語を介してしばしば手がかりを提供するものである。たとえば，「それほど時間がないことはわかっていますよ」「そろそろ終わりに近づいているんだろうね」「死ぬことはわかっているよ」などである。しかしながら，治療者は相手が予後について完全に承知していると考えてはならず，患者がどのように自らの状況を描写するのか注意深く聴かなければならない。患者から先に語られるのでないかぎり，「緩和」とか「ターミナル」とか「死と死にゆくこと」などという言葉を使っても安全だなどと仮定するのは，間違いである。肝心なのは，ディグニティセラピーが終末期患者，ないし末期の病いとか生命予後の限られた患者のための介入であるなどと述べることが，実に下手な始め方だということである。予後に関する情報を明らかにするのは，ディグニティセラピストの役割ではない。

　典型的な導入は以下のようになる。

　　主治医（ないし担当看護師）が，あなたはディグニティセラピーに関心があるかもしれないと紹介してくれたんですよ。それで，ちょっとお邪魔して，それについて多少説明をして，質問がおありならそれに答えようと思ったのです。ディグニティセラピーは「おしゃべり療法」で，厳しい医学的状況にある人々を援助するよう特別に計画されたものです。病いに対処したり，自分自身についての感じ方やQOLを改善するうえで皆さんを援助するのです。家族の方にもメリットがありま

す。ディグニティセラピーは大抵1回か2回の面接で済みますが、あなたにとって一番大切なこと、大切な人と共有したいこと、そして今話しておきたいことについて話すよい機会となるでしょう。会話は録音し、編集したうえで、最終版をお渡しします。ほとんどの方々はこの経験をたいへん意味があると感じられますし、文書がご自分にも大切な方々にも残されることを知るなかで、やすらぎを得られるようです。

6) ステップ3：患者の質問に答える

治療者が受けるよくある質問を回答とともに例示しておこう。

1. ディグニティセラピーはなぜ効果があるのでしょう？

それは、重い病いを抱え、自分が何者なのかに悩み、自らを定義するうえで役立っていた活動にも徐々に従事できなくなってきた人々のために作られました。それは、人々に、まだ重要な何かをすることができるのだという感覚を与えることができます。共有できる極めて個人的な文書を作成することによって、その人が心配している人々の世話をすることも含め、重要な事柄に対処する機会を提供するわけです。

2. どんな質問をするのですか

あなたについて、ご自身がどなたかに知っておいてほしいと思うことについて訊ねる質問をいくつか用意していますが、もしもほかにも共有なさりたい言葉ないし考えがおありなら、それも盛り込むことができます。質問はお渡ししておきますので、どうやって答えようかとか、ほかに何か話しておきたいことを思い浮かべることができるでしょう。すべての質問に答える必要はありません。これはあなたのセラピーであり、作成される文書は、あなたのものなのです。話したいことだけを話すようにしてもらえればと思います。お答えになりたくないことを私が訊ねたとしたら、お答えになる必要はありませんから、そのまま先に進みましょう。

治療面接は構造化されているので、患者は自発的に重要な内容を拡げることができるし、質問枠組みを振り返りの刺激として使うこともできる。患者によっては、自分史や幼児期の頃を振り返る者もいるし、子どもや孫にアドバイスを残したいと考える者もいる。なかには、自分史を時系列上に注意深く並べる者もいれば、思い出深かったり、自己形成に役立ったり、あるいは重要だと思われる特別な出来事に焦点を当てる者もいる。

3. もしも疲れて、とても続けられないと感じだしたり、どう言ったらいいかわからないときは、どうなるのでしょう？

もしも疲れたり休憩が必要になったら、そうおっしゃってください。そこでやめましょう。45分以上かけることはまずありませんし、長くても1時間です。私は

これによってあなたの役に立とうとしているのです。適切な質問を思いつくよう努力しますし、あなたがお話を語れるよう励ましたり手がかりを提供するつもりです。私たちは人々の援助に熟達しているつもりですし、あなたがディグニティセラピーを完結できるようガイダンスや方向性が必要なタイミングを計ることもできるかと思います。

治療者は、これを完遂する能力に欠ける患者に対しては、介入の構造に工夫をこらす配慮をしなければならない。それは、ヒントを与えたり、ありそうな結びつきを指摘したり、完全で意味のある応答を促進するエネルギーを注入することである。

4. インタビューは他の誰かに同席してもらってもいいのでしょうか

プライベートな感じがするし、気楽だし、個人的な考えや感情や思い出を共有するのが容易だからという理由で、独りでやる人もいらっしゃれば、誰かと一緒にやりたいという方もいらっしゃいます。どちらにせよ、あなたにとってよいほうが、セラピー自体にもよい影響をもたらすでしょう。

5. なぜ録音しなければならないのですか。もしかしたらいやな感じがするかもしれません

はじめ人々はテープレコーダーに違和感を抱くものですが、通常、2, 3分もすれば、録音されていることを完全に忘れることでしょう。録音が重要なのは、私たちが会話を逐語録化し生成継承性文書を作成するのにそれを利用するからです。聴き逃したとしても、あとで追加することができますし、話したことで気に入らない部分があってもあとで修正することができます。どんなに小さな間違いであれ、あなたの修正を援助することができるのです。この過程の最後に、私は、あなたが話したことに完全に満足してほしいのです。

生成継承性文書は、残される人々に、患者の最も重要な考えや思い出についての、目に見えるかたちで長持ちする証言を提供する。この文書は、治療者の援助により、その人の本質を捉えるべく編集されて、人々の人生記録となる。患者には、自分用のコピーと共有する分のコピーが渡される。

転移性乳がんの58歳女性は、死の1週間前にディグニティセラピーを完遂したあとで、こう言った。「私は有名じゃないし、それほど多くの人たちが私の名前を憶えていてくれるわけでもないけれど、私の息子たちは（編集された文書を掲げて）これを大切にしてくれるでしょう」。

ガイダンスや励ましがほとんど必要ない患者もいれば、治療者からいろいろな援助や明確な指示が提供されなければ、この作業に圧倒されてしまう者もいる。もちろん、治療者の目的は、患者が自分が誰であり何を言いたいのかという本質を表現できるよう援助することである。治療者の役割は、それゆえ絶対的に重要なのである。

4. 治療者の役割

1) 治療者は，どんな患者であれ，いかなる状況であれ，いつでも尊厳を肯定するスタンスを維持しなければならない

治療過程において患者が敬意を抱かれ価値を置かれていると感じることは必須である。治療者は，実存的問題，沈黙，そして喜びから悲しみに至る感情まで対処できなければならない。

2) 治療者は相手の話に没頭できる積極的な聴き手でなければならない

面接過程は，患者が選んだ道を一緒に歩こうとするようなものであるが，どちらかというと不安定な人に同伴することにたとえられる。積極的に聴くことによって，治療者は，最も不安定な人も転げ落ちないように安全を確保するようにする。

3) 治療者は，患者に関わり導く準備ができていなければならない

病いが重く終末期にある患者は，自らの応答を有効に組織化したり順序立てるエネルギーや能力に欠けることが多い。治療者は，オープン・クエスチョンと構造化の間のバランスを取らなければならない。大まかにいうと，患者が疲れていたり混乱していればいるほど，質問はより構造化されなければならない。理想的なやりとりが生まれるのは，患者が没頭してくれて，エネルギッシュな応答を生み出す質問をされたときである。

4) 治療者と患者は，メタフォリカルなアルバムを通してものごとを見ることができる

話の細部を明らかにする簡単だが有効な方法は，アルバムのメタファーを使うことである。「あなたと私が，あなたの人生のアルバムを見ているところを想像してみましょう。そのうちの何枚かを，できるだけで結構ですが，詳しく説明してくれませんか」。ある高齢の男性は，新聞記者としての自らのキャリアがいかに重要であったかを示したものの，その細部は描かれなかった。そこで治療者は，以下のように彼を推敲に誘った。「あなたの新聞記者としてのキャリアを振り返るとき，思い出される特別な瞬間とか，決定的で重要な出来事，ないし鍵となる達成はありますか」。質問は幅広いものであるが，患者に人生のなかで重要だったことについての細部を共有するよう誘うものである。

5) 治療者は，患者が様々な種類の話を明かしていることを忘れてはならない

人生をよい人生だったと懐かしみ，様々な恵みへの感謝を伝える患者がいる。また，大切な人に感謝し，特定の個人がいかに自分の人生を豊かにしてくれたかを描写する者もいる。しかし，その一方，個人的悲劇や不正，後悔，ないし過去の失敗を思い返す者もいる。よって，こうした打ち明け話が反治療的だと考える者もいるが，患者の側からすれば，自分の至らなさを説明したり，赦しを求めたり，なかには自らの重荷を下ろすことによって，終末期を迎える今こそ，「記録を正す」ことを願うので

ある．治療者が聴く可能性がある最も困難で問題をはらむストーリーは，生成継承性文書の受け手（たち）を傷つけかねないものである．
　たとえば，ある女性が，息子との深い葛藤関係を描いた．多くの長年にわたる問題を解決できずにいて，息子への「希望」を描く際に，彼女は「あの子は怠け者でお気楽だ」と述べた．これらの言葉の激しさは，弁解しようがなく反論もできない，永久的非難，叱責ないし非難に匹敵する．治療者の役割は，それらの言葉がいったん手渡されたなら息子にずっと衝撃を与え続けるものであることを思い出させることである．治療者はこんなふうに言うかもしれない．「もしもこれが息子さんに対してあなたが言える最後の言葉だとしたら，それはあなたが彼に残したいものですか，それともほかに，あなたのことを憶えておいてもらうために彼に伝えたいことがありますか」．このケースの場合，患者は涙を流して，息子には自分がいかに彼を愛していたかを伝えたいのだし，彼を抱きしめることができたらどんなにいいかと言い，ようやく笑いながら，こう言った．「仕事に就かなきゃだめよ！って言いたいです」．もしも疑いがあるのなら，治療者は以下のように患者をチェックすべきである．「あなたの（家族の誰か）についてのとても難しい問題を提起されていますが，これを聞いて相手がどう感じると思いますか．これまで彼らとこれについて議論したことはありますか．これは，面と向かって議論したいことでしょうか」．

6）治療者は，話の細部を明確化するよう患者を援助しなければならない

　患者はしばしば，明確化に必要な細部を提供せずに，自分たちの考えを共有しようとする．そういうときは，治療者は，「そのとき，あなたはいくつでしたか」などという質問をすることで，患者の考えの流れを追うことも，患者を方向づける方法を知ることも容易になるはずだ．歴史的完全さを達成しようと努力するよりも，質問は，適切な人生経験の細部に焦点を当てるべきである．たとえばもしも患者が，「子どもたちの問題で困ったことは一度もありません」と言ったならば，彼はそれ以上何も言う気はないということだろう．しかしながら，治療者は，この仮定をチェックすることができる．「お子さんたちのことで特別に話したいような思い出はありますか」と訊ねるわけである．患者が会話に没頭し，関わり，励まされ，そして滋養されたと感じることを確かにするには，かなりのコラボレーションが必要になる．

7）治療者は，患者の気持ちを追っていかなければならない

　大まかに，患者の感情的エネルギーを追っていくことによって，治療者は，どの領域を話題にするかという治療的決断をうまく行うことができる．たとえば，ある高齢の紳士は，彼の幼少期についてエネルギーないし情熱をほとんど見せなかった．しかしながら，その機会を与えられると，彼は待ってましたとばかりに彼の結婚問題，それに引き続く離婚，そして自らの幼児期の解明に乗り出した．彼は，文書が，別れた妻への謝罪や成人した2人の子どもたちへの弁明の手段となると感じたのである．

8) 治療者は，患者が思い出すべてを語らなくてよいことを保証しなければならない

時に，情緒的・感情的エネルギーを追っていくと，患者が悲しみすぎたり，語るのが困難だと感じる問題ないし思い出に辿り着くことがある。葛藤感情を介して患者を導こうとしたり，抵抗に対処するための解釈を提供する心理療法とは異なり，ディグニティセラピーは，そのどちらも行わない。治療者は，患者の健康的防衛を尊重する。たとえそれが「解明」ないし「解釈」アプローチへの道を閉ざすとしても。なぜなら，それによって，患者が語りたいと思うストーリーの語りが促進されるからである。

9) 治療者は，セラピーが患者の能力に最もマッチするようペースを合わせなければならない

枠組みの中のすべての質問を繰り出せるよう，ペース配分と時間への配慮を怠ってはならない。

10) 治療者は，患者とのデブリーフィング（振り返り）の時間を確保しなければならない

セラピー終結時に，少し時間を割いて振り返りをするのはよいことだ。「この治療はどんな感じでしたか。内容は楽しめましたか。思ったより疲れましたか。いくつかとても感情的な部分がありましたが，それはつらくなかったですか」。患者は，草稿について洞察を語るかもしれないし，その指摘は編集過程に役立つかもしれない。「あれは言うんじゃなかったな」「もう一人の娘について言い足りないような気がする」。ほとんどの例において，振り返りは短く，ポジティブなものである。しかしながら，患者が逐語録に懸念や不安があるのなら，次回の面接まで患者を心配させるのではなく，すぐにそれを解消するのが最上の方法である。患者の話を聴くことができ，特別の時間を共有する栄誉と特権を与えられたことに，感謝を忘れないこと。

Box 8-1 に，本モデルの概略を示す。

Box 8-1　ディグニティセラピー・プロトコール計画の要約

- セラピー参加希望の適切な終末期患者を同定する
- ディグニティセラピー・インタビューによって患者を援助しガイドする
- 各回1時間を超えない面接を1, 2回実施する。それぞれは1～3日空けること
- 最終面接から2, 3日以内に，会話を逐語録にする
- その後1～3日以内に，逐語録を編集する。これは3～4時間かかる
- 編集が完了したら，患者を再訪し，文書全文を読み上げる
- 24～48時間以内に文書に必要な修正を加える
- 最終承認文書の紙コピーを患者に手渡す
- 患者は，自らが選択した人全員と文書を共有，ないし遺贈する

5. ディグニティセラピーの有効性の根拠

　ディグニティセラピーの最初の臨床試験は，2001〜2003年にかけて実施され，100名の患者が集積された[23]。参加者の大多数は，終末期がん患者であった。インテイク面接から死までの平均生存時間は，51日間であった。ディグニティセラピーの有効性を評価するために，参加者は，身体的，心理学的，そして実存的な問題や心配に関する広範な領域を網羅する質問に答えた。

　この臨床試験において，苦悩と抑うつの程度は大幅に改善した。尊厳，絶望，死の願望，不安，生きる意思と自殺に関する測定はすべて好ましい変化を示し，開始時に深い絶望を示した患者のほうが，より大きな恩恵を被ることが判明した。ディグニティセラピーが役立つとした患者は，人生に意味があり，高い目的意識と生きる意思をもち，苦悩が低いことを報告する傾向にあった[23]。

　患者の91%は，ディグニティセラピーに対して満足ないし極めて満足だと報告し，86%が介入は役立つ，ないし極めて役立つと報告した。76%は，尊厳感覚の高まりを示唆した。また，68%が目的感の増加を，67%が意味感覚の上昇を示唆し，47%が生きる意思が高まったと報告した。ディグニティセラピーが役立った，あるいは家族の援助にもなるだろうと信じた人々は，人生を意味があり，目的があると経験する傾向にあり，より高い生きる意思とより低い苦悩を報告した[23]。家族においては，78%が生成継承性文書が悲嘆の時期に役立ったし，今後もやすらぎの源泉となるだろうと報告した[31]。この最初の研究結果に基づき，終末期介入としての本モデルの有益な効果とその実施可能性が，全体的に支持された。

6. 事業展開

　ディグニティセラピーを臨床事業として提供しようとすれば，すべての心理社会的ないし緩和ケア・プログラムでそれを提供することができるだろう。トレーニングと新規実践者のためには，セラピーと併行してのスーパービジョンとフィードバックが提供されなければならない。ディグニティセラピー導入の実現可能性は，鍵となるサポート事業の展開次第である。第一に，インタビューの逐語を作成するために逐語録作成者が必要になる。タイプされたあとで，治療者がインタビューを編集するには，それなりの時間（通常3,4時間）が必要である。編集によって，元々の対話は，滑らかな生成継承性文書へと変換される（たとえば，方言的言い回しを取り除き，時系列で出来事を並べ直し，生成継承性文書向きではない材料を削除する）。物語の逐語録化（インタビューの2,3日後以内）と編集（逐語録化の2,3日後以内）は，患者が衰弱したり，認知障害を抱えたりしてプロトコールが完遂できなくなる前に，時期を得て

行わなければならない。治療者の作業時間には，インタビュー（約1時間），編集（約3, 4時間），そして文書の確認と最終化のためのフォローアップ面接（約1時間）が含まれ，総計5, 6時間が必要となる。

　ディグニティセラピーの金銭的対価は言及に値する。治療者が患者と過ごす時間は，大方の場合，心理社会的ケアを行う現況の資源においてカバーされるだろう。しかしながら，逐語録事業のための追加的費用（インタビューの長さによるが，タイプには1〜3時間かかる）と，編集費用が算定されなければならない。大方の緩和的化学ないし放射線療法の費用に比べれば，これらの費用は微々たるものである。ディグニティセラピーの利益とその多世代にわたる潜在的影響力を支持するエビデンスを念頭に置くと，必要な資源を見つけることは，心理社会的介入に（たとえ有効であろうとも）金をかけるべきではないという支配的バイアスに挑戦しそれを克服することであると同時に，ささやかな新しい基金を探すことも意味するだろう。

　治療者は定期的に，逐語録作成者のデブリーフィングにも時間を割かなければならない。彼女たちの仕事の実施経験について訊ねるのである。面接内容はしばしば，極めて感情的である。諸個人が自らの思考を伝えている状況を考えれば，たとえ感情的に中立的なものであっても，強い毒をはらむかたちで共鳴しうるのである。この仕事に携わる人々には，このような打ち明け話を扱うだけの感情的成熟が必要であり，そこで体験した気持ちを共有する機会を与えられるべきである。

7. 結論と未来の方向性

　巧みに導かれる患者との半構造化面接のあとで，活字になった逐語録は，患者とその大切な人たちに生成継承性文書を提供するために編集される。これらの文書は，彼らの人生の細部，心震わす考え，心配，見解，情熱，そして願望を物語る。生成継承性文書は，死にゆく患者に，自分が何者であるかという本質が保存され，遺していく人々にやすらぎの源を提供するであろうという感覚をもたらす力がある。多くの緩和ケア介入の理論的背景の一つに，苦悩する人の苦悩をあまり気づかせなくするということがあるが，それとは対照的に，ディグニティセラピーは，患者が，死が近い人々にとってさえ，支持的で滋養的で利用可能な枠組みの中で，自分に価値があるという持続的感覚を強化し，それによって意味と目的の感覚を増大させることができるのである。

　ディグニティセラピーの有効性に関して今後検証すべきことは，ランダム化対照試験において利益を検証することである[訳注3]。ディグニティセラピーを他の心理社会的終末期ケアと比較することによって，私たちは，その他の援助様式と比べそれがいかに有効か，費用便益比，いかにQOLや尊厳感覚を改善するか決定することができ

る。生成継承性は誰もが直面する人生の課題であるため，ディグニティセラピーが，がん患者を超えて，広範囲の患者において役立つことが証明される可能性はある。ディグニティセラピーの適応を，生命を脅威にさらす，ないし生命予後を限定する状況に直面している人口集団において主張するような，実現可能性研究も，現在進行中である。私たちは，患者が人生の純粋な終結を迎えるよう援助するこのエキサイティングな方法について，もっと学ばねばならない[訳注4)]。

謝辞

筆者らは，Dignity research team のメンバーに感謝したい。そこには Susan McClement, Linda Kristjanson, Thomas Hack, Tom Hassard, Mike Harlos 博士，およびリサーチナースである Katherine Cullihall, Beverley Cann and Miriam Cohen が含まれる。この仕事の基金には，the Project on Death in America, the American Foundation for Suicide Prevention, the Canadian Cancer Society および the National Cancer Institute of Canada が含まれている。Chochinov 博士は，the Canada Research Chair in Palliative Care であり，the Canadian Institutes of Health Research の基金を得ている。最後に，本研究は患者および家族に貢献して頂いたおかげである。

引用文献

1. Ganzini, L., Nelson, H.D., Schmidt, T.A. et al. (2000) Physicians' experiences with the Oregon death with dignity act. The New England Journal of Medicine, 342, 557–563.
2. Sullivan, A.D., Hedberg, K. and Fleming, D.W. (2000) Legalized physician-assisted suicide in Oregon – the second year. The New England Journal of Medicine, 342, 598–604.
3. Quill, T.E. (1994) Physician-assisted death: progress or peril? Suicide and Life-Threatening Behavior, 24, 315–325.
4. Meier, D.E., Emmons, C.A., Wallenstein, S. et al. (1998) A national survey of physician-assisted suicide and euthanasia in the United States. The New England Journal of Medicine, 338, 1193–1201.
5. Van Der Maas, P.J., Van Delden, J.J., Pijnenborg, L. and Looman, C.W. (1991) Euthanasia and other medical decisions concerning the end of life. Lancet, 338 (8768), 669–674.
6. Chochinov, H.M., Tataryn, D., Clinch, J.J. and Dudgeon, D. (1999) Will to live in the terminally ill. Lancet, 354 (9181), 816–819.

訳注3：チョチノフらは2011年に『終末期患者の苦痛と人生の終わりの経験に対するディグニティセラピーの効果』としてランダム化試験の結果を発表した。Chochinov HM et al : Effect of dignity therapy on distress end-of-life experience in terminally ill patients : a randomized controlled trial. Lancet Oncology 12 : 753-762, 2011. 彼らは，カナダ，米国，オーストラリアの病院または地域施設で緩和ケアを受けていた，18歳以上の終末期患者326例を DT（108例），患者中心療法（107例），標準緩和ケア（111例）のいずれかにランダムに割り付けた。結果は以下のとおりである。①DT 群では，治療が有効，QOLが改善，尊厳感が増大，家族の見方が変化し，家族にも恩恵があったと報告する割合がほかよりも有意に高かった，②精神的豊かさの向上（患者中心療法と比べ），悲しみとうつの軽減（標準緩和より）において優れていた，③苦痛レベルは群間差なし。
訳注4：Chochinov によるディグニティセラピーのテキストである Chochinov, HM : Dignity Therapy : Final words for final days, Oxford University Press, 2012 は，2013年秋に下記のとおり邦訳刊行予定である。チョチノフ，HM（小森康永・奥野光訳）：ディグニティセラピー：最後の日々，最後の言葉（仮題），北大路書房，京都（刊行予定）

7. Schroepfer, T.A. (2006) Mind frames towards dying and factors motivating their adoption by terminally ill elders. *The Journals of Gerontology. Series B, Psychological Sciences and Social Sciences*, **61**, S129–S139.
8. Chochinov, H.M. (2003) Defending dignity. *Palliative and Supportive Care*, **1** (4), 307–308.
9. Chochinov, H.M. (2002) Dignity-conserving care – a new model for palliative care: helping the patient feel valued. *The Journal of the American Medical Association*, **287** (17), 2253–2260.
10. Chochinov, H.M., Hack, T., Hassard, T. *et al.* (2004) Dignity and psychotherapeutic considerations in end-of-life care. *Journal of Palliative Care*, **20** (3), 134–142.
11. McClement, S.E., Chochinov, H.M., Hack, T.F. *et al.* (2004) Dignity-conserving care: application of research findings to practice. *International Journal of Palliative Nursing*, **10**, 173–179.
12. Merriam-Webster Dictionary (2005) Merriam-Webster Online Dictionary, Merriam-Webster Online, Springfield, MA.
13. Kade, W.J. (2000) Death with dignity: a case study. *Annals of Internal Medicine*, **132** (6), 504–506.
14. Pannuti, F. and Tannenberger, S. (1993) Dying with dignity: illusion, hope or human right? *World Health Forum*, **14**, 172–173.
15. Chochinov, H.M., Hack, T., McClement, S. *et al.* (2002) Dignity in the terminally ill: a developing empirical model. *Social Science and Medicine*, **54**, 433–443.
16. Chochinov, H.M. and Cann, B.J. (2005) Interventions to enhance the spiritual aspects of dying. *Journal of Palliative Medicine*, **8** (Suppl. 1), s103–s115.
17. Enes, S.P. (2003) An exploration of dignity in palliative care. *Journal of Palliative Medicine*, **17** (3), 263–269.
18. Proulx, K. and Jacelon, C. (2004) Dying with dignity: the good patient versus the good death. *The American Journal of Hospice and Palliative Care*, **21** (2), 116–120.
19. Chochinov, H.M., Hack, T., Hassard, T. *et al.* (2002) Dignity in the terminally ill: a cross-sectional, cohort study. *Lancet*, **360** (9350), 2026–2030.
20. McClement, S.E. and Chochinov, H.M. (2006) Dignity in palliative care, in *Textbook of Palliative Medicine* (eds E. Bruera, I. Higginson, C. von Gunten and C. Ripamonti), Edward Arnold, New York, NY, pp. 100–107.
21. Pullman, D. (2004) Death, dignity, and moral nonsense. *Journal of Palliative Care*, **20**, 171–178.
22. Street, A.F. and Kissane, D.W. (2001) Constructions of dignity in end-of-life care. *Journal of Palliative Care*, **17** (2), 93–101.
23. Chochinov, H.M., Hack, T., Hassard, T. *et al.* (2005) Dignity therapy: a novel psychotherapeutic intervention for patients near the end of life. *Journal of Clinical Oncology*, **23**, 5520–5525.
24. Chochinov, H.M. (2004) Dignity and the eye of the beholder. *Journal of Clinical Oncology*, **22**, 1336–1340.
25. Hack, T.F., Chochinov, H.M., Hassard, T. *et al.* (2004) Defining dignity in terminally ill cancer patients: a factor-analytic approach. *Psycho-Oncology*, **13**, 700–708.
26. Johnston, B. and Smith, L.N. (2006) Nurses' and patients' perceptions of expert palliative nursing care. *Journal of Advanced Nursing*, **54**, 700–709.
27. Eriksson, M. and Andershed, B. (2008) Care dependence: a struggle toward moments of respite. *Clinical Nursing Research*, **17**, 220–236.
28. McKechnie, R., MacLeod, R. and Keeling, S. (2007) Facing uncertainty: the lived experience of palliative care. *Palliative and Supportive Care*, **5**, 367–376.
29. Chochinov, H.M. (2006) Dying, dignity, and new horizons in palliative end-of-life care. *CA: A Cancer Journal for Clinicians*, **56**, 84–103.
30. Erikson, E.H. (1950) *Childhood and Society*, Norton, New York.
31. McClement, S., Chochinov, H.M., Hack, T. *et al.* (2007) Dignity therapy: family member perspectives. *Journal of Palliative Medicine*, **10**, 1076–1082.

訳注：下記文献には以下の邦訳がある。
9) チョチノフ，HM（小森康永訳）；尊厳を守るケア―緩和ケアのための新しいモデル，小森康永・チョチノフ，HM：ディグニティセラピーのすすめ―大切な人に手紙を書こう，金剛出版，2011 第2章所収
23) チョチノフ，HM（小森康永訳）；ディグニティセラピー：終末期患者に対する新しい精神療法的介入，小森康永・チョチノフ，HM：ディグニティセラピーのすすめ―大切な人に手紙を書こう 金剛出版，2011 第3章所収
24) チョチノフ，HM（小森康永訳）；尊厳と，見る人の眼，小森康永・チョチノフ，HM：ディグニティセラピーのすすめ―大切な人に手紙を書こう，金剛出版，2011 第1章所収
30) エリクソン，EH（仁科弥生訳）：幼児期と社会1，2，みすず書房，1977/1980

Chapter 9 筆記による感情開示

Robert Zachariae and Mikael Birkelund Jensen-Johansen

福森崇貴　訳

1. 背景

　がんの診断は，他の重要でストレスフルな生活上の出来事と同じく，個人の，自身や世界に対する既存のメンタルモデルを脅かすことによってトラウマを引き起こす可能性があり[1]，また，彼らが将来に対しもっている中核的な信念に疑問を投げかける[2,3]。このような見方は，成功した治療のあとでさえ，がんの診断や治療が相当な苦痛の源となり続けることを示す文献の増加によって支持されている[4~9]。

　トラウマティックな出来事への適応に関する理論においてよくある仮説は，次のようなものである。健康な適応は，トラウマに関する思考や記憶に繰り返し直面することによってもたらされ，直面は，個人が意味ある筋の通った枠組みでその出来事（この場合はがん）を解釈する助けとなり[10,11]，最終的には，感情的苦痛が喚起されることなくトラウマティックな出来事について考える力へとつながる。Horowitz[12]によれば，トラウマティックな出来事の認知処理は，2つの相補的な側面により特徴づけられるという。それらは，①その出来事に関する非意図的な侵入思考やイメージである**侵入**，②その出来事について考えるのを避けようとする意図的試みである**回避**，である。このような理論的枠組みにおいて，侵入思考は，生得的に適応的な資質を有するものと考えられており，個人がトラウマを克服し，トラウマに関連した思考や記憶を自身のメンタルモデルに統合したいという欲求によってそれは促進されると信じられている。しかし，侵入思考は大変な苦痛をもたらしうるものであり，よって感情的に圧倒されるのを避けるためには，種々の回避的なコーピング方略の一時的使用が必要となる。一方で，もし回避的な方略が過度に使用されれば，それはトラウマを解決するために必要な認知処理を妨げるおそれがある。

1) 感情の表出と非表出

　トラウマティックな出来事を意図的に処理する一つの方法は，その出来事に関する自らの感情を表出することであり，感情表出の能力および機会が，がんやがん治療といったストレスフルな経験への適応に役立つことが，いくつかのエビデンスによって示されている。長年にわたる多数の研究からは，感情表出はいつも有益とはかぎらないものの，感情の非表出によりストレスフル出来事に対処する傾向は適応に害を及ぼす可能性があること，逆に，感情表出的なコーピングは，心理的適応の改善や感情的苦痛の低さ，そして生活の質の改善と関連することが示されている。たとえば，乳がんの罹患女性を対象とした研究において，Stanton らは次のようなことを見出している。それは，がんについての感情を表出することによって対処する女性は，他の潜在的な交絡変数を統制した場合，感情表出の低い群と比べて，次の3か月の間にがん関連の問題について受診することが少ないこと，身体的健康の高まりおよび活力を経験していること，そして，苦痛の程度が低いということである[13]。同様に，Schmidt と Andrykowski は，自分の感情状態に気づきにくくそれをあまり表さない傾向にある女性は，苦痛の程度が高いことを見出している。さらに，乳がんの診断に対し，強く感情をコントロールすることによって反応する女性は，自分の感情をあまり抑制しない女性に比べて，苦痛の程度がかなり高くなることが示されている[15]。感情の非表出的なコーピング方略は，短期的に有害なばかりでなく，長期的な不適応を予測しうることが，Hack らの研究により示されている。彼らは，乳がんとの診断に，消極的受容やあきらめというかたちでの認知的回避によって反応する女性が，長期にわたる心理的適応の悪さの有意なリスクを有することを指摘している[16]。このような知見は，より低い感情抑制やより高い感情表出を含んだ対処方略が，がんの診断，治療，そして生存に関連するストレッサーへの適応過程には重要でありうることを示唆している[17]。ただしすべての研究が，開示と，心理的(不)適応やトラウマとの負の関連を示しているわけではない点に注意が必要である。たとえば，ある前向き研究は，遺族が自分たちの感情を開示したり他者に喪失について話したりする程度が，喪失へのよりよい適応に結びついていることを検証することに失敗している[18]。また，別の研究は，長期的な適応の改善が死別の際の非表出と関連するというエビデンスさえ見出しており[19]，そこでは，感情表出は，普遍的に有益であるとみなされるべきではないことが指摘されている。

2) 社会-認知処理理論

　感情を同定し表出する能力をもっていたとしても，社会的環境が受容的でなければ十分とはいえないかもしれない。社会-認知処理理論[3]では，ストレスに関連した感

情や思考を表出することに人々が**社会的制約**を感じている場合，たとえば，人々が，その配偶者や他の重要な人は自分の心配事を聴くことを望んでいないと感じている場合，そのことは彼らのコーピング行動や心理的適応に有害な影響を与えうることが示唆されている[20]。前立腺がん患者の研究[21]では，がんに関する自分の心配事について話すことを他者が受け入れてくれないと感じること，つまり，強い社会的制約の知覚は，がんについて考えたり話したりすることの回避の増加と結びつき，それがひいては苦痛の増大と関連するとされている。さらに，がんに関する侵入思考間の連合は，強い社会的制約のある男性において，精神的健康とより強く結びついているようである。社会的制約がウェルビーイング（well-being）に及ぼす否定的な影響は，その後の研究において，乳がん患者の研究[22]および胃腸がん患者とその配偶者の研究[23]の双方で支持されている。概して，入手可能な研究は以下のことを示している。それは，カップルのコミュニケーションの取り方，たとえば，パートナーの一方もしくは双方ががんに関する心配事について話すのを避けることは，関係の親密さを促進させるか減退させるかのどちらかであり，結果として，患者とパートナー双方の心理的苦痛の程度に影響を与える，ということである[24]。

3）感情表出の抑制に関わる特性および行動

同じストレッサーに対する個々人の反応のばらつきに関する別の説明としては，感情表出傾向の違いが挙げられる。長年にわたり，**感情抑制**あるいは**感情の非表出**というかたちでの感情調節不全について，数々の理論モデルが発展してきた。それらは，感情を意識的に認識したり表出したりすることを過度に避けることが，たとえば転換性ヒステリー[26]のような，心理的症状（神経症）もしくは身体的症状となる，という防衛メカニズムとしての感情抑制に関する初期の精神力動モデル[25]から，**抑圧的コーピング**[27]やアレキシチミア[28,29]に関するより最近のモデルにまで及ぶ。

感情表出プロセスの概念的モデルのなかで，Kennedy-MooreとWatson[30]は，感情表出プロセスの抑制が生じうる，いくつかの段階について述べている。潜在的な感情喚起刺激への反応として，感情表出または非表出のプロセスは，身体反応を含む個人の前内省的反応に始まる。苦痛への閾値に応じて，個人はそのような反応に気づき始め，それを感情としてラベルづけし，そして個人的な価値や目標，現在の文脈に沿ってその反応を評価する。前内省的反応が引き起こされたものの，いつもの傾向として，または特殊な状況により，コーピングもしくは防衛メカニズムによってその人の意識に上らなかったならば，次の段階で感情抑制が生じうる。そのような，傾向としてのコーピングまたは防衛メカニズムの一つは，抑圧的コーピングとして定義されている[27]。防衛，抑圧的コーピング，そして他の無意識的なタイプの感情抑制が健康に及ぼす悪影響は，感情への気づきの欠如から生じる行動的なモチベーションの不足

による不適応的結果，あるいは，感情抑制に関連する精神生理学的作用から生じる生物学的ストレスに起因するといわれている[31]。プロセスの次段階では，個人が感情を処理するスキルを欠くことから，感情表出の抑制が生じるとされる。この段階では，感情の非表出は，意識的な感情体験の欠如からではなく，感情を正確にラベルづけしたり解釈したりできないことから生じ，それがひいてはストレスに直面した際の不適応行動につながる可能性がある。

このタイプの感情抑制は，アレキシチミアという用語と深く関係している。この用語は，一般的に感情表出がないようにみえる心身症患者の臨床観察に基づき提唱されたものである[28,29]。アレキシチミアは，一般的に比較的安定した特性とされており，このような見方は，アレキシチミア尺度の得点変動のかなりの部分が遺伝的要因に関連していることを示唆するいくつかの双生児研究によって支持されている。しかし，第2のタイプのアレキシチミアも提唱されてきている。それは，身体疾患または他の深刻なストレッサーによって引き起こされた一過性の状態としてのアレキシチミアである[33]。

最後に，正確にラベルづけや解釈がなされて意識的に経験された感情は，それでもなお表出されず，意識的に抑制されうる。その人の信念システムや価値，態度に従い，また，特定の文脈における適切さの解釈に従い，人は自分の感情を表出するか，あるいは抑制するかを選択するのである。まとめると，感情表出は，感情処理の水準の様々な段階において中断され，また，感情の非表出は，多かれ少なかれ安定した性質の結果として，あるいは特殊な状況により引き起こされた一過性の状態として，または特定の文脈における個人の評価に基づく意識的選択として，生じうるのである。

4) 筆記による感情開示

開示は心理療法の中核的側面であり[34]，多くの心理療法では，ストレスに関連した思考や感情の同定，探索，表出を促進する助けになるような技法が用いられている[35]。感情を表出する方法は多数あるが，近年，肯定的な健康アウトカムと結びつくとされている一つの方法として，筆記がある[36]。筆記は長きにわたりウェルビーイングを増進させる可能性をもつとされてきたが，その始まりは，PennebakerとBeall[37〜39]により実施された初期の研究である。そこでは，個人的なトラウマについて筆記した人たちは，トラウマティックでない話題について感情を交えず筆記した人たちに比べてより健康であるといういくつかの研究が示され，そのことによって心理療法的なプロセスとしての筆記開示に科学的信憑性が与えられた。「表出的筆記介入」もしくは EWI (expressive writing intervention) と呼ばれる，筆記による感情開示の効果について検証した多くの研究は，比較的簡易な手順を採用しており，実験参加者は，なるべくならそれまで他者に話したことのないような，トラウマティックな出来

事に関する最も奥深くにある思考や感情について筆記するよう教示される。

2. 有効性についてのエビデンス

1) 健常群および臨床群における効果

　長年にわたり，近年ますます増加している比較試験から得られた知見によって，健常群，臨床群の双方でEWIの広範囲に及ぶ有益性が示唆されている。Smyth[40]による，1986～1998年の間に発表された13のEWI研究の最初のメタ分析では，健常な実験参加者において中程度の全体効果量（Cohen's d＝0.47）が見出された。様々な臨床群についての9つの研究に関する，Frisinaら[41]によるその後のメタ分析では，より控えめな効果（d＝0.19）が示されている。また，EWIの医療利用効果に焦点を当てた29の研究に関する，Harris[42]のより最近のメタ分析では，健常群における小さな効果量（Hedges g＝0.16）が見出されたが，これらは医学的症状を認める参加者サンプル，もしくは精神状態についてスクリーニングを受けたサンプル対象のものではなかった。最新の入手可能なメタ分析は，感情開示に関する146の研究についてのFrattaroliら[43]のものであり，そこではよりいっそう小さな全体効果量（d＝0.15）が示されている。このことは，公刊，未公刊の双方におけるより多くの研究を含めた場合，全般的な効果が徐々に低下することを示唆している。最も大きな統計的に有意な効果量は，介入の主観的効果（d＝0.31）において見られた。一方，生理機能（たとえば免疫パラメータ）（d＝0.11），自己報告による身体的健康（たとえば症状）（d＝0.11），心理的健康（たとえば苦痛，抑うつ）（d＝0.07），そして全般的機能（たとえば欠勤，社会的関係）（d＝0.07）における効果は小さなものであった。このメタ分析には，臨床群と健常群双方の研究が含まれるだけでなく，感情開示的介入のいくつかの異なる設定や様式，たとえば，筆記，口頭両方の感情開示法が含まれている。全体的効果（d＝0.15）は，通常「小さい」[44]とされるものであるが，それはなお，重要な効果を意味しうる。d＝0.15という効果とは，統制群では46％にしか有益な効果がなかったのに対して介入群では54％に効果があった，ということなのである[45]。

2) EWIの何が効くのか

　「表出的筆記は健康によいものの，それがなぜなのか，実際のことは誰も知らない」といわれてきた[46]。心理的介入の媒介メカニズムに関する多くの理論を，治療法としてのEWIの説明に使用することも可能であった。しかし，長きにわたり，EWIに特化した数多くのメカニズムが提案され，文献において繰り返し言及されてきている。それ以前の心身医学や感情抑制に関する理論的研究をふまえ，Pennebakerは当初，感

情の脱抑制を，表出的筆記における変化の主要なメカニズムと考えた[47]。このような仮説は主として，次のような初期の研究からきたものである。それは，EWI の参加者は，事実のみを筆記した統制群に比べて身体疾患が時間とともに軽くなる[37]と同時に，免疫機能の改善[48]や大学への適応のよさ[49]といった，他の肯定的な身体的・心理的健康に関するアウトカムが見られる，というものである。このような解釈は，EWI を終えた参加者の皮膚コンダクタンスレベルが低下するという初期の知見[50]により支持されている。ポリグラフまたは「うそ発見」テストに利用されているように，低い皮膚コンダクタンスレベルは「解放すること」もしくは脱抑制を意味し，一方，高い皮膚コンダクタンスレベルは「抑えること」もしくは抑制と関連するとされている。トラウマへの反復的な直面は，関連する思考への慣れを生み出し，その結果，トラウマ経験を抑えることにより生じていた慢性的な自律神経の覚醒を減少させるのである。しかし，別の研究は，それに反するエビデンスを示している。たとえば，すでに他者に開示しているストレスフルな出来事の筆記は，それまでに開示したことのない出来事の筆記と同じく有益な結果を生み出しうることが示されている[51]。さらに，想像上のトラウマについて感情的に筆記することは，実際に経験したトラウマティックな経験について筆記することと同様の結果を生み出すことも明らかにされている[52]。筆記が有益となるためにはトラウマティックな出来事に取り組むことが必要，との仮説もまた，「最もありうる将来の自分」について筆記した参加者はトラウマティックな経験について筆記した人たちと同様の身体的利益を得ている，という研究結果[53]により反論されている。

　より最近の理論では，感情表出が，どのようにストレスフルな記憶の**認知処理**または**再構成**を通してストレスフルもしくはトラウマティックな経験への認知的適応を促進し，結果として，肯定的な感情変化や生物学的変化を引き起こせるのか，ということに焦点が当てられている[54]。Janoff-Bulman[2]が述べるように，トラウマティックな出来事のあとに続いて経験される感情的苦痛が，主として既存のスキーマと，トラウマティックな出来事に結びついた意味との間の乖離の知覚によって引き起こされるものであるなら，感情を話し言葉や書き言葉，また筋の通ったストーリーに変える行為は，その人がトラウマについて組織化し，行動し，考える手段を変化させることに役立ちうる[55]。一度このような認知的統合のプロセスが完了すると，トラウマティックな経験に関する侵入思考の頻度が低下すると同時に，苦痛も減少する。

　いくつかの研究において，認知再構成仮説を支持する結果が出ている。たとえば，Campbell と Pennebaker は，3 つの先行研究におけるデータを再分析し，トラウマティックな記憶について筆記する際に，一般的な言葉を柔軟に使用することが，よい身体的健康アウトカムを予測することを見出した[56]。また別の研究では，ストレスフルな経験について断片的な形式で筆記するよう教示した場合と，筋の通った物語を構成す

るよう教示した場合の効果を比較したところ，物語筆記群においてのみ，中立的な筆記を行う統制群と比べた際に有益な効果が得られることが明らかになった[57]。このような健康的利益が認知再構成により媒介されることは，筆記セッションを経て，因果および洞察に関連した言葉の使用が増加することとの関連の発見により，さらに支持されている[58,59]。しかし，これらの関連についての真の因果的本質を評価することは難しく，EWI 後に心理的または身体的健康が上がっていない場合においても，認知的もしくは言語的変化が見出されている[60~62]。

　3つ目の考えうるメカニズムは，**曝露**である[63]。つまり，根源となるトラウマティックな経験は，苦痛という無条件反応（unconditioned response；UR）を生起させる嫌悪的な無条件刺激（unconditioned aversive stimulus；UCS）となりうる。学習プロセスにおいて，他の先行する中立刺激が UCS とペアとなるに従い，それらは条件反応（conditioned responses；CRs）としての苦痛な感情反応を生起させる条件刺激（conditioned stimuli；CS）となる。ストレスフルな経験について何度か筆記するよう指示されることによって，参加者は，それまでは回避してきた嫌悪刺激に繰り返し曝露させられる。その結果，ストレスフルまたはトラウマティックな経験に関する思考と，否定的な感情反応との間の条件づけられた連合は，断ち切られるのである[55]。

　さらに，苦痛な記憶や思考を抑制するという，人間がもつ傾向を克服することによって，筆記開示は感情的な題材の適切な処理または再構成の助けとなる。しかし，EWI のメカニズムとしての曝露についての結果は，混合している。いくつかの研究では，EWI 後に，侵入思考というかたちの外傷後ストレス症状の減少が見出されている[64,65]のに対し，別の研究では，エビデンスは何ら見出されていない[61,66]。同様に，回避が減少するとする研究[64,65]や，何の効果も見出されないとする研究[18,67]がある一方，EWI 後に，回避の増加が見出された研究[53,57]もある。Sloan と Marx[63] においてレビューされているように，このような混在した結果にはおそらくいくつかの理由がある。それらは，統計的検定力の不十分さや，サンプル特徴の違いである。後者に関して，総合的症状が低～中程度の実験参加者に EWI は最も効果をもち，それよりも深刻な症状をもつ人では苦痛を高める可能性があることを，彼らは示唆している。各研究は，参加者が，自分のがんなど特定の出来事について筆記するよう制限されていたか，あるいは，自分自身で選択した話題を筆記することが許されていたかについても一様ではなく，筆記する話題の選択の自由は，効果が見出される可能性を高めうることが示されている。

　最後に，社会-認知処理理論[3]によれば，表出的筆記は，関係を改善させたりソーシャルサポートを増大させたりすることによって，ストレスフルな経験に対する心理的適応を助けると仮定できる。言語の最終的な目的は，概念および思考を他の人々に伝えることである。人が自分の経験について他者に話す，または書くとき，それはそ

の人の心理状態を他者に伝え，その結果，その人の他者との社会的結びつきを維持する[68]。苦痛な思考や行動を避ける傾向を克服することによって，また，その人が自らの感情を，より理解可能かつ社会的に受容されるような方法で表現することを助けることによって，参加者のパートナーまたは他の親しい他者は，進んで耳を傾けたり情緒的サポートを提供したりするようになり，そのことは参加者のストレスを下げ，心理的および身体的健康の促進を可能にするのである。このような仮説を支持する結果がいくつかある[68,69]ものの，EWIの効果が社会的相互作用の変化により媒介される可能性については，明らかにさらなる研究が求められている。

3) EWIは誰に効くのか

　文献では一般的に，EWIが心理的，身体的双方の健康増進に有益であるとされているものの，結果は明確ではなく，EWI後に変化が見られないという結果や，症状が悪化するという否定的な結果も存在する。Pennebakerの筆記パラダイムに厳密に準拠しない研究をも含んだFrattaroli[43]のレビューでは，可能性のある多くの媒介要因が検討されている。研究内効果を探究する場合，健康度が低く，ストレスの高い実験参加者のほうが，開示的介入によって利益を得る。そして，身体的健康に問題を抱えた参加者を対象とした研究では，適格基準をもたない研究に比べ，自己報告による健康に関する効果量が有意に大きい。研究間の比較においても，トラウマティックな出来事が生じたのがより最近であるほど，効果量が大きくなることが明らかにされている。

　感情表出に関する個人特性と行動が，EWIの効果を調整している可能性もある。Smyth[40]による最初のメタ分析において，参加者に男性の割合が高い研究では，女性の割合が高い研究に比べて効果量が大きいことが示されており，男性は，実験的開示から多くの利益を得るであろうことが示唆されている。なぜならば，伝統的な性役割の結果，男性は女性に比べて情報を自然に開示することが少ない傾向にあるためである。最新のメタ分析[43]では，性別の調整効果は明らかにされていないものの，社会的もしくは文化的要因のために開示をあまりしない人が，構造化，形式化された筆記介入から利益を得る可能性は依然として残されている。それとは対照的に，たとえば感情の抑圧のように，人が意識のうえで否定的感情を認めない場合，または，ひどいアレキシチミアのように，自分の感情を同定し区別することができない場合は，感情開示から利益を得にくいか，もしくは悪化を示す可能性さえある[70]。感情の抑圧の効果については極めて少数の研究でしか検討されておらず，したがって，抑圧的コーピングをする人は，しない人よりも利益を得づらいということに関しては，暫定的なエビデンスしかない[71,72]。アレキシチミアのような人が自分自身の感情や心理状態を理解できないことは，開示すべきストレッサーを同定し，自分の感情にラベルをつ

け，自分の感情や開示している出来事について洞察を得て理解する，という作業を妨げうる。アレキシチミアの評価を行った7つの実験的開示研究において効果はまったく見出されていないが[43]，これらの研究の多くは，開示前の感情抑制の役割に特別焦点を当ててはいなかった。対照的に，筆記課題が個人の好むコーピング方略に合わせて作られている場合には，感情的コーピングがEWIの効果を潜在的に調整することが支持されている[73,74]。このような結果は，次のようなことを示唆している。それは，感情的コーピングをよく用いる人は，自分の感情に取り組むよう促された場合に健康的利益を得やすく，対照的に，あまり感情的コーピングを用いない人は，前向きな態度で将来に目を向けるよう指示された場合に利益を得る，ということである。

4) 筆記の教示および状況の影響

　開示の教示や設定の様々な面においても，調整効果が見出されている[43]。たとえば，入手可能なエビデンスは，以下のようなことを示唆している。それは，参加者が家で開示する場合では管理された状況で開示する場合に比べて，あるいはプライベートな部屋で開示する場合では集団状況で開示する場合に比べて，心理的健康アウトカムに有意に大きな効果がもたらされる，ということである。開示セッションが15分以上の場合は15分未満の場合に比べて，また，介入が3セッション以上の場合は3セッション未満の場合に比べて，心理的健康および自己報告による身体的健康の双方で効果が大きいことも見出されている。通常，セッションが毎日行われるか，それとも毎週行われるかは，それほど重要ではないようである。具体例が挙げられるなど，教示がより指示的である場合には，具体的な教示が与えられない場合に比べ，自己報告による身体的健康への効果が大きいとされ，また，参加者に対してそれまで他者に話したことのない出来事について開示するよう具体的に教示されていた研究においても，大きな効果量が示された。肯定的な出来事について筆記するよう参加者に教示された研究は極めて少なかったため，話題の感情価の影響を分析することは不可能であった。さらに，手書きか，タイプか，口頭か，といった開示の様式は，効果には関係していないようであった。

5) がん患者の表出的筆記

　これまでのところ，がん患者を対象とした筆記による感情開示の研究は，ほんのわずかしかない。文献の系統的レビューには，著者らのグループにより実施された現在公刊待ちの大規模研究に加え，7つの公刊済みの研究が示されている。これら8つの研究とその結果は，表9-1にまとめてある。がん患者を対象とした感情開示のその他の試験は，筆記開示ではなく口頭によるものである（たとえば，文献75, 76）。これらの研究は，いくつかのアウトカムについて評価している。それらは，がんに関する苦

表 9-1 がん患者の表出的筆記介入研究

著者・出版年	N	がん	筆記の話題、スケジュール	統制群	操作チェック	アウトカム	統合された効果量 Cohen's d[a]	p
Walker, 他[61]	39	乳がん	がん、毎日	筆記なし	−	A	−0.09	0.80
Stanton, 他[77]	60	乳がん	がん、毎週	中立的筆記	＋	A, C, D	0.20	0.45
Rosenberg, 他[78]	30	前立腺がん	自由、来院時	筆記なし	−	A, B, C	0.28	0.46
De Moor, 他[67]	37	腎がん	がん、毎週	中立的筆記	−	A, B, C	0.39	0.26
Zakowski, 他[79]	104	前立腺がん、婦人科がん	がん、毎日	中立的筆記	＋	A	0.05	0.81
Cepeda, 他[80]	234	混合	がん、毎週	筆記なし	−	B, C, E	0.00	1.00
Gellaitry, 他[81]	104	乳がん	がん、毎日	筆記なし	−	A, C, E	0.08	0.80
Jensen-Johansen M, Christensen S, Valdimarsdottir H, 他 2010a, 2010b (未公刊)	507	乳がん	自由、毎週	中立的筆記	＋	A, C	0.10	0.29
心理的健康 (7つの研究)	−	−	−	−	−	A	0.03	0.638
身体的健康 (6つの研究)	−	−	−	−	−	C	0.14	0.038
統合されたアウトカム (8つの研究)	−	−	−	−	−	A〜E	0.08	0.208

[a] アウトカム間の統合された効果量は、既刊のメタ分析のものか、または、より新しいものや既刊のメタ分析に含まれていないものについては、独自に算出した。効果量は、ランダム効果モデルを用いて統合された。個別の分析は、心理的健康および自己報告による身体的健康アウトカムについて行われ、そこには十分な多数の研究が含まれた。
A：心理機能、B：生理機能、C：自己報告による身体的健康、D：介入の主観的効果、E：生活の質 / 全般的機能

痛などの心理的アウトカム，様々な免疫パラメータの変化などの生理的アウトカム，自己報告による身体症状，痛み，睡眠の質，診療回数など異なる方法で報告された身体的健康アウトカムである。概して，がん患者へのEWIに焦点を当てた研究は，EWIの有意な主効果を見出せていない。しかし，これらの研究における患者数は全体的に小さく，そのことが否定的な結果の原因となっている可能性がある。

これまでに公刊されたメタ分析では，個々のがん患者の研究に焦点が当てられていなかったため，筆者らは，現在入手可能な8つの研究に関する予備的なメタ分析を行った。個々の，また統合された効果量は，表9-1に示されている。この結果は，筆記による感情開示が自己報告による身体的健康に対して有意な効果をもつことを示唆しており，統合された効果量（Cohen's $d=0.14$）は，Frattaroliによる最新のメタ分析において健常群および臨床群の間で見出された，自己報告による身体的健康についての効果量（$d=0.11$）よりもわずかに大きい。対照的に，心理的健康に関する統合された効果は統計的に有意とはならず，Frattaroliによる報告（$d=0.07$）よりも小さなもの（$d=0.03$）であった。がん患者の全般的機能，生理機能，そして介入の主観的効果について検討した多くの研究は，メタ分析には不十分であった。

4つの研究では，Pennebakerの表出的筆記パラダイムと同様に，筆記を行わない患者群が統制群として用いられ，中立的な話題について筆記させることはしていなかった。中立的筆記を行う統制群を設けていないことにより，効果が，介入群となったこと自体に関係する非特異的要因によるものではなく，感情的筆記開示の特定要素によるものであるかどうかを評価することは困難となっている。中立的筆記を行う統制群を用いた4つの研究のみを分析すると，自己報告による身体的健康の効果（$d=0.23$）が統計的に有意となるが，心理的アウトカムの効果（$d=0.04$）は非有意のままである。4つの研究では4回の筆記セッションが，3つの研究では3回のセッションが採用されており，残り1つの研究では，3回のセッション群と1回のみの群が含まれていた。4つの研究では筆記セッションが毎週行われ，一方，3つの研究ではセッションが毎日行われた。残り1つの研究では，セッションはクリニック来院時に行われた。結果は統計的に有意とならなかったものの，セッションが4回の研究では，セッションが3回の研究に比べて大きな統合された効果量を示し（それぞれ，$d=0.16$, $d=0.06$），また，セッションが毎週の研究では，セッションが毎日の研究よりも大きな効果量を示した（それぞれ，$d=0.09$, $d=0.03$）。

遵守（アドヒアランス）は，EWI研究，特に自宅で行ってもらう研究においては隠れた心配事である。自宅での研究ではしばしば，研究補助者が各筆記セッション前後に電話で参加者と連絡をとることによって，非遵守の問題に対処する。さらに，いくつかの実験的EWI研究では，セッション後，参加者たちに，自分たちの筆記がどのくらい個人的なものだと思うか，また，筆記においてどの程度感情を表出できたか

を尋ねることによって，操作チェックがなされている。また別の方法は，各筆記セッション前後で，肯定的および否定的気分を即座に評価することである。EWI では通常，特に最初の筆記セッションのあと，否定的気分が急速に増加し，よってそのような変化が見られないことは非遵守を意味しうることが，研究により示されている。操作チェックが行われた研究では，行われていない研究に比べ，より大きな効果が示される傾向にある（それぞれ，d = 0.10, d = 0.06）。

まとめると，入手可能ながん患者の研究結果は，臨床群においては心理的健康よりも自己報告による身体的健康に対する EWI の効果が大きいとする，従来のメタ分析結果を支持している。見出された効果量は，概して小さなものである。考えうる一つの理由は，自ら進んで参加してくる患者はあまり症状を呈しておらず，そのことが「床効果」を招き，それらの症状をさらに減少させることを困難にする，というものである。繰り返しになるが，小さな効果量であっても，特に EWI の低コストを考慮すれば，臨床的には重要と考えられることに注意すべきである。

3. ターゲットとなる患者

1) どのようながん患者が利益を受けやすいか

特に心理的アウトカムに関して，EWI の影響は，がん患者全体で捉えると限定的なようであるが，一部の患者は他の患者よりも利益を得やすいかもしれない。これまでに検討されてきた数少ない可能性ある調整要因には，回避，感情抑制，社会的制約，そして筆記する話題の選択がある。Stanton らの研究では，がん関連の回避の調整効果が見出されており，回避傾向の高い女性では，がんに関する利益の探索や肯定的感情に特に焦点を当てた筆記が，一方，回避傾向の低い女性では，自分の奥深くにある乳がんにまつわる思考や感情への焦点づけを求める，伝統的な筆記の教示が，より効果的であることが示唆されている。

感情の抑圧に関して，がん以外のサンプルについての数少ない先行研究では，抑圧的コーピング者は，ストレスフルな経験に気づいたり認めたりすることや，そのような経験の感情的記憶にアクセスすることが苦手であり，抑圧的コーピング者でない者に比べて，筆記による感情開示の手続きから利益を得ることが少ない，ということが示されている[71, 72, 82]。従来の多くの知見とは対照的に，筆者らの研究（Jensen-Johansen M, Christensen S, Valdimarsdottir H, et al, 2010b, 未公刊）では，抑圧的コーピング者であるとされた EWI 群の患者は，身体症状の増加を報告した統制群の抑圧的コーピング者とは対照的に，介入から 9 か月後において身体症状の減少を報告していることが示されている。

考えうる一つの説明は，筆記開示のよりプライベートな特質が，抑圧的コーピング者には適していた，というものである．がん以外のサンプルにおいては，感情の同定や説明の困難なアレキシチミア得点の高い参加者が，EWI から得られる利益は少ないという知見[29]と，多いという知見[82]の両方がある．筆者らの研究（Jensen-Johansen M，Christensen S，Valdimarsdottir H, et al，2010b，未公刊）では，感情説明困難の下位尺度得点が高い EWI 参加者は，介入後の受診回数および身体症状を訴える頻度がともに高かった．このような，アレキシチミアに関する矛盾した結果は解釈が難しいが，アレキシチミアの調整効果は，たとえば，トラウマティックな出来事の種類や外傷後の苦痛の程度など，他の要因次第であることが示唆されており，明らかにさらなる研究が求められている．

先にレビューされたように，ストレッサーへの適応に関する社会-認知処理理論[3]では，次のようなことが示唆されている．それは，人が，重要な他者は自分の心配事について聴くことを望んでないと感じている場合，そのことは，その人のコーピング行動や心理的適応に悪影響を及ぼしうる[20]，ということである．したがって，EWI は，強い社会的制約を経験している患者に，より効果的に働く可能性がある．それは，EWI が彼らに自分の感情を表出する代理の機会を与え，そのことによって社会的制約の否定的影響を和らげるためである．このような仮説は，Zakowski ら[79]の研究結果によって支持されている．彼らの研究では，がんに関係した苦痛についての EWI の主効果は見出されていない．しかし，強い社会的制約のある統制群の参加者は苦痛の程度が最も高かった一方，強い社会的制約のある EWI 群患者の苦痛の程度は，社会的制約が弱い患者と同等であった．同様に，著者らの研究においても，強い社会的制約のある EWI 群の患者では，介入後に受診回数が減少することが見出されている（Jensen-Johansen M，Christensen S，Valdimarsdottir H, et al，2010b，未公刊）．医療機関の利用減少が健康改善を表すものと考えられるならば，このような結果は，EWI が社会的制約の否定的影響を和らげる，という仮説を支持するものと考えられる．

がん患者に関する多くの研究は，筆記する話題に制限を設けており，参加者が自分のがんについて筆記することのみを許可している．もし選択を与えられたならば，がんに関して回避しがちな，もしくは抑圧的コーピングの傾向をもつ患者は，苦痛を避けるために，自分自身のがんよりも他の話題について筆記しようとする可能性がある．そのような（話題を制限する）やり方はまた，うつの人，あるいは自身のがんについて思案するよりも反芻しがちな人に対して，より利益をもたらすであろう．なぜならそのような人たちは，EWI の短い時間枠のなかで，十分なサポートなしには強い感情を伴う思考や否定的感情に効果的に対処することができないためである．さらに，一部の患者にとっては，がんの診断や治療が最もストレスフルまたはトラウマティックな経験ではないかもしれず，選択を与えられたとするとその患者たちは，人

生のうちの特定の時点における自分たちにとってより適切な経験について筆記することを選ぶ可能性がある。筆者らの研究 (Jensen-Johansen M, Christensen S, Valdimarsdottir H, et al, 2010a, 未公刊) は，筆記する話題の選択の影響に焦点を絞って検討した，これまでのところ唯一の研究である。ベースラインでは全体的に差が認められていなかったものの，自身のがんについて筆記することを選択したEWI群の女性は，統制群と比べ，介入後の受診回数が増加することが報告された (Jensen-Johansen M, Christensen S, Valdimarsdottir H, et al, 2010b, 未公刊)。この結果をどのように解釈するかは，受診のため病院に行くことを，健康の改善を示すものととるか，あるいはその逆ととるかにかかっている。

2) エビデンスの要約

　感情表出は，あらゆる状況下で有益なわけではないであろうし，特定の条件下では，苦痛を増大させたり効果的なコーピングを阻害したりさえする[30]。しかしそれでも，感情の非表出によって対処する一般的傾向は，がんなどのトラウマティックな出来事への適応のチャンスを減少させることを示す数多くのエビデンスがある。逆に，感情表出的な適応のかたちは，一般的に，心理的適応の改善や苦痛の程度の低減と結びつくことが見出されている。EWI は，個人がトラウマティックな出来事に適応する助けとなるような，適切で，手短かで，潜在的に費用対効果の高い介入である。

　系統的なレビューによって，EWI が，心理的ウェルビーイングおよび，身体症状や医療利用など身体的健康に関連したアウトカムの有益な効果と結びついていることが示されている。このことは，特には健常な参加者を対象とした研究[40]に当てはまるようであるが，臨床群を用いた研究[41,43]においても，すべてのタイプのアウトカムに関してではないものの[42]，有意な効果が見出されている。がん患者を対象とした比較的少数の入手可能な研究結果では，臨床群一般における知見と同様に，心理的健康アウトカムへの効果は小さいもしくは有意でなかったものの，受診回数，痛み，その他の身体症状といった，自己報告による身体的健康アウトカムに対して EWI が潜在的に有益な効果をもたらすことが示唆されている。

　個々の研究では，概して，がん患者における EWI の主効果は示されていないものの，それらの研究結果は，いくつかの潜在的な調整効果を示唆している。それは，社会的制約の程度が高い患者や，感情の抑圧もしくはアレキシサイミアの程度が低い患者など，一部の患者においては，他の患者に比べてより大きな利益を得る可能性があるということである。また，一部の実施方法や教示も，他のものに比べ，より効果的であるかもしれない。

　最近のエビデンスによれば，たとえば，自宅もしくはプライベートな部屋で筆記セッションを行わせた研究や，15分以上の筆記を3セッション以上行わせた研究に

おいて，大きな効果が得られることが示唆されている。手書きとタイプなど異なる形式の筆記開示で効果は変わらないことが見出されており，また，筆記による開示と，電話越しなど口頭による開示とを比較しても差は見られないという結果が得られている。筆記開示は，より費用対効果が高いようであり，このことが筆記開示の使用を後押ししている。研究の数が少ないため，筆記する話題ががんにまつわる経験に限定されるべきかどうか，また，肯定的感情や利点の探求に焦点を当てた特定の教示によって利益を得るのはどのような人かについては，いまだ明確でない。EWIのメカニズムに関する研究はまだ数が限られているが，首尾一貫した物語を筆記することが可能な参加者は，より利益を得るというエビデンスも見られている。

3) 有効性 対 有用性

　種々の結果について解釈する際，EWI全般，また，とりわけがん患者に関する近年の利用可能なエビデンスは，ほぼすべてが**内的妥当性**を最大化することを試みた**有効性研究**に基づくものであることを知っておくことが重要である。これはつまり，独立変数（感情表出的筆記群 対 統制群―多くの場合は感情を交えない筆記群）とアウトカムとの間に見られた関連は，因果関係を意味するということである。対照的に，現在のところEWIの**有用性**を支持する明確なエビデンスはなく，これはつまり，頑健にコントロールされた有効性研究において得られた効果を，現実世界の条件下における臨床場面に**一般化**できるかは不明である，ということである。

　参加者が自ら選んで研究に参加したということは，有効性研究の妥当性に影響を及ぼしうる要因の一つである[83]。参加しなかった者は，動機づけが低く，また介入が自分に役立つとはあまり思っていないかもしれず，そのことが効果の過大評価につながる可能性がある。また一方で，介入から利益を得られそうにないような，多くの心理問題や深刻なトラウマを抱えた患者は参加を断っているかもしれず，そのことが，よりうまく機能する参加者の事前選択につながっている可能性がある。有効性はまた，与えられた教示のタイプによっても変わってくる可能性がある。無作為化臨床試験において，有効性を調べる際の最も標準的な方法では，教示は一般的にしっかりと標準化されている。一方，現実世界の心理療法場面においては，治療者は，患者からのフィードバックに基づき教示を変更することができ，それによって，外的妥当性の高い，個々の患者に合わせた教示が与えられる。たとえば大人数に対して小さなコストで，というように，EWIが様々な方法で実施できることを考慮すれば，平均的効果が比較的小さなものであるとはいえ，費用対効果は非常に高いと考えられる。

4. プロセスおよび技法

EWIは，対面型の個人療法によって，あるいは，インターネットや印刷されたワークブックのような他の方法によって実施することができる。

1）対面型

Langeらは，対面型の心理療法の一部としての，またインターネットを通して提供される[84]，双方のEWIの実施について述べている。トラウマティックな出来事に順応し，乗り越えるうえで極めて重要とされるメカニズムに基づき，臨床実践におけるEWIに関する彼らのモデルは以下の3段階からなっている。それらは，①自己との直面，②認知的再評価，③過去に別れを告げること，である。

自己との直面の段階において，治療者は，患者がトラウマティックな経験について記述することを励まし，自己との直面全般や，とりわけ筆記課題を用いることの重要性について説明する。治療者は，患者が自己との直面の要求に応えられるだけ安定しているかどうかをチェックし，治療者と患者が同意した場合には契約が結ばれる。そして治療者は，出来事について筆記するよう最初の教示を与える。患者は決められた場所で，決められた時間，決められた期間筆記するよう求められ，最も苦痛な要因や，自分の最も奥深くにある感情に焦点を当てるよう教示される。各筆記セッションのあと，治療者と患者は筆記の影響について話し合う。もし許されれば，治療者は，筆記された資料に目を通す。感情があまり強く沸かなくなってきた，また，筆記に集中することが困難になってきた，という報告が患者からあった場合には，治療者は患者に筆記の内容を変えるよう，また，非機能的な思考（たとえば，恥，罪悪感）へのチャレンジに焦点を当てるよう指示し，それによって認知的再評価を促す。最後に，すべての筆記課題が完了した際には，患者は最終の手紙もしくはエッセイを書くよう教示される。実際には配偶者などの他者がそれを読むことはないかもしれないが，彼らがそれを読んで理解できるように書かれたその作品は，尊厳があり一点の誤りもないものであるべきである。治療者は筆記されたものを読み，書き方や内容を改善するよう提案してもよい。その筆記を他者に送らない，または手渡さない場合は，たとえば箱の中に入れるなど，象徴的な方法でそれを送ってもよい。

上述のような臨床的手順は，地域の医師たちから紹介されてきた，トラウマティックな出来事に苦しむ患者たちを対象とした試験により検証された。上で示したような，自己との直面および認知的再評価の要素を組み合わせて経験した患者群の効果は，回避および侵入思考の変化が著しく，大きな効果量に相当するものであった（それぞれ，$d=1.1$，1.4）。

2) インターネットに基づくもの

　筆者らは上述のような介入を，インターネットに基づくシステム上で実施しており，そこには，外傷後ストレス症状のスクリーニングや，また，自己との直面，認知的再評価，シェアリングと別れという3段階に対応した教示が含まれる。参加者は5週間にわたり，週に2回筆記するよう指示される。各段階の中ほどで，治療者はメールによりフィードバックおよびさらなる指示を与える。筆記の内容がインターネットに基づく療法には適切でないとわかった場合，参加者は，他の治療方法について話し合うため，電話に続いて電子メールを受け取るかもしれない。50名の患者を用いたインターネットに基づくEWIの評価では，回避および侵入思考について，治療者による介入で見出された効果と同等に大きな効果が示された（それぞれ，$d=1.66$，0.96）。従来の実験的なEWIの研究とは，教示やフィードバックを与える実際の治療者を含まないという点で異なるという点が注目に値する。

3) ワークブック

　ワークブックは，EWIを行ううえで利用可能な3番目の方法である。ワークブックは，介入を実施するための，費用対効果が高く大量生産型で，簡単に繰り返すことが可能な方法であり，とりわけEWIに適すると考えられる。L'Abate[85]により示唆されているように，ワークブックは，口頭で実施されるものよりもさらに詳細で具体的な治療計画を提供することができ，参加者が自らの変化のプロセスにより責任をもつことを可能とし，短期の対面型心理療法セッションを拡充し，障害者など十分にサービスを受けていない人たちへの介入を可能とし，そして，より大きな社会環境において介入の効果を生み出す効率のよい方法となりうる。ワークブックに基づく介入の効果について評価した18の研究のメタ分析では，心理的健康の問題（$d=0.44$）と身体的健康のアウトカム（$d=0.25$）の双方に有意な効果が認められている[86]。

　最近，Pennebakerは，一般の人向けの詳しい教示やエクササイズを含んだ，EWIのワークブックの詳細な用例を発表している[87]。中核となる教示は，多くのEWI研究で用いられるものと同様のものであり，特定のターゲット集団に合わせて教示やエクササイズを発展させるための骨組みとして役立てることができる。Pennebakerは，自身の表出的筆記の経験に基づき，以下のような一般目標およびガイドラインの概要について述べている。その人が表出的筆記から最も利益を得るのは，①彼らが自分の感情（否定的・肯定的両方）を率直に認めるとき，②何が起こり，それがどのように自分に影響を与えているのかという筋の通った意味あるストーリーを，彼らが構築することができるとき，③彼らが見方を転換し，他者の視点を通してトラウマティックな出来事を見ることができるとき，④彼らが筆記において，「自身の声」を見出すよ

う努力し，様式に心を注ぐのではなく自分自身に向けて筆記するとき，である。さらに，人々には，自らを悩ませるトラウマティックな記憶のみを扱い，もはや考えることのない問題または影響を及ぼさない問題についての筆記は避けるよう教示される。各筆記セッションは20分以上，計4回以上のセッションを行うこと，筆記は決められた時間および決められたプライベートな場所で行うこと，そして各セッション中には休憩することなく筆記し続けることがさらに推奨される。最後に，筆記後，特に初回セッションのあと，急速に否定的感情の増加が経験されることは，通常の反応であるということが説明される。

　筆記セッション1回目では，その人に，特にトラウマティックな出来事または感情の変動に関する自分の最も奥深くにある思考や感情について筆記し，探索するよう教示する。**筆記セッション2回目**では，引き続き，トラウマティックな出来事または感情の変動に関する自分の思考や感情を探索するよう教示され，今回は，同じ出来事もしくはまったく異なる出来事のいずれかについて，自分の最も奥深くにある思考や感情を本気で探索する。**筆記セッション3回目**では，その人に，自分の最も奥深くにある思考や感情について筆記を続けるよう教示し，今回は，現時点で自分の生活に最も影響を与えているような，その出来事に関する感情や思考，とりわけ自分が特に傷つきやすい問題に焦点を当てる。

　筆記セッション4回目の最終セッションでは，その人に，それまでのセッションで開示してきた出来事，問題，思考や感情について振り返り，考えるよう求める。それまで直面してこなかったことを処理すること，その経験の結果として学び，失い，得てきたことに焦点を当てること，そしてその経験が将来自分の思考や行動をどのように導いてくれるのかについて考えることを試みるよう教示される。各筆記セッションのあとには，たとえば筆記後に何を感じたか，筆記は自分にとってどの程度貴重で意味あるものであったかなど，自分の筆記経験やそれが自分にどのように影響を与えたかについてよく考えるよう教示される。

　最後に，全4セッションの終了後，なるべくは数週間後に，自分が何を筆記しているかを読み，また，たとえば心理的および身体的症状の低減などの変化をチェックすることによってそのプロセスを吟味することが，その人に対し提案される。自分の筆記や，また，文体・筆跡・内容の変化を分析するよう，そして，効果的な筆記において見出されるいくつかの特徴という観点から書いたものを吟味するよう促されもする。それらの特徴とは，否定的感情の適度な使用，多くの肯定的感情の使用，筆記プロセスを通しての一貫した物語の構築，そして，多くの場合その人独自の見方によって出来事を見ていたのが，異なった角度からの広い見方でその出来事を見られるようになるという視点の転換である。

　上記の教示は，がん患者あるいはがんサバイバーに対して使えるように，比較的容

易に変更できる。その例は，付録に示してある。セッション 4 回目では，潜在的な利益や，経験から何を学んだかに目を向けるよう提案されるが，上記の教示は比較的非特異的なものである。Stanton ら[77]の結果で示唆されているように，ある人たち，特に高い頻度で回避的方略を使用する人たちは，利益の発見や肯定的感情に焦点を当てた詳細な教示から，より多くの利益を得る可能性がある。したがって，そのような患者たちに使用するための一案は，たとえばセッション 3 回目で利益の発見や肯定的感情に焦点づけるなど，より個人に合わせた教示を開発することである。

5. 付録：がん患者やサバイバーに対する表出的筆記の教示例

以下に示す教示は，標準的な EWI の教示[37]の，がん患者に合わせた変形版である（Jensen-Johansen M, Christensen S, Valdimarsdottir H, et al, 2010a, 2010b, 未公刊）。

1) 1 日目：筆記の教示

本日は 4 日間の感情筆記の初日です。本日の目標は，あなたに最も影響を与えているトラウマティックな出来事もしくは感情的に苦痛な経験に関する，あなたの**最も奥深くにある思考や感情**について筆記することです。それはあなたの**がんの経験**かもしれませんが，そうである必要はありません。もし，よりあなたに影響を与えている別の出来事または経験があるなら，その経験または出来事について筆記することを選んでいただいても結構です。筆記では自分を解き放ち，出来事について，またそれがどのようにあなたに影響を及ぼしたかについて探って下さい。文法あるいは文体は気にしないで下さい。他の誰かではなく**あなた自身**に向けて筆記しているということを，覚えておいて下さい。

可能であれば，あなたが他者と共有することが難しいような考えや感情について探って下さい。筆記するにつれ，あなたはそれを生活における他の側面と結びつけ始めるかもしれません。たとえば，配偶者もしくはパートナー，両親，そして他の親密な人たちとの関係に，それはどのように関わっているでしょうか。あなたが最も愛している，恐れている，また怒っている人たちに，それはどのように関わっているでしょうか。あなたの最近の生活状況，仕事，そして生活の場一般に，それはどのように関わっているでしょうか。あなたが過去にどのような人であり，現在どのような人で，将来どのようになりたいかということに，それはどのように関わっているでしょうか。

筆記の間，あなたが邪魔をされることは絶対にありません。あなたが筆記するものは，他の誰でもなく**あなた**のためのものであることを忘れないで下さい。20 分間継

続して筆記して下さい。20分間は，筆記するのをやめないで下さい。それががんに関するものであろうと，あるいはあなたが筆記することを選んだ他の話題に関するものであろうと，苦痛な経験についてあなたの最も奥深くにある思考や感情を本気で探求することが目標である，ということを覚えておいて下さい。筆記を完了したら，**筆記後のセクション**へとお進み下さい。そこでは，あなたの筆記に関するいくつかの質問に答えていただきます。

_____

_____

（必要に応じて，さらに線を追加して下さい）

2) 筆記後の質問

おめでとうございます。あなたは今，筆記初日を終了しました。本日の筆記課題を終える前に，以下の短い質問に答えて下さい。それぞれの質問について，0～10までの数字をご記入下さい。数字は以下のことを意味します。

```
 0    1    2    3    4    5    6    7    8    9    10
まったく                    やや                    非常に
```

1. あなたは，自分の最も奥深くにある思考や感情をどの程度表現できましたか。
2. あなたは現在，悲しみまたは動揺をどの程度感じていますか[a]。
3. あなたは現在，幸せをどの程度感じていますか[a]。
4. 本日の筆記は，あなたにとってどの程度，価値や意味のあるものでしたか。

次回以降の筆記セッションの教示は1日目の教示と非常に似ており，トラウマティックな出来事に関するその人の最も奥底にある思考や感情について筆記することを引き続き求めるものであるが，以下のようなより詳細な提案が加えられる。それは，その出来事が，その人の生活全般にどのように影響しているか，そしてその人が，トラウマの影響をどのように引き起こしているかについて筆記すること（2日目），その人の思考や感情がその人の生活に現時点でどのように影響しているか，そして彼らが筆記しながらどのように感じているかに，より明確に焦点を当てること（3日目），未解決の事柄を完了させ，コストや利益，また最終の筆記セッションで何を学んだかに焦点を当てること（4日目），である。この付録において示されている教

---

[a] これらの全般的質問の代わりに，Positive and Negative Affect Scale（PANAS）[88]のような，より詳細な気分調査票を用いてもよい。

示では，自身のがん経験について筆記するのか，それとも他の経験について筆記するのかを，その人に選択させる．必要に応じて，その人に自身のがん経験について焦点を当てるよう指示するような教示に変更してもよい．

3) 2日目：筆記の教示

　本日は，筆記の2日目です．本日の筆記におけるあなたの課題は，あなたの最も奥深くにある思考や感情を**真剣に**調べることです．1日目と同じ出来事について筆記してもよいですし，まったく異なる出来事について筆記しても構いません．教示は1日目と似ていますが，本日は，可能であればあなたの思考や感情のより深いところへ向かってみて下さい．苦痛な経験を，あなたの生活における他の側面や，それが過去に関するあなたの考え方にどのように影響を及ぼしているかに結びつけてみて下さい．同じく，その経験によるいくらかの影響のうちの一部を，あなたがどのように引き起こしているかについて探ってみて下さい．あなたは再び自分のがんについて筆記することを選ぶかもしれませんし，あるいはまったく異なる経験を選ぶかもしれません．20分間は筆記を継続し，その間は書くのをやめないで下さい．筆記が完了したら，**筆記後のセクション**へお進み下さい．

4) 3日目：筆記の教示

　あなたは現在，2回の筆記セッションを完了しています．本日を終えると，筆記してあなたのストーリーを仕上げるのに，あと1日しかありません．そうはいっても，あなたがこれまで検討してきた話題に関して，あなたの最も奥深くにある思考や感情を探り続けることが重要です．あなたは，1日目，2日目と同じ出来事について筆記してもよいですし，あるいは異なる出来事について筆記しても構いません．教示は1日目，2日目と似ていますが，本日の目標は，経験についての思考や感情が，あなたの現時点での生活にどのように影響を与えているかに焦点を当てることです．あなたは1日目や2日目と同じ経験について筆記するかもしれませんが，それを異なった角度や異なった視点から探求するようにしてみて下さい．あなたは自分の経験について筆記する際，何を考え，何を感じていますか．その出来事は，あなたの生活やあなたが誰であるかに，どのように影響を与えていますか．必ず，20分間連続して筆記して下さい．筆記が完了したら，**筆記後のセクション**へお進み下さい．

5) 4日目：筆記の教示

　今日は筆記課題の最終日です．これまでと同じく，あなたの目標は，あなたに苦痛を与えている問題や経験について最も奥深くにある思考や感情を探求することです．筆記の際は，一歩距離をとり，あなたが書いている経験，問題，思考，感情について

考えて下さい。今日は課題の最終日ですので，これまでのことを仕上げてあなたのストーリーを完了させるようにし，そしてあなたがまだ直面してこなかったいくつかの問題に取りかかって下さい。プロセスの現時点において，あなたはどのようなことを感じていますか。あなたは何を学びましたか。その経験の結果として，あなたが失ったものや得たものは何ですか。それらは，あなたという人間をどのように形成しましたか。あなたの経験は，将来におけるあなたの思考や行動を，どのような方法で導くでしょうか。本当の意味で自分を解放し，可能なかぎり自分自身に正直になって下さい。すべての経験を，あなたが未来にもっていくことのできるような意味あるストーリーにまとめ上げるよう，最善を尽くして下さい。やめることなく20分間連続で筆記して下さい。筆記が完了したら，**筆記後のセクションへお進み下さい**。

引用文献

1. American Psychiatric Association (1994) *Diagnostic and Statistical Manual of Mental Disorders*, 4th edn, American Psychiatric Association, Washington, DC.
2. Janoff-Bulman, R. (1992) *Shattered Assumptions. Towards a New Psychology of Trauma*, The Free Press, New York.
3. Lepore, S.J. (2001) A social-cognitive processing model of emotional adjustment to cancer, in *Psychosocial Interventions for Cancer* (eds A. Baum and B.L. Andersen), American Psychological Association, Washington, DC, pp. 99–116.
4. Gallagher, J., Parle, M. and Cairns, D. (2002) Appraisal and psychological distress six months after diagnosis of breast cancer. *British Journal of Health Psychology*, **7**, 365–376.
5. Kissane, D.W., Clarke, D.M., Ikin, J. *et al.* (1998) Psychological morbidity and quality of life in Australian women with early-stage breast cancer: a cross-sectional survey. *The Medical journal of Australia*, **169**, 192–196.
6. Koopman, C., Butler, L.D., Classen, C. *et al.* (2002) Traumatic stress symptoms among women with recently diagnosed primary breast cancer. *Journal of Traumatic Stress*, **15**, 277–287.
7. Coyne, J.C., Palmer, S.C., Shapiro, P.J. *et al.* (2004) Distress, psychiatric morbidity, and prescriptions for psychotropic medication in a breast cancer waiting room sample. *General Hospital Psychiatry*, **26**, 121–128.
8. Christensen, S., Zachariae, R., Jensen, A.B. *et al.* (2009) Prevalence and risk of depressive symptoms 3-4 months post-surgery in a nationwide cohort study of Danish women treated for early stage breast-cancer. *Breast Cancer Research and Treatment*, **113**, 339–355.
9. O'Connor, M., Christensen, S., Jensen, A.B. *et al.* (2011) How Traumatic is Breast Cancer? Post-traumatic Stress Symptoms and Risk Factors for PTSD 3 and 15 Months After Surgery in a Nationwide Cohort of Danish Women Treated for Breast Cancer, Br J Cancer [E-pub ahead of print].
10. Horowitz, M.J. (1986) *Stress Response Syndromes*, 2nd edn, Jason Aronson, New York.
11. Greenberg, M. (1995) Cognitive processing of traumas: the role of intrusive thoughts and reappraisals. *Journal of Applied Social Psychology*, **25**, 1262–1296.
12. Horowitz, M.J. (1982) Stress response syndromes and their treatment, in *Handbook of Stress* (eds L. Goldberger and S. Breznitz), Free Press, New York.
13. Stanton, A.L., Danoff-Burg, S., Cameron, C.L. *et al.* (2000) Emotionally expressive coping predicts psychological and physical adjustment to breast cancer. *Journal of Consulting and Clinical Psychology*, **68**, 875–882.
14. Schmidt, J.E. and Andrykowski, M.A. (2004) The role of social and dispositional variables associated with emotional processing in adjustment to breast cancer: an internet-based study. *Health Psychology*, **23**, 259–266.
15. Iwamitsu, Y., Shimoda, K., Abe, H. *et al.* (2005) The relation between negative emotional suppression and emotional distress in breast cancer diagnosis and treatment. *Health Communication*, **18**, 201–215.
16. Hack, T.F. and Degner, L.F. (2004) Coping responses following breast cancer diagnosis predict psychological adjustment three years later. *Psychooncology*, **13**, 235–247.
17. Owen, J.E., Giese-Davis, J., Cordova, M. *et al.* (2006) Self-report and linguistic indicators of emotional expression in narratives as predictors of adjustment to cancer. *Journal of Behavioral Medicine*, **29**, 335–345.
18. Stroebe, M., Stroebe, S., Schut, H. *et al.* (2002) Does disclosure of emotions facilitate recovery from bereavement? Evidence from two prospective studies. *Journal of Consulting and Clinical Psychology*, **70**, 169–178.
19. Bonanno, G.A., Holen, A., Keltner, D. *et al.* (1995) When avoiding unpleasant emotions might not be such a bad thing – verbal-autonomic response dissociation and midlife conjugal bereavement. *Journal of Personality and Social Psychology*, **69**, 975–989.
20. Lepore, S.J., Silver, R.C., Wortman, C.B. *et al.* (1996) Social constraints, intrusive thoughts, and depressive symptoms among bereaved mothers. *Journal of Personality and Social Psychology*, **70**, 271–282.
21. Lepore, S.J. and Helgeson, V.S. (1998) Social constraints, intrusive thoughts, and mental health after prostate cancer. *Journal of Social and Clinical Psychology*, **17** (1), 89–106.
22. Cordova, M.J., Cunningham, L.L., Carlson, C.R. *et al.* (2001) Social constraints, cognitive processing, and adjust-

ment to breast cancer. *Journal of Consulting and Clinical Psychology*, **69**, 706–711.
23. Porter, L.S., Keefe, F.J., Hurwitz, H. and Faber, M. (2005) Disclosure between patients with gastrointestinal cancer and their spouses. *Psychooncology*, **14**, 1030–1042.
24. Manne, S., Badr, H., Zaider, T. *et al.* (2010) Cancer-related communication, relationship intimacy, and psychological distress among couples coping with localized prostate cancer. *Journal of Cancer Survivorship*, **4**, 74–85.
25. Breuer, J. and Freud, S. (1978) *Studies on Hysteria*, Penguin Books, Harmondsworth.
26. Pennebaker, J.W. (1997a) *Opening Up: The Healing Power of Expressing Emotions*, Guilford Press, New York.
27. Weinberger, D.A. (1990) The construct validity of the repressive coping style, in *Repression and Dissociation* (ed. J.L. Singer), University of Chicago Press, Chicago, pp. 337–386.
28. Sifneos, P.E. (1973) The prevalence of alexithymic characteristics in psychosomatic patients. *Psychotherapy and Psychosomatics*, **22**, 255–262.
29. Taylor, G.J., Bagby, R.M. and Parker, J.D-A. (1997) *Disorders of Affect Regulation: Alexithymia in Medical and Psychiatric Illness*, Cambridge University Press, New York.
30. Kennedy-Moore, E. and Watson, J.C. (1999) *Expressing Emotion: Myths, Realities, and Therapeutic Strategies*, The Guildford Press, New York.
31. Traue, H.C. and Pennebaker, J.W. (1993) *Emotion, Inhibition and Health*, Hogrefe & Huber Publishers, Seattle, WA.
32. Jorgensen, M.M., Zachariae, R., Skythe, A. and Kyvik, K. (2007) Genetic and environmental factors in alexithymia: a population-based study of 8,785 Danish twin pairs. *Psychotherapy and Psychosomatics*, **76**, 369–375.
33. Freyberger, H. (1977) Supportive psychotherapeutic techniques in primary and secondary alexithymia. *Psychotherapy and Psychosomatics*, **28**, 337–342.
34. Stiles, W.B. (1995) Disclosure as a speech act: is it psychotherapeutic to disclose? in *Emotion, Disclosure, and Health* (ed. J.W. Pennebaker), American Psychological Association, Washington, DC, pp. 71–91.
35. Smyth, J. and Helm, R. (2003) Focused expressive writing as self-help for stress and trauma. *Journal of Clinical Psychology*, **59**, 227–235.
36. Lepore, S.J. and Smyth, J. (2002) *The Writing Cure: How Expressive Writing Promotes Health and Emotional Well Being*, American Psychological Association, Washington, DC.
37. Pennebaker, J.W. and Beall, S.K. (1986) Confronting a traumatic event: toward an understanding of inhibition and disease. *Journal of Abnormal Psychology*, **95**, 274–281.
38. Francis, M.E. and Pennebaker, J.W. (1992) Putting stress into words: the impact of writing on physiological, absentee, and self-reported emotional well-being measures. *American Journal of Health Promotion*, **6**, 280–287.
39. Pennebaker, J. (1995) *Emotion, Disclosure, and Health*, American Psychological Association, Washington, DC.
40. Smyth, J.M. (1998) Written emotional expression: effect sizes, outcome types, and moderating variables. *Journal of Consulting and Clinical Psychology*, **66**, 174–184.
41. Frisina, P.G., Borod, J.C. and Lepore, S.J. (2004) A meta-analysis of the effects of written emotional disclosure on the health outcomes of clinical populations. *The Journal of Nervous and Mental Disease*, **192**, 629–634.
42. Harris, A.H. (2006) Does expressive writing reduce health care utilization? A meta-analysis of randomized trials. *Journal of Consulting and Clinical Psychology*, **74**, 243–252.
43. Frattaroli, J. (2006) Experimental disclosure and its moderators: a meta-analysis. *Psychological Bulletin*, **132**, 823–865.
44. Cohen, J. (1988) *Statistical Power Analysis for the Behavioral Sciences*, Lawrence Erlbaum Associates, Hillsdale, NJ.
45. Rosenthal, R. and Rubin, D.B. (1982) A simple, general purpose display of magnitude of experimental effect. *Journal of Education and Psychology*, **74**, 166–169.
46. King, L.A. (2002) Gain without pain? Expressive writing and self-regulation, in *The Writing Cure* (eds S.J. Lepore and J. Smyth), American Psychological Association, Washington, DC, pp. 119–134.
47. Pennebaker, J.W. and Susman, J.R. (1988) Disclosure of traumas and psychosomatic processes. *Social Science and Medicine*, **26**, 327–332.
48. Petrie, K.J., Booth, R.J., Pennebaker, J.W. *et al.* (1995) Disclosure of trauma and immune response to a hepatitis B vaccination program. *Journal of Consulting and Clinical Psychology*, **63**, 787–792.
49. Pennebaker, J.W., Colder, M. and Sharp, L.K. (1990) Accelerating the coping process. *Journal of Personality and Social Psychology*, **58**, 528–537.
50. Pennebaker, J.W., Hughes, C.F. and Oheeron, R.C. (1987) The psychophysiology of confession – linking inhibitory and psychosomatic processes. *Journal of Personality and Social Psychology*, **52**, 781–793.
51. Greenberg, M.A. and Stone, A.A. (1992) Emotional disclosure about traumas and its relation to health: effects of previous disclosure and trauma severity. *Journal of Personality and Social Psychology*, **63**, 75–84.
52. Greenberg, M.A., Wortman, C.B. and Stone, A.A. (1996) Emotional expression and physical health: revising traumatic memories or fostering self-regulation? *Journal of Personality and Social Psychology*, **71**, 588–602.
53. King, L.A. (2001) The health benefits of writing about life goals. *Personality and Social Psychology Bulletin*, **27**, 798–807.
54. Lepore, S.J., Greenberg, M.A., Bruno, M. *et al.* (2002) Expressive writing and health: self-regulation of emotion-related experience, physiology, and behavior, in *The Writing Cure: How Expressive Writing Promotes Health and Emotional Well-being* (eds S.J. Lepore and J.M. Smyth), American Psychological Association, Washington, DC, pp. 99–117.
55. Pennebaker, J.W. (1997b) Writing about emotional experiences as a therapeutic process. *Psychological Science*, **8**, 162–166.
56. Campbell, R.S. and Pennebaker, J.W. (2003) The secret life of pronouns: flexibility in writing style and physical health. *Psychological Science*, **14**, 60–65.
57. Smyth, J., True, N. and Souto, J. (2001) Effects of writing about traumatic experiences: the necessity for narrative structuring. *Journal of Social and Clinical Psychology*, **20**, 161–172.
58. Pennebaker, J.W. and Francis, M.E. (1996) Cognitive, emotional, and language processes in disclosure. *Cognition and Emotion*, **10**, 601–626.
59. van Middendorp, M.H. and Geenen, R. (2008) Poor cognitive-emotional processing may impede the outcome of emotional disclosure interventions. *British Journal of Health*

Psychology, **13**, 49–52.
60. Batten, S.V., Follette, V.M., Hall, M.L.R. *et al.* (2002) Physical and psychological effects of written disclosure among sexual abuse survivors. *Behavior Therapy*, **33**, 107–122.
61. Walker, B.L., Nail, L.M. and Croyle, R.T. (1999) Does emotional expression make a difference in reactions to breast cancer? *Oncology Nursing Forum*, **26**, 1025–1032.
62. Park, C.L. and Blumberg, C.J. (2002) Disclosing trauma through writing: testing the meaning-making hypothesis. *Cognitive Therapy and Research*, **26**, 597–616.
63. Sloan, D.M. and Marx, B.P. (2004) Taking pen to hand: evaluating theories underlying the written disclosure paradigm. *Clinical Psychology-Science and Practice*, **11**, 121–137.
64. Klein, K. and Boals, A. (2001) Expressive writing can increase working memory capacity. *Journal of Experimental Psychology. General*, **130**, 520–533.
65. Schoutrop, M.J., Lange, A., Hanewald, G. *et al.* (2002) Structured writing and processing major stressful events: a controlled trial. *Psychotherapy and Psychosomatics*, **71**, 151–157.
66. Lepore, S.J. (1997) Expressive writing moderates the relation between intrusive thoughts and depressive symptoms. *Journal of Personality and Social Psychology*, **7**, 1037.
67. de Moor, C., Sterner, J., Hall, M. *et al.* (2002) A pilot study of the effects of expressive writing on psychological and behavioral adjustment in patients enrolled in a Phase II trial of vaccine therapy for metastatic renal cell carcinoma. *Health Psychology*, **21**, 615–619.
68. Pennebaker, J.W. and Graybeal, A. (2001) Patterns of natural language use: disclosure, personality, and social integration. *Current Directions in Psychological Science*, **10**, 90–93.
69. Slatcher, R.B. and Pennebaker, J.W. (2006) How do i love thee? Let me count the words: the social effects of expressive writing. *Psychological Science*, **17**, 660–664.
70. Lumley, M.A. (2004) Alexithymia, emotional disclosure, and health: a program of research. *Journal of Personality*, **72**, 1271–1300.
71. Esterling, B.A., Antoni, M.H., Kumar, M. *et al.* (1990) Emotional repression, stress disclosure responses and Epstein-Barr viral capsis antigen titers. *Psychosomatic Medicine*, **52**, 397–410.
72. Lumley, M.A., Tojek, T.M. and Macklem, D.J. (2002) Effects of written emotional disclosure among repressive and alexithymic people, in *The Writing Cure – How Expressive Writing Promotes Health and Emotional Well-being* (eds S.J. Lepore and J.M. Smyth), American Psychological Association, Washington, DC, pp. 75–96.
73. Austenfeld, J.L. and Stanton, A.L. (2008) Writing about emotions versus goals: effects on hostility and medical care utilization moderated by emotional approach coping processes. *British Journal of Health Psychology*, **13**, 35–38.
74. Austenfeld, J.L., Paolo, A.M. and Stanton, A.L. (2006) Effects of writing about emotions versus goals on psychological and physical health among third-year medical students. *Journal of Personality*, **74**, 267–286.
75. Sandgren, A.K. and McCaul, K.D. (2007) Long-term telephone therapy outcomes for breast cancer patients. *Psychooncology*, **16**, 38–47.
76. Graves, K.D., Schmidt, J.E., Bollmer, F. *et al.* (2005) Emotional expression and emotional recognition in breast cancer survivors: a controlled comparison. *Psychology and Health*, **20**, 579–595.
77. Stanton, A.L., Danoff-Burg, S., Sworowski, L.A. *et al.* (2002) Randomized, controlled trial of written emotional expression and benefit finding in breast cancer patients. *Journal of Clinical Oncology*, **20**, 4160–4168.
78. Rosenberg, H.J., Rosenberg, S.D., Ernstoff, M.S., Wolford, G.L., Amdur, R.J., Elshamy, M.R. *et al.* (2002) Expressive disclosure and health outcomes in a prostate cancer population. *Int J Psychiatry Med*. **32**, 37–53.
79. Zakowski, S.G., Ramati, A., Morton, C. *et al.* (2004) Written emotional disclosure buffers the effects of social constraints on distress among cancer patients. *Health Psychology*, **23**, 555–563.
80. Cepeda, M.S., Chapman, C.R., Miranda, N., Sanchez, R., Rodriguez, C.H., Restrepo, A.E. *et al.* (2008) Emotional disclosure through patient narrative may improve pain and well-being: results of a randomized controlled trial in patients with cancer pain. *J Pain Symptom Manage*, **35**, 623–31.
81. Gellaitry, G., Peters, K., Bloomfield, D. and Horne, R. (2010) Narrowing the gap: the effects of an expressive writing intervention on perceptions of actual and ideal emotional support in women who have completed treatment for early stage breast cancer. *Psychooncology*, **19**, 77–84.
82. Baikie, K.A. (2008) Who does expressive writing work for? Examination of alexithymia, splitting, and repressive coping style as moderators of the expressive writing paradigm. *British Journal of Health Psychology*, **13**, 61–66.
83. Smyth, J. and Catley, D. (2002) Translating research into practice: potential of expressive writing in the field, in *The Writing Cure – How Expressive Writing Promotes Health and Emotional Well-being* (eds S.J. Lepore and J. Smyth), American Psychological Association, Washington, DC, pp. 199–214.
84. Lange, A., Schoutrop, M., Schrieken, B. *et al.* (2002) Interapy: a model for therapeutic writing through the internet, in *The Writing Cure – How Expressive Writing Promotes Health and Emotional Well-being* (eds S.J. Lepore and J.M. Smyth), American Psychological Association, Washington, DC, pp. 215–238.
85. L'abate, L. and Kern, R. (2002) Workbooks: tools for the expressive writing paradigm, in *The Writing Cure – How Expressive Writing Promotes Health and Emotional Wellbeing* (eds S.J. Lepore and J. Smyth), American Psychological Association, Washington, DC, pp. 239–255.
86. Smyth, J. and L'abate, L. (2001) A meta-analytic evaluation of work-book effectiveness in physical and mental health, in *Distance Writing and Computer-Assisted Interventions in Psychiatry and Mental Health* (ed. L. Labate), Ablex, Westport, CT, pp. 77–90.
87. Pennebaker, J. (2004) *Writing to Heal – A Guided Journal for Recovering from Trauma and Emotional Upheaval*, New Harbinger Publications, Oakland, CA.
88. Watson, D., Clark, L.A. and Tellegen, A. (1988) Development and validation of brief measures of positive and negative affect: the PANAS scales. *J Pers Soc Psychol*, **54**, 1063–1070.

Section B

治療のグループモデル

Chapter 10 支持的・感情表出的グループ療法

Catherine C. Classen and David Spiegel
遠藤公久　訳

1. はじめに

　支持的・感情表出的グループ療法（Supportive-expressive group psychotherapy；SEGT）は，遠隔転移があって実存的脅威にさらされている乳がん患者を対象に計画され，評価されてきた。それ以来，初発の乳がんや他のがん患者たちにもこの療法は適用されてきた。SEGT は，患者が直面するであろう，根源的で実存的，感情的，そして対人的な諸問題について集中して毎週話し合うグループ療法の一つである。

2. 理論的な背景とテーマ

　このモデルの基本的な適用領域は，実存的問題に向き合うこと，感情的表出を促すこと，そしてソーシャルサポートを最大限に利用することである。

1）実存的不安

　がんは身体に打撃を与える一方で，自己観や将来観を脅かし，精神にも打撃を与える。将来が不確かになればなるほど，将来はより貴重なものになる。孤独，意味，自由や死など，Yalom が述べている「究極の実存的不安」は，がんによって高まるのである。これらの根源的な不安は，がん患者を恐怖で一杯にするが，またある種のチャンスも提供している。この実存的危機を現在の生活の再構築のためのチャンスにすることや，また将来の意味を豊かにする機会とすることがわれわれの SEGT の目的である。

　がんは孤立体験である。患者は診断にショックを受けるし，患者をケアしている者もそうである。突然，亀裂が生まれ，かつて健康であった者を周囲の者たちから孤立させ，自らの実存的不安に直面するようにも強いるのである。亀裂を修復するのは困

難である．関係性の欲求は高まり，つながっていると感じることは大きく損なわれる．患者は自分たちがどのような経験をしているかについて本当は誰も理解できていないと感じることがよくある．患者は周囲の者たちを苦痛から守ってあげたいと感じているかもしれない．同様に，愛すべき人たちは，このようなときに，自分たちの欲求など取るに足りないと考えて，自分たちがどう感じているかについては，完全には分かち合えないと感じているかもしれない．この相互の分かち合いの欠如は，さらに孤立感を悪化させる．さらに，このことは死の不安を増幅する．なぜならば，孤独は，存在がないということの意味を理解する方法の一つだからである．社会的孤立は，死の前兆の一つとして経験されるようになる．Yalom は孤立という実存的葛藤を「完全なる孤立に対する意識と，接触，擁護，そしてより大いなる全体の一部になることへの願いとの間の緊張」[1, p.9]であると記述している．がん患者にとって，他のがんの患者とグループでともにあることは，孤立感の強力な解毒剤になりうるのである．

がんは患者に将来の見通しを狭めさせ，そうなることで，意味について疑問を投げかけてくる．Yalom が述べたように，「私たちが死から逃れられないのであれば，私たちが独自に世界を構成しているのであれば，また一人ひとりが互いに関わりをもたない世界にいて究極的に孤独であるとすれば，人は何のために生きているのであろうか」[1, p.9]．これは何ともわびしい問いかけであり，しかし不可避なものである．この問いかけは多様に表現することができるであろう．がん患者にとって，「なぜ自分が？　なぜ今なのか」という疑問になるかもしれない．「私は何が原因でがんになったのであろうか」と問いかける者もいるかもしれない．あるいは，「このことは私自身について何を教えてくれているのか，この世界における私の位置とは何であるのか，また私にとって何が重要であるのか教えてくれているのであろうか」．これらすべての問いかけは，がんになったことにどんな意味があるのかを見出そうとする苦悶からの表現である．

自由ということの実存的不安は，構造のない，いわば基盤がないなかで，生という現実を生きていかなくてはならないことにある．患者は，私たちが生き方の選択をしなければならないという現実，すなわち自分たちの生活を「創造する」現実に対峙させられる．がんに罹患して患者は，自分自身をまたこの世界のなかの自分の立ち位置を再定義したり，あるいは再構成したりしなければならない．がんは，ボディイメージや自己観に影響を与える．そして，患者はこれらの諸変化に対してうまく舵取りする方法を見出さなければならない．がんになったことで，この世界における自分の在り方がどの程度の影響を受けるのかは，患者自らが決めなければならない．「とりあえずそのことは置いておく」ことを選択し，あたかも何事もなかったかのように振る舞うであろうか．あるいは自分の生活を意識的に変化させようとするであろうか．疑

うべくもなく，最も深遠なる実存的不安は，死の予期に直面することである[2]。多くの人にとって，このことは，自分の寿命と初めて直接的に向き合うことである。それまで抽象的な考えであったこと，あるいは少なくとも放置させておいた考えは，ある患者が述べていたように，今や「自分の面前に」突きつけられている。ある女性は，そのことを自分につるされたダモクレスの剣[訳注1]と描写している。がんが初期のステージで治療可能であろうと，後期のステージで数週間または数か月の生存期間であろうと関係なく，死の恐怖に襲われる。

2) 感情表出

　残念なことに，よく知られた心理学に共通の信念がある。それは，もしがんになったらどんなことにも楽観的に「肯定的な態度（前向き態度）」をもち，「否定的な感情」は回避，抑制あるいは否認さえすることが重要であるというものである。しかし，がんは感情の最も暗い面―不安，怒り，悲しみを必然的に喚起させる。多くのがん患者とその家族は，「肯定的な考えの虜」になり，こういった感情[訳注2]に降伏してしまうことは，がんそのものに屈服したことに等しいと感じている。がんを否定的に感じることは避けられない。身の回りで何が起きて，そのことで愛する家族がいかなる影響を受けるかについて恐れ，怒り，苦痛，悲しみは自然なことである。これらの感情を表出すべきか，どのように，またいつ表現すべきかは，難しい問題である。患者のなかには自分たちの否定的な感情を共有し合うべきか否かに意識的にまた積極的に取り組む者もいる。その他の多く患者は，感情を抑制してしまうであろう。

　つらい感情体験を言語的に表現することは，生活満足を高めることが報告されている[4]。Pennebakerの筆記法に関する研究によれば，感情的につらい体験を書き記すことによって，心理的にも身体的にもある範囲の健康を得ることが実証されている[5]。そして，がんに伴う厳しい感情を言語的にコミュニケーションすることにも同様な効果があると考えられる。SEGTは，有意に感情の抑制を緩和し，自己効力感を高揚させた。

3) ソーシャルサポート

　ソーシャルサポートは，私たちの感情的かつ身体的な安寧にとって重要である。1979年に，BerkmanとSymeは，社会的関係と寿命との関係について実証した[6]。ソーシャルサポートが不十分であることに伴うリスクは，喫煙あるいは高コレステロール血症に伴うリスクとほぼ同等であることが示されている[7]。ソーシャルサポー

訳注1：紀元前4世紀の王ディノイサスの延臣の剣，いつ起こるかもしれない危険
訳注2：不安，怒り，悲しみ

トが病気の進行に果たす役割について最近の文献を検討すると，ソーシャルサポートと乳がんとの間には関係性が見出されている[8]。しかし一方で，他のタイプのがんや多重がんに関する研究などでは，確証がもてるエビデンスは見当たらなかった。ソーシャルサポートの利用可能性も，がん患者の主観的安寧観に肯定的な影響を与えている[9,10]。知覚されたソーシャルサポートが高いがん患者は，よりいっそう心的外傷後成長を経験しているようである[11]。ソーシャルサポートが不足していると，緩和ケアを受けている患者は早く死にたいという思いを強めてしまいやすいようである[12]。

3. 支持的・感情表出的グループの目標

　SEGTグループには取り組むべきいくつかの大きな目標がある。相互支援の拡大，いっそうの開放性，感情表出の向上，社会的・家族的サポートの改善，変化した自己の感覚とボディイメージの統合，より積極的な対処技能，医師−患者の関係の改善，死や死ぬことのプロセスの「解毒」，そして人生の優先事項の再検討，などである[13]。これら目標のそれぞれの重要性の程度は，一般に患者それぞれが何を求めているかによって異なる。しかし，どの目標もグループメンバーの誰にも何らかの関連性があることである。

1) 相互支援

　グループがメンバーにとって相互にサポートし合う体験の場になること，また強い感情的支援の絆が新しく形成されることが基本的な目標である。安全で支持的な雰囲気を作り出すことが，グループの成功に不可欠である。メンバーにとって，グループは自分たちの不安や感情を持ち込む場であり，相互に傾聴し合い，理解し合い，支援し合うことが期待される場であると感じるであろう。この資源が有用かつ信用できるとわかると，がんと診断されたことに伴う孤立感は緩和されるし，がんというストレスへの緩衝効果にもなる[14]。さらに，一人ひとりが，自らの諸問題を，好意をもち尊敬するようになった，そして相互にサポートし合うようになったメンバーたちの視点から捉えるようになる。このことは，自尊心を高め，がんに対するコーピングへの自信を高める。

2) 開放性の拡大と感情表出

　患者が自らの経験に心を開く能力を拡大することが，感情を開放的に表出することも含めて，この治療の中心的な目標である。患者が相手の重荷になることを恐れ，自分の弱さを露呈することを恐れ，自ら感情を表出することへの不安などを抱くのは決して珍しいことではない[15]。患者は，自分が強靱で対処能力があると信じている。

「肯定的な態度(前向き)」を維持することに奔走し,不安を否定し,楽観さを表出しようとする.そうすることで,多くのエネルギーを消耗し,逆効果になることがよくある.

　SEGT の目指していることは,がんの患者が,あらゆる不安や感情(ポジティブな感情であれ,ネガティブな感情であれ)を表出するように援助することである.筆者らは,とりわけ,例えば恐怖,怒り,そして悲しみなどのつらい感情の表出を促進しようとする.これらの感情を他者から防衛する心配のない場所で共有し合えるならば,サポートグループは強力な利益となろう.グループがこれらの感情に寛容であることがわかると,患者は愛する人たちによりいっそう開放的で感情表出的になる勇気をもてる.そしてその結果親密度が増大するのである.

3) 社会的・家族的サポートの改善

　家族や友だちを最も必要としているときに,彼らとの間に心理的に遠い距離があることは,がん患者にとって悲惨な結果である.家族や友だちが周囲にいないというわけではない,彼らはいるのである.問題は,どのようにまたどのような種類のサポートをすればよいのかわからないことがしばしばあることである.それに加えて,患者が愛する人たちもまた悩み苦しみ,サポートを必要としているのであるが,自分たちの欲求は二の次にして患者に負担にならないようにしなければならないと感じている[18,19].要するに,誰もが関係性やサポートを求めているときに,大きく孤立した状況にあるという逆説が生まれているのである.

　患者も介護者も同程度の心理的苦痛がある[20,21].双方向にサポートを改善することが,相互の苦痛を軽減することになる[22].したがって,筆者らはコミュニケーションを改善し,不安と悩みで構築された障壁を取り除いていくことを目的にする.そうすることで,患者はサポート体制を十分に活用できるのである.

4) 自己とボディイメージの変化の統合

　がんとその治療は,患者の自己やボディイメージの感覚を深く傷つける.疲労,外貌の喪失,性的不全,苦痛,体重変化,不妊,脱毛などの副作用で,自己やボディイメージは根本から変化させられる[24〜27].患者は自分がもはや以前できていた活動に従事できないこと,重大な役割変化に適応しなければならないことも知る.こういった諸変化は,自尊心には大きな挑戦になる.

　こういった経験を他者と分かち合うことで,これらの諸変化に見通しを立てたり,自分の経験が他者と変わらないことを知ったりする.起こったことの過程を知る機会を与えるし,意味を理解し,その経験をよりいっそう首尾一貫したものにして,より安定した自己の感覚に統合させる.喪失したものを嘆き,そして変化を受容すること

で，患者の自己や身体における新たな展望を作り上げることができる。他のメンバーにそのような効果が観察されるとき，こういった諸変化に見通しが立つようになるのである。

5) コーピングスキルの改善

　がんは多種多様な新しい状況や問題を生み出す。患者は，医療資源をうまく活用する方法を学び，治療方針を決定し，その治療の結果に対処しなければならない。患者は家族，友人たち，そして職場の人たちとの関係に及ぼす衝撃に対処しなければならない。彼らは，心の準備も不足しており，対応能力も十分でなく，対処に苦慮していると感じていることが多い。

　筆者らの目標は，患者たちが自分たちのコーピングスキルを改善し，そのレパートリーを増やすことにある。そのなかには，ストレスを喚起する状況に直接向き合うこと，より多くの情報を収集すること，問題に見通しを立てること（問題への視点を変えること），自ら積極的に取り組める何かを見出すこと，そして感情を抑制するのではなく表出し，対人接触とサポートを拡大すること，が含まれる。グループメンバーは，新しい対処方略を学び試みるための大きな資源である。よき対処者は，（グループの）他のメンバーにとって優秀なロールモデルであり，他のメンバーの変化を促す。

6) 医師-患者関係の改善

　患者と主治医との関係は重要であるが，しばしばアンビバレントである。医師とは，バッドニュースを伝える人であるが希望の源であり，ひどく恐ろしい治療を運んでくる人であり，そして権威，知識，権限をもつ人である。しかし，インターネットを介して，患者はより多くの知識にふれている。医療に対してさらに消費者的にアプローチすれば，「ドクターショッピング」[訳注3]はもっと多くなるであろうし，特別な治療が要求されることもあるだろう。医師たちは自分たちの仕事が困難であると思うであろう。患者からの負担の大きさに，多くの医師は，情緒的に負荷を負わされる。そして時間に見合った効率のよい，責任あるケアを提供する道を見出さなければならない。多くの医師は，患者からの感情的な手がかり[29,30]を無視することで，このことにうまく対処している。そのことが患者の苦痛を悪化させてしまう。要するに，これらの要素が患者-医師関係を不健康で困難なものにしている[31]。

　SEGTは，患者たちが医師と協力的な関係性を発展させるのを援助することを目標にする。患者たちが自分たちの要求に対していっそう理解を深め，意識することに

訳注3：医師を次々に替えて治療を受けること。

よって，効果的なコミュニケーションの方法を用いて問題を解決し，パートナーシップを発展させ，意思決定の共有を強める．

7) 死と死にゆくことの解毒

患者たちが死についての不安に向き合うようになれるよう支援することは，SEGTの中心的な目標の一つである．これらの不安には，長期で苦痛を伴う身体的悪化，存在が無になることの観念，死にゆく過程，自律性の喪失，あるいは自分たちの死が愛する人たちに及ぼす衝撃，がある[32]．

意識的あるいは無意識的に死にゆくことの不安と恐怖にとらわれていると，人生を容認し，十全に生きる力にマイナスの影響を与える．患者が死や死にゆくことの考えに耐えられるようになると，ある意味これらの考えを「解毒」できたことになる．すなわち，生命が失われる可能性や死にゆくことの恐怖が消失していく[33]．筆者らは，彼らに残された時間がいくらあるかに関わりなく，現在をさらに十全に生きてくれることを望む．死に近いメンバーのベッドサイドで力強く双方にとって意味ある出会いをすることで，メンバーたちが最も恐れていることは何であるかに向き合う．そして死に近い人にやすらぎを与え，その代わりに，死に近いがなお決断し，十全に生きようとしている人たちから強さと知恵を受けるのである．

8) 人生の優先順位を入れ換える

がんになったことの肯定的結果の一つとして，患者が自分たちのそれまでの人生や行動レパートリーを再度評価し直す原動力になることがある．そのような優先順位を再検討することは，新しい意味を見出す一つの方法である．そして，その意味は苦痛を消失させるであろう[34,35]．

4. SEGTが適切な対象となる患者グループ

SEGTは，当初は遠隔転移した乳がん患者のために発展した[36,37]．そして多くの研究が，この状況で実施されてきた．しかしながら，SEGTは，すべてのがんにとっても適切な治療である．なぜならば，がんという診断は，がんのタイプやステージに関係なく，強い感情と不安を喚起させるからである．死や死にゆくことへの不安は，ステージや診断を受けてからの経過時間によって異なることはない[32]．その患者がこれらの不安でどの程度頭が一杯になっているか，またグループでこれらの不安について話し合う心の準備をどの程度しているのかは，その人の人格，ソーシャルサポートの可能性，生活環境などによって異なるであろう．

5. プロセスと技法

　SEGT を始めるにあたって，あらかじめ入念な計画と準備を進めておく。メンバー予定者一人ひとりに会って，適性を評価しグループへの心構えをしてもらうようにする。そのなかには，個人の履歴，がんの説明，サポート体制を含む最近の生活状況，そして参加にあたって心配なことなどが含まれる。患者たちがほかでは共有できないことを共有し合う場がグループであると理解してもらうように，また他者の話に耳を傾ける準備もしてもらうように，SEGT の哲学と理論的根拠を説明することが望ましい。参加するにあたってのルール，秘密厳守，時間厳守，そして相互尊敬が，安全で不安のない環境作りにとって必要であることが説明される。多くのグループ精神療法とは異なり，患者同士の支援体制の構築が SEGT の目標であるから，グループの外での交流は禁止されていない。しかし，患者たちは，グループの外での交流で持ち上がったどんな問題にも注意を払い，もしメンバーが疑念をもつようであれば，そのことをグループに持ち込むことも奨励される。

　メンバーは 10〜12 名程度で始めることを勧める。病気のために，脱落または欠席がありうるからである。最適なメンバーサイズは 8〜9 名程度である。がんが進行すればその分，毎週最適な数の確保のために，より多くのメンバーを入れておくべきであろう。グループはクローズド（途中からの加入は許可されない）であるので，新しいメンバーを進行中のグループに加えるのは，メンバーが病気のために脱落したときに行うことが賢明である。病気または死亡したメンバーは簡単に置き換えられてしまうのであるというメッセージが伝わらないように，新しいメンバーを加入させるタイミングについては，注意が必要である。時々，新しいメンバーが 2 名ずつ加入すれば，相互のサポート感覚を強められる。亡くなったり，グループを去って行ったりしたメンバーたちに代わって，継続的に新たな補充をしていくことは，進行がんのメンバーから構成される長期継続的グループにとっては望ましいことである。

　がんの病期が初期の人たちには時間制限グループを勧める。筆者らは，12 週間のグループを実施してきた。患者のなかには短すぎると考える者もいたが，他の人たちはこの期間で満足していた。

　メンバーは非構造的グループに毎週 90 分間参加する。会話の話題は自然に発生するようにする。セラピストの役割は，根底にある実存的不安を見出（同定）し，潜在的な感情を表出させ，支持的な話し合いになるように導くことである。

　そのためには，以下の 5 つの主要な心理療法の原則がある。①がんに焦点を当て続けること，②感情表出を促すこと，③勇気を出して相互に支持的になること，④具体的で，個人的な問題に焦点を当てること，⑤活発にコーピングするように促すこと。

1）がんに焦点を当て続ける

　がんに焦点を当て続けることは，明白な治療方針のようにみえるが，必ずしも容易なことではない。患者もグループリーダーも時々がんとは無関係な話題について話していることに気づく。心の奥に潜んでいる恐怖や不安に直面しようとせず，患者が話し合いの多くの時間をがんとは無関係にみえる事柄に費やしているときには，セラピストは次のように自問してみるとよい。すなわち，この話題はがんとともに生きることにどのように関連しているのであろうか，あるいはグループの中でメンバーが避けていることがほかに何かあるのであろうか，ということである。その答えにもよるが，そうすればセラピストは話し合いに再び集中させるように介入することができる。状況によっては，患者の求めていることや心配が，グループによって提供できることを超えている場合には，他の外部の支援を推薦することが望ましい。

2）感情表出を促す

　感情表出を促すことはSEGTにおいて中核的なことである。がんは多様な感情を喚起させる。そして，サポートされている，理解されていると感じていても，その思いを十分に表出できる場はほとんどない。患者は，自分が圧倒された気持ちになるのではないか，あるいは他者の重荷になるのではないかという恐怖から，感情を表出することに抵抗をもつことが多い。しかし，どんな思考や感情も表出するのに恐ろしく危険すぎることはない。話題が重苦しくみえるときには，患者が対処可能な程度の題材を探すように支援する。

　患者のなかには，重要な感情への気づきに制限を加えたり，その重要性を割り引いてしまう人たちがいるかもしれない。どんな話し合いにも根底には感情の流れがある。時々これらが明白なときもあれば，そうでないときもある。セラピストは，どんな感情にも注意を払い，その感情を表出するように促すべきである。重要な原則の一つは，「感情に沿う」ことであり，話し合いを完結させてしまうことではない。感情を追求・発展させたりするように話し合いの矛先を向けていくことである。グループにおいて他の誰かが話すのを聴いて，その人たちの感情についてグループに尋ねることは，感情表出を促進させる。話し合いが抽象的になったり，突然難しい話題からやさしい話題にシフトしたりするときに，表出される必要のある感情がしばしば隠れていることがある。感情表出が容易になると，一般的に実存的な不安についての実り多い吟味ができるようになる。もう一つの重要な原則は，アンビバレンスの表出を求めることである。そこには通常，強い感情が根底にあることが多い。

3) 支持的な関わり合いを促す

　グループは，患者にとってサポートされていると感じる場所であることが重要である。典型的には，グループが成熟していくと，この思いは自然に発達してくるものである。しかし，グループの発展の初期には，セラピストがサポートのモデルを示すことで，相互に支持的な関わり合いができるようになることが肝要であろう。すべてのメンバーが最も効果的なサポートのあり方を理解しているとはいえないので，このモデリングが重要である。

　サポートするためによく用いられるアプローチの一つは助言を与えることである。これは支持的であろうという意図からなされるが，実際にはツボを外してしまうことが多い。この種のサポートは，グループの初期段階にはよく見られるので，セラピストは迅速にグループに介入し，もっと効果的なサポートの方法について教育していくことが肝要である。たとえば，セラピストは次のように話すかもしれない。「ジャニス，あなたがメレディスの役に立ちたいと思い，ケアしようとしていることはすばらしいと思います。メレディス，こういった提案はあなたが私たちに今現在求めていることに合っているかしら」。この介入は，メレディスにジャニスの善意の意図を気づかせ，また彼女にとってどのようなサポートが最も援助的であるかを表明する機会を与えている。助言は適切なときもあるが，大抵メンバーは単に話を聴いてもらいたい，理解してもらいたいということが多い。

　グループの初期段階に見られるもう一つの問題は，必要なときにサポートが提供できていないということである。そのような状況では，セラピストがサポートモデルになるよい機会である。メンバーに「あなたは今すぐにグループにしてほしいことがありますか」あるいは，「グループから何らかのフィードバックをもらうことは役立つことでしょうか」を尋ねることは有効であろう。または，セラピストはグループメンバーに向かって，「ダイアンが今まさに取り組んでいることについて，私たちに話してもらうのはどうでしょうか」と尋ねてもよい。そのような誘い水は，通常，支持的な反応を引き起こす。

4) 個人的で具体的な問題に焦点を当てる

　患者ががんの不安について抽象的で自分のことではないように語ることは，彼（彼女）らがその不安とうまくやっていくために使われる戦略である。このことは不安に対して実際にはうまく対処できていないのに，その問題に対処しているようにみせる方法である。このようなことが起きたならば，その患者にその問題についてもっと自分のこととしてはっきりと語るように求めるべきである。次の例を考えていただきたい。これは，ある患者がメンバーのがんが再発したことを聴いたときの反応である。

「人生はまったく不公平で，がんの患者さんは多い。そのことにどうすることもできない。医師に，あなたの話に耳を傾け，サポートしてくれるように強く要求することはできる。しかし，その状況をうまくコントロールできているわけではない。もし彼女や世界のために少しでも事態を改善するように何か私たちができることがあればいいのですが。医療者が答えを出してくれないことにいらだちと怒りを感じます」。セラピストは彼女の心をかき乱していることについて，もっと直接的に話ができるようにするために，以下のように尋ねるかもしれない。「ソフィー，私にはあなたがベティを気にかけていて，この病気に対してわれわれがどうすることもできないことに腹を立てているようですね。ベティの知らせを聞いて，あなたは今ご自分の病気についてはどのように感じていますか」。

"今，ここで"に焦点を当てることは，メンバーが自分たちの心配を個人的に，そしてより具体的に話せるようにする最適な方法である。たとえば，「今あなたの心の奥で何が起こっているかしら。湧き起った感情，思考，あるいは記憶がありますか」と聞いてみよう。この質問への回答は，自分たちの不安に直接触れる話し合いへと発展させる。

5) 積極的な対処を促す

私たちが奨励するコーピングスタイルは，積極的で問題焦点型である。死に至る可能性の高い病に直面したとき，患者が無力感を抱くことは稀なことではない。どんなにそれが困難にみえても，あるいはどんなに人が無力で弱く感じることがあろうとも，患者たちは自分たちが置かれた状況を改善するためにできることを少なくとも何か1つは見出せるように促す。患者たちは，自分の要望に見合う行動計画を立てることができるように，自分たちの希望が何であるか同定できるようにしたいと思っている。それがたとえどんなに小さな行動であっても，行動を起こす能力は患者たちに大きな力やコントロールの感覚を与え，そして希望と楽観主義の感覚をもてるようする。

私たちが教える具体的なコーピングツールは，自己催眠[39]である。この練習は，疼痛をコントロールすること[40]やセッションで語られてきたことを整理するためであると強調して，毎回セッションの終わりに実施されている。この技法の使い方についての詳細は，拙書 "Group Therapy for Cancer Patients : A Research-based Handbook of Psychosocial Care"[3] に掲載されている。

6. 事例

転移した乳がん患者の長期継続グループでは，メンバーの一人であるブレンダが，

医師の話がわかりにくいことに不平不満を述べた。メンバーたちは，彼女が必要としていることをいかにして医師から引き出すかについて助言し，みんなで彼女をサポートしようとした。セラピストは，ブレンダが強い感情を抑制していることに気づき，介入した。このことが討議の性質を変え，根底にある不安を表出させた。この断片的な場面には，以下のいくつかの学ぶべきポイントが含まれている。すなわち，感情表出を促すことの重要性，メンバーたちが実存的不安に伴う苦痛に対処するために用いる防衛的戦略の例，そして積極的なコーピングを促すことは時に時期尚早であること，また根底にある不安をどのように明らかにし，意識を向けるかが，より多くのサポートやグループ内でのつながりを獲得する機会を拡大させることになるのである。

ブレンダ：ただ先生（医師）たちとうまくいっていないのがつらいだけ。
メンバーA：それは今もまだ続いている問題なんだから，そのときに言えなかったからといって，これからも言わないでおく必要はないわよ。あなたが悪いのではないと思うわ。
メンバーB：自分を責めることはないわ。
メンバーA：彼ら（医師たち）の**感情**を心配する必要はないわ。彼らは**あなた**のために働いているのだから。

ここは，ブレンダの医師らとの状況に対する考え方や感じ方を変えようと，メンバーAが働きかけたときに強調した発言である。ブレンダは以下のように消極的で打ちのめされたような声で応答している。

ブレンダ：わかっている。それはわかっているの。
メンバーC：あなたの問題の一つは，研修医のことだと思う。まあ，研修医っていうよりほとんど付き添いの人くらいのことしかできないけどね。まあ，とにかくその研修医は「こういう治療にしましょう」と言った。そうしたら，あなたの主治医（上級医）があとからやって来て「いいえ，私はそうするつもりありません。私はこうするつもりです」と言った。そこであなたが板ばさみになった。そして，あなたは，その2人を一緒に座らせることができなかったし，そしてなぜ彼らは…なぜ食い違いがあるのか，そしてもし食い違いがあるならば，それはいかなるものか理解できなかったのね？
メンバーA：でも，あなたの主治医が入って来て，「いいえ，私はこうするつもりです」と言ったときに「えー，でも研修医がこう仰っていたのに，なぜ先生は…」と言わなかったの？
ブレンダ：そんなふうにはいかないのよ…

メンバーA：あなたは彼にそのように言うチャンスがなかったの？
ブレンダ：なかったわ。こうなってから，私にはずっとそうした機会がなかったの。彼はすぐに出て行ってしまって，その次のときには，彼と出会うチャンスはなかったの。そしてもう木曜日に私たちは変わらなければならなかったの…
メンバーA：ブレンダ，あなたはどうしたいのかしら？

　ここで，ブレンダがメンバーAの助言に応えておらず，別の方略を試そうとしていることにメンバーAが気づき始めていることがわかる。しかし，メンバーAは，あまりに強くブレンダがその状況に責任をもつことを望んでいたために，すぐにまた助言を与えようとしてしまっている。

ブレンダ：（メンバーAの質問に対して溜息をつく）
メンバーA：彼ら2人に一緒に来てもらって，このことをじっくり話し合って解決してもらってはどう？
ブレンダ：それができるといいんだけど…そうしたらこんなに苦労しないわ（消極的にかすかな声で再びそう言った）。
メンバーA：それでは，そこに行って，今日会う約束を取りつけてこられたらどう？「私はしかじかという医師と同僚の研修医と一緒にお会いしたいのです」と仰ったらどうでしょうか。
ブレンダ：私には彼らが…どうも違った意見のように感じて，確信がもてないわ。
メンバーA：…「2人と同時に一番早く面談できるのはいつですか」って聞けばいいのよ。
メンバーB：そう。そう仰いなさいよ。
メンバーA：電話をして，同時に2人とお会いしたいと伝えればいいのよ。そして，もし今日がだめなら，明日にでもそうしたいと。
ブレンダ：明日は木曜日。
メンバーA：そうしなさい，そうしなさいよ．…明日なら2人ともそこにいらっしゃるから，そうしなさいよ。

　グループのメンバーAは，ブレンダにこの積極的な対処方略をしてほしいと強く望んでいる。彼女の声には非常に強い危機感があるので，彼女の声のトーンだけでブレンダに行動を決意させようと考えているように思われる。このやりとりの間，セラピストは，ブレンダが助言をさりげなく拒否しているところを見ている。しかし，もっと重要なことは，ブレンダがいっぱいいっぱいの気持ちになっているようにみえることである。明らかに，積極的な対処に焦点を当てるのは時期尚早であるので，セ

ラピストが介入することにした。以下はブレンダが自分の心の内を表出したときの，彼女の感情状態の変化を示している。

セラピスト：私がここで口をはさむべきかわかりませんが，グループが，ブレンダ，あなたのためにあらゆるエネルギーと情熱をもってあなたを助けようとしているのを私は感じます。と同時に，あなたがたくさんの感情をもって座っていらっしゃることも感じています。いくつもの異なる感情があなたの表情から見て取れます。何を感じていらっしゃるのか話していただけますか。

ブレンダ：えー…今日，私は初めて本当に希望を失いかけていたと思います…今までこんな気持ちになったことは決してなかったと思います…。ただ非常に投げやりな気持ちで，あまりに気持ちが弱いと感じていました…。あらゆる種類の検査を受けて…私の心臓は強いし，肺はきれいだけれども，肝臓は悪くて…。今日は本当に落ち込んでいて，ただ…ただとにかく…私の子どもたちがもうすぐ来るの（涙）…ごめんなさい。私は，ただ何とかしたかっただけなの。

この時点で，セラピストは，ブレンダはもしかしたら長くは生きられず，自分の子どもたちに会えないのではないかと言いたかったのではないかと思えた。セラピストはブレンダにこの思いを直接に話してもらうことを望んでおり，彼女にさらにもっと話してもらうように促した。

セラピスト：あなたはそれを何とかしたいのですね。
ブレンダ：ええ。子どもたちがここに来るまで，彼らが来るまでは。
メンバーA：いついらっしゃるの？
ブレンダ：22日よ。

この時点では，子どもたちが到着する前に自分が死んでしまうかもしれないというブレンダの心配はまだ対処されていない。セラピストは，この問題をグループ内で直接に語られるように，再度さらにわかりやすい質問をして介入した。この介入後，グループ内で劇的な変化が見られた。

セラピスト：あなたは生きられないのではないかと恐れているのですか。
ブレンダ：そうです。
メンバーA：本当に？
メンバーB：そういうわけで彼らが来るのですか。彼らが来る必要があるほど緊急なのですか。

ブレンダ：いいえ，違います。もともと予定していたものなの。
メンバーA：なぜあなたは自分が生き続けられないかもしれないと思うのかしら，ブレンダ？　あなたは大切な人よ。
ブレンダ：このことはみんなが直面していることだわ。
メンバーB：彼女がこういった気持ちになることや，医師たちをまったく信頼できないのは無理もないわね。複雑ね。

何人かが同時に発言する

メンバーA：私たちのグループの他の人たちにもそのことは起こっていることだわ。肝心なときに，彼らの医師たちはともにいてくれない。

　ブレンダが近い将来に自分が死ぬかもしれないと恐れている事実は，今やこのグループでは明らかである。このことが，みんなをすぐに刺激し，メンバーたちは突然互いに話し始める。驚きや懸念，感情や強い不安も表出されるのを聞く。彼らがブレンダについての話を第三者的に語るようになってきたことから，強い不安がはっきりと示されている。これは，ブレンダと自分たちの距離をとろうとする無意識の方略であり，そして自分たちが死ぬ運命であると認めることの恐怖をいったん横に置き，自分たちはブレンダを失うかもしれないと認識する苦痛から距離を置こうしている。セラピストは，グループ内でたくさんのことが生じていることを認識している。しかしその瞬間における最優先すべきことはブレンダをサポートすることであると決心する。セラピストは，活発な議論に切り込んでいき，ブレンダと直接話そうとした。

セラピスト：ブレンダ，私たちがあなたのお役に立てることはないかしら？　今まさに，このグループがあなたにお役に立つためにはどうしたらいいでしょう？
ブレンダ：今日は，気分がかなり悪くて，（ここに）来れそうにありませんでした。でも，ここに来ればいつも気分がよくなるの。今年が最後の年になるかわからないけど，私にとっては信じられない年だったことを，みんなに知っておいてほしいのです。みなさんの存在は私にとって非常に大きなものです。おそらく，あまり上手に言えないのですけど，そのような感じです。
メンバーB：あなたは私たちに多大な貢献をしてきたし，それはいつものことだわ。

　ブレンダが自分にあまり時間が残されていないという不安を語れるように援助したことで，彼女はサポートややさしい言葉を受けたり，メンバーが自分にとってどれくらい意味ある存在であるかをグループに伝えることができた。セラピストに導かれて死について直接話し合えたことは，オープンに思いやりの表現をすることにつながった。このように，死について直接語ることは，死を解毒することに貢献した。つま

り，その恐怖を低減し，ブレンダの孤立感を緩和させたのである。

7. SEGT の有効性のエビデンス

　有効性を検証した試験のほとんどが転移性の乳がん患者を対象にしている。SEGT には心理社会的な効果があることは明らかである。SEGT は気分障害，抑うつ，外傷後ストレス障害，情緒的コントロールや適応障害を軽減し，QOL を改善する[41~45]。SEGT で催眠を使った研究では，疼痛の頻度を少なくすることはなかったが[46,47]，疼痛や苦痛の程度をかなり緩和できることを示した。転移した乳がんグループのプロセスを検討してみると，否定的な感情を表出することが，より健康なコルチゾール反応を伴うことが見出された[48]。

　初発の乳がん患者の気分や適応に対する SEGT の効果については，あまり研究では明らかになっていない。無作為化されていない研究によれば，12 週間の SEGT が初発の乳がん患者にとって有益であるとの予備的結果[49]が示された。しかし，無作為に統制された研究では明確な心理社会的な効果は実証されなかった[50]。初発の乳がん患者で同性愛者を対象にした非無作為化比較研究によれば，12 週間の SEGT は情緒的苦痛，心的外傷後ストレス症候群を軽減し，対処法を改善することがわかった[51]。しかしながら，また道具的で情報的なサポートの減少も予想外に認められた[51]。20 回のセッションからなる認知・実存的グループ療法を多数者 (N = 303) に無作為に割り付けた研究では，同じように実存的で対人的諸問題に焦点を当て，その結果，不安が低下し，家族機能が改善された[52]。経験ある心理療法家が実施したグループではより強い傾向が見られた。

　SEGT が転移した乳がん患者の生存を改善するか否かについて 4 つの異なる研究で検討されている。1970 年代後半における SEGT の初期の研究において，もともとはこの疑問を明らかにするべく計画されたわけではなかったが，統計的に有意に長い生存期間が見出された[53]。この知見を再現するためにいくつかの研究が試みられたが，その結果情緒的な改善は確認されたものの，生存期間の延長は再現できなかった[41,44,54]。筆者らのグループ研究では全体的に生存の延長は認められなかったが，エストロゲン受容体陽性腫瘍の女性には当てはまらないが，陰性の女性において当てはまるという統計的に有意な交互作用が見出された[55]。最近，初発の乳がん女性を無作為配置したグループ療法の研究は，もっと心理教育的なアプローチを用いながら類似したテーマについて取り上げており，統計的に再発が少なく，生存期間が長いということがわかった[56]。

　SEGT は，これまで，電話会議システムやウェブ上でほぼ同時に展開されるグループなども含めて，他の治療様式も取り入れてきた。オーストラリアにおける無作為化

されていない研究で，田舎に住む転移性乳がん患者で直接グループに参加することができなかった人たちが電話会議システムを利用した。その結果，1年後には気分の改善が見出された[57]。12週間の，半構造化されたウェブ型のサポートグループが，初発乳がん患者に対してSEGTの原則に基づいて実施された。そして，RCTにおいて，抑うつ，外傷ストレス症候群，そして知覚されたストレスの改善が認められた[58]。

8. サービスの発展

1) 新メンバー募集

　SEGTは，もともとは疾患のタイプやステージが均質なグループを対象にしてきたが，筆者らはこのモデルは相当に柔軟性の高いものであると考えている。なかには均質性の高いグループを形成するには患者数が不十分な状況もある。したがって，疾患の混合したグループを考える必要があるかもしれない。しかし，もし可能であれば，グループは病期が初期ステージかあるいは進行ステージかのどちらかであるように，病期が同質であるようにすることが勧められる。しかし，このことは，初期ステージのグループの誰かが，がんが進行したという理由から，その場を立ち去るべきであるということではない。そのような人に立ち去ってもらうことは，他のみんなの恐怖感を最も強めてしまうだけであろう。このことは，死にゆく過程を究極の孤立状態にさせてしまうことになる。リーダーは，皆が一緒で平等であるという感覚を育てていくべきである。そうすることで，一人ひとりの問題が，年齢差，予後，がんのタイプのいかんに関わらず，みな等しく重要であることとして見えるのである。

2) ファシリテーション

　SEGTグループは，負担が大きいため，ファシリテーションに関連する諸問題について熟慮すべきであろう。資源が許されるのであれば，筆者らは，複数のセラピストがSEGTグループのファシリテーションにあたることが望ましいと考える。専門家のコ・リーダーを立てるべきである。理想的には，一方がグループ心理療法の経験がある者，他方はがんについて知識をもつ者が望ましい。2人のセラピストがいれば，1人のセラピストが現在表面化している話題に注意を当てられるし，もう一人のセラピストは，観察しているメンバーたちの動きをモニターし，必要であれば介入できる。おそらく，もっと重要なことは，コ・セラピストたちが，互いにサポート源になっていることであろう。実存的な不安は誰にも共通することである。したがって患者たちが自らの強い恐怖や不安を直視するようになると，セラピストたちの精神を消耗する。セラピストたちは，効果的なファシリテーションの障害になる逆転移に留意

しなければならない。継続したスーパービジョンやいつでもコンサルテーションが可能な状態にしておくことが強く求められる。

推薦図書

Kissane, D.W., Grabsch, B., Clarke, D.M., *et al.* (2004) Supportive-expressive group therapy: the transformation of existential ambivalence into creative living while enhancing adherence to anti-cancer therapies. *Psycho-Oncology*, **13**, 755–768.
Kissane and his colleagues provide their clinical reflections and recommendations for leading SEGT groups based on their experience in conducting a randomised clinical trial for metastatic breast cancer patients in Melbourne, Australia. This rich and thoughtful paper covers issues pertaining to forming groups, the stages of group development, therapist issues, group themes and anti-group phenomenon.

Spiegel, D. and Classen C. (2000) *Group Therapy for Cancer Patients: A Research-based Handbook of Psychosocial Care*.
This text provides an explication of supportive-expressive group therapy. It describes the rationale for SEGT groups, guidelines on how to form and facilitate these groups, how to work with existential themes, and how to manage group problems or challenging situations that may arise.

Yalom, I.D. (1980) *Existential Psychotherapy*, Basic Books, New York.
Yalom's accessible and illuminating textbook on existential psychotherapy provides a thorough grounding in the four 'ultimate concerns' and how to work with them in psychotherapy. Although the focus is on individual therapy, it provides a basis to address existential themes regardless of treatment modality.

Yalom, I.D. and Leszcz, M. (2005) *The Theory and Practice of Group Psychotherapy*, 5th edn, *Basic Books*, New York.
Yalom's seminal text on group psychotherapy, now in its fifth edition, is a comprehensive and authoritative guide for the novice and expert group therapist alike. This is a must read for all group therapists.

引用文献

1. Yalom, I.D. (1980) *Existential Psychotherapy*, Basic Books, New York.
2. Becker, E. (1973) *The Denial of Death*, Free Press, New York.
3. Spiegel, D. and Classen, C. (2000) *Group Therapy for Cancer Patients: A research-Based Handbook of Psychosocial Care*, Basic Books, New York.
4. Keltner, D., Locke, K.D. and Audrain, P.C. (1993) The influence of attributions on the relevance of negative feelings to personal satisfaction. *Personality and Social Psychology Bulletin*, **19**, 21–29.
5. Pennebaker, J.W. and Chung, C.K. (2007) Expressive writing, emotional upheavals, and health, in *Handbook of Health Psychology* (eds H. Friedman and R. Silver), Oxford University Press, New York, pp. 263–284.
6. Berkman, L.F. and Syme, S.L. (1979) Social networks, host resistance, and mortality: a nine-year follow-up study of Alameda County residents. *American Journal of Epidemiology*, **109** (2), 186–204.
7. House, J.S., Landis, K.R. and Umberson, D. (1988) Social relationships and health. *Science*, **241** (4865), 540–545.
8. Nausheen, B., Gidron, Y., Peveler, R. and Moss-Morris, R. (2009) Social support and cancer progression: a systematic review. *Journal of Psychosomatic Research*, **67**, 403–415.
9. Hipkins, J., Whitworth, M., Tarrier, N. and Jayson, G. (2004) Social support, anxiety, and depression after chemotherapy for ovarian cancer: a prospective study. *British Journal of Health Psychology*, **9**, 569–581.
10. Pinquart, M. and Frohlich, C. (2009) Psychosocial resources and subjective well-being of cancer patients. *Psychology and Health*, **24**, 407–421.
11. Bozo, O., Gundogdu, E. and Buyukasik-Colak, C. (2009) The moderating role of different sources of perceived social support on the dispositional optimism – posttraumatic growth relationship in postoperative breast cancer patients. *Journal of Health Psychology*, **14**, 1009–1020.
12. Rodin, G., Zimmermann, C., Rydall, A. *et al.* (2007) The desire for hastened death in patients with metastatic cancer. *Journal of Pain and Symptom Management*, **33**, 661–675.
13. Classen, C., Diamond, S., Soleman, A. *et al.* (1993) *Brief Supportive-Expressive Group Therapy for Women with Primary Breast Cancer: A Treatment Manual*, Stanford University School of Medicine, Stanford, CA.
14. Cohen, S. and Wills, T.A. (1985) Stress, social support, and the buffering hypothesis. *Psychological Bulletin*, **98** (2), 310–357.
15. Servaes, P., Vingerhoets, A.J.J.M., Vreugdenhil, G. *et al.* (1999) Inhibition of emotional expression in breast cancer patients. *Behavioral Medicine*, **25**, 23–27.
16. Pistrang, N. and Barker, C. (1992) Disclosure of concerns in breast cancer. *Psycho-Oncology*, **1**, 183–192.
17. Lepore, S.J., Glaser, D.B. and Roberts, K.J. (2008) On the positive relation between received social support and negative affect: a test of the triage and self-esteem threat models in women with breast cancer. *Psycho-Oncology*, **17**, 1210–1215.

訳注：Spiegel & Classen の邦訳
デイヴィッド・スピーゲル，キャサリン・クラッセン（著），朝倉隆司・田中祥子（監訳）：がん患者と家族のためのサポート・グループ．医学書院，2003

18. Kuijer, R., Ybema, J., Buunk, B.P. and DeJong, M. (2000) Active engagement, protective buffering, and overprotection. *Journal of Social and Clinical Psychology*, **19**, 256–275.
19. Manne, S., Dougherty, J., Veach, S. and Kless, R. (1999) Hiding worries from one's spouse: protective buffering among cancer patients and their spouses. *Cancer Research Therapy and Control*, **8**, 175–118.
20. Hodges, L.J., Humphris, G.M. and Macfarlane, G. (2005) A meta-analytic investigation of the relationship between the psychological distress of cancer patients and their carers. *Social Science and Medicine*, **60**, 1–12.
21. Youngmee, K., Wellisch, D.K. and Spillers, R.L. (2008) Effects of psychological distress on quality of life of adult daughters and their mothers with cancer. *Psycho-Oncology*, **17**, 1129–1136.
22. Manne, S., Ostroff, J., Fox, K. *et al.* (2009) Cognitive and social processes predicting partner psychological adaption to early stage breast cancer. *British Journal of Health Psychology*, **14**, 49–68.
23. Spiegel, D., Bloom, J. and Gottheil, E. (1983) Family environment of patients with metastatic carcinoma. *Journal of Psychosocial Oncology*, **1**, 33–44.
24. Helms, R.L., O'Hea, E.L. and Corso, M. (2008) Body image issues in women with breast cancer. *Psychology, Health and Medicine*, **13**, 313–325.
25. Fobair, P., Stewart, S.L., Chang, S. *et al.* (2006) Body image and sexual problems in young women with breast cancer. *Psycho-Oncology*, **15**, 579–594.
26. Lemieux, J., Maunsell, E. and Provencher, L. (2008) Chemotherapy-induced alopecia and effects on quality of life among women with breast cancer: a literature review. *Psycho-Oncology*, **17**, 317–328.
27. Bukovic, D., Silovski, H., Silovski, T. *et al.* (2008) Sexual functioning and body image of patients treated for ovarian cancer. *Sexuality and Disability*, **26**, 63–73.
28. Carpenter, J.S. and Brockopp, D.Y. (1994) Evaluation of self-esteem of women with cancer receiving chemotherapy. *Oncology Nursing Forum*, **21**, 751–757.
29. Detmar, S.B., Aaronson, N.K., Wever, L.D. *et al.* (2000) How are you feeling? Who wants to know? Patients' and oncologists' preferences for discussing health-related quality-of-life issues. *Journal of Clinical Oncology*, **18**, 3295–3301.
30. Eide, H., Quera, V., Graugaard, P. and Finset, A. (2004) Physician-patient dialogue surrounding patients' expression of concern: applying sequence analysis to RIAS. *Social Science and Medicine*, **59**, 145–155.
31. Stacey, C.L., Henderson, S., MacArthur, K.F. and Dohan, D. (2009) Demanding patient or demanding encounter?: A case study of a cancer clinic. *Social Science and Medicine*, **69**, 729–737.
32. Mehnert, A., Berg, P., Henrich, G. and Herschbach, P. (2009) Fear of cancer progression and cancer-related intrusive cognitions in breast cancer survivors. *Psycho-Oncology*, **18**, 1272–1280.
33. Spiegel, D. and Glafkides, M.C. (1983) Effects of group confrontation with death and dying. *International Journal of Group Psychotherapy*, **33** (4), 433–447.
34. Jim, H.S. and Andersen, B.L. (2007) Meaning in life mediates the relationship between social and physical functioning and distress in cancer survivors. *British Journal of Health Psychology*, **12**, 363–381.
35. Kernan, W.D. and Lepore, S.J. (2009) Searching for and making meaning after breast cancer: prevalence, patterns and negative affect. *Social Science and Medicine*, **68**, 1176–1182.
36. Yalom, I.D. and Greaves, C. (1977) Group therapy with the terminally ill. *American Journal of Psychiatry*, **134** (4), 396–400.
37. Spiegel, D. and Yalom, I. (1978) A support group for dying patients. *International Journal of Group Psychotherapy*, **28**, 233–245.
38. Kissane, D.W., Grabsch, B., Clarke, D.M. *et al.* (2004) Supportive-expressive group therapy: the transformation of existential ambivalence into creative living while enhancing adherence to anti-cancer therapies. *Psycho-Oncology*, **13** (11), 755–768.
39. Spiegel, H. and Spiegel, D. (1978) *Trance and Treatment: Clinical Uses of Hypnosis*, American Psychiatric Press, Washington, DC.
40. Spiegel, D. (1985) The use of hypnosis in controlling cancer pain. *CA Cancer Journal for Clinicians*, **35** (4), 221–231.
41. Classen, C., Butler, L.D., Koopman, C. *et al.* (2001) Supportive-expressive group therapy and distress in patients with metastatic breast cancer: a randomized clinical intervention trial. *Archives of General Psychiatry*, **58** (5), 494–501.
42. Spiegel, D., Bloom, J.R. and Yalom, I. (1981) Group support for patients with metastatic cancer. A randomized outcome study. *Archives of General Psychiatry*, **38** (5), 527–533.
43. Goodwin, P.J., Leszcz, M., Ennis, M. *et al.* (2001) The effect of group psychosocial support on survival in metastatic breast cancer. *New England Journal of Medicine*, **345** (24), 1719–1726.
44. Kissane, D.W., Grabsch, B., Clarke, D.M. *et al.* (2007) Supportive-expressive group therapy for women with metastatic breast cancer: survival and psychosocial outcome from a randomized trial. *Psycho-Oncology* **16**, 277–286.
45. Giese-Davis, J., Koopman, C., Butler, L. *et al.* (2002) Change in emotion-regulation strategy for women with metastatic breast cancer following supportive-expressive group therapy. *Journal of Consulting and Clinical Psychology*, **70** (4), 916–925.
46. Butler, L.D., Koopman, C., Neri, E. *et al.* (2009) Effects of supportive-expressive group therapy on pain in women with metastatic breast cancer. *Health Psychology*, **28**, 579–587.
47. Spiegel, D. and Bloom, J.R. (1983) Pain in metastatic breast cancer. *Cancer*, **52** (2), 341–345.
48. Giese-Davis, J., DiMiceli, S., Sephton, S. and Spiegel, D. (2006) Emotional expression and diurnal cortisol slope in women with metastatic breast cancer in supportive-expressive group therapy: a preliminary study. *Biological Psychology*, **73**, 190–198.
49. Spiegel, D., Morrow, G.R., Classen, C. *et al.* (1999) Group psychotherapy for recently diagnosed breast cancer patients: a multicenter feasibility study. *Psycho-Oncology*, **8** (6), 482–493.
50. Classen, C.C., Kraemer, H.C., Blasey, C. *et al.* (2008) Supportive-expressive group therapy for primary breast cancer patients: a randomized prospective multicenter trial. *Psycho-Oncology*, **17**, 238–447.
51. Fobair, P., Koopman, C., DiMiceli, S. *et al.* (2002) Psychosocial intervention for lesbians with primary breast can-

cer. *Psycho-Oncology*, **11** (5), 427–438.
52. Kissane, D.W., Bloch, S., Smith, G.C. *et al.* (2003) Cognitive-existential group psychotherapy for women with primary breast cancer: a randomised controlled trial. *Psycho-Oncology*, **12** (6), 532–546.
53. Spiegel, D., Bloom, J.R., Kraemer, H.C. and Gottheil, E. (1989) Effect of psychosocial treatment on survival of patients with metastatic breast cancer. *Lancet*, **2** (8668), 888–891.
54. Goodwin, P.J., Leszcz, M., Ennis, M. *et al.* (2001) The effect of group psychosocial support on survival in metastatic breast cancer. *New England Journal of Medicine*, **345** (24), 1719–1726.
55. Spiegel, D., Butler, L.D., Giese-Davis, J. *et al.* (2007) Effects of supportive-expressive group therapy on survival of patients with metastatic breast cancer: a randomized prospective trial. *Cancer*, **110**, 1130–1138.
56. Andersen, B.L., Yang, H.C., Farrar, W.B. *et al.* (2008) Psychologic intervention improves survival for breast cancer patients: a randomized clinical trial. *Cancer*, **113** (12), 3450–3458.
57. O'Brien, M., Harris, J., King, R. and O'Brien, T. (2008) Supportive-expressive group therapy for women with metastatic breast cancer: improving access for Australian women through use of teleconference. *Counselling and Psychotherapy Research*, **8**, 28–35.
58. Winzelberg, A.J., Classen, C., Koopman, C. *et al.* (2003) An evaluation of an internet support group for women with primary breast cancer. *Cancer*, **97** (5), 1164–1173.

Chapter 11 初発がん患者を対象とした構造的な短期心理教育的介入

Fawzy I. Fawzy and Nancy W. Fawzy

大庭　章　訳

1. はじめに

　医療の進歩で生存率が上がるにつれて，がん患者が診断と治療に向き合えるように，心理社会的な介入の重要性が高まっている。多くの研究が行われて，がん患者と家族の心理的な苦痛の実態が明らかにされてきた[1〜3]。これまでのレビューと研究では，がん患者には高い割合で精神的な苦痛が見られることが指摘されている。あるレビューによれば，がん患者は大うつ病の有病率が高いだけでなく，気分変調症や抑うつ気分を伴った適応障害も高いという[4]。58編の研究を対象にメタ解析した結果によれば，がん診断後の心理的な反応として，がん患者の抑うつの割合は健常者よりも有意に高い[5]。Zaboraの研究では，終末期がん患者の35%に強い苦痛が認められた[6]。同様にGrassiの研究では，多種のがん患者の31%に強い抑うつ症状が認められた[7]。すでに知られているとおり，身体疾患のある患者にとって精神的苦痛の強い状態は，生命の長さ，QOL，治療コンプライアンス，入院期間の長さ，身の回りのことをする力に悪影響を及ぼすので，心理社会的な介入は必須で早期から行われるべきである[8]。

　これまでのレビューによれば，がん患者を対象とした心理社会的介入の種類は多岐にわたっている[9〜14]。長年にわたる心理社会的介入研究の結果を見ると，心理的機能も生物医学的機能も介入によって改善している（表11-1）。1982年にHollandが述べたところによれば，心理社会的介入の目標とは，同じような状況の者と話すことで疎外感と孤独感を和らげること，治療に関する不安と無力感を軽減させること，誤解と誤った情報が明らかになるように支援することである。心理社会的介入によってもたらされる利点は，自分で責任をもってよくなろうとすることと，治療のコンプライアンスを高めることである[15]。

表 11-1 初期の心理教育的・行動的な介入研究の結果

効果	介入法	結果	引用文献
心理的	教育と支持療法 教育 行動的トレーニング 認知行動的もしくは支持的精神療法	心理社会的な問題への対処の有効性向上 抑うつの軽減 不安の軽減 病気進行に対する恐れ，不安，抑うつの軽減	Gordon, 他[16] Pruitt, 他[17] Gruber, 他[18] Herschbach, 他[19]
身体的	行動的トレーニング 教育 行動的トレーニングとコーピングスキル・トレーニング	予期嘔吐の軽減 痛みの軽減 痛み，倦怠感，睡眠障害の軽減	Arakawa[20] de Wit, 他[21] Kwekkeboom, 他[22]
複合的	支持的精神療法 教育，行動的トレーニング，コーピングスキル・トレーニング，支持的精神療法	精神的な苦痛と痛みの軽減 精神的な苦痛の軽減，コーピングの改善，免疫機能の向上	Spiegel, 他[23] Fawzy, 他[24,66]

2. 心理教育的モデルの理論的背景とテーマ

　身体疾患のある患者を対象とした心理社会的介入のうち，よく実施されている介入法は4種類ある。教育，行動的トレーニング，コーピングスキル・トレーニング，支持療法である。4種類の介入法の実例を以下で概観する。

1）教育

　Jacobsの研究では，教育単独による介入が，ホジキン病患者を対象に無作為化比較試験で行われた[25]。3か月後の時点で，介入群はコントロール群に比べて知識が増加していた。介入群の不安と治療に関わる問題も減少していたほか，抑うつと生活上の支障も軽減する傾向にあった。

　Gordonの研究では，多種のがん患者157名を対象に，教育とカウンセリングを統合したプログラムの効果が検証された[16]。効果判定は退院後3か月と6か月後に行われており，介入群は2グループのコントロール群の合計151人に比べて，抑うつ，敵意，不安が軽減したほか，日常生活への活動復帰が多く，屋外での活動も多かった。教育単独による介入では，同様の効果が認められなかった。

　Pruittの研究では，放射線治療を受ける多種のがん患者を対象にした無作為化比較試験が行われた[17]。患者は3セッションの教育を行う介入群かコントロール群に割

り付けられた。教育の内容は，放射線治療とがん，コーピングストラテジー，コミュニケーションスキルで構成された。介入群とコントロール群のいずれでも知識は変化せず，感情状態のうち抑うつのみで改善が認められた。

AliとKhaliの研究では，膀胱がん患者を対象に，不安の軽減を目的とした心理教育的介入プログラムの効果が検証された[26]。術後3日と退院直前の時点で，介入群がコントロール群よりも不安が有意に低かった。

Richardsonの研究では，初発血液がん患者を対象にした無作為化比較試験が行われた[27]。患者はコントロール群か教育を行う3グループの介入群のうちの1グループに割り付けられた。回帰分析の結果，初発血液がん患者の長期生存を予測する要因は，病状が進行していないこと，教育プログラムに割り付けられること（全員），アロプリノールのコンプライアンスが高いことであると結論づけられた。

患者への教育は，誤解している者，まったく理解していない者，医学的なことを質問しにくいと感じている者に対して，診断と治療に関する具体的な情報提供をするだけでなく，コーピングスキルも高めているのかもしれない[28]。教育単独による介入は有用かもしれないが，教育を包括的な介入の一部に組み込むほうがよいようである[29]。

2）行動的トレーニング

行動的トレーニングに挙げられるのは，催眠，イメージ誘導もしくは視覚化，リラクセーション・トレーニング，バイオフィードバックである。リラクセーション・トレーニングと催眠は，化学療法に伴う嘔気，精神的な苦痛，生理的な覚醒の緩和に有効とされている[30,31]。

Bridgeの研究では，stageⅠ・Ⅱの乳がん患者を対象にリラクセーションとイメージ・トレーニングが行われて，無作為化比較試験で苦痛緩和の効果を検証した[32]。研究では6週間の介入が以下の3グループで行われた。①自分自身のことを話すように推奨されるコントロール群，②筋弛緩法を実施する群，③筋弛緩法とイメージ誘導を実施する群。第2・3グループには介入法を繰り返し指導するカセットテープが配布されたほか，1日に1回介入を実施するように推奨された。6週間の介入終了時点では，介入群はコントロール群に比べて気分の総得点が有意に低かった（筋弛緩法とイメージ誘導を行うグループは，筋弛緩法のみを行うグループよりも気分の得点が低かった）。

Deckerの研究では，放射線治療を受けている患者63人を対象にリラクセーション・トレーニングとイメージ療法が行われて，ストレス軽減の効果が検証された[33]。その結果，緊張，抑うつ，怒り，倦怠感が有意に軽減した。放射線治療中のがん患者にリラクセーション・トレーニングを行うことで，QOLと関連する心理的な評価指標が大幅に改善する可能性が示唆された。

Gruberの研究では，乳がん患者を対象に無作為化比較試験が行われた[18]。患者は早期に治療を行う群と，しばらくしてから治療を行うコントロール群とに割り付けられており，治療内容はリラクセーション，イメージ誘導，バイオフィードバック・トレーニングであった。両群ともに介入を開始するとすぐに不安が軽減した。

Baiderの研究では，がん患者を対象に，漸進的筋弛緩法とイメージ誘導トレーニングが行われた[34]。介入に最後まで参加した患者のデータを解析した結果，評価尺度のBrief Symptom InventoryとImpact of Events Scaleで大幅な改善が認められた。効果は6か月後の時点でも持続していた。この研究結果は，心理的な改善は介入終了後でも長期間持続するという先行研究の結果を支持するものである。要約すると，ここに挙げた初期の行動的トレーニング研究のすべてで，心理社会的なウェルビーイング（well-being）が改善していた。

3) コーピングスキル・トレーニング

コーピングスキル・トレーニングとしてよく挙げられるのは，ストレスマネジメント，問題解決，コーピングストラテジーとコーピング技法である。コーピングスキル・トレーニングを行う際の重要な目標は，Weismanが「よいコーピングのカギ」と名づけた点の認識を高めることである[1]。それは①前向きな考え方（肯定的な変化を期待すること），②現実的な考え方（選択肢や代替案がなくなることはほぼないことに気づくこと），③柔軟な考え方（問題の変化に合わせて対処法を変えること），④サポート源をたくさんもっていること（情報と支援を得る力を伸ばしてコーピングを向上させること），である。

Weismanの研究では，オメガ計画と呼ばれるプログラムを立ち上げて，前向きなコーピングストラテジーを患者に教育して，ストレスの軽減とコーピングの向上を目指した[35]。オメガ計画では，問題解決法を学び，理論的に技法を練習して，絵を用いながら学んだ技法を個別の課題に適用するようにした。研究で明らかになったことは，精神的な苦痛の強い患者はコーピングストラテジーをほとんど使わず，効果的なストラテジーもあまり使わず，多くの課題と心配を抱え，病気に関わる大切な問題に対処するときには効果的な解決策を選択しないということであった。

Weismanの研究では2つの介入法を比較している。一つは明確化すること，感情を表出すること，個々の課題を明らかにすることであり，もう一つは，認知的なスキル・トレーニングを行うものである。2つの介入群はコントロール群よりも6か月後の精神的な苦痛が軽減していて有効であった[36]。

Berglundの研究では，前向き無作為化比較試験を行っており，対象となったがん患者は7週間のリハビリテーション・プログラムを受けた[37]。介入は「再スタート」に焦点を当てており，身体的なトレーニング，コーピングスキル，情報提供で構成され

ている．介入群はコントロール群と比べて，身体的なトレーニング，身体的な能力，前向きな気持ち，ボディイメージ，情報が有意に改善しており，睡眠の問題は減少していた．3つの介入目標がすべて達成できており，「再スタート」プログラムはがん患者にとって非常に有益なものであった．

Hosaka の研究では，心理教育，問題解決法，心理的な支援，リラクセーション・トレーニング，イメージ誘導で構成される介入を行った[38]．介入の前後で比較したところ，つらい感情を表す指標のすべてで得点が減少していた．

Cocker の研究では，認知行動療法の効果が検証された．認知行動療法は，認知の再構成，リラクセーション，主張訓練，自己教示のコーピング法で構成されていた[39]．介入3か月後の時点で，抑うつの得点は改善していた．

Hershbach の研究では，174人のがん患者を4セッションの認知行動療法もしくは支持経験的療法の介入群に無作為に割り付けて，91人のコントロール群と比較した[19]．コントロール群は短期間の改善にとどまったのに対して，2つの介入群では，病気の進行への恐怖，不安，抑うつの得点が1年以上有意に減少していた．

ここに挙げた研究とその他の研究の結果から，コーピングスキル・トレーニングのがん患者の精神的な状態に対する有効性が明らかにされた[40~42]．

4）支持療法

① グループ療法

がんをはじめとした病気によるストレスと治療のつらさゆえに，精神的な支援は必要である．サポートグループは心理社会的介入としてよく行われるものである．サポートグループへの参加については，心理社会的な適応との関連を示唆するエビデンスが複数存在する[16,23,24,43~49]．

Spiegel の研究では，転移性女性乳がん患者が週1回のグループ療法に1年間参加して，無作為対照群の患者と比較して，気分が改善し，コーピングが向上し，恐怖が軽減していた[46]．毎週開催された話し合いでは，終末期，死に対する感情と態度，家族・友人・医師との関係性といった現実的なコーピングの問題に焦点が当てられた．効果評定は4か月ごとに1年間行われた．

Cella の研究では，がん患者を対象とした8週間のサポートグループが地域コミュニティで行われた[50]．この研究では無作為抽出やコントロール群の設定は行われていない．予想されたとおり，サポートグループ終了時のQOLは開始時と比べて有意に改善していた．コミュニティ・ピアサポートは参加者にとって非常に有用なプログラムで，すべての地域で満足度が高かった．

Cunningham の研究では，がん患者を対象にした短期心理教育的グループ・プログラムが行われて，2つの方法が比較された[51]．それは標準的な介入を行うもの（2時間

のセッションを毎週6回)と「週末に集中開催する」もので、患者は無作為にどちらかの群に割り付けられた。19週後の時点で両群を比較すると、気分とQOLで同等の効果が認められた。QOLの改善については、標準的な6週間の介入群が若干上回った。

② 個人療法

がん患者を対象とした1対1の支持的なカウンセリングについては、有用性を示すエビデンスが複数存在する。Linnの研究では、無作為化比較試験で、終末期のがん患者120人を支持的なカウンセリングを行う介入群かコントロール群に割り付けている[52]。3か月後の時点で、カウンセリングを受けた患者のQOL得点は、コントロール群の得点と比べて有意に優れていた。継続して研究に参加した患者で比較すると、両群の差は1年後も保たれていた。

Greerの前向き無作為化比較試験では、174人のがん患者に補助的な心理療法が行われており、心理的な苦痛が改善した[53]。初発もしくは再発がん患者の不安、抑うつ、適応が調査された。介入群はコントロール群に比べて前向きな態度の得点が有意に高く、不安や、不安への捉れ、無力感、あきらめの得点が有意に低かった。介入の効果は4か月後も持続していた。

Mooreyの研究では、補助的心理療法（短期認知行動療法）を受けたがん患者を1年間にわたり追跡調査した[54]。介入群はコントロール群に比べて、1年後の不安と抑うつが低かった。

Fawzyの研究では、初発悪性黒色腫の患者を対象に、コーピングと感情の改善を目指した、看護師による心理教育的な介入の効果が検証された[55]。3か月後の時点で、介入群の患者はコントロール群の患者と比べて心理的な苦痛が小さく、Brief Symptom Indexの身体化の得点が低く、非効果的なコーピングストラテジーである「受動的なあきらめ」をあまり用いていなかった。

3. 構造的な心理教育的グループ介入の対象患者と効果のエビデンス

1) 病気の段階

がん患者の心理社会的な葛藤は、診断期、初回治療期、再発期、終末期[56,57]4つの段階に分けられる。4つの段階のそれぞれで、標準的・適応的な行動反応と非標準的、非適応的な行動反応が認められる。構造的な心理教育的グループ介入は、がんと診断されて初回治療期もしくは再発期にある人を対象としており、終末期のがん患者は対象に入らない。終末期がん患者には感情支持的療法がふさわしい[46,48]。

2) 効果

構造的な心理教育的グループ介入モデルは,標準的な手術(原発部位の広範囲な切除と,適応があれば局所のリンパ節切除)を受けた初発悪性黒色腫患者を対象として実施された[24]。対象患者は,通常の医学的ケアを受けるコントロール群か,コントロール群と同じ通常の医学的ケアに加えて構造的な介入モデルを受ける介入群に割り付けられた。

① 感情状態

ベースラインの調査では,すべての患者の心理的苦痛が中等度から強度であり,他のがん患者と同等の強さであった。しかし6週間の構造的なグループ介入の終了時点では,介入群の患者(N=38)の苦痛はコントロール群の患者(N=28)と比べて有意に低かった(図11-1)[24]。介入後6か月では,両グループの差がさらに開いた。介入群は,Profile of Mood States(POMS)の混乱,抑うつ,倦怠感,気分の総得点(TMD)で有意に低く,活気で有意に高かった(図11-2)[24]。グループ介入に参加することで,がんの診断に伴う心理的な動揺が緩和された。1年後も,介入群の混乱が有意に低く,活気が有意に高い状態が続いていた[59]。

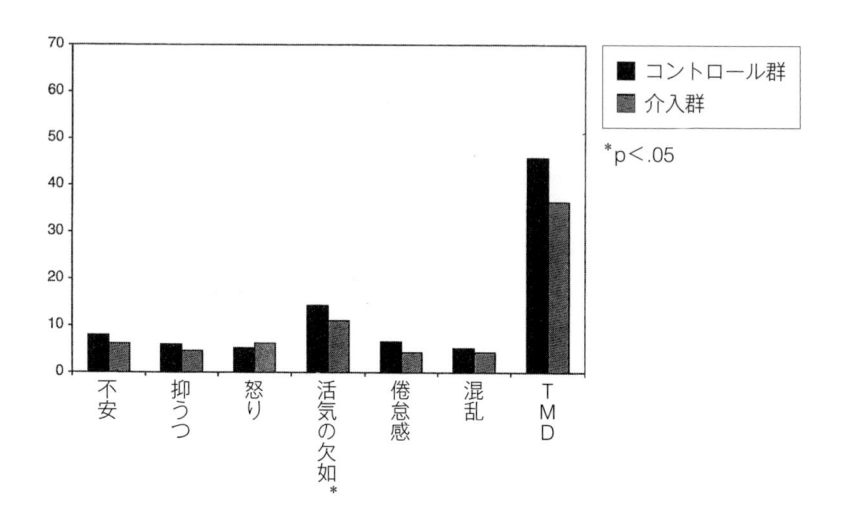

図11-1 早期悪性黒色腫患者を対象とした構造的な心理教育的コーピング介入後6週間でのPOMSの平均値
TMD(Total Mood Disturbance)=気分の総得点

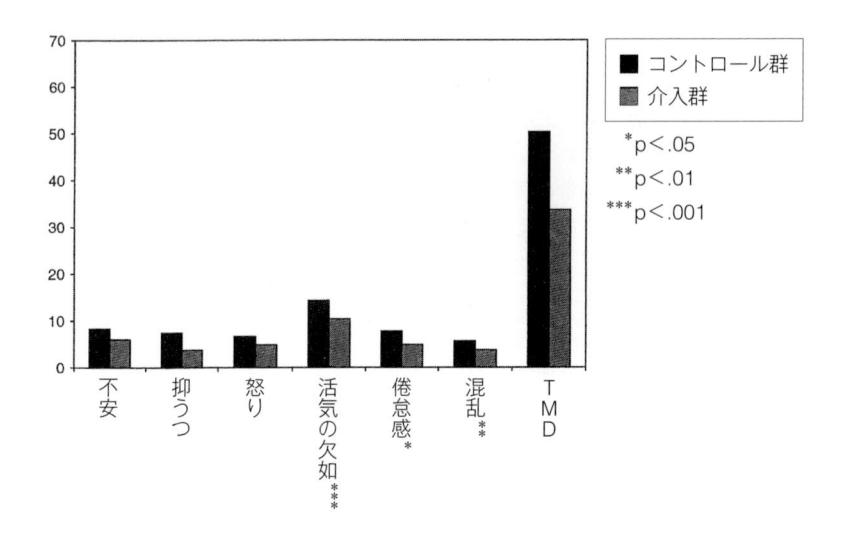

図11-2 早期悪性黒色腫患者を対象とした構造的な心理教育的コーピング介入後6か月でのPOMSの平均値
TMD=気分の総得点

② コーピングの方法

6週間の構造的なグループ介入の直後では，介入群はコントロール群よりも能動的・行動的コーピングを有意に多く使用していた．さらに介入群は，能動的・肯定的，能動的・表出的，能動的・依存的，認知的・肯定的，気ぞらしといったコーピングストラテジーを有意に多く使用していた（図11-3）．介入6か月後では，介入群はコントロール群に比べて，能動的・行動的および能動的・依存的なコーピングを有意に多く使い続けていた（図11-4）．介入1年後では，コントロール群に比べて，能動的・行動的および回避的なコーピング（特に気ぞらし）が有意に多く使われていた[59]．

③ 感情状態とQOL

介入群とコントロール群の患者を合わせて解析すると，6か月後の時点で，QOLは不安（p=0.0001），抑うつ（p=0.0001），怒り（p=0.007），混乱（p=0.0001），気分の総得点（TMD）（p=0.0001）との間に強い負の相関を認めた．悪い感情状態の得点は減少して（不安，抑うつ，怒り，混乱と総合的な気分の混乱は低いレベルにあり），QOLの得点は増加していた．

Chapter 11 初発がん患者を対象とした構造的な短期心理教育的介入 209

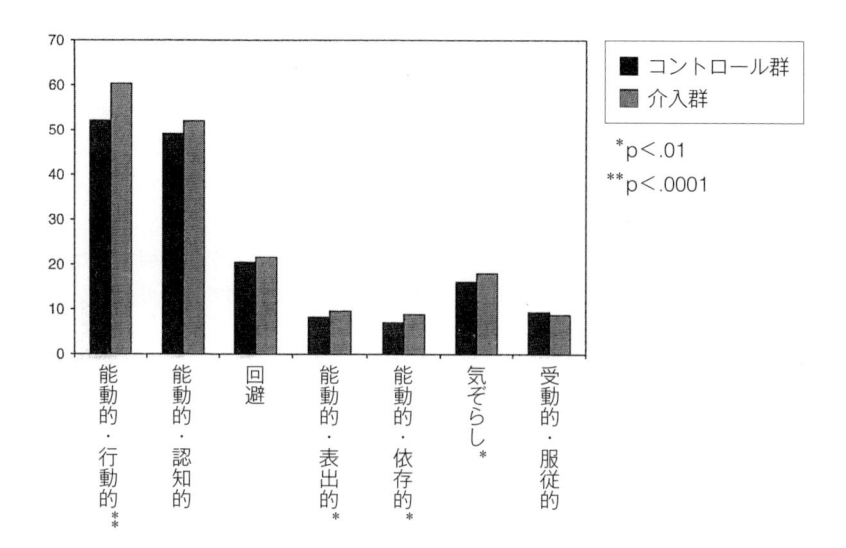

図 11-3 早期悪性黒色腫患者を対象とした構造的な心理教育的・コーピング介入の 6 週間後でのコーピングの方法とストラテジーの得点の平均

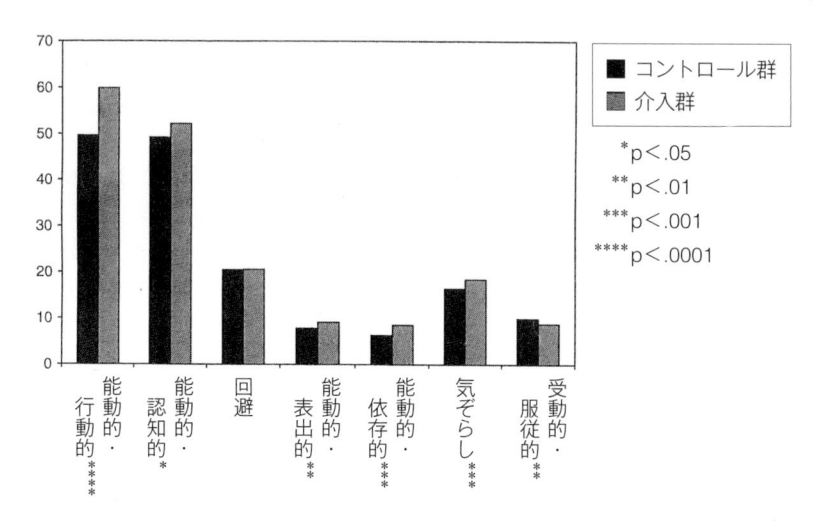

図 11-4 早期悪性黒色腫患者を対象とした構造的な心理教育的・コーピング介入の 6 か月後におけるコーピングの方法とストラテジー得点の平均

3）がんの種類

　構造的な心理教育的グループ介入モデルは，悪性黒色腫の患者[24, 44, 55, 59, 60]と日本の乳がん女性患者[38]を対象に試験されて結果が報告されている。さらに筆者らは，悪性黒色腫，乳がん，前立腺がん患者に対して構造的な心理教育的グループ介入モデルを適用して，10年にわたり臨床での成功を収めてきた。

　ここに挙げた研究の結果から，構造的な短期心理教育的介入が，初回治療と再治療の両方もしくはどちらかを受ける多種のがん患者に対して有効である可能性が強く示唆される。

4．プロセス，技法，事例

1）構造的な精神医学的介入モデル

　これまでの研究で各治療法の有効性は明らかになったが，治療法同士の差異は小さい。よって文献のレビューと筆者らの臨床経験に基づき，有効で適切と考えた各介入の構成要素を選び出して組み合わせた（**表11-2**）。組み合わせてできた介入は，後天性免疫不全症候群エイズ（AIDS）の同性愛男性50人のグループで初めて実施された[61, 62]。

　その後本介入モデルは，標準的な手術（原発部位の広範囲な切除と適応があれば局所のリンパ節切除）を受けた初発悪性黒色腫患者を対象に実施された[24]。介入による短期的・長期的な効果の指標として，心理的状態が測定された。患者は所定の医学的ケアを受けるコントロール群か，所定の医学的ケアに加えて心理教育的グループ介入を受ける介入群に割り付けられた。6週間の構造的なグループ介入には，健康教育，行動的トレーニング，コーピングスキル，支持療法が盛り込まれた。1グループは7〜10人の患者で構成されて，6週間にわたり毎週1.5時間のミーティングが開かれた。グループミーティングは構造的だが支持的なもので，医療有資格者が主にリードしていた。

2）健康教育

　最初の研究は悪性黒色腫患者が対象だったので，皮膚がんの診断に特化した情報を健康教育で取り上げて，わかりやすく説明した。患者はがんの急激な増悪に影響を及ぼす危険因子など病気について教育を受けた。危険因子として挙げられるのは，紫外線，皮膚色素沈着，遺伝要因，ホルモン要因，免疫学的要因である。危険因子の詳細は介入マニュアルに記載されている。教育的な情報のほか，紫外線曝露を減らしたり，日光を防ぐものを身につけたり，日焼け止めを使うといった日光曝露を防ぐ方法

表 11-2 がん患者を対象とした心理社会的介入の有効な治療法の結合

教育	行動的技法	コーピングスキル・トレーニング	支持療法
診断 生検 スキャン，X線 血液検査 症状 治療選択肢 有害事象 効果	**PMR** イメージ誘導 視覚化 瞑想 バイオフィードバック 催眠 ヨガ 太極拳，気功	**ストレスマネジメント** 1. 認識 　(a) ストレスの原因 　(b) ストレス反応 2. マネジメントストラテジー 　(a) 問題解決によるストレスの原因の除去 　(b) 問題解決によるストレスの原因の修正 　(c) 認知の再構成 　(d) 行動技法による身体反応の変容	**個人療法** 患者別のもの **グループ療法** 病気別のもの 感情表出と相互に認め合うことによる精神的支援
病気 予防 再発のS&S 進行のS&S 病気の経過 新しい選択肢 症状マネジメント **栄養** 健康増進 健康抑制		**コーピング** 1. 能動的・行動的なコーピング（の使用の促進） 　問題解決 　アドバイスと支援を探すこと 　医師との関係性 　サポートグループへの参加 　食生活の改善 　運動 2. 能動的認知的なコーピング（の使用の促進） 　挑戦 　よい機会 　上方比較 　意味づけ 　再評価 　死の恐怖の軽減 　悲しみ/悲嘆 3. 回避的なコーピング（の使用を減らす） 　アルコール摂取 　喫煙 　薬物使用	
結果 知識の増大 良好なコンプライアンス	身体症状の改善	ストレス減退 コーピングと適応の改善	ソーシャルサポートの増加

S&S (sings & symptoms)：徴候と症状　　PMR：漸進的筋弛緩法

についても教育を受ける。最後には，病気の兆候と悪性黒色腫の用語と定義について説明を受ける。さらに，関連する小冊子，米国がん協会と米国立がん研究所のパンフレットが配布された。

続いて乳がん患者を対象に介入が行われた[29]。乳がん患者の場合には，乳がんの種類（例：非浸潤性乳管がんと浸潤性がん），治療法（例：乳房温存術，乳房切除術，放射線，化学療法，内分泌療法），望ましい定期検査（例：月1回の乳房セルフチェック，年1回のマンモグラフィと医師による診察）が取り上げられた。さらに，関連する小冊子，米国がん協会と米国立がん研究所のパンフレットが配布された。

3）コーピングスキル・トレーニング

① 行動的技法とストレスマネジメント

ストレスマネジメントは大きく2つのセクションに分けられる。セクション1は**認識**で，2つのカテゴリーで構成されている。(a) ストレス源を同定すること，(b) 生理学的，心理学的，行動的なストレス反応を同定すること。セクション2は**マネジメント技法**で，(a)〜(d) の4つのカテゴリーがある。最初の2つは (a) ストレス源を完全に取り除くこと，(b) 以下に挙げる5つの問題解決のステップを踏んでストレス源を修正すること，である。

(i)**リラクセーション**：問題解決を始める前にリラクセーション技法を用いて自分自身の心を落ち着かせる。これによって適切な行動をするのにふさわしいレベルまで覚醒を鎮める。

(ii)**問題の同定**：現実の問題を同定することは常に明快というわけではない。患者は根本的な問題の中から現実の問題を取り出すように説明を受ける。たとえば，ある患者が仕事は嫌いだと話したとする。実際には仕事に関するたくさんのことが関係している可能性があり，上司，同僚，仕事の内容，仕事に不可欠な通勤さえも関係しているかもしれない。患者は問題に影響していることを特定できるようになり，内容（行動を要すること）と過程（問題に関する感情）を区別できるようになる。

(iii)**ブレインストーミング**：このステップでは，たとえありふれた方法や非常識な方法であっても，解決策として考えられるものすべてをリストに挙げる。解決策を考えると緊張が和らぐこともある。リストができあがったら，選択肢のプラス要素とマイナス要素を考える。

(iv)**適切なストラテジーの選択と実行**：ブレインストーミングの段階で作ったリストを用いて，最も実行できそうで成功の可能性の高い解決策を選択して実行する。

(v)**評価**：実行した方法の有効性を評価する。もしも有効ではない場合には，ステップ1に戻って再度プロセスをふむことになる。

ストレスマネジメントの3つ目のカテゴリーは, (c)「新たな光」の下で状況を見て, ストレッサーへの態度や認識を変容することである. これは認知再構成と呼ばれている. 4つ目のカテゴリーは(d) 行動的な技法を用いてストレッサーによる身体的反応を変えること, である. 患者には15～20分程でできる簡便なリラクセーション・エクササイズを教える (例：漸進的筋弛緩法と心地よい場面のイメージ誘導). 毎日の基本としてリラクセーションをするように勧めて(リラックスしやすくなるように, リラックスがどのような状態なのかを知るために, リラックスの仕方を学ぶために), 寝つきをよくして, 夜中に起きてもまた寝つけるようにする. 気がつくと強いストレスを受けていたというときのために, 短縮版のリラクセーションの方法も教える. 介入マニュアルの中にはストレスの兆候・症状・原因を取り上げたストレスチェック質問票が入っていて, ストレスに対する認識を高めるためのワークシートにもなっている.

② コーピングのメカニズム

続いてコーピングの方法とストラテジーが取り上げられる. 理論上コーピングの方法は3つに大きく分けられる. 最初の2つが有用なものであり, 3番目のものは弊害をもたらすものである.
(ⅰ) **能動的・行動的な方法**：エクササイズ, リラクセーション法の使用, 何度も医師と協力的に相談することといった能動的な方法で病気の状況を改善しようとするものである.
(ⅱ) **能動的・認知的な方法**：病気を理解して, 病気によるよくない変化よりもよい変化に注目して, 生活への影響を受け入れようとするものである. 一般的に, 能動的・行動的と能動的・認知的なコーピングを用いる患者は, 感情状態がよく, 自尊感情が高く, 身体症状が少ない状態にある.
(ⅲ) **回避的な方法**：他人と一緒にいることを避けて, 病気に対する感情を隠し, 病気について考えたがらない. 回避的なコーピングを用いる患者は不安, 怒りの間接的な表出, 抑うつ, 低いQOLといった心理的苦痛が大抵強い状態にある.

認知的な反応と行動的な反応(心理的によい健康状態と最も関連している)は, さらに具体的に以下のようなストラテジーとしても定義できる[61]．
(ⅰ) **能動的・肯定的なストラテジー**：これは自分のケアにもっと関わるようにして, 計画的に行動して, 「一日一日を着実に歩む」ことで人生を楽しむことである.
(ⅱ) **能動的・表出的なストラテジー**：これは人と話をして情報を得るか, 他のがん患者を支援することである.
(ⅲ) **能動的・依存的なストラテジー**：これは道具的・精神的な支援をしてくれる友人・

親類あるいは治療する医師を探すことである。
(iv) **認知的・肯定的なストラテジー**：これは病気を理解しようとすること，病気になることの意味を見出すこと，肯定的な変化を考えることである。
(v) **気をそらすストラテジー**：これは社会にもっと出ることや自分のために何かよいことをすることである。

　気分を改善しない認知的なストラテジーと行動的なストラテジーは回避的なカテゴリーとして考えられ，以下のようなものが挙げられる。
(i) **認知的・受動的なストラテジー**：病状がよかったときのことを思い浮かべながら，考えにふけるか空想すること，よくなると期待しながら何もしないことである。
(ii) **回避的・孤立的なストラテジー**：いつもよりも人を避けること，薬物，過食，喫煙，過眠である。
(iii) **受動的・服従的なストラテジー**：「最悪」に備えること，思いを人に話さないでいること，意思決定と治療に関わるすべての責任を医師に委ねることである。

　患者にはストレス対処のストラテジーを詳しく記したリストが配られる。なかには重大な病気に対処するのに有効なものもある。特定のストラテジーがよい悪いと決まっているわけではなく，状況によって効果は変わると説明を受ける。ほとんど効果がないストラテジーを使って効果的な場合もあるが（例：わめいて感情を表出する），ほかに何もしなければ，解決ではなく問題が生じるということについても取り上げられる。

③ **統合**
　コーピングスキルの最後の部分では，ストレスマネジメント・問題解決技法とコーピングの方法・ストラテジーの情報を統合して，特定の状況に応用してみる。
　がん患者がよく経験する10の問題・状況を描いた絵が作成された（**表11-3**）[24]。心理社会的なテーマに関連するものは，孤独感・孤立感，恐怖・不安，患者-医師関係，ボディイメージの変化，セクシュアリティ・個人的な付き合い，コミュニケーション，社会的な疎外感，抑うつである。それぞれの状況は2つの絵で提示される。最初の絵ではあまり効果的にコーピングしていない患者を例示して，2番目の絵では効果的なコーピング行動を例示する。最初の絵が示されたあと，望ましくないコーピングの方法・ストラテジーについて患者が指摘する。話し合いが進められて，コーピングが効果的でない理由とほかによい選択肢がないかどうかを考える。そのあとに効果的にコーピングしている患者を描いた2番目の絵が例示される。グループディスカッションをして的確なコーピング技法が確認されて強化される。グループメンバーが効

表11-3 コーピングシナリオ

1. 診断前
   状況から生じる結果への心配や懸念
2. 診断
   診断を受け入れること
   家族や友人に伝えること
3. 患者-医師関係
   協力的な関係を作ること
   コミュニケーションの回線を開くこと
4. 治療
   恐怖と孤独感
   圧倒的な技術環境に対処すること
5. ボディイメージ
   手術創
   身体の一部を失うこと
   脱毛と体重減少
   セクシュアリティ
6. 抑うつ
   様々な程度の抑うつに対処すること
7. 大切な人との関係性
   気持ちや感じていることを大切な人と話し合うこと
8. 友人や同僚とのコミュニケーション
   幅広いソーシャルネットワークでコミュニケーションをとること
9. 「普通」に戻ること
   日常生活に戻ること
   今まで楽しんでいたことに参加すること
10. 将来を計画すること
    「将来の生活の方向」を取り戻すこと

果的な方法を取り上げない場合には，グループリーダーが説明する。それから例示された場面を自分の実生活場面に置き換えて考えるようにする。コーピングシナリオ，場面の詳細，コーピング技法が書かれたマニュアルが患者に配られる。必要なときにもう一度シナリオを見ることができるように，またミーティングに参加していない大切な人と一緒に見ることができるようにマニュアルは持っておく。

図11-5aとbは，マニュアルに書かれているコーピングシナリオ（患者-医師関係）の一例である。図11-5aは，がん診断時の患者の恐怖と不安，そして医師との関係性に関するものである。患者には質問したいことや心配事がたくさんあるものの，現実と直面するのを避けて，感情を内に秘めたままでいる。すべての意思決定権を医師に委ねてしまい，不安と孤独感が強まっている。

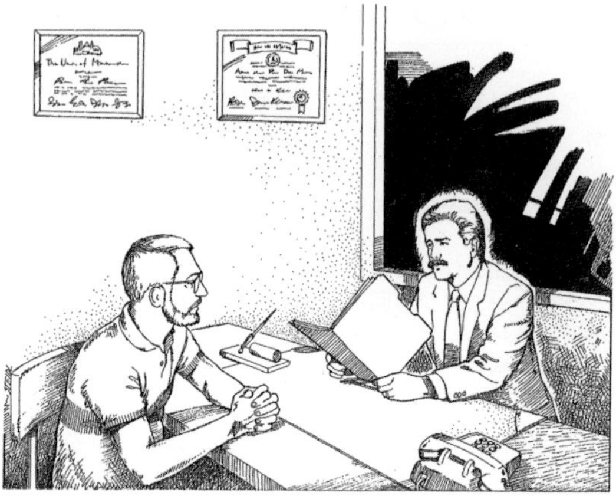

スティーブは自分の病状をたいへん怖がって心配している。しかし医師と話すのはとてもつらい。担当医とは距離があってよそよそしいようである。医師の言うことは理解できるのだが，家に帰ると何と言われたのか思い出せず，実は理解していなかったことに気づく。家で質問することを考えるが，医師を前にすると何と言うつもりだったのか思い出せなくなる。一度説明されたことを質問したら，頭がおかしいと思われないか，とさえ思う。すると，考えていることや気持ちを口にはせずに，医師が最良の方法を知っていると信じて治療のすべてを決めてもらうことにした。それでもますます病状が不安になっていった。

　スティーブはどのようなコーピングを用いたのか。
　スティーブは問題を直接解決しようとしていない。気持ちを内に秘めて，意思決定権を医師にすべて委ねて，協力的な関係を作らない。非常に孤立していて受身になっている。

```
                  回避
恐怖と心配  →（受動的）→    不安    →   気分がつらくなる
            →（孤立） →    孤独感
```

図 11-5（a）　効果的でない患者-医師関係

　図 11-5 b は，患者と患者を支える妻，医師との協力的なよい関係を表している。患者は考えや気持ちを内に秘めずに，心配事や恐怖を率直に医師に話している。患者は質問したいことをメモしているので，医師に訊きたいことを思い出せる。
　患者は医療に前向きに参加することでコントロール感を高め，不安を軽減している。第二の人物（例：妻）に診察に同席してもらうことで，あとで内容を思い出しやすいし詳細を見直しやすくもなる。

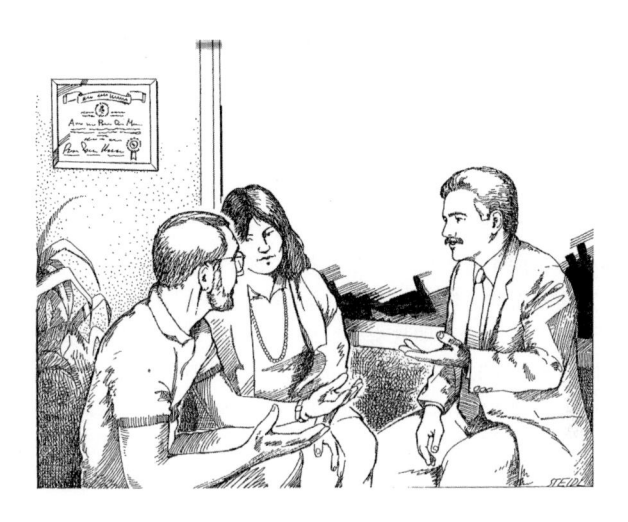

ついにスティーブは妻のスーザンに心配していることや医師と話しづらいことを打ち明ける。スーザンは質問したいことをリストアップして一緒に病院に行こうと提案する。スーザンのサポートを受けながら、スティーブは医師に自分の気持ちを話せるし質問もできる。医師はスティーブの気持ちがわかると、彼を安心させてすべての質問に答えられるように時間を延ばした。医師はほかに質問がないかどうか、さらに説明を望む場合には同じ質問をもう一度しても構わないと言った。医師はスティーブが一緒に治療を決めれば気分が変わるだろうと言う。スティーブは病院を訪れたあとは不安が小さくなったように感じる。自分の生活をコントロールしているように感じ、自分と医師との間に本当に支え合う関係ができたように感じる。

スティーブは現在どのようなコーピングを使っているのか。
スティーブは3つの能動的・行動的なコーピングを使っている。能動的に前向きに行動を計画している（リストを作る、妻のサポートを得る、医師と約束する）。妻や医師と話す際に、積極的に気持ちを伝えており、問題を解決するために妻と医師をとても信頼して助けを得ている。

能動的・行動的

恐怖と心配
　　　→（能動的・肯定的）→ コントロール感　　　→ 気分がよくなる
　　　→（能動的・表出的）→ 感情の表出
　　　→（能動的・依存的）→ 被サポート感と希望

図 11-5 (b)　効果的な患者−医師関係

4）心理的な支援

　心理的な支援は介入の間は常に行われるもので，導入の話として，ふつう想定されている世界とほとんどの人がたどる人生の道のり（図 11-6）について，そして命に関わる病気に人生を遮られてしまう道のり（図 11-7）について，話すことから始まる。基本的な理念は，適切な医学的・精神医学的な治療の下，想定される世界を新たに作り，人生の歩みを再開するということである（図 11-8）。導入の話は，人間のサポート源が建物を支える円柱に似ているという比喩で締めくくられる。建物には4本の円柱が必要であるように，人間にも4つのサポート源が必要である。それは自己，家族・友人，同僚・同級生，スピリチュアリティである（図 11-9）。

　自己とはその人がもっているよい側面のことである。ここには，パーソナリティ，過去の成功体験，コーピング能力，人生に対する前向きな態度が含まれる。家族と友人は貴重な道具的かつ精神的なソーシャルサポート源である。近年の研究では，病気に直面する人にはこのような種類の支援が重要とされている。同僚・同級生も貴重なサポート源になる。もしも患者が，自分の状況を彼らに伝え続けて，助けになる方法も伝えれば（診療のために休暇を取らせてもらうこと，術後の回復期間中に少し手伝うこと，入院患者を元気づけるカードや手紙を送ること），きっと大きな支えになってくれるだろう。スピリチュアリティは心理的・精神的な支援を提供するうえで有用である。正規の宗教団体はしばしば道具的サポート源となる（例：家に食事を届ける，運送サービス，ソーシャルネットワークを維持する訪問・電話ネットワーク）。正規の宗教の基本的な教義も，がんの診断と治療を精神的に受け入れて対処するのに有用である（例：「それは神の意思であり，神は私を守ってくださる」）。宗教を信じていなくても，多くの人は自分を助けてくれる大きな力を信じている。その後グループのメンバーは10のコーピングシナリオをもとに，多様なテーマを話し合う。このプログラムの長所は，患者が保健チームと協力することを学ぶことと，自分の健康プログラムに責任をもって能動的に対処することを学ぶことである。もう一つは，これからの問題にうまく対処するのに有用なスキルを学ぶことである。

5．サービスの開発

　このプログラムは優秀な心理社会的専門家が1人以上いれば実施できる（例：精神科医，心理士，ソーシャルワーカー，看護師）。必要なものは，がんと治療の知識，行動的・認知的な技能，グループファシリテーションと支持的カウンセリングの技能である。

　1994年の『General Hospital Psychiatry』誌に，本プログラムで用いるすべての絵が

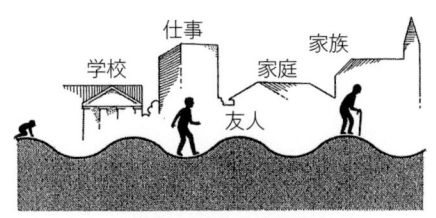

図 11-6　人は多くの生活領域に従事しながら先へと進む

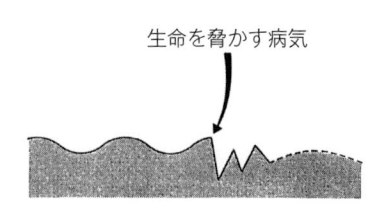

図 11-7　通常の人生の歩みが病気によって遮られる

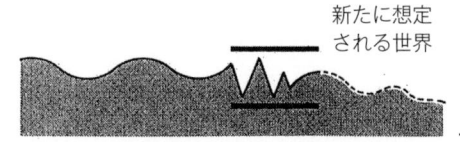

図 11-8　心理的な支援の目標はこれからの人生の歩みを取り戻して新たな世界を作り上げること

図 11-9　支援の四本柱

掲載されている[29]）。

表 11-4 に，乳がんサポートグループの週 6 回分のセッションの概要を示す。

6. まとめ

　がん患者が直面する心理的，医学的な問題は非常に多くて一人ひとり異なる。患者は大抵苦痛を感じており，不安であり，いつも使っているコーピングスタイルを効果的に使うことができなくなる。先行研究のレビューと筆者の臨床と研究の経験からす

表 11-4　各セッションの概要—乳がんサポートグループ

セッション 1
1. 健康教育
　(a) 再建を含む手術
2. ストレスマネジメント
　(a) リラクセーション・エクササイズの教示 (CD 配布)
　(b) 宿題＝ストレス認識度の評価
3. コーピング
　(a) 導入—プログラムの理念
　(b) コーピングの 3 つの方法
　(c) コーピングシナリオ 1 と 2 (診断前と診断期)
4. 精神的支援
　(a) グループメンバー相互によるもの
　(b) 必要に応じてグループリーダーが個別に提供するもの

セッション 2
1. 健康教育
　(a) 治療 (化学療法, ホルモン療法, 免疫療法, 放射線療法)
　(b) 支持的な薬剤 (例：制吐剤, コロニー刺激因子)
　(c) 予後因子
2. ストレスマネジメント
　(a) ストレスマネジメントの原理 (認識, 変化に向けた計画, 問題解決)
　(b) ストレス認識度の評価の検討
3. コーピング
　(a) コーピングシナリオ 3 (患者-医師関係)
4. 精神的支援
　(a) グループメンバー相互によるもの
　(b) 必要に応じてグループリーダーが個別に提供するもの

セッション 3
1. 健康教育
　(a) 性に関する米国がん協会の冊子
　(b) リンパ浮腫
　(c) 皮膚の保護 / 日焼け防止
2. ストレスマネジメント
　(a) リラクセーション・テクニックの検討
3. コーピング
　(a) コーピングシナリオ 4 (治療)
　(b) コーピングシナリオ 5 (ボディイメージの変化)
4. 精神的支援
　(a) グループメンバー相互によるもの
　(b) 必要に応じてグループリーダーが個別に提供するもの

(つづく)

表 11-4 （つづき）

セッション 4
1. 健康教育
   (a) 栄養に関する資料
   (b) 介入の効果（研究結果の紹介）
2. ストレスマネジメント
   (a) 病気の進行・問題の検討
3. コーピング
   (a) コーピングシナリオ 6（抑うつ）
4. 精神的支援
   (a) グループメンバー相互によるもの
   (b) 必要に応じてグループリーダーが個別に提供するもの

セッション 5
1. 健康教育
   (a) 骨髄移植
   (b) セルフチェック
2. ストレスマネジメント
   (a) 病気の進行・問題点の検討
3. コーピング
   (a) コーピングシナリオ 7（大切な人との関係性）
   (b) コーピングシナリオ 8（友人や同僚との関係性）

セッション 6
1. 健康教育
   (a) 未解決の質問への回答
   (b) 米国国立衛生研究所の資料―前を向くこと：がんサバイバーのガイド
2. ストレスマネジメント
   (a) ストレスマネジメントの原理の検討
3. コーピング
   (a) 問題解決とコーピングの検討
   (b) コーピングシナリオ 9（普通に戻る）
   (c) コーピングシナリオ 10（将来の計画）
   (d) 終結
4. 精神的支援
   (a) グループメンバー相互によるもの
   (b) 必要に応じてグループリーダーが個別に提供するもの

ると，構造的な短期介入法が非常に有用である。介入法は健康教育，行動的トレーニング，ストレスマネジメントと問題解決で構成されるコーピングスキルの向上，グループによる心理社会的な支援で構成されている。この介入プログラムの長所は，手軽に実施できることと再現できること，病気に関わる重要な問題を解決するためのスキルを獲得できること，意思決定への参加を増やして能動的なコーピングを増進させることである。さらに，心理教育的な介入は，がんの診断と治療過程の早い段階で実施でき，すべてのケアを統合して提供されるもので，患者と医療者の双方から参加を恥ずかしがられず，すぐに受け入れてもらえるものである。このような精神医学的な介入は，がんの単独の治療法としてではなく，優れた包括的医療の補助として実施されるべきである[24, 29, 63〜65]。

引用文献

1. Weisman, A.D. (1979a) *Coping with Cancer*, McGraw-Hill, New York.
2. Weisman, A.D. (1979b) A model for psychosocial phasing in cancer. *General Hospital Psychiatry*, **10**, 187–195.
3. Cohen, J., Cullen, J. and Martin, L. (1982) *Psychosocial Aspects of Cancer*, Raven Press, New York.
4. McDaniel, J.S., Musselman, D.L., Porter, M.R. *et al.* (1995) Depression in patients with cancer. *Archives of General Psychiatry*, **52**, 89–99.
5. Van't Spijker, A., Trijsburg, R.W. and Duivenvoorden, H.J. (1997) Psychological sequelae of cancer diagnosis: a meta-analytic review of 58 studies after 1980. *Psychosomatic Medicine*, **59**, 280–283.
6. Zabora, J.R., Blanchard, C.G., Smith, E.D. *et al.* (1997) Prevalence of psychological distress across the disease continuum. *Journal of Psychosocial Oncology*, **15**, 73–87.
7. Grassi, L., Malacarne, P., Maestri, A. *et al.* (1997) Depression, psychosocial variables and occurrence of life events among patients with cancer. *Journal of Affective Disorders*, **44**, 21–30.
8. McDaniel, J.S., Musselman, D.L. and Nemeroff, C.B. (1997) Cancer and depression: theory and treatment. *Psychiatric Annals*, **27**, 360–364.
9. Fawzy, F.I., Fawzy, N.W., Arndt, L.A. *et al.* (1995) Critical review of psychosocial interventions in cancer care. *Archives of General Psychiatry*, **52**, 100–113.
10. Spiegel, D. and Diamond, S. (1998) Psychosocial interventions, in *American Society of Clinical Oncology Educational Book* (ed. M. Perry), American Society of Clinical Oncology, Alexandria, VA, pp. 386–395.
11. Compas, B.E., Haaga, D.A., Keefe, F.J. *et al.* (1998) Sampling of empirically supported psychological treatments from health psychology: smoking, chronic pain, cancer, and bulimia nervosa. *Journal of Consulting Clinical Psychology*, **66**, 89–112.
12. Kissane, D.W., Bloch, S., McKenzie, M. *et al.* (1998) Family grief therapy: a preliminary account of a new model to promote healthy family functioning during palliative care and bereavement. *Psychooncology*, **7**, 14–25.
13. Fawzy, F.I., Fawzy, N.W. and Canada, A.L. (1998) Psychosocial interventions programs for patients with cancer, in *American Society of Clinical Oncology Educational Book* (ed. M. Perry), American Society of Clinical Oncology, Alexandria, VA, pp. 396–411.
14. Trijsburg, R.W., van Knippenberg, F.C.E. and Rijpma, S.E. (1992) Effects of psychological treatment on cancer patients: a critical review. *Psychosomatic Medicine*, **54**, 489–517.
15. Holland, J. (1982) *The Current Concepts and Challenges in Psychosocial Oncology. Current Concepts and Challenges in Psychosocial Oncology: Syllabus of Postgraduate Course*, Sloan-Kettering Cancer Center, New York, NY.
16. Gordon, W.A., Freidenbergs, I., Diller, L. *et al.* (1980) Efficacy of psychosocial intervention with cancer patients. *Journal of Consulting and Clinical Psychology*, **48**, 743–759.
17. Pruitt, B.T., Waligora-Serafin, B., McMahon, T. *et al.* (1993) An educational intervention for newly-diagnosed cancer patients undergoing radiotherapy. *Psychooncology*, **2**, 55–62.
18. Gruber, B.L., Hersh, S.P., Hall, N.R.S. *et al.* (1993) Immunological responses of breast cancer patients to behavioral interventions. *Biofeedback and Self-Regulation*, **18** (1), 1–21.
19. Herschbach, P., Book, K., Dinkel, A. *et al.* (2010) Evaluation of two group therapies to reduce fear of progression in cancer patients. *Support Care Cancer*, **18** (4), 471–479.
20. Arakawa, S. (1997) Relaxation to reduce nausea, vomiting, and anxiety induced by chemotherapy in Japanese patients. *Cancer Nursing*, **20** (5), 342–349.
21. de Wit, R., van Dam, F., Zandbelt, L. *et al.* (1997) A pain education program for chronic cancer pain patients: follow-up results from a randomized controlled trial. *Pain*, **73** (10), 55–69.
22. Kwekkeboom, K.L., Cherwin, C.H., Lee, J.W. and Wanta, B. (2010) Mind-body treatment for the pain-fatigue-sleep disturbance symptom cluster in persons with cancer. *Journal of Pain Symptom Management*, **39** (1), 126–138.
23. Spiegel, D., Bloom, J.R. and Yalom, I.D. (1981) Group support for metastatic cancer patients: a randomized

prospective outcome study. *Archives of General Psychiatry*, **38**, 527–553.
24. Fawzy, F.I., Cousins, N., Fawzy, N.W. et al. (1990a) A structured psychiatric intervention for cancer patients: I. Changes over time in methods of coping and affective disturbance. *Archives of General Psychiatry*, **47**, 720–725.
25. Jacobs, C., Ross, R.D., Walker, I.M. et al. (1983) Behavior of cancer patients: a randomized study of the effects of education and peer support groups. *American Journal of Clinical Oncology*, **6**, 347–353.
26. Ali, N. and Khalil, H. (1989) Effects of psychoeducational intervention on anxiety among Egyptian bladder cancer patients. *Cancer Nursing*, **12** (4), 236–242.
27. Richardson, J.L., Shelton, D.R., Krailo, M. et al. (1990) The effect of compliance with treatment on survival among patients with hematologic malignancies. *Journal of Clinical Oncology*, **8** (2), 356–364.
28. Massie, M.J., Holland, J.C. and Straker, N. (1989) Psychotherapeutic interventions, *Handbook of Psychooncology*, (eds J.C. Holland and J.H. Rowland), Oxford University Press, New York, NY, pp. 455–469.
29. Fawzy, F.I. and Fawzy, N.W. (1994) A structured psychoeducational intervention of cancer patients. *General Hospital Psychiatry*, **16**, 149–192.
30. Burish, T.G. and Lyles, J.N. (1981) Effectiveness of relaxation training in reducing adverse reactions to cancer chemotherapy. *Journal of Behavioral Medicine*, **4**, 65–78.
31. Burish, T.G., Snyder, S.L. and Jenkins, R.A. (1991) Preparing patients for cancer chemotherapy: effect of coping preparation and relaxation interventions. *Journal of Consulting and Clinical Psychology*, **59** (4), 518–525.
32. Bridge, I.R., Benson, P., Pietroni, P.C. et al. (1988) Relaxation and imagery in the treatment of breast cancer. *British Medical Journal*, **4**, 65–78.
33. Decker, T., Cline-Elsen, J. and Gallagher, M. (1992) Relaxation therapy as an adjunct in radiation oncology. *Journal of Clinical Psychology*, **48**, 388–393.
34. Baider, L., Uziely, B. and De-Nour, A.K. (1994) Progressive muscle relaxation and guided imagery in cancer patients. *General Hospital Psychiatry*, **16**, 340–347.
35. Weisman, A.D., Worden, J.W. and Sobel, H.J. (1980) *Psychosocial Screening and Intervention with Cancer Patients*, Harvard Medical School, Massachusetts General Hospital, Boston, MA, Project Omega, Grant No, CA-19797.
36. Sobel, J.H. and Worden, J.W. (1982) *Helping Cancer Patients Cope: A Problem-Solving Intervention for Health Care Professionals [Audio Cassette]*, Guilford Press, New York, NY.
37. Berglund, G., Bolund, C., Gustafsson, U. et al. (1994) A randomized study of a rehabilitation program for cancer patients: the "starting again" group. *Psychooncology*, **3**, 109–120.
38. Hosaka, T. (1996) A pilot study of a structured psychiatric intervention for Japanese women with breast cancer. *Psychooncology*, **5**, 59–64.
39. Cocker, K., Bell, D. and Kidman, A. (1994) Cognitive behaviour therapy with advanced breast cancer patients: a brief report of a pilot study. *Psychooncology*, **3**, 233–237.
40. Dolbeault, S., Cayrou, S., Bredart, A. et al. (2009) The effectiveness of a psycho-educational group after early-stage breast cancer treatment: results of a randomized French Study. *Psychooncology*, **18** (6), 647–656.
41. Faul, L.A., Jim, H.S., Williams, C. et al. (2010) Relation-

ship of stress management skill to psychological distress and quality of life in adults with cancer. *Psychooncology*, **19** (1), 102–109.
42. Parker, P.A., Pettaway, C.A., Babaian, R.J. et al. (2009) The effects of a presurgical stress management intervention for men with prostate cancer undergoing radical prostatectomy. *Journal of Clinical Oncology*, **27** (19), 3169–3176.
43. Fawzy, F.I., Wellisch, D. and Yager, J. (1977) Psychiatric liaison to the bone-marrow transplant project, in *The Family in Mourning*, (eds C.E. Hollingsworth and R.O. Pasnau), Grune & Stratton, New York, NY, pp. 181–189.
44. Fawzy, F.I., Fawzy, N.W., Hyun, C.S. et al. (1993) Malignant melanoma: effects of an early structured psychiatric intervention, coping, and affective state on recurrence and survival 6 years later. *Archives of General Psychiatry*, **50**, 681–689.
45. Bloom, J.R. (1982) Social support systems and cancer: a conceptual view, in *Psychosocial Aspects of Cancer* (eds J. Cohen, J. Cullen and R.L. Martin), Raven Press, New York, NY, pp. 129–149.
46. Spiegel, D. and Bloom, J.R. (1983) Pain in metastatic breast cancer. *Cancer*, **52**, 341–345.
47. Cain, E., Kohorn, E., Quinlan, D. et al. (1986) Psychosocial benefits of a cancer support group. *Cancer*, **57** (1), 183–189.
48. Cunningham, A.J. and Tocco, E.K. (1989) A randomized trial of group psychoeducational therapy for cancer patients. *Patient Education and Counseling*, **14**, 101–114.
49. Edgar, L., Rosberger, Z. and Nowlis, D. (1992) Coping with cancer during the first year after diagnosis: assessment and intervention. *Cancer*, **69**, 817–828.
50. Cella, D.F., Sarafian, B., Snider, P.R. et al. (1993) Evaluation of a community-based cancer support group. *Psychooncology*, **2**, 123–132.
51. Cunningham, A.J., Edmonds, C.V.I., Jenkins, G. et al. (1995) A randomized comparison of two forms of a brief, group, psychoeducational program for cancer patients: weekly sessions versus a "weekend intensive". *International Journal of Psychiatry in Medicine*, **25**, 173–189.
52. Linn, M.W., Linn, B.S. and Harris, R. (1982) Effects of counseling for late stage cancer patients. *Cancer*, **49**, 1048–1055.
53. Greer, S., Moorey, S., Baruch, J.D.R. et al. (1992) Adjuvant psychological therapy for patients with cancer: a prospective randomized trial. *British Medical Journal*, **304**, 675–680.
54. Moorey, S., Greer, S., Watson, M. et al. (1994) Adjuvant psychological therapy for patients with cancer: outcome at one year. *Psycho-Oncology*, **3**, 39–46.
55. Fawzy, N.W. (1996) A psychoeducational nursing intervention to enhance coping and affective state in newly diagnosed malignant melanoma patients. *Cancer Nursing*, **18**, 427–438.
56. Fawzy, F.I. and Fawzy, N.W. (1982) Psychosocial aspects of cancer, in *Diagnosis and Management of Cancer* (ed. D. Nixon), Addison-Wesley, Menlo Park, CA, pp. 111–123.
57. Fawzy, F.I. and Natterson, B. (1994) Psychological care of the cancer patient, in *Clinical Oncology: A Lange Clinical Manual* (ed. R.B. Cameron), Simon & Shuster, San Mateo, CA, pp. 40–44.
58. Spiegel, D., Bloom, J.R., Kraemer, H.C. et al. (1989) Effect of psychosocial treatment on survival of patients with metastatic breast cancer. *Lancet*, **2** (8668), 888–891.
59. Fawzy, F.I., Fawzy, N.W., Hyun, C.S. et al. (1997)

Brief, coping-oriented therapy for patients with malignant melanoma, in *Group Therapy for the Medically Ill* (ed. J. Spira), Guilford Press, New York, NY, pp. 133–165.
60. Boesen, E.H., Ross, L., Frederiksen K. *et al.* (2005) Psychoeducational intervention for patients with cutaneous malignant melanoma: a replication study. *Journal of Clinical Oncology*, **23** (6), 1270–1277.
61. Fawzy, F.I., Namir, S. and Wolcott, D.L. (1989) Structured group intervention model for AIDS patients. *Psychiatric Medicine*, **7** (2), 23–34.
62. Namir, S., Wolcott, D.L., Fawzy, F.I. *et al.* (1987) Coping with AIDS: psychological and health implications. *Journal of Applied and Social Psychology*, **17**, 308–328.
63. Sharp, D.M., Walker, M.B., Bateman, J.S. *et al.* (2009) Demographic characteristics of patients using a fully integrated psychosocial support service for cancer patients. *BMC Research Notes*, **2**, 253.
64. Bergelt, C., Schölermann, C., Hahn, I. *et al.* (2010) Psychooncological care for breast cancer patients in hospitals and in the outpatient sector. *Gesundheitswesen*, **72** (10), 700–706.
65. Surbone, A., Baider, L., Weitzman, T.S. *et al.*, MASCC Psychosocial Study Group (2010) Psychosocial care for patients and their families is integral to supportive care: MASCC position statement. *Support Care Cancer*, **18** (2), 255–263.
66. Fawzy, F.I., Kemeny, M.E., Fawzy, N.W. *et al.* (1990b) A structured psychiatric intervention for cancer patients: II. Changes over time in immunologic measures. *Archives of General Psychiatry*, **47**, 729–735.

Chapter 12 意味中心のグループ心理療法（Meaning-centered group psychotherapy）

William Breitbart and Allison applebaum

岡島美朗　訳

1. はじめに

タルムード[訳注1)]に有名な問いがある。「真実より正しいのは何か」答え：「物語」。これは、親愛なる読者よ、意味中心のグループ心理療法（Meaning-centered group psychotherapy；MCGP）の、少なくとも要約した物語である。

サイコオンコロジーにおける多くの臨床的治療と同様に、意味中心の心理療法（Meaning-centered psychotherapy；MCP）は困難な臨床的問題、すなわち進行がん患者が、落胆、絶望し、早く死にたいと願っているものの、臨床的なうつ病ではなく[1)]、限られた予後を知って人生の意味、価値や目的の喪失といった実存的危機に直面している場合に対処する必要から開発された。筆者らのグループは臨床的なうつ病のなかで生じる早く死にたいという願望は、十分な抗うつ薬治療によって反転させられることを最終的に示したが[2)]、うつ病がない患者の意味の喪失や絶望に対しては有効な介入法はないと思われた。

もともとは Viktor Frankl の著作に刺激を受け[3~6)]、さらに Irvin Yalom の業績を知って[7)]、筆者らの研究グループは人間存在における意味の重要性（と彼の"ロゴセラピー"）という Frankl の概念を翻案し、進行がん患者への適応を意図してまず MCGP を開発した。この介入の目的は落胆、士気阻喪、絶望と早く死にたいという願望を、死に直面しても（人生の）意味の感覚を維持し、または強めることによって減らすこ

訳注：ユダヤ教の教典の一つ

とである。MCPは，苦悩の只中での意味，その起源とそれに関連した意味に再びつながることのできる資源といったFranklの概念に多くを負っており，直接には意味に焦点を当ててはいないが，明らかに意味の探求，結合および創造と関連した基本的な実存的概念や関心をも含んでいる。MCGPは8週の治療で，教示と演習によって構成されており，患者が意味の重要性を理解し，人生の終末に近づいた落胆を減少させるよう援助するべく設計されている。

2. 背景

緩和ケアにおける患者の心理社会的ニーズに関する理解が深まると，十分なケアという現在の概念は，単純な痛みや身体症状のコントロールのみならず，ケアの精神的，心理社会的，実存的およびスピリチュアルな領域にまで拡張しなくてはならないことが明らかになる[8~12]。身体症状はまさしく苦痛をもたらすものであるが，心理社会的苦痛や実存的な気がかりと関連した症状は，痛みや他の身体症状よりも頻度が高い[13]。終末期ケアにおける心理的およびスピリチュアルな領域を認識することは，医療者と患者自身の双方にとって明らかに優先度の高いものである。

1）意味および／または信仰を構成するものとしてのスピリチュアリティを定義する

緩和ケアの一次元としてのスピリチュアルケアの改善に関するコンセンサス会議は，スピリチュアリティを「個人が意味と目的を求め，また機会，自己，他者，そして自然や重要なものまたは聖なるものとのつながりを経験する方法に関連する人間性の側面」と定義した[14]。その他，スピリチュアリティを，意味と宗教上の信仰の概念を組み合わせたものと定義したものもある[15,16]。意味，または人の人生には意味があるという感覚をもつことは，人が贈り物である生のなかで独自の役割と目的を果たしているという確信を含んでいる。このことは，人間としてその人の十全な可能性を生きる責任を伴う。そのように生きることにより，自己より偉大なものとのつながりを通して人は平和，満足，さらには超越の感覚さえも得る。信仰とは高次の超越的な力を信じることで，その力は，必ずというわけではないが，典型的には神とされ，必ずではないにしても通常は特定の組織された宗教の行事や信条によって得られる。スピリチュアリティの要素である信仰は大抵宗教的信条と関連しているが，意味の要素はむしろ非宗教的で普遍的になりうる概念であり，宗教をもつ人にも無宗教を自認する人にも存在しうる。

2) 進行がんにおけるスピリチュアルな健全さ / 意味と，その心理社会的指標への影響

　信仰と宗教的信条が健康指標にどのように影響するかについては大きな関心がもたれてきた[17~12]。宗教とスピリチュアリティは，一般的には患者ががんや HIV といった疾病に対処する際に好ましい役割を果たす[17, 22, 23]。しかし，宗教と健康との関連は，スピリチュアリティ / 意味と健康指標との関連よりも弱い[24, 25]。重要なことに，ある研究者たちは，宗教的信条が病に固有の苦悩のなかで患者が意味を形作るのを助け，その意味がまた状況を受け入れることを促進しうるということを理論化した[19]。

　終末期におけるスピリチュアルな健全さが重要であることは幅広いエビデンスがある。たとえば，Singer と同僚たちは，スピリチュアルな平和の感覚を得ることは患者の視点からみて最も重要な領域であることを見出した[26]。Moadel と同僚たちは患者の 51% が恐怖を克服するのに援助を求めており，41% が希望を，40% が人生の意味を，43% が心の平安を，39% がスピリチュアルな資源を見出すのに援助を必要としていると報告した[27]。日本のホスピスの入院患者では，心理的苦痛は 37% の患者で意味がないこと，37% で絶望，28% が社会的役割の喪失と自分が重要でないという感覚と関連していた。最後に，Meier と同僚たちは「人生における意味の喪失」が医師による自殺幇助を求めた理由のうち 47% を占めていたと述べている[29]。明らかに，スピリチュアリティは，終末期ケアの質にとって一つの重要な要素である。

　この概念の重要さをさらに詳しく調べた研究がいくつかある。高度の意味は人生の質に満足していることや重い症状により耐えられることに関連している[30]。筆者らの研究グループは[1, 23]，うつや絶望，早く死にたいという願望を防ぐ緩衝要因として，スピリチュアルな健全さ（すなわち意味）が中心的な役割を果たすことを示した。筆者らはまた，スピリチュアルな健全さが，うつの影響を統制しても終末期の絶望と有意に関連することを見出した[31]。同様に，Yanez と同僚たちは，意味 / 心の平穏が大きくなることはよいメンタルヘルスと苦痛の少なさが有意に関連しているが，信仰の強さは，それらと関連がないことを見出した。

　うつ，絶望と意味の喪失は，生存率の低さ[33]，自殺，希死念慮，早く死にたいという願望が高率であることと関連している[1, 34~37]。加えて，絶望と意味の喪失はうつとは独立に死への願望を予測する[1]。心理社会的な結果（たとえば QOL，うつ，不安，絶望，死にたいという願望や終末期の落胆）を改善させるメカニズムとして，意味の喪失に焦点を当てた心理社会的治療が決定的に必要である。

3. 意味中心の心理療法の基礎をなす理論的・概念的枠組み

1）意味という Frankl の概念

　Frankl のロゴセラピーはがん患者や生命を脅かす病を得た患者の治療として作られたものではない。彼の人間心理学への主要な貢献は人間の体験におけるスピリチュアルな要素と，人間の原動力ないし人間の本能としての意味（あるいは意味への意志）の大きな重要性との気づきを促したことにある。Frankl が提唱し，MCP のために修正された意味と関連した基本的な概念は，以下のとおりである。

(ⅰ) **生の意味**：生は最初の瞬間から最期まで意味をもっているし，もたなくなることはない。意味は年を経て変わることはあるが，存在しなくなることはない。われわれが人生に意味がないと感じるのは，そうした意味と切り離されてしまっているからであって，意味が存在しないわけではない。

(ⅱ) **意味への意志**：存在に意味を見出したいという願望はわれわれの行動に原初的な動機を与える力となる。人間は本来生における意味を探し，作り出す存在である。

(ⅲ) **意志の自由**：われわれは人生に意味を見出す自由をもち，苦悩に対する態度を選ぶことができる。われわれには意味，方向とアイデンティティを発見する責任がある。われわれは，われわれが存在しているという事実に答え，われわれを人間としている"エッセンス"を作り出さなければならない。

表 12-1　Frankl による意味の起源

創造性	活動，行為，理想，芸術活動，趣味などを通して人生に関与すること。例としては，われわれのキャリア・仕事，ボランティア活動，教会の一員であること，政治的・社会的活動が挙げられる。
経験	愛，人間関係，自然，芸術やユーモアを通じて人生とつながること。例としては，家族，子ども，愛する人，夕日，ガーデニング，海岸，博物館，ペットと遊ぶことなどが挙げられる。
態度	個人的な悲劇を勝利に変えること，不幸のなかで得たもの，困難な状況を克服，または超越することによって人生の限界と対峙すること。例としては個人的・経済的困難のなかでも教育を得ること，悲嘆・喪失を克服すること，がん治療に耐え抜くことなどが挙げられる。
歴史	与えられた（過去），現にある（現在），そして残していく遺産。例としては物語，家族の物語，名前の歴史，成し遂げたことや，残していきたいすべてのものが含まれる。

(iv) **意味の起源**：人生における意味には個人に特有で手の届く起源がある（表12-1）。4つの主な意味の起源は創造性（仕事，行動，理想への献身），体験（芸術，自然，ユーモア，愛，関係，役割），態度（人が苦悩や実存的問題に対してとる構え）と遺産（意味は歴史的文脈で存在する，すなわち遺産—過去，現在，未来—は意味を維持，または強めるための決定的な要素である）。

これらの原則から方針を得て，MCGPは患者の人生における様々な意味の起源を彼らが自らのものにするのを援助することで，患者の意味の感覚を強める。強められた意味は人生の質を改善し，心理的苦痛と落胆を軽減するための触媒として概念化される。特に意味は中間的成果であるとともに，変化を媒介するものと捉えられる。

2) 意味に焦点を当てた対処

ごく最近，ParkとFolkman[38]は外傷的な出来事とその対処に関連して，意味に関する有用なモデルを記述しているが，これはMCPとMCGPにとって重要な理論的枠組みである。彼らは意味を，全般的な人生の方向づけ，個人的な重要性，因果性，対処メカニズムおよび成果として記述している。決定的に重要なのは意味に基礎をおく対処という彼らの概念で，それは出来事を肯定的なものとして再評価し，「なぜ？」あるいは「なぜ私が？」という問いに答え，その出来事によって人生がどのように変わったか（時にはよい方向に変わった場合もある）を列挙し，人が自らの状況のなかで"意味の感覚を形成し"，または"意味を見出した"ことを認めるなどの内容である[3~6,39~42]。ParkとFolkmanはまた，全般的意味と状況における意味という意味の2つのレベルを記述している。この全般的と状況的という概念化と異なり，Franklは意味を状態とみていた。人は意気阻喪した感情，あたかも彼らの人生には何の価値もない（Kissane[37]を参照）ような感情から，個人の意味と目的を認識するように変わることができ，それによって残された時間をより強く価値づけることができるようになる。意味を変わることのできる状態と概念化することは，意味が治療に反応する可能性をもっているものであることを示唆する。Franklはまた，苦悩を，説明される必要があり，また意味を見出されるべき潜在的な跳躍台とみていた[3,4]。したがって，病の終末期にあると診断されることは，言葉どおり危機そのものとみることができる。それはすなわち，苦悩の体験や絶望さえもそれ自体が成長の機会や意味を提供しうる体験である。

3) 実存哲学・心理学の中心にある概念

MCPとMCGPの発展の基礎となっているのは，実存的哲学，心理学，精神医学の中心にある概念で，キルケゴール，ニーチェ，ハイデッガー，サルトル，ヤロムといった先駆者によって論じられたものである[7,43~46]。心理療法的な仕事の多くは，治療者が実存的哲学・精神医学の基礎理論を基礎として十分にふまえているとき豊かな

表 12-2　意味中心性グループ心理療法における毎週のセッションの話題

セッション	MCGP	内容
1	意味の概念と起源	グループメンバーの紹介，意味の概念とその起源についての導入解説，演習，宿題
2	がんと意味	がんと診断される前と後のアイデンティティ；演習，宿題
3	意味の歴史的起源（遺産：過去）	与えられた遺産（過去）としての人生；演習，宿題
4	意味の歴史的起源（遺産：現在と未来）	人が今生きている（現在），および与える（未来）遺産；演習，宿題
5	意味の態度的起源：人生の限界と対峙すること	がん，予後や死に見舞われて限界に直面すること；演習，遺産プロジェクトの導入，宿題
6	意味の創造的起源：人生に十全に参画すること	創造性，勇気と責任；演習，宿題
7	意味の経験的起源：人生とつながること	愛，自然，芸術とユーモア
8	移行：省察と将来への希望	資源としての意味の起源の振り返り，グループで得た学びの省察，将来への希望についての演習

ものになる。重要な概念は以下のようなものである。自由，責任，選択，創造性，アイデンティティ，真正さ，参加，実存的罪責感，ケア，超越，変容，方向，死に至る存在，存在，刹那性，実存的孤立。これらの実存的概念は治療を豊かなものにし，MCPのゴールすなわち，意味の探求，意味とのつながりをもつこと，意味を創造すること，を強化するのに役立つ。

4. 対象となる患者のグループ

　MCGPは発展してきていて，現在のところ予後の限られた進行がんの患者を対象として臨床試験で有効性が示されている。身体的障害のために外来患者のグループ心理療法に参加するのが困難な患者（Karnovskyのパフォーマンス評価で50以下）はこの治療に適していない。患者のスピリチュアルな健全さと意味の感覚を改善し，不安や早く死にたいという願望を減少させるMCGPの有効性は，特に少なくとも中等度の苦痛（『NCCN臨床実践ガイドライン』[48]の苦痛の寒暖計で4以上）の患者がよい対象であり，情動的問題とスピリチュアル・宗教的な関心の領域で特に有効性が発揮される。

5. 治療の主なテーマと構成

　MCGP は 8 週間（週 1 回 1 時間半）のグループ治療であり，教示，討論と演習を組み合わせて用いて，意味と進行がんに関するテーマを取り扱う（表 12-2）。この治療が意図するのは，物事に対処する資源としての，利用可能な意味の起源を幅広く用いる方法を教えることによって，意味と目的の感覚を維持し，または増強することであり，以下のような手段を組み合わせて行われる。①意味の概念を教示すること，②学びを高めるためのグループでの演習と実践してみる宿題，③意味の源に再びつながり，それを資源として利用することの大切さを強調することを目的とした，リーダーが進める討論。他の実存的概念，たとえば自由，責任，真正さ，実存的罪責感，超越，選択などが，テーマが提起するセッションの内容に含まれている。支持と感情表出はどのセッションにおいても不可欠なものである（ただし，MCGP は心理教育に焦点を当てているため，制限されたものにはなる）。

　次にそれぞれのセッションの概要を示す。そこには討論を促進し，理解を深めるための演習が含まれる。

1) セッション 1：意味の概念と起源

　第一のセッションはメンバーの自己紹介とグループの目標の全体的説明からなる。患者の自己紹介は生活史的・人口動態学的情報に加え，グループに対する期待，希望や質問も含まれる。このセッションの終わりでそれぞれの参加者にとって**意味**とは何を指すかが議論されるが，そのために患者に彼ら自身が意味と目的の感覚を見出すかを一般的に，さらにはがんと診断されたことと関連してどのように自らのなかに発見することを援助する演習が行われる。このグループを補うために，各々の患者がこの治療の主要なテーマを理解する手段として，Franklの著書である『意味への人間の探求（Man's search for meaning）』が全員の患者に手渡される。

① セッション 1：演習

　あなたにとって人生がとりわけ意味深いと感じられた経験や機会を 1 つか 2 つ挙げてください——それがすごいものであってもありふれたものであっても。たとえば，それは困難な日を何とかやっていけるようにあなたを助けてくれたことでも，あなたがとても生き生きと感じられたときでもかまいません。そしてそれについて何か話してください。

2) セッション2：がんと意味

　セッション2の強調点はアイデンティティを意味の中心的要素であると関連づけることである。このセッションは意味深い体験の共有を続けることから始まり，何が，あるいは誰がその体験を意味深いものにしたのかが詳しく説明される。アイデンティティは意味の構成要素として，患者が"私は誰か"という問いに答えるよう求める演習を通して取り上げられる。この練習はがんに罹患する以前のアイデンティティと役割，そしてがんが彼らのアイデンティティにどのような影響を与えたか，さらには彼らが人生のなかで何を意味深いと考えているかを議論する機会をもたらす。

② **セッション2：演習"アイデンティティとがん"**
　1. "私は誰か"という問いへの答えを4つ書いてください。肯定的なものでも否定的なものでもいいし，性格特徴，ボディイメージ，信条，あなたがしていること，あなたが知っている人などを入れても結構です。たとえば，答えは"私は○○という人です""私は○○です"といった言葉から始まるでしょう。
　2. がんはあなたの答えにどういう影響を与えましたか。それはあなたにとって意味深いものに対してどのように影響しましたか。

　以下のMCGPの抜粋は，セッション2の演習の間にグループメンバーとリーダーとの間に起こるやりとりの典型を示している。

　患者1：私は娘であり，母であり，祖母であり，妹で友人で隣人です。私はすべての人をその見方において尊重したいと思っていますが，これは困難なこともあります。私は自分を正直で率直な人間で人を攻撃することのない人間だと思っていますし，少なくともそうあろうとしています。私のモットーは，人があなたにしてくれたように人にせよ，です。私はごく内気な人間で，いつも欲求や心配を人に話すわけではありません。私はまた，他人からの愛や好意や他の贈り物を受けながら働いてきました。私は誰かに世話されるよりも世話をするほうで，世話されるのは好きではありませんが，実際にはそうされるようになり始めています。このことが，病気のために私が考え込んでしまう原因の一つです。私は最近，私に何かしてくれようと思っている人を以前より受け入れ始めています。
　グループリーダー：ありがとうございます。とても興味深いですね。私はいくつかコメントしたいのですが，まず他の人の話を聞くことにしましょう。患者2さん，どうですか。
　患者2：がんにかかる前には，私は姪の愛する叔母で，彼女は今も慕ってくれて

います。彼女は7歳で，いつまで続くかわかりませんが，今はそのことが私にとって本当に大事で，それで私と兄は親しくなれています。私は活動的で，いつも冒険しようとしています。友人はみんな私が"はい，じゃあやろう"という人間で，熱情的でオープンな人間だと知っています。私は若者向けの図書館員で，十代の人たちと密に関わっています。私は彼らとの仕事，特に相談機関の仕事をとても愛していました。私はそれを愛していてしばしばたいへん遅くまで，夜になるまで彼らと過ごしました。私は本当に…いろいろ付き合いがあって…いろいろ動き回っていてめったに11時前には帰宅しませんでした。友人たちはどうしてもっと家にいないのかといつも言っていました。私は家にいたくないわけではないのですが，ただそれよりも外にいて，人生を体験したかったんです。私はコンサートへ行ったり，ダンスをしたりするのが好きだったし，デートもしました。私は根本的に積極的で，いい友人でした。私はそれを誇りに思っています。
（他の患者が何人かこの練習への返答を語る）

　　グループリーダー：ありがとうございます。皆さんがおっしゃったことについて，お互いに質問がありますか。　何か共通点に気づきましたか。

　　患者1：われわれのほとんどが話したことの共通点は，われわれが独自のグループ，家族の構成員で，われわれの多くにとってそれがトップの位置を占めていたということです。それはとても重要なものでした。

　　患者2：あなたの意に沿うかわかりませんがコメントさせて下さい。患者1さんは与える側の人だったことについて話しましたが，そういう方が，人から何かをもらうということはつらいことじゃないかと思います。私もそういう友達がいますが，そういう人に何かをしてあげようとしても，受け取ってもらうのは大変です。一方で，周りの人の望みをむげに断わるのもしたくないと思っていらっしゃると思います。私はきっとあなたの友達みんなの立場で話しているのだと思います，みんなお返しに何かしたいと思っているのです。

　　患者1：多くの友達はそうでした。彼らは私を座らせておいて，私にしてあげたいと思うことをするんです。多くの私の友達は私と同じように意志の強い人たちで，彼らはよく話を聴いてくれて，したいことは大抵するんです。だから私はだいたい嫌な思いをすることはないんです。

　　グループリーダー：本当に驚くほど，がんに罹る以前のアイデンティティについてあなたがたが話されたことには多くの共通点がありますね。多くの人たちにとって，まず，アイデンティティの最も重要な起源は愛情関係，家族関係，家族のなかでの役割，娘であり，父であり，叔母であること，家族構成員であることと関連がありました。このつながりから，つまりわれわれが愛する人たちとのつながりを通して，われわれは人生の意味を引き出します。愛する人はしばしばわれわれの家族

の構成員であり，それがアイデンティティの起源です。家族構成員として，父として，叔母として…

患者1：そうした役割は痛みの起源でもあります。

グループリーダー：そうです，そうかもしれません。しかし，そうした役割は明らかに意味の源なのです。皆さんは，どんな意味の起源だったか覚えていますか。意味の"経験的"起源です。愛を通して，人々とのつながりを通して…どなたかが患者3さんがこの意味の源に触れなかったと言いました。患者3さん，あなたは興味深いことをおっしゃいました。あなたはあまりにも長く一人でいすぎたとおっしゃいました。でも，あなたは誠実な友人だったし，若者として，よき恋人として誠実だったともおっしゃいましたね。あなたにとっては愛はまたとても重要なのです。あなたは意味の感覚を友情とロマンチックな愛情から引き出しました。それらは皆似ていて，すべてが愛なのですね？　ちょっと質問させてください。患者3さん，あなたは息子であり，また家族の構成員であることを話されませんでしたが，何か特別に理由があるのですか。

患者3：そうですね，私はまったく父を知りません。大きくなるまで母も知りませんでした。兄と姉がいますが，どちらともあまり親しくありません。ですから，仕事が私の家族以上のものとなり，一緒に働いている人，回復する途上で出会った人たち，彼らが私の家族です。私は彼らととても親しくなりましたが，その他には…実際の家族はいません。ですからある意味で，家族は失望であり，痛みでした。誰もが家族とのつながりを取り戻すことについて語りますが，私にはそれはありません。それは私の人生にないものです。

グループリーダー：またこの考えが出てきましたね。われわれに意味を与えてくれるもの，愛や関係，家族といったものは痛みの起源でもありうるのです。このことに気づかなければなりませんね！　ほかに私が皆さんの反応で共通だと気づいたのは，愛や他の人たちとのつながりのほかに，人生の他の種類の体験とのつながりです。ダンスとか，患者4さんはケーキを焼いたり，料理をしたりすることについて話されましたね。これは人々との関係ではありませんが，世界との関係であり，自然のなかにいること，そしてダンスとか食べることとか楽しいことに参加することです。それに加えて，何人かの人が仕事としてしたことから得られたアイデンティティについて話されました。看護師として，弁護士として，図書館員として…仕事とは意味の創造的起源です。われわれは自分が作り出したもの，人生のなかでなした仕事を通して意味を引き出すのですから。そして患者1さん，あなたは興味深いことを付け加えましたね。私は同情という言葉を使っていいと思うのですが，他の人をケアすることに関するものでしたね？

患者1：そうですね，あなたは私たちの職業について話していますが，私として

は実のところ職業生活について言ったのではないのです。私は看護師や福祉職にあることについて言ったのではなく，世話をする者であることについて話したのです。私の人生で出会った人みんなに対して世話をするものだということです。
　グループリーダー：確かに。この創造的な意味の起源はあなたが収入を得ている仕事からくるものではなく，あなたがこの世界で作り上げた人物からもたらされるものなのですね。あなたは愛し，人に与え，そして世話をする人物を作り上げました。あなたは美徳を，価値を作り出したし，同情は重要，他者の世話をすることは重要です。それはあなたがした仕事ではなく，あなたがそうなることによってこの世に作り出した人物，そしてそれがどのような価値を示しているかがあなたにとって意味深いものです。これが"創造的な"意味の起源のすべての部分です。

3) セッション3および4：意味の歴史的起源

　セッション3，4は各々の患者が人生の物語をグループで共有するチャンスをもつことに焦点が当てられる。それによって患者たちが受け継いだ遺産と過去に成し遂げたものをよりよく認識することを援助され，現在と将来の目標が明確になる。セッション3のテーマは"過去からもたらされた遺産，出自の家族から与えられた遺産としての人生"である。われわれの命が遺伝子と過去の環境とによって作られたという事実が，その2つがどのようにわれわれを形作り，限界を超えるように動機づけたかという視点で討論される。セッション4は"人が生き，いつか与える遺産としての人生"ということに焦点が当てられ，患者が生きる遺産と，他者に残したい遺産という点が取り上げられる。セッション3の演習は，過去が彼らが意味深いと見出したものをどのように形成したかを理解することを援助し，セッション4の練習では，たとえ小さなものであっても将来のゴールについての議論が促される。セッション4のあと与えられる宿題として，患者は愛する人（たち）の人生の物語を語ること，特に意味の源となっていて，誇りに思っている体験と，成し遂げたいと思っているがまだ成し遂げていないものに重点を置いて語ることが求められる。

① セッション3：演習"与えられた遺産としての人生"
　あなたの人生や子ども時代を振り返るとき，あなたが今日どのような人であるかに最も大きな影響を与えた，最も大事な記憶，関係，伝統などは何ですか。
　例：あなたの人生に長く印象を残した，あなたがどのように育ったかに関するアイデンティティに特有な記憶（たとえば両親，兄弟，友人，教師との関係）。あなたの名前の由来は何ですか。あなたの人生に影響を与えた過去の出来事は何ですか。

② セッション4：演習 "あなたが生き，いつか与える遺産としての人生"
  1. あなたが今日どういう人であるかをよく考えたとき，あなたが最も誇りにしている意味深い活動，役割や成果は何ですか。
  2. 未来に目を向けたとき，あなたが学んだ人生の教訓で他者にも贈りたいものは何ですか。あなたが生活のなかで実践し，そして人に与えたい遺産は何ですか。

4) セッション5：意味の態度的起源

　このセッションでは，各々の患者が直面する人生における限界と究極的な限界——われわれはいつか死に，人生は有限であることが吟味される。死に直面しても，そうした限界にどのような態度をとり，意味を見出すかは自由であることに焦点が当てられる。演習で議論では，グループリーダーはわれわれにはどうにもならない環境（たとえばがんや死）に対する態度を選ぶことによって，われわれは人生と苦悩に意味を見出すことができ，それがそうした限界を乗り越え，克服する手助けになるというFranklの中核的理論的信条を強調する。このセッションの決定的な要素の一つは，演習で何が "よい"，意味深い死を成り立たせるかについて考え，感情や概念を議論するよう求められることである。そこで上がってくるよくある話題は患者がどこで死にたいか（たとえば家の自分のベッドで），どのように死にたいか（たとえば，痛みなく，家族に囲まれて）や死後何が起こると期待しているか，つまり葬儀の想像や家族の問題，死後の世界などである。この練習は死の議論の毒消しをし，彼らが生きてきた人生，およびその人生を受け入れることができるかどうかを安全に検証できるよう設計されている。この議論に内在しているのは，人生を全うすること，許すこと，償うことといった課題である。セッション5の終わりに，患者に "遺産プロジェクト" が紹介される。これは治療のなかで提示された理念（たとえば意味，アイデンティティ，創造性，責任）を統合し，がんという点から意味の感覚が作られるよう促すものである。遺産プロジェクトの例としては，遺産として写真のアルバムやビデオを撮ったり，壊れた関係を修復したり，患者がいつもしたいと思っていながらしていないことを実行する，といったことが挙げられる。

① セッション5：演習 "命の限界と向き合うこと"
  1. 診断を受けて以来，あなたは生の有限性を意識しながらなお，日常生活に意味を見出すことができますか（もし「はい」ならどうやって？　もし「いいえ」なら何が障害ですか）
  2. この間，人生の意味の感覚を失って，生きる意味がないと思ったことがありましたか（もし「はい」なら，簡単に説明してください）

3. あなたは何を"よい"あるいは"意味深い"死と考えるでしょうか。あなたは愛する人たちに記憶されていると想像できますか。(たとえば,彼らの印象に長く残るあなたの性格特徴,共有された思い出や意味深い出来事は何でしょうか)

5) セッション6：意味の創造的起源

セッション6は人生における意味の起源であり資源でもある,"創造性"に焦点を当てる。演習の重要な要素の一つとして,"責任"(われわれが存在しているという事実に応答し,"われわれが自分のために作り出したのはどんな人生か"という問いに答えるわれわれの能力)の問題を扱う。各々の患者は何が自分の責任か,誰に責任を負っているかを討論するよう求められる。患者がもっている,まだ終わっていない仕事や課題も検討される。この討論はグループメンバーに苦悩にばかり目を向けずに課題にも焦点を当てるよう促す。加えて,他者への責任を扱うことにより,彼らの人生が自分自身を超えて他者へも広がっていることを実感することで,意味の感覚が深められる。

① セッション6：演習"十分に人生に参加すること"
1. 人生を生き,創造的であるためには,勇気と物事への積極的関与が必要です。あなたは人生のなかで,勇気があり,人生が自分のものであると感じ,あなたにとって価値のあるものに意味ある関わりをしていた時期のことを考えられますか。
2. あなたは仕事や創造的な活動を通してあなたにとって意味あるものを表現したと感じていますか(たとえば仕事,子育て,趣味,理想)。もしそうなら,どうやって?
3. あなたの責任は何ですか。あなたは誰に責任を負っていますか。
4. あなたは終えていない仕事がありますか。ずっとしたいと思っていて,まだ実行していない課題がありますか。この創造的な呼びかけに答えるのにあなたを躊躇させるものは何ですか。

6) セッション7：意味の経験的起源

セッション7は愛,美,ユーモアといった意味の経験的起源に焦点を当てる。意味の創造的・態度的起源が,人生により積極的に取り組むことを求めるのに対し,意味の経験的起源はむしろ人生への受動的あるいは感覚的関わりを含んでいる。患者は愛,美,ユーモアを通して人生とつながっていると感じる瞬間や体験を探索する。しばしば議論では彼らががんと診断されてからこの意味の経験的起源がいかに重要に

なったかが強調される。グループの終結が迫っているという感覚が話し合われ，最終セッションへの準備がなされる。

① セッション7：演習"人生とのつながり"
　あなたが愛，美，ユーモアといった経験的起源を通して「人生とつながって」いて，生きている実感をもてるやり方を3つ挙げてください。

7) セッション8：移行
　最終セッションでは患者が遺産プロジェクトを振り返り，また，個人の，そしてグループのテーマを振り返る機会が与えられる。加えて，グループは次のような話題を議論するよう求められる。①グループはどのように体験されたか，②病や苦悩に対する態度がどのように変化したか，③このグループで始められたものを継続していくことがどのように想像できるか。このセッションを締めくくる演習は，「あなたの未来の希望は何か」という問いに答えることに焦点が当てられる。

① セッション8：演習"グループの振り返りと未来の希望"
1. 過去8回のセッションを通して得た学びの体験は，あなたにとってどのようなものでしたか。この過程を通して人生やがんの体験に対する見方に何か変化はありましたか。
2. 人生における意味の起源がよりよく理解できたと感じていますか。それを日常生活に用いることができますか。もしそうなら，どのように？
3. あなたの未来の希望はなんですか。

6. MCGPを行う際に治療者に鍵となる技法

1) グループのプロセスの技術と技法
　MCGPは本質的にグループ療法であるので，グループのプロセスと力動に関する基本的な知識に注意を払うことは重要である。コ・ファシリテーターはグループの作法を理解していなければならず，特にコ・ファシリテーターとして力を合わせること，グループの凝集性を導き，促進すること，指導を受ける雰囲気から患者間の生産的な雰囲気への移行を促進することが重要である。MCGPは一義的には支持的なグループ療法を意図していないが，支持的な要素は実際不可欠である。しかし，それを意図的に進めたり特に促進したりすることはない。

2) 心理教育的アプローチ：学びを強化するための教示と演習

　MCGPは本質的に教育的な治療である。MCGPの目的は，特に末期の病と，死という究極的な限界に直面したときに，意味の概念とその重要さを患者に理解させることである。加えて，MCGPは患者が意味の起源について学び，進行がんに対処する資源ができるよう努める。この教育的プロセスはまず各セッションで行われるいくつかの短い教示によりなされ，続いて抽象的な概念と患者固有の情動的体験とをつなぐようデザインされた演習が行われる。患者はそれぞれの演習の内容を共有し，経験的学習の過程はコ・ファシリテーターと患者たちとのコメントによって，また他の患者たちの反応のなかに共通点を見出すことによって強化される。

3) 意味と資源としての意味の起源に焦点を当てる

　MCGPは患者がFranklの意味の概念を学び，その意味の起源を自分のものとして進行がんに対処する資源とするよう設計されている。それぞれのセッションにおいて，コ・ファシリテーターは注意深く聴き，患者と共有された意味の起源を示す内容を強調する。コ・ファシリテーターは患者が語った"意味ある瞬間(meaningful moment)"を同定し，そしてまた患者が言葉として，概念としての意味の枠組みを彼らが共有する素材に組み込み始めたとき，"意味の移動(meaning shift)"に注目する。強調されるのはまた，一つの意味の起源から他のものへと目を向け帰ることのできる患者の能力の重要さであるが，それは病の進行に伴い患者が選んだ意味の起源は利用できなくなりうるからである。この過程を促進する特異的な技法は，"'なす(doing)'あり方から'ある(being)'あり方への移動"である。これは患者が意味はより受動的な仕方で得られることに気づくことを援助することである。たとえば，息子と裏庭へ出てボール遊びができなくても，もっと行動ではないかたちで，たとえば座って息子の人生の目標と怖れについて語り合い，愛情を表現することでよい父親であることができる。MCGPにおいては，コ・ファシリテーターにとって重要なのはまた，グループメンバー間で意味の"共同創造"がなされることに気づくことである。参加者は皆それぞれの意味の"証人"，あるいはそれを打ち明けられた人であり，全体としてのグループ(group-as-a-whole)によって創造された意味深い遺産の一部である。

4) 基本的な実存的概念とテーマを自分のものとする

　MCGPの中心的概念は，人間は創生物だということである。われわれは重要な価値を創造し，そして最も重要なことだが，われわれの人生を創造する。十全に生きるためにはわれわれは人生の意味，アイデンティティ，そして方向性を作り出さなければならない。コ・ファシリテーターの治療的な立場と態度による"死の無毒化"は

MCGPを通して役立つ重要な技法である。コ・ファシリテーターは究極的な限界である死について率直に語り，それは苦悩を引き起こしはするが，なお人が苦悩に対してとる態度（たとえば超越，選択）を通して意味を引き出しうるものであることを示す。他の技法として，"**実存的励まし**"があるが，それは困難な実存的現実，たとえば究極的限界である死や実存的罪責感を探索することに抵抗している患者を優しく導くことである。

7. 症例

　アレンは56歳，同性愛の男性で，30年にわたり広告業界で働いてきた。仕事はペースが速く，負担が大きく，彼を消耗させたもので，彼は仕事を楽しみながらも，最近は何か別の，もっと充実したことをしようかと考え始めていた。しかし，自分は人生で何ができるか，それによってどんなアイデンティティがもてるかという恐れがそうした気持ちをいつも上回っていた。彼は長年にわたりパートナーと満足できる関係をもっていて，その関係にアレンは慰めと安らぎを覚えていた。

　彼のがんとの最初の闘いは16年前，甲状腺がんと診断されたときに始まった。その手術は彼の喉に大きな傷を残し，それは彼の自己イメージと自分という感覚に影響を与えた。彼は，「私は三枚におろされる魚みたいに感じた」と述べている。それでも，彼はがんを克服し，"闘いに勝った"と感じていた。しかし，3年前に定期検査を受けたところ，進行前立腺がんが発見された。アレンは「これには完全に打ちのめされました。押しつぶされたように感じました」と述べた。彼は不安と抑うつを感じ，もう一度闘うことへ疑問を感じ始めた。新たながんに直面しては今の生活は空虚で意味なく感じられた。この苦難を目のあたりにし，自分が一人きりでまるで"つまみ出された"ように感じた。アレンは精神科医に気分の症状に関して援助を求め，そこでMCGPに紹介された。

　最初のセッションのあと，アレンは「他のすべてのがん患者に圧倒されるように感じた」と述べた。彼はグループをやめようと考えたが，精神科医と相談してやり通すことに決めた。他のメンバーが同様の感情を共有していると知って彼は安心し，彼らとよりつながっているように感じた。彼はもう一人きりだとは感じず，精神科医の支えに加えて，がんと起こりうる死に直面した彼の体験を理解してくれる人々を得た。

　グループが進行すると，アレンは世界の見方を目立って変え始めた。彼はとても強制的で消耗させる仕事のプレッシャーを，彼本来の必要性とQOLの点で必要性の低いものだと考え始めた。仕事を離れたいという彼の長年の希望はまた強くなり始めた。セッション6で自身と他人への責任，さらに成し遂げていない仕事に焦点が当てられると，それはアレンにとって重要な転回点となった。「私は自分が何をして，

何者であるかに怖れを抱いてきました。でも，私はがんと 2 回も闘ったんです！こういう闘いをしたのだから，そんな怖れは取るに足らないものです。仕事は私にとって重要でした。でも，大事なのは"私"なんです。私と私のパートナーがずっと大事です」。こうした変化は病に直面したときにしばしば生じるある種の認知的再構成の好例である。アレンが自分自身だけでなく，パートナーのことも考慮するようになったという変化は，このセッションのゴールである，人生が自分自身を超えて他者にも広がっているのを悟ることを通して意味の感覚が強まる様子を表している。

　彼の'遺産プロジェクト'として，アレンは 2 つの目標を成し遂げようと決めた。一つは仕事をやめて，彼の持っているものをパートナーとの関係に向けることであった。もう一つは彼の自宅を改修することで，それは彼とパートナーが望んでいたものの，彼の病気によって妨げられていたのだった。アレンは「自分は死んでいく，なぜ思い悩むのだろう？」と考えるようになった，と語った。彼の人生と病気に対する新たな見方を得て，彼の残された時間を貴重で，取り組む価値のあるものだということを考えることができるようになった。加えて，病気が不安や痛みをもたらしても，彼はまだ生きており，最後まで生き続けるのだと認識するようになった。「行ってしまうまで，私はここにいるんです。ただ存在しているという単純な喜びを体験することをどうしてやめなければならないんでしょう？　これをなくしたりしません」。

　グループの終結にあたり，アレンは MCGP が自分に非常に価値があると感じていると報告した。「このグループ，そしてあなた方みんながいなかったら，目的やこの変化の可能性さえわからなかったでしょう」。2 か月後のフォローアップで彼と会ったとき，アレンは彼の'遺産プロジェクト'の 2 つの目標をまさに成し遂げていた。彼は人生の意味が強化されたと感じ，彼の病に対処するのがよりたやすくなっていた。

8. MCGP を適用する際に鍵となる問題

　MCGP を進行がんの患者に適用する際，鍵となる問題は，決まった時間・場所に定期的に参加しなければならないという週単位で行うグループ療法ならではの不自由さである。MCGP はまた，週によって取り扱う決まったテーマがあり，セッションが進むにつれて内容が論理的に進行していく。したがって，すべてのセッションに参加することが望ましい。緩和ケアを受けている人に関する調査は，病，死，スケジュール化された化学療法による困難，診断のための検査，他の医師と会う予約や短期間の入院のための脱落が問題となる。筆者らの MCGP の臨床試験では，脱落率は 50% であった（興味深いことに，この率は支持的心理療法と同等である）。

9. 有効性に関するエビデンスの展望

　YalomやSpiegelと同僚たちとの早期の研究が示したのは，実存的問題に焦点を当てた1年にわたる支持的・表出的グループ心理療法が心理的苦悩を減らし，QOLを改善したことであった[49～51]。より最近の研究では，スピリチュアルまたは実存的な要素を含んだ短期間の治療が，個人療法を含めて記述されている[36,52～54]。しかし，抑うつ，不安や死への欲望への効果については結果が一定していない。より重要なことは，スピリチュアルな健全さや意味の独特な側面は一概に成果として目指すことができない。したがって，人の意味や目的の感覚を強化することは重要にみえるものの，この臨床的な問題に定位しようとした臨床研究は少ない。

　MCGPの無作為化比較試験では[55]スピリチュアルな健全さと意味の感覚の改善，および不安，絶望や死にたいという願望の減少が認められた。90人の患者が8セッションのMCGPと支持的グループ心理療法（Supportive Group Therapy；SGP）に無作為に割り付けられた。8週間の治療を完了した55人の患者のうち，38人が2か月後のフォローアップ評価を完了した（脱落は主に死亡や身体状態の悪化のためであった）。結果の評価としては，スピリチュアルな健全さ，意味，絶望，死への願望，楽観主義/悲観主義，不安，抑うつと全般的QOLが測定された。

　結果としてはSGPに比して，MCGPの有意な成果，特にスピリチュアルな健全さと意味の感覚の強化が示された。MCGPの治療効果は治療が終了してから2か月後にさらに強まっており，効果が持続するだけでなく時とともに増強されていくことが観察された。SGPに参加した患者では治療直後にも2か月後にもそうした改善を認めなかった。

10. サービスの発展と未来の方向性

　MCGPは進行がん患者に有効ではあるが，患者に求めるものが多く，融通が効かず，無視できない中途脱落がある。そこで筆者らはより柔軟な個人向けの形式である，個人意味中心の心理療法（Individual Meaning-Centered Psychotherapy；IMCP）を開発した。IMCPは同様に有効であるうえ，しかもセッションを組むにあたって時間と場所の点で柔軟であり（たとえば外来，ベッドサイドや化学療法中など），有意に脱落を減らし，完遂率を高めることが示されている[56]。筆者らは現在，MCPを進行がん以外のがん患者（早期がんやサバイバー）や，がん治療にあたるスタッフへの適用し，試行している[57]。さらに，筆者らはホスピス入所者にも応用できるようにIMCPの短縮版も開発中である。

1) トレーニング

臨床家は一日のワークショップとスーパーバイズセッションによってMCPが習得できるよう訓練を受けられるようになっている。構造化された治療として心理教育な形式であるために，そのままの形で習得できるが，十分にトレーニングを受けた治療者がもたらす経験は計り知れないほど貴重である。

2) マニュアル

MCPの2つのフォーマット―MCGPとIMCP―は，マニュアル化され，治療者用と患者の参加者用のマニュアルが作成されている。2011年の終わりには，これらのマニュアルはMCPの教科書とともにOxford University Pressから出版され，入手可能になっている予定である。

11. まとめ

MCGPとIMCPは，W. Breitbartとメモリアルスローン-ケタリングがんセンターの精神医学および行動科学部門の同僚たちによって開発された。MCGPは新しく，ユニークな治療で，進行がん患者がもつ意味を強め，絶望を減少させるのに有用であることが示されている。

謝辞

すべての研究，とくに治療の開発は共同で行われた。MCGPはMindy Greenstein博士が大きく貢献し，IMCPには同じようにShannon Poppito博士が貢献した（2人はポストドクター研究員としてW. Breitbart博士とともに働いた）。Rosenfeld博士，Pessinなど多くの共同研究者の名も十分に挙げておかなければならない。この仕事は国立がん研究所の補助金 #1b1RO1 CA128187，補完・代替医療のための国立研究所の補助金 #1R21AT/CA0103，フェルツァー研究所とコールバーグ基金からの補助金によって援助された。これらはみなWilliam Breitbart博士に宛てられたものである。

推薦図書

Breitbart, W. and Heller, K.S. (2003) Reframing hope: Meaning-centered care for patients near the end-of-life. *Journal of Palliative Medicine*, **6** (6), 979–88.

Breitbart, W., Gibson, C., Poppito, S. and Berg, A. (2004) Psychotherapeutic interventions at the end-of-life: a focus on meaning and spirituality. *Canadian Journal of Psychiatry*, **49**, 366–372.

Breitbart, W., Rosenfeld, B., Gibson, C. *et al.* (2010) Meaning-centered group psychotherapy for patients with advanced cancer: a pilot randomized controlled trial. *Psycho-oncology*, **19** (1), 21–28.

Fillion, L., Duval, S., Dumont, S. *et al.* (2009) Impact of a meaning-centered intervention on job satisfaction and on quality of life among palliative care nurses. *Psycho-Oncology*, **12**, 1300–1301.

Frankl, V.F. (1959/1992) *Man's Search for Meaning*, 4th edn, Beacon Press.

引用文献

1. Breitbart, W., Rosenfeld, B., Pessin, H. *et al.* (2000) Depression, hopelessness, and desire for hastened death in terminally ill cancer patients. *Journal of the American Medical Association*, 284, 2907–2911.
2. Breitbart, W., Rosenfeld, B., Gibson, C. *et al.* (2010) Impact of treatment for depression on desire for hastened death in patients with advanced AIDS. *Psychosomatics*, 51, 98–105.
3. Frankl, V.F. (1955/1986) *The Doctor and the Soul*, Random House, New York.
4. Frankl, V.F. (1959/1992) *Man's Search for Meaning*, 4th edn, Beacon Press.
5. Frankl, V.F. (1969/1988) *The Will to Meaning: Foundations and Applications of Logotherapy, Expanded Edition*, Penguin Books, New York.
6. Frankl, V.F. (1975/1997) *Man's Search for Ultimate Meaning*, Plenum Press, New York.
7. Yalom, I.D. (1980) *Existential Psychotherapy*, Baisc Books, New York.
8. Breitbart, W., Bruera, E., Chochinov, H. *et al.* (1995) Neuropsychiatric syndromes and psychiatric symptoms in patients with advanced cancer. *Journal of Pain and Symptom Management*, 10, 131–141.
9. Breitbart, W., Chochinov, H.M. and Passik, S.D. (1998) Psychiatric aspects of palliative care, in *Oxford Textbook of Palliative Medicine*, 2nd edn (eds D. Doyle, G.W. Hanks and N. MacDonald), Oxford University Press, New York, pp. 216–246.
10. Chochinov, H.M. and Breitbart, W. (2000) *The Handbook of Psychiatry in Palliative Medicine*, Oxford University Press, New York.
11. Rousseau, P. (2000) Spirituality and the dying patient. *Journal of Clinical Oncology*, 18, 2000–2002.
12. Puchalski, C. and Romer, A.L. (2000) Taking a spiritual history allows clinicians to understand patients more fully. *Journal of Palliative Medicine*, 3, 129–137.
13. Portenoy, R., Thaler, H.T., Kornblith, A.B. *et al.* (1994) The Memorial Symptom Assessment Scale: an instrument for evaluation of symptom prevalence, characteristics and distress. *European Journal of Cancer*, 30A, 1326–1336.
14. Pulchalski, C., Ferrell, B., Virani, R. *et al.* (2009) Improving the quality of spiritual care as a dimension of palliative care: the report of the consensus conference. *Journal of Palliative Medicine*, 12, 885–904.
15. Brady, M.J., Peterman, A.H., Fitchett, G. *et al.* (1999) A case of including spirituality in quality of life measurement in oncology. *Psycho-Oncology*, 8, 417–428.
16. Karasu, B.T. (1999) Spiritual psychotherapy. *American Journal of Psychotherapy*, 53, 143–162.
17. Baider, L., Russak, S.M., Perry, S. *et al.* (1999) The role of religious and spiritual beliefs in coping with malignant melanoma: an Israeli sample. *Psycho-Oncology*, 8, 27–35.
18. Koenig, H.G., Cohen, H.J., Blazer, D.G. *et al.* (1992) Religious coping and depression among elderly, hospitalized medically ill men. *American Journal of Psychiatry*, 149, 1693–1700.
19. Koenig, H.G., George, L.K. and Peterson, B.L. (1998) Religiosity and remission of depression in medically ill older patients. *American Journal of Psychiatry*, 155, 536–542.
20. McCullough, M.E. and Larson, D.B. (1999) Religion and depression: a review of the literature. *Twin Research*, 2, 126–136.
21. Sloan, R.P., Bagiella, E. and Powell, T. (1999) Religion, spirituality, and medicine. *Lancet*, 353, 664–667.
22. Brady, M.J., Peterman, A.H., Fitchett, G. *et al.* (1999) A case of including spirituality in quality of life measurement in oncology. *Psycho-Oncology*, 8, 417–428.
23. Nelson, C., Rosenfeld, B., Breitbart, W. *et al.* (2002) Spirituality, depression and religion in the terminally ill. *Psychosomatics*, 43, 213–220.
24. McCullough, M.E. and Larson, D.B. (1999) Religion and depression: a review of the literature. *Twin Research*, 2, 126–136.
25. Sloan, R.P., Bagiella, E. and Powell, T. (1999) Religion, spirituality, and medicine. *Lancet*, 353, 664–667.
26. Singer, P.A., Martin, D.K. and Kelner, M. (1999) Quality end-of-life care: patients' perspective. *Journal of the American Medical Association*, 281, 163–168.
27. Moadel, A., Morgan, C., Fatone, A. *et al.* (1999) Seeking meaning and hope: self-reported spiritual and existential needs among an ethnically diverse cancer patient population. *Psycho-Oncology*, 8, 1428–1431.
28. Morita, T., Tsunoda, J., Inoue, S. *et al.* (2000) An exploratory factor analysis of existential suffering in Japanese terminally ill cancer patients. *Psycho-Oncology*, 9, 164–168.
29. Meier, D.E., Emmons, C.A., Wallerstein, S. *et al.* (1998) A National survey of physician-assisted suicide and euthanasia in the United States. *New England Journal of Medicine*, 338, 1193–1201.
30. Brady, M.J., Peterman, A.H., Fitchett, G. *et al.* (1999) A case of including spirituality in quality of life measurement in oncology. *Psycho-Oncology*, 8, 417–428.
31. McClain, C., Rosenfeld, B. and Breitbart, W. (2003) The influence of spirituality on end-of-life despair among terminally ill cancer patients. *Lancet*, 361, 1603–1607.
32. Yanez, B., Edmondson, D., Stanton, A.L. *et al.* (2009) Facets of spirituality as predictors of adjustment to cancer: relative contributions of having faith and finding meaning. *Journal of Consulting and Clinical Psychology*, 77, 730–741.
33. Watson, M., Haviland, J.J., Greer, S. *et al.* (1999) Influence of psychological response on survival in breast cancer population-based cohort study. *Lancet*, 354, 1331–1336.
34. Breitbart, W. and Rosenfeld, B. (1999) Physician-assisted suicide: the influence of psychosocial issues. *Cancer Control*, 6, 146–161.
35. Chochinov, H.M., Wilson, K., Enns, M. *et al.* (1994) Prevalence of depression in the terminally ill: effects of diagnostic criteria and symptom threshold judgments. *American Journal of Psychiatry*, 51, 537–540.
36. Chochinov, H.M., Wilson, K.G., Enns, M. *et al.* (1995) Desire for death in the terminally ill. *American Journal of Psychiatry*, 152, 1185–1191.
37. Kissane, D., Block, S., Miach, P. *et al.* (1997) Cognitive-existential group therapy for patients with primary breast cancer – techniques and themes. *Psycho-Oncology*, 6, 25–33.
38. Park, C. and Folkman, S. (1997) Meaning in the context of stress and coping. *Review of General Psychology*, 1, 115–144.
39. Andrykowski, M.A., Brady, M.J. and Hunt, J.W. (1993)

Positive psychosocial adjustment in potential bone marrow transplant recipients: cancer as a psychosocial transition. *Psycho-Oncology*, **2**, 261–276.
40. Folkman, S. (1997) Positive psychological states and coping with severe stress. *Social Science and Medicine*, **45**, 1207–1221.
41. Taylor, S.E. (1983) Adjustment to threatening events: a theory of cognitive adaptation. *American Psychologist*, **38**, 1161–1173.
42. Taylor, E.J. (1993) Factors associated with meaning in life among people with recurrent cancer. *Oncology Nursing Forum*, **20**, 1399–1405.
43. Kierkegaard, S., Hong, H. and Hong, E. (1983) *Fear and Trembling/Repetition*, Princeton University Press, Princeton.
44. Heidegger, M. (1996) Translated by Stambaugh, J., *Being and Time*, State University of New York Press, Albany.
45. Nietzsche, F. (1986) *Human, All Too Human: A Book for Free Spirits*, Cambridge University Press, Cambridge.
46. Sartre, J.P. (1984) *Being and Nothingness*, Citadel Press, New York.
47. Schag, C.C., Heinrich, R.L. and Ganz, P.A. (1984) Karnofsky performance status revisited: reliability, validity, and guidelines. *Journal of Clinical Oncology*, **2**, 187–193.
48. National Comprehensive Cancer Network (2003) NCCN distress management clinical practice guidelines. *Journal of National Comprehensive Cancer Network*, **1**, 344–374.
49. Spiegel, D. and Yalom, I. (1978) A support group for dying patients. *International Journal of Group Psychotherapy*, **28**, 233–245.
50. Spiegel, D., Bloom, J. and Yalom, I.D. (1981) Group support for patients with metastatic breast cancer. *Archives of General Psychiatry*, **38**, 527–533.
51. Yalom, I. and Greaves, C. (1977) Group therapy with the terminally ill. *American Journal of Psychiatry*, **134**, 396–400.
52. Lee, V., Cohen, S.R., Edgar, L. *et al.* (2006) Meaning-making and psychological adjustment to cancer: development of an intervention and pilot results. *Oncology Nursing Forum*, **33**, 291–302.
53. Kissane, D.W., Bloch, S., Smith, G.C. *et al.* (2003) Cognitive-existential group psychotherapy for women with primary breast cancer: a randomised controlled trial. *Psycho-Oncology*, **12**, 532–546.
54. Coward, D.D. (2003) Facilitation of self-transcendence in a breast cancer support group: II. *Oncology Nursing Forum*, **30**, 291–300.
55. Breitbart, W., Rosenfeld, B., Gibson, C. *et al.* (2010) Meaning-centered group psychotherapy for patients with advanced cancer: a pilot randomized controlled trial. *Psycho-Oncology*, **19**, 21–28.
56. Breitbart, W., Poppito, S., Rosenfeld, B. *et al.* A randomized comparison of meaning-centered psychotherapy and massage therapy for patients with advanced cancer. *Journal of Clinical Oncology* (Under Review).
57. Fillion, L., Duval, S., Dumont, S. *et al.* (2009) Impact of a meaning-centered intervention on job satisfaction and on quality of life among palliative care nurses. *Psycho-Oncology*, **12**, 1300–1301.

Chapter 13 早期乳がん患者とパートナーのためのカップルグループ療法

Sharon Manne and Jamie Ostroff

堂谷知香子　訳

1. 背景

　早期乳がんであっても，その診断と治療はストレスフルであり，気持ちが動揺してしまう。患者は，診断によって人生を揺るがされながらもその衝撃と向き合い，手術や化学療法，放射線治療によって生じるつらい副作用(手術や放射線の傷跡，自身の魅力を失うことへの心配，嘔気，体重増加，倦怠感など)にも対処する。こういった気持ちのつらさに加え，乳がんの診断と治療は日々多くの現実的なストレッサーを導き，特に手術後や放射線治療施行中にそういった問題に取り組むこととなる。これらのストレッサーにより家族や夫婦間の役割が変化し，社会生活を営むうえでの計画や家庭の役割を担うにあたっての衝突も生じてしまう。治療が終了したあとでさえ，患者は"通常"の生活にどう戻るか考えなくてはならないし，再発に対する不安を抱えて生活しなければならない。今後のライフプランや目標を改める必要があることを実感してしまう。こういった経験は，一部の患者にとって短期にも長期にも影響しうる。早期の乳がん患者のうち，臨床的に問題となる抑うつ症状が生じる割合は7～46%であり，不安に関しては32～45%であることが報告されている[1,2]。

　早期乳がんの診断はそのパートナーに対しても同じように悪影響を及ぼす。実際，一般人口と比較して，がん診断後，抑うつ症状が臨床的に問題となるレベルに達する割合は25～30%あると報告されている[3,4]。その割合は患者と同等であるという報告[5]や，むしろ患者を上回るという報告もある[6~8]。この精神的苦痛は性別の違いによって生じているものなのかははっきりしない[9]。しかし，配偶者は患者と同様の心配や問題(たとえば治療の副作用，病気との付き合い方，パートナーを失ってしまうかもしれないこと，子どものこと，日々の家族の役割や責任が混乱することに対し，相手

をどう支え暮らしていくか）に苦しんでいると多くの調査で報告されている[10〜18]。最近のエビデンスでは，診断後年単位で職務に悪影響を及ぼすことが示されている[19]。

　乳がんに伴う多くのストレスに対処するために，カップルは互いを情緒的，現実的なサポートが得られる重要な援助者として認識し，互いを頼る傾向にある。実際，患者とそのパートナーは，一般的に自分の配偶者を最も主要な相談相手として挙げている[20,21]。乳がんは婚姻関係の結びつきを強くするきっかけにもなることもあれば[22]，残念なことに，逆に重圧となって関係性の質的変化をもたらすこともある[8]。筆者らは心理社会的適応を維持・促進するためにこれらの問題に取り組み，婚姻関係の重要性を評価することを目的に，初期乳がんと診断された女性の患者およびそのパートナーを対象としたグループ療法(couple-focused group；以下CFG)を開発し，評価を行ってきた。この介入の説明をする前に，まずは介入を発展させた理論的，経験的なデータを紹介したい。介入指針を作成するために，筆者らは認知・社会・情緒プロセスモデルと対人関係プロセスモデルという2つの社会的・臨床心理学的モデルを利用した。

　認知・社会・情緒プロセスモデルでは，「人生における困難な経験に適応するために，その出来事に何らかの意味や目的を見出す，という自分の"世界観"をもってして積極的に消化したり順応したりする」ことを提案している[23,24]。個人レベルでそのプロセスが進む際，社会的ネットワークはそのプロセスを助けることもあれば阻害することもある[25]。TaitとSilver[26]によると，他人と話をし，感情表出を行うことで，プロセスをうまく進めることにつながると指摘している。他人と話をすることで，嫌悪的な感情を許す助けとなったり，有効なコーピングをサポートし促してくれたり，経験の意味や利点を見出すための直接的な支援を得られるからである。要するに，重要な他者は"コーピングをサポートする"源となり，生活上の困難な出来事にうまく対処する手助けとなる。Stantonら[27]は，支持的な社会的ネットワークにおいて感情を表出することは，乳がん患者にとっては特に重要だと示唆している。反対に，家族や友人が明らかに批判的で受容的でなく，安心感を得られないようなものの見方をしており自分のことを話せない場合は，心理的な問題が生じるリスクが高くなる可能性がある。相談相手であり，かつサポート源ともなる配偶者が自分にとってどの程度重要かにより，配偶者とがん体験を共有することが特に難しくなることもある[28]。配偶者と考えや感情を共有したり，配偶者からフィードバックを得る機会が少ないと，問題の利点や意味を見つけたり，回避的な思考や感情をやり過ごす手助けが得られず，効果的な対処方略を見つけ利用する，といった手助けも得られなくなるかもしれない。

　要約すると，何か出来事が生じた際に，重要な他者が批判的で支持的でない行動をとることで，患者が認知的なプロセスを成功させる機会を減らしてしまう。実際，上

Chapter 13 早期乳がん患者とパートナーのためのカップルグループ療法

記と筆者らの研究とでは一致した結果が得られている。パートナーの支持的でない行動と苦痛との関連は，非機能的なコーピング（たとえば回避[29]や，コーピングの有効性を低く見積もる[30]といった行動）を多く利用することが媒介因子となっている。

　筆者らの取り組みは，社会心理学における関係性の親密さ理論（relationship intimacy theory）に基づいている。この理論は，重要な出来事におけるカップル間のコミュニケーションやサポートの役割を重視している。親密さにおける対人関係プロセスモデル[31]では，関係性の親密さには自己開示とパートナーの反応という2つの基本的な構成要素があることを強調している[31,32]。この理論によると，一方（話し手）が個人的な情報をもう一方（聞き手）に話し，聞き手がそれに反応したときにより親密な相互作用が発生する。反応しているとみなされるためには，聞き手は自分が話し手の開示の文脈を理解していること，話し手を受け入れ認めていること，自分が話し手に対して肯定的に感じていることを伝えなければならない[31,32]。親密さはパートナー間の個人的な開示によっても深まりうる[33]。過去の文献では，結婚生活での感情面の自己開示を公平に行うことの重要性についても取り上げている[34~37]。これらの理論では，互いに感情面の自己開示の頻度が増えることで関係性の満足感が増すことや，感情面の自己開示のレベルの公平さは，親密さや関係性の満足度において重要な決定要素であることを指摘している。またこの理論では，感情の共有は信頼や尊敬を高め，自分の弱さを見せることを促すため，感情を表出しないことは親密な関係の発展を妨げることを指摘している[37,38]。すべての関係性の親密さ理論によると，非難や回避といった態度をとることは，受け手側が理解や思いやり，親密さが損なわれたように感じるため，不利な事態が生じてしまう。筆者らが発見した親密さにおける対人関係プロセスモデルは一貫しており，このモデルから，互いに自己開示が行えていると感じているパートナー[39]や，パートナーががん関連した心配事の話題に反応してくれていると感じている場合[40]，苦痛が少なく，自分の配偶者に対してより近しく感じていることが示唆される。また，筆者らの知見では，相手が共感し，思いやりをもってくれているかを認識することと同様，相手の反応をどう捉えたか，自分が相手にどの程度話し，また相手はどの程度話してくれているかを認識することは，カップルに焦点を当てた介入でターゲットとなる点において重要である。

　多くの研究では，夫婦間のコミュニケーションや関係性の親密さの質を高めることに焦点を当てた取り組みを支持している。横断調査では，配偶者が情緒的サポートを行うことは，乳がん患者の適応と大いに関連していることが示されている[28,41,42]。配偶者のサポート，特に情緒的サポートの質の高さと苦痛の少なさには関連が認められている（たとえば文献20）。筆者らはカップルのサポートに関連したコミュニケーションについて，観察や調査の手法を用い多くの異なった方法で研究を重ねてきた。その結果，乳がん患者のカップルのコミュニケーションには，オープンなコミュニ

ケーション,パートナーの反応/相互の自己開示,配偶者に対して支持的でない行動,といった一貫した3つの側面があることが明らかとなった。そして,オープンで建設的なコミュニケーションが重要であると指摘されている。

相互的で建設的なコミュニケーションとは,問題を相互に議論すること,問題に対する感情を表出すること,互いの視点を理解すること,問題が解決したと感じること,と定義されているが,これらができていると苦痛が少なくなり,夫婦間の満足度が向上することが縦断研究で示されている[43]。加えて,早期乳がん患者が感情表出できることは外傷後成長のよさを予測し,また感情表出を促してくれる夫をもつ患者は,より外傷後成長を体験できることが明らかとなった[44]。上記のとおり,相互に自己開示することは患者の苦痛が軽減することと関連しており[40],またパートナーが自己開示してくれていると認識した場合,相手に対する親密さが増すことが指摘されている。対照的に,互いを動揺させたくないがために,自分が気にしていることや心配事を共有するのをためらう,といった対応(保護的緩衝)をとる場合[45],早期乳がん患者やその配偶者はより苦痛を感じてしまうことが指摘されている[46]。カップルががんに関連した問題やストレッサーについて話し合うことを避ける,といった互いに回避的な対応をとる場合,あとに苦痛が強くなることと関連している[43]。相手が会話から手を引く一方で,そのパートナーに対して話すよう強いるような要求-退避型のコミュニケーションをとる場合,互いの苦痛が強くなり,関係性への満足度が低くなる[43]。これらの結果をまとめると,オープンなコミュニケーションをとることは,乳がん患者の短期的・長期的適応に有益となり,CFGの介入の開発につながった。以下で詳細に述べていくが,CFGはがん体験に基づいた認知・情緒・社会的プロセスを改善するような方略や,配偶者に対してオープンに,そして効果的にコミュニケーションを図るような能力を促す要素を取り入れている。

2. カップルグループ療法(CFG)の介入概要と主なテーマ

上記に記した理論や経験データに基づき,CFGでは,がんを経験したことによる個人レベルでの認知プロセスと,がんを経験したことによるカップルレベルでのコミュニケーションと情緒プロセスに焦点を当てている。情緒や社会プロセスの目標を促進するため,介入は多様なカップルのグループ構成で実施される。多様なカップルで行うと,他の患者・家族が抱えている問題や話題について聴くことができ,援助を提供できるだけではなく,カップル同士互いによいコミュニケーションのモデルとなることもできる。

介入の主な目標は以下の2つである。一つは互いの認知や情緒・社会プロセスを変容し心理適応を促すことであり,もう一つは互いの親密さを深めることである。

この目標を達成するために，筆者らは**認知行動的な**介入方略と，伝統的な夫婦間の**行動促進**の介入方略を利用する（たとえば文献47,48）。個人レベルの介入は，情緒面のストレスマネジメント（たとえばリラクセーション）といった認知行動技法に焦点を当てた要素で構成されている。この技法は，ストレッサーを評価し，ストレスフルな状況をコントロールできるようなコーピング方略を組み合わせる，状況に見合った有効なコーピングを選ぶ，有効なサポートを求める，がん体験が個人の重要性や目標に影響を与えるといった点を理解できるようになる，といった技法である。カップルレベルの介入の構成要素は，感情やニーズを建設的に表出したり，相手に対し共感的傾聴を行う，といった有効なコミュニケーションスキルを学ぶこと，コミュニケーションを促すこと，身体的な親密さのニーズを理解すること，活動を増やすことで関係性を作り，正常な感覚を維持することである。

心理教育では，がん治療に伴う性機能障害や，サバイバーが一般的に抱く関心事について扱っている。グループのリーダーは一般的に，セッション中に，セラピストが見守るなかで参加者にスキルを実行させフィードバックを行ったり，カップルに焦点を当てたホームワークを遂行させる，といった行動的夫婦療法のアプローチを用いる。この介入では特に，がん診断やその治療に伴ったストレスフルなライフイベントに関することを取り扱っている。

1）対象となる患者およびパートナー

この治療は0〜ⅢA期の女性の乳がん患者を対象としており，その他の条件としては，現在治療中であること，既婚者もしくはそれに近い関係性をもっていること，パートナーがおり，英語が話せること，現在深刻な精神疾患や物質依存がない人を対象とした。短期間での介入のため，関係性に深刻な悩みを抱えている人を治療することは目的としておらず，離婚や別居を考えている人は対象に含めなかった。患者もしくはパートナーが臨床的に苦痛を抱えているカップルや，夫婦関係に葛藤や負担を抱えているカップルを対象とした。また，同性のカップルも対象とした。グループでの作業の点からは，年齢や関係をもっている期間，医療の経験，民族性が多様であるとうまく働くことが明らかとなった。人数としては，3〜5組のカップルで行ったが，理想は4組である。1セッション90分で，推奨されるセッション数は6回である。

3. 有効性の科学的根拠

CFGによる治療の有効性について，筆者らはまず無作為化比較試験で通常ケア（usual care；UC）との比較を行った[49]。早期乳がんと診断された710名の患者を対象とし，238名が研究の参加に同意した（33.5%）。その後，6セッションのCFG群か

UC群に無作為に割り当てた。また、一般的な心理的苦痛、がんに特化した苦痛、パートナーの支持的でない行動、身体的な問題について、介入前、介入1週間後 (Time 2)、6か月後 (Time 3) に測定した。測定はセッションに参加しなかった場合も含め、すべての患者に対して行われた。パートナーに対する測定項目は、オリジナルの分析には含めなかった。

120組のカップルがCFG群に、118組のカップルがUC群に割り当てられた。78組のカップル (65%) が全セッションに参加した。全セッションに参加したCFG群の78名の患者のうち71名 (91%) がTime 2のアセスメントを完遂し、セッションに参加したCFG群の66名 (85%) がTime 3のアセスメントを完遂した。いずれかのセッションに参加しなかった患者のTime 2とTime 3のアセスメントの完遂率は非常に低かった (Time 2は52%、Time 3は42%)。UC群のうちTime 2のアセスメントを完遂したのは94名 (79.7%) で、Time 3を完遂したのは79名 (84%) であった。治療の忠実度を評価したところ、かなり忠実に実施されていた (97〜100%)。得られたデータは成長曲線モデルアプローチやITT分析 (セッションに参加するかどうかに関わらず、割り当てられたすべての患者を分析の対象とする) を用いて分析された。また、CFG群には割り付けられたが、グループに参加しなかった患者との比較もサブグループ解析で行った。

ITT分析では抑うつや不安、行動や感情のコントロール喪失感、Impact of Event Scale (IES)、全般的な幸福感を評価した。抑うつ症状に関しUC群よりもCFG群で有意なグループの効果があることが示されたが、CFG群におけるその他の主効果は認められなかった。しかし、パートナーの支持的でない行動や身体的問題といった考えうる調整効果を評価したところ、調整の影響がいくつか指摘された。まず、介入前の時点でパートナーがより支持的でないと評価していた女性のうち、CFG群に振り分けられた女性は、UC群に比べフォローアップ時に行動や感情のコントロール喪失感が少なく、心理的幸福感が高かった。加えて、CFG群に割り当てられた女性のうち、パートナーをより支持的でないと評価していたものは、UC群と比較してフォローアップ時の抑うつ症状がわずかに少なかった。また、わずかではあるが、介入前において身体的問題をより訴えたCFG群の女性は、UC群の女性と比較し、がんに関連した苦痛が認められた。

二次解析では、CFGに参加した女性としなかった女性、UC群に割り当てられた女性とを比較した。CFG群の女性は、CFG群に割り当てられたがセッションに参加しなかった女性 (以下CFG-A群と記述) やUC群に割り当てられた女性と比較し、抑うつ症状や不安が低く、行動や感情のコントロール喪失感が低かった。また同様に、抑うつ症状に関し、パートナーの支持的でない行動が調整効果となることが認められた。たとえば、CFG群のうちベースライン時にパートナーが支持的でない行動を

とっていると平均以上に評価した女性は，UC群やCFG-A群と比較し，フォローアップ時により抑うつ症状が低かった。また，行動や感情のコントロール喪失感における身体的問題の調整効果が認められた。CFG群に参加した女性のうち，身体的な問題が徐々に増していった患者は，UC群やCFG-A群に比べコントロール喪失感が低くなっていた。

　全体的に，筆者らの調査では，抑うつ症状に対しては介入効果が認められたが，その他の苦痛や幸福感については効果を示すことができなかった。グループは，パートナーがより支持的でないと感じている人や身体的問題を抱えている人に対してより有効であった。介入の評価は患者，パートナーともに高かった（患者・パートナーともに5点中平均3.7点）。また，参加した患者は「グループに参加して新しいことが学べた（平均4.2点）」「グループで学んだスキルを将来活かそうと思う（平均3.9点）」「重要と思われる話題が扱われていた（平均4.1点）」「他の患者やパートナーにグループを勧めたい（平均4.8点）」などと報告した。患者と同様，パートナーも「新しいことが学べた（平均4.7点）」「パートナーとの関係性が改善したように感じる（平均3.5点）」「グループで学んだスキルを将来活かそうと思う（平均3.7点）」「重要と思われる話題が扱われていた（平均4.9点）」と評価していた。

　2つ目の論文[51]では，治療効果を変える可能性のある要因を追加して分析した。その要因とは，潜在的な個人や関係性のレベルでの社会認知要因であり，感情表出や感情プロセス（たとえば相手の感情を理解しようとする働きかけ），受容的コーピング，保護的緩衝といったものである。その結果，CFGに参加し，感情プロセスや感情表出を高く示した女性は，いずれの対処コーピングも使用しなかった女性に比べ，抑うつ症状が低いことが示された。ただし，介入前の保護的緩衝の程度や受容コーピングの程度は，CFGの治療効果の調整変数とはならなかった。全体として，CFGは乳がんの女性に対し，グループで行う心理的介入方法として有効であることが示された。またCFGは，グループ開始前の時点で自分のパートナーが支持的でないと評価している女性や，グループ開始時により感情表出のコーピングスタイルをとる女性に対して，より効果的である。現在のところ，治療が配偶者にとって効果的であるのか，あるいはグループのつながりやグループでの援助といった非特異的な治療が介入の効果を説明するのかどうかについてはわかっていない。また，治療効果のメカニズムについてもわかっていない。これらの問いについては現在2つ目の無作為化比較試験研究で取り扱っている。

4. プロセスと技法

　CFGは高度に構造化され，マニュアル化された治療法となっており，セッション

の内容，時間配分，形態，共同ファシリテーターの役割，ホームワークが明文化されている。各セッションの詳細は筆者らのセラピーマニュアルに記載されている[52]。各セッションの目的や最重要点を下記に記す。

第1セッションでは，グループのリーダーは自己紹介を行い，このグループの目的や目標，原理や構成，ホームワークについて紹介する。その後，アイスブレイクを行い，各カップルが分かれ，互いにインタビューを実施する，インタビューでは自分たちの関係性や家族のこと，がんについての重要な事実を聴き合う。そしてメンバーはもう一組のカップルについて紹介する。その次に「金魚鉢(fishbowl)」と呼ばれるエクササイズを行うが，これは患者が部屋の真ん中に輪になって集まり，パートナーはその輪の外に位置し，患者の様子を見守るというものである[53]。患者はそこでがんが自分たち自身や自分たちの関係性に与えた影響について話し合う。次に，パートナーが真ん中で輪になり，がんが自分たち自身や関係性に与えた影響について話し合う。グループディスカッションのあと，リーダーは患者に対して，パートナーが言ったことをふまえて話をまとめるよう指示し，パートナーに対しては，患者が言ったことをふまえてまとめるよう指示する。リーダーは共通のテーマについてまとめ，グループの感想，このセッションの目的が何だったのか，グループに関して質問がないかをメンバーに聞いたあとにグループを終了する。

第2セッションでは，ストレスの兆候を学び，カップルがどのようにストレスに取り組んでいるか，その違いを認識し，関心を向けること，そしてリラクセーションのスキルを学ぶことを目的とする。グループのリーダーはまず，初回のグループをどう受け止めたかをグループメンバーに尋ねることから始める。第2セッションの最も重要な目的はストレスへの取り組み方を検討することである。カップルは，がん体験における最も関心がある側面について話し合うことを求められる。その際リーダーは一般的に体験するストレッサーのリストを用いてこの話し合いを補う。次に，リーダーはメンバーに対し，ストレスが高まったと観察できる兆候(精神面，感情面，身体面，関係性の兆候)を見つけるよう求める。そしてリーダーは，自分自身や自分のパートナーのストレスの兆候を認識できるということの重要性について話し合う。"ストレス活動の兆候"という活動をグループで行うが，活動中，参加者は自分自身のストレスの兆候とパートナーのストレスの兆候についてリストアップする。その次に，各カップルが自分のパートナーのストレスの兆候をどのくらいの正確に認識しているかを数え上げ，互いの兆候を最もよく認識しているカップルがその週の「さほど新婚ではない(not-so-newlywed)」カップルの称号を勝ち得る。リーダーは各カップルに対し，作成したストレスの兆候リストを家に持って帰り，ストレスが個人やカップルに対してどう影響しているかを一緒に話し合うよう伝える。また，この話し合いの指針となるような質問リストが配布される。このセッションの終了前に，リーダーは

呼吸に焦点を当てたリラクセーションを実施する。その後リーダーは，ストレスが個人に与える影響についての話し合いの内容が含まれたホームワークや，リラクセーションの練習といったホームワークを課す。

第3セッションのテーマはストレスと親密さである。ホームワークを確認したのち，リーダーは病気に関連したストレスへのコーピングのレパートリーと治療について説明する。グループではがんに対するコーピングの生産的，非生産的なやり方について話し合い，がんに対するコーピングや治療についての効果的な方法を検討する。がんに関連したストレッサーへのコーピングの方法が自分とパートナーが異なるということだけではなく，コーピングスタイルの使い方がパートナーと異なることの重要性についても検討する。続いて，リーダーはセクシュアリティとがんについて話題に挙げる。ある乳がん患者の女性とパートナーが，自分たちの性的な関係や患者のボディイメージに与えた影響について話し合っているビデオテープを鑑賞する。ビデオには，患者やパートナーが一般的に抱く関心事について，医療従事者が討論を行っている様子も含まれている。その後，テープを見た感想と，ビデオを見て浮かんだ個人的な問題点についていくらでも挙げてもらい，グループで話し合う。この話し合いは，一般的にたいへん簡潔に行われるが，リーダーが乳がんの診断，治療中の性的関係の側面への影響を紹介したあとに行われる。カップルは，自宅で話し合った，がんがどのように自分たちの性的関係を変えたか，そして自分たちの性的関係にどのようなありがたさを感じ，変化をもたらしたいと思っているかについて互い積極的に話し合うよう奨励される。次に，カップルは「親密さのカード（Intimacy Deck）」を作るよう求められる。このリストは，簡単で手軽な楽しい活動のリストであり，カップルが一緒に実施することができ，親密さが増したり一緒に楽しく過ごす時間を作ることができるような活動が書かれてある。このうちの活動の一つを自宅で行ってくるよう求められる。また，リーダーは，性的でない感覚に焦点を当てた活動を1つ追加してくるよう指示する。最後に，漸進的リラクセーションを行う。ホームワークはリラクセーションの練習と，カードと感覚に焦点を当てた活動である。

第4セッションでは関係性におけるコミュニケーションに焦点を当てる。ホームワークを確認したあと，リーダーはよいコミュニケーションを話題にし，グループメンバーに自分の考えるよいコミュニケーションについて質問する。よいコミュニケーションを定義したのち，2つのレベルのコミュニケーション（言語的/非言語的）があることを説明し，有効でないコミュニケーションは何か（コミュニケーションのフィルター）を話す。その後グループは不十分なコミュニケーションについて話し合い，リーダーは役に立たないコミュニケーション（たとえば互いに不満を言う）の例を挙げ，自分たちがどれかのパターンに当てはまる可能性があるかを質問する。次に，建設的なコミュニケーションにおける特定の方略が話し合われる。特定の方略は，"X-

Y-Z"提示という否定的なフィードバックを伝達する方法の実例を用い理解してもらう。カップルの不十分な，あるいは建設的なコミュニケーション使用について説明しているいくつかのビデオテープが提示され，グループメンバーは，それぞれのビデオで使用されているコミュニケーションパターンを明らかにするよう求められる。最後にリーダーは，話し手-聞き手スキルについて概観する。このスキルは，カップルが難しい問題や関心事について効果的にコミュニケーションをとるための方法である。グループメンバーにはガイドラインが書かれたプリントが配布され，セッション中，関係性の関心事を話し合うための話し手-聞き手スキルの使用法についてのエクササイズが行われる。リーダーは各カップルに話し手-聞き手エクササイズ中や終了時にフィードバックを実施する。次に，リーダーはリラクセーションとして誘導イメージ法を実施する。ホームワークは，がんに関連したストレッサーについて，話し手-聞き手スキルを使って次週までに話し合うこと，誘導イメージ法を練習することである。

第5セッションの目標は，コミュニケーションとサポートニーズである。ホームワークをチェックしたあと，リーダーは，人が自分の感情を共有しない理由や，感情を共有することがなぜ重要なのか，感情をあらわにする際，人に何を望み，何を望んでいないのかについてカップルに話し合わせる。その後，サポートニーズを率直に，友好的に伝える方法を概観する。がんと診断された本人とそのパートナーが持っているサポートニーズ（たとえば情緒的サポート）のタイプの違いを概観し，各カップルに，がん体験の間どのようなサポートニーズが互いにあったかを個人で話し合うよう求め，セッション中のエクササイズでよいコミュニケーションスキルを使うことも求めた。次に，カップルはグループに戻り，パートナーが望むニーズが何だったのか，ニーズを満たすのを妨げているものが何なのかを話し合う。"The Caring Days（思いやりの日）"というエクササイズが紹介される。このエクササイズでは，それぞれのパートナーは10個の小さな活動の希望リストを作るよう指示される。その活動は自分のパートナーにしてもらいたいと思う活動や，楽しめる活動であることが求められる。その後，その希望リストを交換し，そのリストについて話し合う。ホームワークは次週までにその希望を果たしてくることである。

第6セッションは最後のセッションであるが，サバイバーシップに焦点を当てる。ホームワークを確認したあと，リーダーは積極的な治療が終了したあとに患者やパートナーが抱く一般的な感情や，人生の目標や優先順位のつけ方を再評価することの重要性について概観する。次に，グループに分かれ，優先順位の円グラフを一緒に完成させるよう求める。これは，カップルががん診断前と診断後の自分たちの優先順位について図で示す方法である。その次に，グループに分かれ，将来持つかもしれない新しい優先順位と目標を考え，"がんとともに生きる"ためのモットーを話し合うよう

求められる。このエクササイズ終了後，カップルは自分たちの円グラフやモットーを共有するよう求められ，リーダーはこのことについて各カップルに尋ねる。

　最後に，グループのリーダーは，グループが終わるにあたっての考えや気持ち，グループから何を学んだのか，最も印象に残るセッションは何だったか，学んだなかで最も有用なスキルはどれだったか，あまり役立たなかったのは何か，その他の意見についてカップルに尋ねる。リーダーは，よいコミュニケーションを利用することの重要性や，がんに関連したストレスに対応するためにリラクセーションを行うことの重要性について強調する。がんサバイバーが使える資源のリストを渡し，それぞれに別れの挨拶を行う。

5. 症例紹介

　この介入はグループの形態で実施されるため，個人の事例を紹介したり，グループの例を紹介したり，といったいくつかの事例の説明方法がある。コーピングやコミュニケーションスキルを得るためにCFGを実施するという状況のなかで，カップルがどう機能しているのかを例示するという点では，前者を紹介するのが最善だと考える。CFGに参加した一組のカップルについて提示し，CFGがカップルにどう役立っているのかということに関連するいくつかのテーマを説明する。

　キムとケイトは同性のカップルであり，他の3組のカップルと一緒にグループに参加していた（個人情報保護のため，名前は変えてある）。ケイトは最近Ⅱ期の乳がんと診断され，手術施行後，放射線治療中にグループに参加した。キムはケイトより約20歳年下であった。二人の関係性はたいへん深く，介入前の関係性の満足度は平均値であった（たとえば，Dyadic Adjustment Scaleの平均値は109だが，このカップルは111であった）。両者とも一般的苦痛が高く，パートナーのほうはがんに関連した苦痛の程度が高かった。二人は10歳代の子どもを2人養子にとっていた。ケイトもキムもグループには積極的に参加していた。彼女らはグループのディスカッション中に一番最初に例を提示し，関係性についての疑問や問題を明らかにしていた。そして，二人とも進んでセッション中のエクササイズやホームワークに出されたスキルに取り組んでいた。

　ケイトとキムは，がん診断に伴って生じた関係性上のいくつかのストレスをすぐに同定した。そのストレスとは，①年齢差により，障害を抱えたパートナーに時間を費やすことが思ったより早く訪れそうだ，とキムが認識していること，②性行為への関心に対する年齢差ががん治療で悪化したこと，③治療による倦怠感のために，十分によい時間を一緒に過ごすのが難しい，という現在進行形の困難さがあること，④がんに関連した問題に取り組むために，建設的なコミュニケーション方略を取ることが難

しいこと，であった．彼女らは二人とも，ディスカッション中に特定の問題に焦点を当てることが難しいと話した．なぜなら，二人とも関係ない問題(たとえば台所のシンク)を討論する傾向にあり，そしてパートナーが言ったことを聞いたり，それを言葉にして返すこと(反映)が難しかったからである．また，二人とも，相手の意思に対して否定的な結論に達する傾向にあった．グループへの参加期間中に，二人は傾聴や反映といった建設的なコミュニケーションスキルを進んで利用できるようになった．また，コミュニケーションをゆっくりとれるようになったり，難しい会話の際に互いがより注意深く聴くことができるようになった．彼女らはまた，一緒に過ごす時間をより長くとるようになり，行動変容的目標(たとえば運動をよく行う)を互いに助け合うことができた．グループの最後で，このカップルは，乳がん体験に関連した難しい問題をより落ち着いて話し合うことができるようになった，と報告した．

他のグループ介入のように，グループの力動は CFG の介入の有効性を妨げることもあり，また促進することもありうる．たとえば筆者らは，強い葛藤を抱くカップルが参加することによる破壊的な影響を目の当たりにした．そのカップルは他のカップルに対し異議を唱え，リーダーはセッションの構造や中身に焦点を戻すことに苦慮した．同様に，がんによる関係性への影響を"あまりにバラ色に"捉えているカップルはしばしば，がんやその治療に立ち向かう際のもがきをはっきりと認めている他のカップルと不和になりやすい．一方で，挑戦と失敗を共有しながら対処している他のカップルを見ると，非常に治療的でありうると感じる．また，筆者らは，行動モデリングやカタルシス的自己表現，相互的な問題解決，相互学習による強大な治療効果を日常的に経験している．

6. サービスの発展

グループはセラピストチームによって共同的に導かれる．慣習的に，リーダーはソーシャルワーカーか，心理士，もしくは，臨床心理の博士課程の学生が務める．リーダーの多くはグループ療法を何度か経験しており，すべての人が個別のセラピーの経験を有している．セラピストの大部分は，認知行動療法の何らかのテクニックを使った経験がある．がん患者を対象とした経験がない人はほとんどいない．行動的カップル療法の事前トレーニングを行うことは，カップルでコミュニケーションのエクササイズを行うときに効果的なフィードバックを促進できるため，たいへん有効である．グループのリーダーは6時間の自己トレーニングを受け，マニュアルを読み，宿題の題材，ロールプレイのエクササイズについて学ぶ．リーダーは，毎週治療が正確に行われているかをビデオテープに記録し，スーパーバイズを受ける．CFG 治療モデルは非常に遵守率の高いものであるが，リーダーは継続的にスーパービジョンを

行い，すべてのセッションの話題が確実にカバーされることを一般的に求める。このグループ介入は研究でのみ評価されているため，リーダーがどの程度治療マニュアルを遵守して行っているかに注意を払わなければならない臨床場面では，治療の遵守の程度が徹底的に評価されているわけではないため，この治療が有効性を保っているかがはっきりせず，それを確かめる効果試験はまだ行われていない。

グループのセッションは共同のセラピストにより進行され，特定のセッションでリーダーシップを交代しながら行う。そしてコ・リーダーは時間を計り，セッション中のエクササイズを行う。コ・リーダーは，治療セッションの目標や進行のプロセスを念入りに観察し，メインのリーダーが見落とした構成要素に対応できるようにする。グループのリーダーは通常，セッション終了後リーダーとコ・リーダー間で互いに報告を聞き，記録をとる。

グループごとの出席者数は研究スタッフが確認していた。加えて，グループのスケジュールは調査スタッフが前もって決定し，多くのグループは毎週開催の形態をとった。もしパートナーがグループに参加できない場合，単身で参加可能と伝える。1名以上のパートナーまたはカップルが欠席の場合，グループの予定を変更した。筆者らの経験では，パートナーが欠席の場合，セッション中に二人一組で行うコミュニケーションエクササイズを実施することは難しい。CFGはクローズドなグループで行われ，初回セッション終了後は新しいカップルは参加できない。

グループでは，リーダーの能力が試されるようないくつか共通の難しい状況が生じる。第一に，そして最もよくある状況としては，欠席や中断によりグループへの参加が減少してしまうことである。残念なことに，この状況は，メンバーが主体的に関われず結束力がない"教訓"的なグループへとつながっていく。このような状況に対しては，リーダーは参加メンバーとより対話的なスタイルをとり，メンバーを議題に深く関われるようにする。通常は，リーダーはグループのメンバーに自分の考えや自分の例を出させるようにする。グループ参加について現実的な期待をもち，きちんと参加をしてもらうために，グループに興味をもったカップルに対して，事前評価やオリエンテーションを行うことは欠かせない。

2番目に難しい状況は，グループで扱う話題から話がそれてしまい，戻すことが難しいときである。関係ない話題がメンバーにとって興味深いものである間は，元のトピックに戻る方法として，議論されている話題とトピックに何か関連があるものはないかを発見することが重要である。

3番目の難しい状況は，グループで明らかに対立関係を示すカップルがいるときである。5年以上グループを実施してきたが，対立関係を示すカップルは通常グループから脱落していくので，これはあまり一般的な問題ではない。しかし，もしそのようなことが生じた際には，グループリーダーは，そういった対立はおかしなことではな

いと伝え，そのあとでセッション中のエクササイズのなかでその対立を取り上げる。そこでは，対立を生じる原因となっている問題についてよいコミュニケーションを促進するよう努める。そしてグループセッション終了後にそのカップルに対し夫婦療法を紹介する。

最後の難題は，カップルがホームワークをしてこなかった場合である。このセラピーはスキルに基づいたものであるため，ホームワークをしてくることは重要であり，筆者らはグループの説明の際にこの点を強調するよう推奨している。どんな行動療法の場合でもそうであるように，筆者らは存在する全グループメンバーのホームワークを確認し，してきたことを強化し，完成を妨げるような障害の解決を試み，ホームワークをすることの重要性を強調する，といったことを方針としている。

7. まとめ

筆者らは，早期乳がんと診断された女性患者とそのパートナーを対象としたCFGの介入を開発し，その有効性を評価してきた。研究からは，CFGのグループ介入は苦痛のレベルを下げることにつながり，特にグループ開始前に自分のパートナーが支持的でない患者の場合に効果が著しかったことがわかった。カップルはグループが楽しかったこと，コミュニケーションやストレスマネージメントスキルといった自分が学んだものから利益を得られた，と報告していた。研究のなかでは，グループの出席率や治療の正確さが比較的高いレベルで維持できた。

このCFG治療モデルを臨床場面に移行するには，いくつもの課題がある。問題のなかには，グループへの参加が特別高くなかった（参加同意率は33.5％であった）という事実も含まれる。がん集団を背景とするなかで，どの程度この取り組みに興味をもっているかがわからない。また，臨床場面で治療の正確さを1人のセラピストで維持できるのか，もし正確に実施できなかった場合，治療が有効さを保てるかどうかがわからない。これらの課題を解決するためには，有効性を確かめる試験が必要だが，現時点ではまだ行われていない。

8. サポートの資料

各セッションで患者に配布資料が渡される。すべての資料は筆者らの患者マニュアルに記載されている[53]。

謝辞

この研究は国立がん研究所の R01 CA 78084，Established Investigator in Cancer Pre-

Chapter 13 早期乳がん患者とパートナーのためのカップルグループ療法　　261

vention, Sharon Manne が受賞した Control Award(K05CA109008) の支援を受けて行われた。

引用文献

1. Gallagher, J., Parle, M. and Cairns, D. (2002) Appraisal and psychological distress six months after diagnosis of breast cancer. *British Journal of Health Psychology*, **7**, 365–376.
2. Omne-Ponten, M., Holmberg, L., Burns, T. *et al.* (1992) Determinants of the psycho-social outcome after operation for breast cancer. Results of a prospective comparative interview study following mastectomy and breast conservation. *European Journal of Cancer*, **28A** (6-7), 1062–1067.
3. Bigatti, S.M., Wagner, C.D., Lydon-Lam, J.R. *et al.* (2010) Depression in husbands of breast cancer patients: relationships to coping and social support. *Support Care Cancer*.
4. Segrin, C., Badger, T., Sieger, A. *et al.* (2006) Interpersonal well-being and mental health among male partners of women with breast cancer. *Issues Mental Health Nursing*, **27** (4), 371–389, http://www.springerlink.com/content/e24uh40x1t673028.
5. Northouse, L.L. and Swain, M.A. (1987) Adjustment of patients and husbands to the initial impact of breast cancer. *Nursing Research*, **36** (4), 221–225.
6. Baider, L., Ever-Hadani, P., Goldzweig, G. *et al.* (2003) Is perceived family support a relevant variable in psychological distress? A sample of prostate and breast cancer couples. *Journal of Psychosomatic Research*, **55**, 453–460.
7. Foy, S. and Rose, K. (2001) Men's experiences of their partner's primary and recurrent breast cancer. *European Journal of Oncology Nursing*, **5** (1), 42–48.
8. Langer, S., Abrams, J. and Syrjala, K. (2003) Caregiver and patient marital satisfaction and affect following hematopoietic stem cell transplantation: a prospective, longitudinal investigation. *Psycho-Oncology*, **12** (3), 239–253.
9. Hagedoorn, M., Sanderman, R., Bolks, H.N. *et al.* (2008) Distress in couples coping with cancer: a meta-analysis and critical review of role and gender effects. *Psychological Bulletin*, **134** (1), 1–30.
10. Ben-Zur, H., Gilbur, O. and Lev, S. (2001) Coping with breast cancer: patient, spouse, and dyad models. *Psychosomatic Medicine*, **63**, 32–39.
11. Fletcher, K.A., Lewis, F.M. and Haberman, M.R. (2009) Cancer-related concerns of spouses of women with breast cancer. *Psycho-Oncology*, **19** (10), 1094–101. [E-pub ahead of print].
12. Hilton, B.A., Crawford, J.A. and Tarko, M.A. (2000) Men's perspectives on individual and family coping with their wives' breast cancer and chemotherapy. *Western Journal of Nursing Research*, **22** (4), 438–459.
13. Hoskins, C.N. (1995) Adjustment to breast cancer in couples. *Psychological Reports*, **77** (2), 435–454.
14. Lethborg, C.E., Kissane, D.W. and Burns, W.I. (2003) 'It's Not the Easy Part': the experience of significant others of women with early stage breast cancer, at treatment completion. *Social Work in Health Care*, **37** (1), 63–85.
15. Longman, A.J., Braden, C.J. and Mishel, M. (1996) Side effects burden in women with breast cancer. *Cancer Practice*, **4** (5), 274–280.
16. Northouse, L.L. (1992) Psychological impact of the diagnosis of breast cancer on the patient and her family. *Journal of the American Medical Women's Association*, **47** (5), 161–164.
17. Northouse, L.L., Dorris, G. and Charron-Moore, C. (1995) Factors affecting couples' adjustment to recurrent breast cancer. *Social Science and Medicine*, **41** (1), 69–76.
18. Wellisch, D.K., Jamison, K.R. and Pasnau, R.O. (1978) Psychosocial aspects of mastectomy: II. the man's perspective. *American Journal of Psychiatry*, **135** (5), 543–546.
19. Sjovall, K., Attner, B., Lithman, T. *et al.* (2010) Sick leave of spouses to cancer patients before and after diagnosis. *Acta Oncologica*, **49** (4), 467–473.
20. Pistrang, N. and Barker, R. (1995) The partner relationship in psychological response to breast cancer. *Social Science and Medicine*, **40**, 789–797.
21. Maunsell, E., Guay, S., Yandoma, E. *et al.* (2009) Patterns of confidant use among patients and spouses in the year after breast cancer. *Journal of Cancer Survivorship*, **3** (4), 202–211.
22. Dorval, M., Guay, S., Mondor, M. *et al.* (2005) Couples who get closer after breast cancer: frequency and predictors in a prospective investigation. *Journal of Clinical Oncology*, **15**, 3588–3596.
23. Horowitz M.J. (1986) *Stress Response Syndromes*, 2nd edn, Jason Aronson Press, Northvale, NJ.
24. Janoff-Bulman, R. (1992) *Shattered Assumptions: Towards a New Psychology of Trauma*, Free Press, New York.
25. Clark, L.F. (1993) Stress and the cognitive-conversational benefits of social interaction. *Journal of Social and Clinical Psychology*, **12**, 25–55.
26. Tait, R. and Silver, R.C. (1989) Coming to terms with major negative life events, in *Unintended Thought* (eds J.S. Uleman and J.A. Bargh), Guilford, New York, pp. 351–382.
27. Stanton, A., Danoff-Burg, S., Cameron, C. *et al.* (2000) Emotionally expressive coping predicts psychological and physical adjustment to breast cancer. *Journal of Consulting and Clinical Psychology*, **68** (5), 875–882.
28. Pistrang, N. and Barker, C. (1992) Disclosure of concerns in breast cancer. *Psycho-Oncology*, **1**, 183–192.
29. Manne, S.L., Alfieri, T., Taylor, K. and Dougherty, J. (1999) Spousal negative responses to cancer patients: the role of social restriction, spouse mood and relationship satisfaction. *Journal of Consulting and Clinical Psychology*, **67** (3), 352–361.
30. Manne, S.L. and Glassman, M. (2000) Perceived control, coping efficacy and avoidant coping as mediators between spouses' unsupportive behaviors and cancer patients' psychological distress. *Health Psychology*, **19** (2), 155–164.
31. Reis, H. and Shaver, P.R. (1988) Intimacy as an interpersonal process, in *Handbook of Personal Relationships: Theory, Research and Interventions* (ed. S. Duck), John Wiley & Sons, Inc., New York, pp. 367–389.
32. Reis, R. and Patrick, B. (1996) Attachment and intimacy: component processes, in *Social Psychology: Handbook of*

Basic Principles (eds E. Higgins and A. Kruglanski), John Wiley & Sons, Ltd, England, pp. 523–563.
33. Perlman, D. and Fehr, B. (1987) The development of intimate relationships, in *Intimate Relationships: Development, Dynamics and Deterioration* (eds D. Pearlman and S.W. Duck), Sage, Beverly Hills, CA, pp. 219–230.
34. Worthy, M., Gary, A.L. and Kahn, G.M. (1969) Self-disclosure as an exchange process. *Journal of Personality and Social Psychology*, 3, 59–63.
35. Davidson, B., Balswick, J. and Halverson, C. (1983) Affective self-disclosure and marital adjustment: a test of equity theory. *Journal of Marriage and the Family*, 45, 93–102.
36. Jorgensen, S.R. and Gaudy, J.C. (1980) Self-disclosure and satisfaction in marriage: the relation examined. *Family Relations*, 29, 281–287.
37. Balswick, J. and Peek, C. (1970) The inexpressive male and family relationships during early adulthood. *Sociological Symposium*, 1 (4), 1–12.
38. Balswick, J. (1981) Inexpressiveness as a role behavior for men, in *Men in Difficult Times* (ed. R. Lewis), Random House, New York, pp. 105–125.
39. Manne, S.L., Ostroff, J., Rini, C. et al. (2004) The interpersonal process model of intimacy: the role of self-disclosure, partner disclosure and partner responsiveness in interactions between breast cancer patients and their partners. *Journal of Family Psychology*, 18, 589–599.
40. Manne, S.L., Ostroff, J., Winkel, G. et al. (2005) Partner unsupportive responses, avoidant coping, and distress among women with early stage breast cancer: patient and partner perspectives. *Health Psychology*, 24 (6), 635–641.
41. Giese-Davis, J., Hermanson, K. and Koopman, C. (2000) Quality of couples' relationship and adjustment to metastatic breast cancer. *Journal of Family Psychology*, 14 (2), 251–266.
42. Zemore, R. and Shepel, L.F. (1989) Effects of breast cancer and mastectomy on emotional support and adjustment. *Social Science Medicine*, 28, 19–27.
43. Manne, S.L., Ostroff, J., Norton, T. et al. (2006) Cancer-related relationship communication in couples coping with early stage breast cancer. *Psycho-Oncology*, 15 (3), 234–247.
44. Manne, S.L., Ostroff, J., Winkel, G. et al. (2004) Posttraumatic growth after breast cancer: patient, partner, and couple perspectives. *Psychosomatic Medicine*, 66, 442–454.
45. Coyne, J.C. and Smith, D.A. (1991) Couples coping with a myocardial infarction: a contextual perspective on wives' distress. *Journal of Personal and Social Psychology*, 61 (3), 404–412.
46. Manne, S.L., Norton, T.R., Ostroff, J.S. et al. (2007) Protective buffering and psychological distress among couples coping with breast cancer: the moderating role of relationship satisfaction. *Journal of Family Psychology*, 21 (3), 380–388.
47. Floyd, F.J. and Markman, H. (1995) Preventive intervention and relationship enhancement, in *Clinical Handbook of Couple Therapy* (eds N.S. Jacobson and A.S. Gurman), The Guilford Press, New York.
48. Gottman, J. and Notarius, C. (1976) *Couples Guide to Communication*, Research Press.
49. Manne, S., Ostroff, J., Winkel, G. et al. (2005) Couple-focused group intervention for women with early stage breast cancer. *Journal of Consulting and Clinical Psychology*, 73 (4), 634–646.
50. Moskowitz, D.S. and Hershberger, S.L. (2002) *Modeling Intraindividual Variability with Repeated Measures Data*, Lawrence Erlbaum Associates, Mahwah, NJ.
51. Manne, S.L., Ostroff, J. and Winkel, G. (2007) Social-cognitive processes as moderators of a couple-focused group intervention for women with early stage breast cancer. *Health Psychology*, 26 (6), 735–744.
52. Manne, S.L. and Ostroff, J. (2008) *Coping with Breast Cancer: A Couples-Focused Group Intervention: Therapy Guide*, Oxford University Press, New York.
53. Manne, S.L. and Ostroff, J. (2008) *Coping with Breast Cancer: Workbook for Couples*, Oxford University Press,

Section C

カップルおよび家族療法

265

Chapter 14 進行がん患者の夫婦療法[監訳者注]：スピリチュアルな苦痛を和らげるために親密さと意味を用いて

Talia I. Zaider and David W. Kissane

古賀晴美　訳

1. はじめに

　私たちは話し合わないことがある…なぜ話し合わないのか私にはわかっている…でも私は話したい…そう，話したい——私たち2人の時間を少しだけ使って…私たちは私の死について話をしない…でも私は話したいと思っている（患者，ケース009）。

　愛する人がここにはそう長くはいられないであろうこと，その核心について私たちは話をしない。私はあなたとその入り口までは行くのだけれど（夫のほうを向く），でもあなたがそんな話をやめようと言うので，私はあなたとそのことについて踏み込んで話すことができない（患者，ケース019）。

　上記のやりとりのように，進行がんを患う家族は，勇気を出して，死について直接話し合おうとする。しかし，このような会話によって起こる悲嘆と実存的な恐怖を感じ，たとえ良好な関係性の夫婦であっても多くの葛藤を感じ，簡単に気持ちが圧倒されてしまう。配偶者を失う心づもりをしながら，どのようにして夫婦は親密さを維持

監訳者注：ここでは couple therapy を夫婦療法と訳したが，ここでいう couple は婚姻関係にないカップルにも当てはまる。また，文中で用いた配偶者という言葉は，未婚のカップルではパートナーと読みかえられる。

したり深めたりしていくのだろうか．不確かな未来に直面しながら，どのようにして人生を楽しみ，豊かにできるのだろうか．アイデンティティを保ち，これまでの歴史を一緒に尊く感じながら，どのようにして病気の進行に伴う変化を受け入れられるのだろうか．役割が大きく変化していくとき，どのようにして互いを支え合う関係を続けられるのであろうか．

本章では，短期夫婦療法のモデルを提示する．これを親密さと意味を見出す夫婦療法（Intimacy and meaning-making couple therapy；IMMCT）と呼ぶ．この治療では，夫婦のアイデンティティを手助けしながらこれらの関心事についてのコミュニケーションを最大限に利用し，このようなジレンマをもたらす苦痛に立ち向かう関係性の意味を明らかにして，"互いをうまく支え合える"[1]ために尽力する．

1) なぜ夫婦に働きかけるのか

"望ましい死"を構成するものは何かと問いかけられると，家族の介護者・がん患者・医療従事者は，一様に，良好な症状マネジメント・協働した意思決定・死への準備・人生が終わる意味・全人的なサポートと承認，などのニーズを挙げる[2,3]．これらのいずれの領域においても，関係性の問題が前面に立つことは明らかである．価値があると考えられる経験としては，さよならを言うこと・一緒の時間を過ごし信用して親しい他者に秘密を打ち明けられるようになること・長きにわたる葛藤を解決すること・その人が他者にとって価値があると感じられるようになること，が含まれる．

がんがもたらす心理社会的な衝撃は，関係性という観点から理解できる[4,5]．がんを抱える夫婦は情緒的に相互依存的な一つの単位のように機能し，そこでは互いのニーズ・目標・情緒的反応が関連し，影響し合っている[6]．さらに，関係性の質は，死が近く迫っているときや死別の時期になっても，互いの心理的適応と強く関連している[4,7,8]．互いにサポートし合い，話し合っているときは，親密な関係性は，たいへん重要であり，双方にとっての苦痛を緩衝する[9]．

このため，関係のレンズを通してがん患者の心理社会的ケアに取り組むことへの関心が増してきている．しかしながら，がん医療の場面では一般的に，進行がん患者と，患者の重要な他者に対しては，別々の支援が，個人や集団の形式で提供される．終末期ケアにおいて，夫婦同席での介入は十分に行われておらず，研究されてきていない[10]．これは，早期がんをもつ夫婦への支持的介入が急増していることと対照的である[11]．終末期において夫婦単位の支援がないということは，ニーズが手つかずで残っている可能性がある．患者と配偶者の親しい関係性は，苦痛を調整するうえで重要である．それによって終末期の希望や優先事項の意味を明確にし，意味を見出すことが促される．進行がんの夫婦への介入が，早期がんのそれと比較して異なる点は，介護，予期される喪失，実存的な関心に，テーマの重点が置かれることである[7]．

2) 誰を対象とするのか

　今回提示する夫婦療法のモデルでは，夫婦を一つの単位として，苦痛を有する人たちとして扱う。また，がん患者やその家族の多くは自立して問題に対処することができ，元々の回復力を尊重することで自力で対処できる人が多いため，多大なニーズをもつ個人や家族に対してのみ支持的な介入を行う傾向がサイコオンコロジーにおいて高まってきている。たとえば，悲嘆に焦点づけした家族療法（Family focused grief therapy；FFGT）の最初の研究では，関係性に基づいた介入が緩和ケアのがん患者家族へ提供され，最も苦痛を感じていた家族に対して大きな効果サイズが示された。そこでは悲嘆症状尺度（Brief symptom inventory；BSI）か，またはBeckの抑うつ尺度（Beck depression inventory；BDI）のベースライン時の得点が上位10%に属していた人においてのみ有意な改善が認められた[12]。同様に，介護者に対する問題解決スキルを促進する介入を行った結果，苦痛の下位尺度においてのみ効果的であることが示された[13]。緩和ケアにおける介護者の介入に関するHardingとHigginson[14]によるレビューでは，支持的介入を広範囲に提供することの意義を支持するエビデンスはなく，有意な苦痛・抑うつを有する群を特定し，その人たちに限定して介入を行うことが役に立つと結論づけている。

　苦痛とは不安と抑うつの症状を含むが，必ずしもDSM-Ⅳ診断の存在を意味するわけではない。つまり，夫婦は腫瘍医，看護師，ソーシャルワーカーから紹介されたり，またはBSI[15]などの臨床的"事例性"を決定するために用いられる予防的スクリーニングを介して，夫婦療法に紹介される。多くの場合，苦痛は夫婦のどちらか一方に生じ〔いわゆる"症状保有者（symptom bearer）"〕，そしてそれは時にもう一方の配偶者に相補的な関係性のプロセスを生じる。苦痛の根源が何であるかに関わらず，関係性のレベルに対する介入は，関係性に安寧を与えることによって，夫婦それぞれの力を増やしてストレスを"代謝"し，夫婦の能力を高める。すべての夫婦にとって，進行する疾患と喪失は大きな課題であるが，互いに快適に関わることができていない夫婦にとっては特に大きな課題となりうる。McWilliamsは"相手に満足に「こんにちは」と挨拶できていないと漠然と感じているのに，さよならを言うことはたいへんつらいことである"と述べている[16]。

　がん患者とその配偶者の15～50%において，臨床的に重度な苦痛が報告されている。また疾患が進行するにつれて，その割合は増加し，生活の質（QOL）は悪くなっていく[17,18]。前立腺がん（多くは進行がん）を有する夫婦の縦断研究において，約23%は少なくとも一方の配偶者がBSIの閾値を超えていた。配偶者はより脆弱で，22%はDSM-Ⅳの大うつ病性障害，または不安障害の基準を満たしていた[19]。さらに6か月後には，配偶者の結婚生活の質が有意に低下しており，25%は夫婦の協力

が弱くなったこと，18%はコミュニケーションが少なくなったこと，17%は過度な葛藤を感じていることが報告された[19]。

2. 意味を見出すことと親密さを統合する：ワーキングモデル

意味を見出すことと親密さが，本章の介入モデルを支える概念である。ここでは，これらの概念の構成要素の定義に役立つ理論的モデルを詳述する。

1）意味を見出すこと

Susan Folkman[20]による，AIDSを患う男性の介護者に関する，影響力のある研究によると，死にゆく配偶者を介護して遺された配偶者が，疾患と喪失に伴う強い悲嘆や情緒的苦痛と，肯定的な情緒的状態を同時に経験することはありうることであり，むしろ一般的でさえあるという重要な見解がある。不幸な出来事に直面していながらも，肯定的な情緒的経験ができるこの能力は，意味に基づいたコーピングと理解されてきた。これはつまり，生活の優先事項を整理し直すこと，肯定的な意味のある生活で日常を満たすこと，困難なライフイベントの最中に健康な状態を維持するために信念・価値・実存的な目標（たとえば，生活における目的）をもつといった，様々な対処戦略のことである。ParkとFolkman[21]は，意味を見出すモデルを構築し，人々は，自分の人生における全体的な信念・目標・優先事項・目的の意味と矛盾したストレスフルな出来事が起きたときに，意味を見出すことに取り組む，と述べている。ストレスフルな出来事に直面するなかで意味を見出すことに関する研究と理論的取り組みでは，精神内部のプロセスが協調されている[22]。これに対してLeporeの研究では[23]，ストレスフルな出来事のなかで，成長・ベネフィットファインディング（よいところ探し）・認知的プロセスにおける，その人の能力を妨害・促進する社会的関係性が重要であることが示されている。

関係性という文脈において，意味を見出すプロセスはどのように理解できるだろうか。PattersonとGarwick[24]は，**家族の意味**という概念を，「家族が互いに影響し合っていたこと，時間や場所，人生の経験を共有したことについて，互いに語り合ったときに集合的に構成された解釈・イメージ・見解」(p.2)と定義した。社会構成主義者の主張によれば，意味を見出すことは相互作用を**必要とし**，家族の一人だけではなく家族全体として見たときに意味をなすものである。家族の意味には3つのレベルがあり，非常に具体的で観察できるものから，はなはだ抽象的で黙示的なものまである。

①目前にある状況に関連する意味（たとえば，ストレスフルな出来事に対する差し

迫った主観的な評価．なぜそれが起こったのか，それに対処することに誰が責任を負うのか，どんな要求に直面しており，その要求への援助があるか，ということ）
②家族のアイデンティティの関連する意味（たとえば，暗黙の関連性の規則・方法・役割を含む，家族のアイデンティティに対する観点）
③家族の世界観に関連する意味（たとえば，共通のイデオロギー・統制・他者への信頼・統一感・有意味性を含めた，外界や目的に対する家族の観点）

　ストレスフルな出来事に直面した人は，たとえ個人の努力や個人内プロセスとみなされる部分はあるにせよ，多かれ少なかれ社会的な文脈の中で意味を形作る．そしてこのプロセスの進退は社会的な関係性に影響を受ける．IMMCTでは，夫婦は，共有された深い関係性のプロセスを通して，終末期での意味を一緒に見出すよう促される．

2）親密性

　われわれの活動は，2つの親密性の概念化によって構成されている．一つは，広く引用されている Interpersonal Process Model of Intimacy[25]であり，これは，互いに秘密を打ち明ける（一方の考えや感じていることを共有すること）ときや，相互の反応を経験するとき（配慮，受け入れ，理解を感じること）に感じる親密性である．夫婦が互いに今までの夫婦生活での支え合いを確認するうちに親密な感情が生じ[26]，これは乳がんに罹患している夫婦において効果があることが実証されている[27]．筆者らの治療モデルにより推測される結果としては，親密さが増し，維持されることがある．筆者らは，夫婦が互いの考えや関心・恐れを受け入れることを手助けする必要があると考える．そこで夫婦が互いの経験を考慮し，感情を表現できるように促すために循環的質問（文献28 FFGTのChapter 16を参照）を用いる．親密性は，特定の文脈や時間になされる関係性の行動（必ずしも言語的でなくてもよい）とみなされている[29]．夫婦は，概して自分たちの関係性を，親密で，長年連れ添い，深い信頼があると表現するだろうが，進行がんを患っている状況で親密性を"増す"ことは難しいだろう．この状況での親密性を増すことが難しい理由として，防衛（たとえば，ストレスを感じる話題を回避したいという願望），望みを残しておきたいという希望（たとえば，将来の見通しを考えることを回避したいという願望）や，予期悲嘆に対処する方法としてあらかじめ距離をとっておくこと，が含まれる．James Cordova[30]による親密性の行動的モデルでは，親密性は，対人関係において"弱気な気持ち"を出す行動（相手にとって容認しがたい可能性のある言動，など）が強められる．弱気な気持ちを出す行動（たとえば，悲しみ，恥，不安といった"激しくない"感情表出）を表現することが，非難されずにむしろ認められて促されると，配偶者はより親密性を実感できる．

このような経験を重ねることによって，あらゆる考えや感情を表現することが快適に感じられるような，情緒的な雰囲気が生じる。たといいつか死という離別が訪れることを知っていたとしても，ここに述べた夫婦療法のモデルでは，病気に関する敏感な感情を表出することを促すことを通じて，夫婦が互いに安心を引き出すことができるようになり，親密性の相互作用が"機能する"ようになる。

Weingarten[29]は，親密性を，意味を見出すことこそが中心的な特徴であると定義した。そこでは，言語的な関わりと非言語的な関わりは同等の価値をもつ。また，親密な相互の関わりは，打ち明ける話の内容や程度で判断されるのではなく，夫婦が共有して理解したうえで意味をもてるかどうかで決まると提案した：

"人が意味を共有し，協働して見出し，見出した意味に基づいた行動をとれるようになったときに，親密な関わりが生じる。意味は，書くこと，話すこと，ジェスチャー，象徴などを通じて共有できる。意味を見出す過程で，人は相手を知る経験と，相手に知ってもらう経験をする"（文献29, p.7）。

3. プロセス：治療の構造と概観

IMMCTは，夫婦の一方が進行がんを患っており，夫婦の一方もしくは両者の心理的苦痛が強い場合に行う短期的な介入である。IMMCTの目的は，①苦痛を感じている配偶者（片方，または両者）の心理的適応を改善すること，②実存的苦痛を低減すること，である。これらの目的のために，親密さを増すこと（たとえば，将来のことについて隠し事を共有するように手助けすること，効果的な支援ができるように手助けすること，悲嘆の共有を手助けすること），特に関係性のレベルにおいて意味を見出すことを促進すること（たとえば，関係性の優先事項や希望を振り返ること，これまで夫婦で一緒にやってきたことを振り返ること）を促す。治療では，夫婦に対して4つの"核"となるセッションを行う。前半の2セッションは1週間間隔で，後半の2セッションは2, 3週間間隔で行う。このようにセッションの間隔を設定した理由は，治療で学んだことを夫婦が互いに理解して活用する時間をもつためである。さらに2回の"維持"セッションが，夫婦の進歩を確認し，障壁や未解決の領域がないかを見直すために1～2か月後に提案される。

1) セッションの内容

セッションの内容は以下のようになっている。
- セッション1：がんに関するストーリーを引き出す。それが個人や夫婦としての受容にどのような影響や変化があるかを理解する，今後中心となるテーマを特定する。

- セッション2：ジェノグラム（家系図）を作成し，関係性の概観をおさらいする。これは，先の世代から受け継いだ価値，関係性のパターン，夫婦の歴史における喪失に対する受容の仕方，回復力を知るために行う。
- セッション3：意味の源を特定し，難しいテーマに関するコミュニケーションを改善し，夫婦で共同で作る思い出について話し合う。
- セッション4：整理し，まとめる。支援のプロセスを見直し，今後の懸案事項と予防について予測する。

2) 治療者のスタイル

次に，治療者がこの治療モデルを進めていくうえで重要な点を示す。
- 治療者は温かさを示すことによって夫婦と信頼関係を結び，夫婦の関係性を話したり，深めたりできるようにする。
- 治療者は，夫婦のどちらか一方に偏った関係になることを意識的に避け，中立でいるよう努力をする。治療の目的のために一時的にこの中立的な立場をとれない場合もあるが，夫婦双方のために，中立的な立場を取り戻す関わりをして対応する。
- 治療者は，教える，というよりもむしろ夫婦を促す働きをする。セッションの題材から具体化する内容は，治療者が無理強いするものではなく，夫婦が選ぶものである。
- 治療者から夫婦への開かれた質問は，一般的に家族システム論的治療（Chapter 16 FFGT参照）において用いられるような形式で，直線的，循環論的，戦略的である。
- まとめをするときは夫婦両方の話を加味し，バランスがとれた，問題点や関心の強さが反映された内容にする。今までの経験の理解を夫婦が共有するまで，まとめを広げたり，確かめたり修正するように促す。
- 治療者は治療過程の責任を負い，筋道に沿って段階を説明し，夫婦それぞれのニーズや理解に応じて治療のペースを調整する。そのために，治療者は治療の目的とその構造の概要を夫婦に伝え，予約を確認し，セッションにおける時間の配分をする。
- 強いストレスを感じている夫婦を治療する場合は，扱っている症状，臨床的な抑うつや不安に対する向精神薬を含めた薬剤の必要性について，積極的に腫瘍医に連絡を取る。

3) 主なテーマ

進行がんに直面している夫婦に関連する3つの主なテーマは，①喪失と悲嘆，②実存的苦痛と意味を見出すこと，③夫婦の関係性の歪み，である。これらのテーマで用いられるカップルエクササイズと治療過程について症例を記す。

① 喪失と悲嘆

　喪失は進行がんにおいて例外なく経験されるものであり，複数の喪失対象がある。疾患によって，将来への期待や夢が叶わなくなり，健康の喪失をもたらす。乳房切除や人工肛門造設術や肢切除術のように，体の完全性や外観の喪失もある。頭頸部がんの患者にとって手術による顔の変化は，外見を恥ずかしく思うことも含め，大幅にボディイメージを変化させる。がん性悪液質症候群による体重減少は，体力低減と倦怠感をもたらし，同時に仕事や趣味を続けることも難しくする。そして身体的な衰弱により，友人と付き合うこと，旅行をするといった社会的な喪失が生じる。

　抗がん剤治療による副作用により喪失がさらに蓄積される。副作用には，抗がん剤治療による神経障害性疼痛，ホルモン除去による一過性の熱感，手術による瘢や創の損壊，といったものがあり，このほかにも多岐にわたる。生活のなかの当たり前の楽しみである，味わうこと，飲み込むこと，セックス，読書，音楽，自由に歩くこと，ということができなくなるだろう。

　進行がんに伴って，確かさの感覚，生活のなかで当たり前のことと思っていた自己コントロール感，年数をかけて培ってきた達成感や能力，などの喪失が生じる。このような変化による喪失は深い悲しみをもたらし，将来についての苦痛と絶望へとつながる。これに引き続いて恐怖が押し寄せることもある。恐怖には，他人に依存せざるを得ないこと，家族へ負担をかけてしまうこと，苦痛を伴う耐えられない死への恐れ，などが含まれる。これからも人生が続くという徒労感は希死念慮へとつながることもある。

② 喪失と悲嘆への対処

　進行がん患者とその配偶者を支援する際の大原則は，まず悲嘆を認めることである。治療者が悲嘆を認めるにも関わらず，夫婦はわざとらしい笑顔や陽気な雰囲気で隠そうとすることもある。悲嘆に名前をつけることは，悲しみを感じていながらも喪の感情を知的に理解していない多くの人に役立つ。夫婦は悲嘆が正常な反応であることを互いに認識して共有したときに，互いに支え合う努力ができるようになり，親密性が深まる。回避行動（夫婦が相手を思いやるあまり話題を避けること）を克服できれば，何がつらくて何が恐いかを，互いに信頼関係をもって話し合うことができるようになる。

　夫婦は悲嘆を様々な形で表現する。すぐに表現する人もいれば，表現することを難しく感じる人もいて，共有された役割や互いの支援状況により表現方法は変化する。個人心理療法をしていた治療者は，苦痛を感じている人に対して自ら共感的支援をする傾向がある。このような温かいケアに害はないが，治療者自身が支援を提供するよりは，夫婦が互いに支援を強め合えるように治療者から夫婦に働きかけたほうが，よ

り効果的である。そのために役立つ質問としては，

"奥様が泣いていらっしゃるのを見たとき，奥様の助けになるものは何でしょうか"
"どんなときに励まして，どんなときに見守ったほうがよいか，どうしたらわかるでしょうか"
"悲嘆を表現しやすくさせることや，表現しにくくさせることはどんなことでしょうか"
"ハグしてほしいとお願いする傾向があるのは，ご夫婦のうちどちらでしょうか"

悲嘆に取り組む夫婦にとっての治療目標は，客観的な観察者の目線で相手を見ることができるようになって，夫婦それぞれの心地よさのニーズ，回避のパターン，情緒的サポートが必要なのか問題解決が必要なのかを把握すること，文化的・家系的になれたコーピングの仕方，などを同定できるようになることである。そうすると，互いのサポートニーズや好むコーピング方式を夫婦が理解できるようになり，自信をもってコーピングの方法を選択できるようになる。

ここで治療者に必要なスキルには，抑うつと悲嘆を区別すること，コーピングスタイルを認識すること，両価的な感情表出を見守ること（たとえば，希死念慮），うまく適応できない怒りがあることを認めて手助けしていくこと，相互のニーズに取り組むためにセッションを調整することが挙げられる。今までとは違ったコーピングスタイルを発見できたら，夫婦がその方法になじめるように名前をつける。内省を促す練られた質問をすることで，適応的な対処方法を補強することができる（FFGT；Chapter 16，→ 305 頁参照）。

③ 実存的苦痛

人の実存に関する課題は，実存的な問題とされ，ストレスの一般的な根源である[31,32]。表 14-1 には，実存的な課題，ストレスの性質，それに対して夫婦がどのように対処して受け入れるかを記載している。ここに示した課題，ストレス，プロセスは，個人としても経験されるものであるが，夫婦が互いに共有できるものであり，相互支援や話し合いによって，夫婦はより上手に課題に取り組むことができるようになる。

治療者は，夫婦が実存的な問題に気づくたびにそれに名前をつけ，そのテーマが正常かつ普遍的であるということを示す。それに引き続き，その問題に対して最も役に立ちそうだと夫婦が感じられるコーピングの方法を探るようにする。

- **死の不安**

死や死に至るプロセスに関する恐怖感は，悲観主義・否定的な選択的注意・拡大解

表 14-1　進行性のがんを患う夫婦が直面する実存的な課題

実存的な課題	苦痛の性質	適応の特徴
死	死の不安	勇気と，最大限に人生を生きることに焦点を置く
喪失	複雑性悲嘆	適応的な悲嘆，創造性に心を開く
自由	統制感の喪失	弱さと自立の喪失に対する受容
自己/尊厳	自己価値への脅威	外見の損失がありながらも自己価値を維持する
孤独	孤独と疎外感	配偶者，家族，友人とともに過ごす
人生の意味	混乱	祝賀を伴う達成感
不可知/不可解	精神的絶望	神への畏敬の念

釈・破局化によって直ちに増悪する。ほとんどの夫婦において，一方の配偶者が他方の配偶者よりも悲観的に考える傾向がある。悲観的に考える傾向のある配偶者が，否定的な認識をできるかぎり現実的な認識としてもてるようになるために，他方の配偶者が治療協力者として夫婦療法に参加する。"いつか私たちはみんな死ぬのです。その可能性についてずっと思い悩んで過ごすなんてもったいないと思いませんか。今の瞬間をよく生きるということにエネルギーを使うために，いつかは死ぬ運命であるという事実を上手に利用できるのではないでしょうか"と問いかける。

- **不確実性**

人はたくさんの不確実性を抱えつつ日々生きている。治療者は，夫婦の優先事項や望みを明らかにする仮のシナリオを考えるように促すため，現状の不確実性を用いて夫婦に質問する。"もしあなたがあと1年生きるとしたら何をするでしょうか" "もし残り6か月だとしたら，これはどのように変わってきますか" "もし3か月だったら最初に優先したいことはどんなことでしょうか"。この"仮説的タイムラインエクササイズ (hypothetical timeline exercise)"をすることにより，夫婦はこれら3つの仮のシナリオをじっくりと考え，それに応じてどのようにその期間を過ごすかを話し合う。どのような出来事，人，関係性，気晴らしが夫婦にとって重要なのだろうか。夫婦それぞれが互いの優先事項を理解し，それぞれのニーズを考慮するように促す時間を設ける。症例を後述する (本章のセクション4参照)。

- **強迫的なコントロール**

コントロール感を失うことに脅かされているとき，何をすべきかということを考えることが重要になる。今まで夫婦は一致しない見通しについてどのように折り合いをつけてきたのだろうか。"全か無か"という考えが夫婦の意見のなかに見られるだろうか。コントロールできることを管理していくことや，もうコントロールできずに諦

めなくてはならない状況をどのように互いに助け合っていくのだろうか．
- **不公平**

　世の中は公平であるはずだ，神も公平であるはずだ，という世界観は普遍的によくある前提である．病気や治療結果が不公平だと感じるときに夫婦は大きく落胆する．残念なことに，病気は人や年齢，ライフサイクルのタイミングを決して考慮してくれることはない．公平はあり得ないのである．一方の配偶者が自然界のあり方についてより柔軟な見通しをもっていると，強く不公平を感じているもう一方の配偶者の見通しとのバランスが保てるようになる．つまり一方の配偶者が柔軟な見通しをもてることは，他方の配偶者の柔軟性を増すことの手助けになる．

- **負担をかけることの恐れ**

　どの夫婦においても，加齢の現実とともに，ギブアンドテイクの自然なバランスがある．介護の負担を認め，成人した子どもや友人から支援を受けることや，介護者に休養が必要だということについて夫婦間でオープンに話すことができるだろうか．協力的な家族が愛情を込めて大丈夫だよと言ってあげることは，感謝の気持ちを表すことと同様に大切なことである．

- **外見を損なうことと尊厳**

　否定的なレッテル貼りやステレオタイプ化などという認知の歪みがあると，困惑と羞恥心が生じる．病気を抱える人に対して，その人がどのような人であるかというストーリーを引き出し，彼らのもつ特徴の強みを見つけ出し，達成してきたことを認め，人間関係のなかで目を引く特徴に注目を与えることができると，その人に，価値の喪失感に打ち勝って立ち直る力を与えることにつながる．夫婦にとって，人にどう見られているかという感覚のほうが，自分が自分をどうみるかという感覚より心地悪く感じられるだろう．残念ながら，多かれ少なかれ嫌悪感や蔑視は生じるものであるし，外見の醜形にあだ名がつけられたりするのは否めない．この悲しい現実は認めざるを得ない．ブラックユーモアは，いまいましい身体の一部分や，悪臭が漂う身体について対応することの手助けになるかもしれない．傷のケアと手当ては専門看護師に任せることができるのだから，夫婦は，かつて互いに愛し合った者として，関係性の尊厳を維持するために思いやりのある関わりを大切にするようにしよう．このつらい現実に耐えるために必要な成熟と常識感覚は，治療者の直接的な導きによってもたらすことができる．

- **スピリチュアルな苦痛**

　スピリチュアリティは，内的自己との一貫性をもった関わり，人としての真の姿，魂から生じる内的世界の力，などと様々に表現されてきた．どのように表現されるにせよ，夫婦は，相手のスピリチュアリティを一番よく理解している．このようにスピリチュアリティは，関係性や意味に関連して表現される．これはあらゆる宗教に普遍

的な概念であり，通常は外的な表現形式に注目されがちであるが，真のスピリチュアリティは内的自己に反映されるものである。日常生活を送っていくなかで日々の出来事をスパイスとしながら，また何かしらの超存在的なものとつながっているという感覚をもちながら，スピリチュアリティの安寧は得られていく。超存在的なものとは，宇宙の力，神，その人の最も重要な関係性の深甚な美しさ，など様々に理解される。これが得られずに，宗教を疑い始めたとき，人生の混沌に困惑したとき，人生の不毛さに苦痛を感じたとき，人生の神秘さが失われたときに，苦痛が症状として現れる。

人生の知ることのできない範囲，計り知れないほどの実存的な神秘に対する人の反応は，古くからの畏敬の道徳的美点を通じて生じる。これは，自然の美しさや配偶者のロマンチックな側面を知りたいと思う"畏敬の念の現象"である。尊敬とは健全な関係性において見られ，その関係性に強い関心，尊敬と寛容さをもつことは礼節の基本であり他者への愛である。私的な恥と脆弱性を隠さずに，他者には深い感謝の気持ちをもって他者の才能・成功・貢献を認めるという，謙遜を通じても畏敬の念は生じる。結果として，自己を受容することは，虚偽の自己（対象関係理論で解説されているような）よりも真の自己を成長させる。夫婦が人生の何に畏敬の念を感じるかを認識し，夫婦が互いに尊重し合えるようなしきたりや決まったやり方を共有し，配偶者の宗教的な特徴を理解できるように，治療者は夫婦を手助けする。

実存哲学者である Paul Tillich[33]は，信仰や神秘主義を，基本的な現実と結合する（または関係をもつ）ためのプロセスとみなした。しかしながら彼は，信仰とは信じられないことを信じ込むことではないと明言した。彼はどちらかといえば，信仰はすべてを超越する力によって得られる状態とみなした（文献33, p.106）。彼の『The Courage to Be』という学術書において，"現代における勇敢さとは単純な楽観主義ではない。現代で勇敢であるということは，境界のない世界，人として理解できる意味をもたずに無への強い不安を抱えていく必要がある"と述べ続けた（文献33, p.106）。この不可知の構成概念は，強いつながりをもつ人々の関係性において認められる。そして尊重し合い，日常を超越し，相手の尊厳を認めながら，夫婦は互いにスピリチュアリティ，内的世界，豊かさ，関係性を強めるようなすばらしい状態にたどり着くことができる。

チャプレンやパストラルケアサービスといった付加的な支援を利用しながら，夫婦は相手のスピリチュアリティを理解し，スピリチュアリティを支える儀式や文化を支援し，スピリチュアリティの疑問について隠し立てなく話し合うように促される。

人生の最期に向かう多くの患者にとってこれは最も重要なことである。人生の意味や目的，重要な実存的な領域，治療モデルの最も重要な方法において優先することを考えるようにする。

4) 人生の意味と目的

　夫婦にとって関係性の意味は最も重要なことである。これは二人のなれ初め，あらゆるいさかい，結婚に至った互いの魅力，二人に共通のことや違いなどという，関係性の物語を通じて理解される。それは家族の物語も同様である。物語には，両親と祖父母において見られた関係性のパターンや一つの世代が次の世代へと移りゆく関係性のパターンも含まれる。多少の微妙な相違はあるだろうが，治療者は，役割，目的，意図，成果，共有された創造力や趣味・余暇の物語を理解して夫婦が話をするように促す（本章のセクション4参照）。最終的に，治療者は夫婦の物語のなかで，夫婦が分かち合ってきた人生のよい面と大変な面のバランスをとりながら，やりがいと脆弱性，夫婦の強さと達成を強調したまとめを伝えることが重要である。

　夫婦の歴史を上手に引き出すと，第三者が聞いても理解できるくらいつじつまが合うようになる。つじつまが合う状態とは，バランスがとれていること，時系列につながっていること，配偶者の日常生活の範囲内であること，夫婦のどちらか一方または両方が我慢してきた医学的，性的な出来事，イベント，惨事，喪失，ストレスといったような必要事項を含んでいるという特徴をもつ。

　一般的に夫婦の日常生活で主となる話題は，思い通りになる・ならないに関わらず育児が大部分を占める。このことは，核家族においては夫婦の役割を定義しやすくなり，介護者・両親としてのそれぞれの立場に注意を向けることができる。また夫婦間の協力と相補性を理解することに役立つ。つまり，育児の方法を見ると，人生の様々な折に話し合われた夫婦の関係性のスタイルがわかるのである。

5) 関係性の歪み

　健康な配偶者は介護者の役割を担い，病気を抱える配偶者は生活のあらゆる場面においてますますできることが少なくなっていく。進行がんを抱えていると，夫婦関係における関係性の歪みや相互依存の喪失は避けられない。介護者は病気の配偶者を守り介護することに努める。その一方で自分自身の情緒的な反応もあるため，強い葛藤を抱えるだろう。介護疲れの葛藤を口に出して話すよう治療者が促すことは，進行がんを抱え，時間の経過とともに夫婦の役割の変化に気づいていない夫婦に対しては特に重要である。John Rolland[34]は"気持ちの流行（emotional currency）"（文献34，p.176）の問題について述べている。この問題は，患者の障害や死についての話題のために，患者以外の人の負担が見えなくなってしまい，負担が小さく見えることを指す。そうすると介護の負担に関する問題は話題に上がらなくなる。また，介護とは実務的でストイックであるべきだという考えが一般的に強いため，さらに介護の負担の話題は上がりにくくなる。配偶者は無意識のうちに，"我慢強くなりなさい"，"肯定的に考え

なさい"という文化的な価値観に基づいて行動し，配偶者は自分の心の中の複雑な気持ちに耐えることが難しくなってしまうのである．

介護の関係性の不公平さは，強い苦痛，夫婦の関係性の不満足，負担感と関連することが示されている[35]．夫婦が互いに相手をどのように支援するか(たとえば，"どのようなジェスチャーが配偶者に伝わりやすいのか"，"配偶者が休憩を必要としているときはどのようなときか")を探ることによって，支援のバランスを取り戻すことにつながる．それによって，介護者は，患者に支援を提供するだけでなく支援を受けている感覚を得ることができ，患者も，限られてはいるが介護者を支援する役割を果たせていると感じるようになる．治療者にとって重要なことは，介護についての暗黙のルールや期待について手がかりを探しながら(たとえば，"先代の家庭において介護することはどのように評価されたのでしょうか"，"介護者が介護を続けられる強みはどこから生じているのでしょうか"，"介護者は孤独なのでしょうか，それとも協力的な誰かから励まされているのでしょうか"，"介護者はどのようにして，自分自身を労わる方法や休憩できる方法を探したのでしょうか"，などと尋ねる)，それぞれの配偶者の先祖の家族のジェノグラム(本章のセクション4参照)について内省を引き出す．

治療者は，夫婦の親密さを促進させるためには，必要に応じて距離をとらなくてはならないことに気づくだろう．介護者は，介護の大変さから中休みを取ることを承認してもらうことを本当は必要としているかもしれない．治療者は，夫婦に，病気に浸食されていない"二人だけの場所(island of couplehood)"を探すように促す．IMMCTのセッションを通じて，治療者は，夫婦が共有した価値，優先事項，一緒に体験した唯一無二の出来事といった，関係性のアイデンティティを強める話題を話し合う機会をもつよう提案する．そのなかで夫婦は，最終的に病気や喪失を乗り越えることができる関係性を誇りに思い，再体験できるようになる．Rolland[34]とMcDaniel[36]は同様に，病気の周りに境界線を引き，夫婦のアイデンティティが病気によって完全に侵されないようにする重要性を指摘した．

夫婦の関係性の歪みは，実務的な仕事(たとえば，家事の雑用)の割り振りの不公平さにつきものである．しかしながら，夫婦は一般的に感情的な歪み，つまり一方の配偶者が他方の配偶者よりも，継続的に大変な苦痛を抱え，心配をしている感覚をもっている．"心配症""抑うつ"的な配偶者は，この役割に固定されてしまい，配偶者の苦痛を和らげることができないと感じたときに相手への失望が生じ，緊張が高まる．夫婦の関係性が柔軟であるときには，それぞれの配偶者が交互に苦痛を隠しながら配偶者の役割は保たれる．他方，一方の配偶者が病気の厳しい現実に注目して"ばかり"いて，もう片方の配偶者が比較的希望のある現実を見通していると，距離感を感じることになる．配偶者の関係性のスタイルにおける心理学的問題を捉え直すことによって，夫婦が苦痛の源(進行がん)を共有して理解し，その影響の認識を共有す

る方法を見つけやすくなる。時折，一方の配偶者の苦痛の源が，他方の配偶者と喪失や将来のことについて話をすることの恐れや心配から生じていることがある。苦痛の源を口に出して話すことを促し，それが自然に話されるようになると，夫婦関係は親密となり，苦痛を感じる配偶者に安心がもたらされる。

4．夫婦エクササイズと症例

　今まで述べてきたように，IMMCT では教育的というよりもむしろ探索的な介入に重きを置く。上述の内容の表出を促し，夫婦間の直接の会話を活発にするために用いる夫婦エクササイズがある。これらのエクササイズを用いた症例を下記に示す。

1) ジェノグラムエクササイズ

　夫婦セッションの 2 回目に，治療者はジェノグラム，または"家系図（ファミリーツリー）"エクササイズ（この一般的な家族療法のツールについてのさらに詳しい情報は，McGoldrick and colleagues[37]を参照）を通じて，それぞれの配偶者の家系について知る時間を設ける。この目的は，夫婦の病気に対する反応を形成したり，現在の夫婦の関係性に影響している，それぞれの配偶者の家族の歴史の特徴を特定することである。治療者はメモ用紙やホワイトボードを用いて，少なくとも家族の 3 世代（たとえば，両親の世代，夫婦自身とその兄弟姉妹，必要ならば夫婦の子ども）のジェノグラムを作図する。治療者は，夫婦に対して交互に，相手の家族の関係性のパターンについてコメントするように求める（たとえば，"ご両親はどのようにして隠し立てなくコミュニケーションをとられていたのでしょうか"，"ご両親は意見が異なるときや対立するときにどのようにして対応していたのでしょうか"，"あなたの配偶者が家族から引き継いだ関係性のスタイルはどのようなものですか"，"配偶者が一番似ているのは誰でしょうか"，"あなた/あなたの配偶者が捨てたスタイルはあるのでしょうか"）。この継時的な振り返りの重要な点は，それぞれの配偶者の家族の歴史で明らかとなった強さと価値を誇りに感じることにつながることである。それぞれの配偶者に影響してきた家族の生活の重要なテーマをまとめることは，情報収集というよりも，より治療的な意味をもち，このエクササイズから得られる理解を深めることができる。

● 症例 1

　C 氏は 66 歳。電気技師を定年退職し，現在は転移性の膵がんに罹患している。妻と一緒に来室した。C 氏は化学療法を中断し，徐々に弱っていくことを認識していた。しかしながら，彼に抑うつの兆候が出ていることを心配した妻の提案で，彼はセッションに参加することに同意した。夫婦には 4 人の子どもがいて，そのう

ちの3人は地理的にかなり遠いところにいるため，悲しく，当惑していた。2回目のセッションでのジェノグラムによって，C氏は7歳年下の妹と疎遠になっていることがわかった。経済的ないさかいもあり，C氏は彼の妹と話をしないと強く主張してきた。C氏の妻は，義妹の身勝手さに憤慨し，家族のイベントに彼女を誘うことを拒否し，距離をとることを主張してきた。これらの出来事を振り返って，治療者はC氏の妻に，"あなたの旦那さんは妹さんをどれくらい会いたいと思っていると考えていますか"と質問した。C氏は妹と話をしたいと願う一方で，"もう遅すぎる"と思ったり，妻に誠実であり続けたいと思う，という板ばさみの感情を述べた。次のセッションで，C氏は，妻の賛成を得られたので，妹へ連絡をして互いの状況を報告し，家族で集まる約束をしたと述べた。C氏は，"再び妹の声を聞けてよかった，そうするように言ってくれた妻を誇りに思う"と言った。夫婦間の相違を解決するための方法として距離をとる，遮断するということはC氏の妻の家族の歴史によく生じていることであった。夫婦は互いの相違を認識し，彼ら自身の子どもが同じように関係性の距離をとるということを選ぶのではないかと心配した。これにより，家族の関係性がさらに強い結束を促す機会が増えることとなった。

2) コミュニケーションエクササイズ

　　治療者は初回セッションの最後に，互いに話し合って共通の活動をする時間を作り（たとえば，食事や散歩），そこで夫婦が会話できるように計画することを促す。夫婦はこの時間で，病気が夫婦の関係性に与えた影響について話をする。治療者は，共有された意味の源について話しやすくなる質問リストを提供する。この質問リストによって，夫婦は貴重な役割をじっくりと考えるようになる（たとえば，"あなたの人生においてあなたが担う役割，―妻／夫／母／父／友人―，どの役割があなたにとって最も意味のあることか考えてみてください。どの役割ががんにより最も影響を受けてきたでしょうか。あなたの配偶者にとってはどの役割が最も重要だと思いますか。あなたの夫婦生活のなかであなたが担った役割はどれでしょうか。そしてそれは病気になってどのように変化してきたでしょうか"）。意図的に介入早期に与えられるこのエクササイズを行う目的は，治療の場面以外で，話し合いと考えの共有を活性化することである。夫婦は，次のセッションで何を話し合ったか振り返るように促される。

● 症例2

　　L氏は，48歳の建築士であり，進行期の前立腺がんに罹患している。彼は妻と一緒に訪室した。夫婦は結婚して23年になり，現在10歳代の2人の子どもがいる。L氏の妻は，夫の病気について"いつも"考えていると訴えた。一方でL氏は，

"私は，いつも同じように病気で悩んでいるわけではない"と言った．夫婦は隠し立てなくコミュニケーションをとり，"病気を話題に挙げる"ことの重要性はわかっているが，時折防衛的になり，悲しみを共有することができないことを認識していた．L氏は，"症状の点からがんについて話をする"ことはするが，情緒的な影響について話をすることはない，というように例を挙げた．L氏の妻は，話をすることを避けるために夜テレビの前に並んで座っている，と付け加えた．治療者は，話をせずに一緒に座っていることで感じられる快適さや親密さを認めつつ，話を回避することで生じる自己防衛性を強調した．治療者は初回セッションに続いて，夫婦にコミュニケーションエクササイズを行うように促した．次回のセッションのときに，夫婦はカフェに出かけて，そこで病気が夫婦の生活に及ぼした影響について情緒的な会話をしたということを治療者に話した．L氏の妻は，将来一人で残されることの心配をL氏と共有し，夫婦は以前よりも隠し立てなく悲嘆を共有できるようになった．

3) 仮説的タイムラインエクササイズ

　夫婦は，将来一緒に過ごすことが，様々な期間（たとえば，1年，半年，2か月，または洗礼式の前，卒業式の前，結婚式の前など）に限定された3つの**仮説的な**シナリオを提示される．夫婦は，二人の時間をそれぞれ"最良の場合"，"最悪の場合"のシナリオで過ごすとしたらどのようになるか，どのような出来事，人，関係性，趣味，気晴らしが夫婦にとって重要なのかをじっくり考えるように求められる．このエクササイズは，夫婦が共通の優先事項を明らかにし，限られた不確かな未来における考えられる可能性を見極めるという経験をじっくり考えることを手助けするために開発された．

　病気を患う配偶者の，最期の希望や優先事項はよく強調されるが，治療者は時間と手間をかけて夫婦両方の見通しを述べるように促す，つまり夫婦が協力して現時点で最も重要なことは何かということを決めるように促す．このエクササイズは，セッション内でもなされるし，宿題として提示されることもある．そして治療者は患者の病気の状態に合った仮説的な時間の期間を選ぶようにする．

◉ 症例3

　Sさんは69歳の元ダンサーであり，ステージⅣの乳がんを患っている．ミュージシャンである42歳の夫と一緒に夫婦療法に来た．夫婦にはカリフォルニアに住む息子が1人いる．息子は両親にカリフォルニアに移住するように主張し，カリフォルニアでは経済的にも支援できるだろうこと，両親が快適に過ごせ，治療の用意もできるだろうと言っていた．夫婦は数年前に自宅を売り，病院への通院がより

便利な小さめのアパートを買った。より都会な地域に引っ越しをしたことによって，遠距離を移動することなく，美術館やコンサートに行くことができるようにもなった。Sさんの夫は，カリフォルニアに引っ越しすることに賛成してきた，そしてセッションの中で，妻が去ったあとに夫は自分が一人にならないために，息子の近くに住んでおきたいということを語った。しかしながらSさんは，主治医が新しい治療センターへ紹介状を準備すると言っても，現在の治療チームへの信頼感から決めきれなかった。タイムラインエクササイズをすることによって，夫婦は仮説的な時間制限の制約のなかで彼らの優先順位を明らかにするように促された。エクササイズによって，将来の計画ができないことについて悲しみや失望を感じることになったが，夫婦は彼らの将来についての選択ができた。Sさんは"自宅"のようにくつろげる地域に根を下ろしているという感覚や，引っ越しすることでこの快適さを失うことがいかに大きな出来事であるかを自覚した。夫は，都市での生活は夫婦の若い時期を思い出させることを認識し，夫婦の残りの時間を共有するためにより適した環境であると気がついた。夫婦は，親しいアーティストの友人に囲まれて趣味を共有する，元いた場所に留まることを決めた。

4) 関係性のレガシーエクササイズ

最後の1, 2回のセッションでは，互いに夫婦の愛の意味を明確にし，称えることを手助けするような活動を行い，夫婦が二人で共有した人生を誇りに思えるように，治療者は夫婦を導いていく。これは言語的または象徴的のどちらでも，様々なかたちをとることができる。そして一般的には，一緒に記入すること，写真の収集，思い出のアルバムづくり，大切な音楽の収集，夫婦を称えるような活動を含める。

レガシーワーク（legacy work）を個人で行うこととは異なり，このエクササイズでは，夫婦が一緒に築いてきたものを具体化する機会をもつことになる。この活動を行うなかで，夫婦は次のような質問について考え，話し合うように促される。"結婚生活を振り返ってみると，夫婦として達成したあなたが最もうれしいことは何でしょうか。最も誇りに思うものは何でしょうか。人生の目的や優先順位があるとすれば，それはどのようなものでしょうか。夫婦の歴史を表現するような夫婦としての"モットー"があったらそれはどのようなものでしょうか"

● 症例4

R氏は，進行性の前立腺がんを患う55歳の男性であり，28歳の妻と一緒に夫婦療法にやって来た。彼は退職後すぐに前立腺がんの告知をされた。治療者は，R夫人の将来の見通しについての関心や心配事を知るために，未来志向性の質問を用いた（R氏に対して，"もしあなたがわれわれと一緒にはいられなくなった将来のこ

とを考えるとすると，あなたの奥さまはどのように生活していくのでしょうか。彼女を力づけるものはどのようなものでしょうか。彼女はどこに支援を頼っていくのでしょうか"）。これによって夫婦で一緒に築いてきたことを具体化することについて話し合いがなされた。夫婦は，娘からの贈り物としてビデオカメラを受け取った。彼らは一緒に座って昔の写真アルバムを見ながら，それらをフィルムに収めるために，ビデオカメラを使うことにした。どのアルバムのページについても，夫婦の関係，旅行，思い出に残る家族イベントといった，愛を示す出来事について夫婦は話をした。

5. 有効性のエビデンス

進行がんを抱える夫婦を対象とした介入の有効性のエビデンスが増えている。介護，予期される喪失，実存的な心配というテーマが強調されるという点で，早期がんの夫婦と，進行がんの夫婦への介入支援は異なっている[7]。介護する配偶者の適応的な対処方法を促進する心理社会的な介入から[38]，夫婦の情緒的なつながりを強めることを目的とした介入まで[39]，介入内容には幅がある。Kuijerら[35]は，夫婦を対象とした相互の支援を強める5セッションの介入によって，夫婦が感じる関係性の歪みが軽減すること，関係性の質が向上することを示した。

セッションでは，役に立つニーズと心理学的プロセス（患者と配偶者自身が可能な支援の程度についての基準を見直すこと）に取り組むことによって関係性の現実的なバランスを修復することを目的とした。McLeanとNissim[39]は進行性のがんに向かい合うことで生じる混乱に対応するために，準備の支援として情緒焦点型夫婦療法（Emotion-focused couples therapy：EFT-C）と呼ばれる，効果が実証されている介入方法を示した。EFT-Cの目的は，とくに脆弱な時期の夫婦の安全性とつながりを強化できるような能力を高めることである。EFT-Cの治療者は夫婦にコミュニケーションや問題解決スキルなどを用いることを教えるというよりも，これらのスキルを夫婦はすでにもっており，一時的に安全なつながりの文脈において自然に生じるであろうと仮定している。McLeanら[39]の介入により，夫婦の関係性の改善，抑うつの低減，主観的な利益と満足感の向上が示された。

6. サービスの発展

ここに示された治療的取り組みは，介入が効果的であると予測される夫婦を選び出して介入に導入できるかどうかが大きな意味をもつ。今まで述べてきたように，この治療は夫婦の一方または両方が苦痛（たとえば，不安や抑うつ）をもつ夫婦に効果的

である．それゆえに，患者と**その配偶者**に対して苦痛のスクリーニングを行うことが，これらのセッションが効果的だと予測される夫婦を識別するうえで重要な仕組みなのである．

　患者個人へのケアが優先され，配偶者の心理社会的適応への注意があまりなされていないような医療場面において，この過程はパラダイムシフトを必要とするだろう．家族を中心とした取り組みにより，介護者は患者の大切な人であり，同時にかなりの心配や苦痛を抱えている可能性があることを認識させられる．夫婦を一つのユニットとして支援を提案するとき，治療者は，彼らの関係性を"第3の患者"として保護すべき対象であるということを強調する．この促しはたいへん効果的である．つまり，介護者である配偶者が個人的な支援を提案されても，自分自身の心理社会的ニーズを重要視せずに支援を拒む場合は，夫婦のチームワーク，相互の支援，親密さの程度，意義の高まりの改善を目的とすると，患者と一緒に参加しやすくなるだろう．

　介入が勧められるのは，患者の予後が約1～2年以内のときである．この介入は短期間であり，セッションに参加することへの実際上の懸念事項は少ない．長期間の不和（たとえば未解決の不信，強い葛藤，別居の期間）に苦しむ夫婦は4～6セッション以上が必要で，親密さや意味を高めるワークに取り組む前に，夫婦間の葛藤を減少させるような試みが当初は必要かもしれない．

　あらゆるシステム論的治療と同様に，夫婦に働きかける治療者は，夫婦の両方に対して中立であり続け，夫婦のそれぞれの視点を尊重できる技術を基礎に有している必要がある．緩和ケアの場面において，家族・夫婦共同の面談を行うための短いトレーニングを行うことによって，多種の専門的な健康ケアの専門家が効果的に全体的なケアを提供することができるようになったというエビデンスがある（Gueguenら，2009）．

　筆者の施設では，夫婦・家族療法ピア・スーパービジョングループを隔週に行い，関係する心理士・精神科医・ソーシャルワーカーが難しいケースを話し合い，ケアのゴールを考え，併用療法の選択肢を検討し，治療の発展と応用ができるようにしている．対応が難しい夫婦への介入を行うときは，男性-女性の治療者がペアとなることにより，無意識的な力動のバランスをとり，中立性を保ち，よい結果につながるよう努めている．

7. まとめ

　進行がんに直面している夫婦は，病気に関連して次々に生じる喪失を乗り越えながら，親密性を維持し，夫婦としてのアイデンティティを保つという，大変な課題に直面する[16]．患者，配偶者，またはその両方が臨床的に著しい苦痛を抱えていることもある[17,18]．共同治療は，夫婦が互いに心地よさを引き出し，実存的な恐怖，悲嘆，

病気の負担についてのコミュニケーションを行いやすくする夫婦の能力を強める効果的な方法である。支持的で会話が多い親密な関係性は，患者とその配偶者の苦痛を緩和し，重度のストレスへの最善の適応ができるというエビデンスが多く存在する[9]。ここで示された夫婦療法のモデルは，低下した夫婦の関係性の能力を高めるだけではなく，関係性の意義の源に気づき敬い，分かち合ってきた歴史で引き継がれてきたものを一緒に作っていくことを夫婦ができるようにすることを目的としている。つまり**分かち合ってきた過程としての意味の生成**は，進行がんに直面するなかでさらなる親密性へとつながるのである。

推薦図書

Greenberg, L.S. and Goldman, R.N. (2008) *Emotion-Focused Couples Therapy*, American Psychological Association, Washington, DC. Moderation of affect regulation is the key method of enhancing the relationship.

引用文献

1. White, M. and White, M. (1989) Saying hello again: the incorporation of the lost relationship in the resolution of grief, in *Selected Papers* (ed. M. White), Dulwich Centre Publications, Adlalide, pp. 29–35.
2. Steinhauser, K.E., Christakis, N.A., Clipp, E.C. *et al.* (2000) Factors considered important at the end of life by patients, family, physicians, and other care providers. *Journal of the American Medical Association*, **284** (19), 2476–2482.
3. Steinhauser, K.E., Clipp, E.C., McNeilly, M. *et al.* (2000) In search of a good death: observations of patients, families, and providers. *Annals of Internal Medicine*, **132** (10), 825–832.
4. Kissane, D.W., Bloch, S., Burns, W. *et al.* (1994) Psychological morbidity in the families of patients with cancer. *Psychooncology*, **3**, 47–56.
5. Zaider, T. and Kissane, D.W. (2007) Resilient families, in *Resilience in Palliative Care* (eds B. Monroe and D. Oliviere), Oxford University Press, Oxford, pp. 67–81.
6. Hagedoorn, M., Sanderman, R., Bolks, H.N. *et al.* (2008) Distress in couples coping with cancer: a meta-analysis and critical review of role and gender effects. *Psychology Bulletin*, **134** (1), 1–30.
7. McLean, L.M. and Jones, J.M. (2007) A review of distress and its management in couples facing end-of-life cancer. *Psycho-Oncology*, **16** (7), 603–616.
8. Kissane, D.W. and Bloch, S. (2002) *Family Focused Grief Therapy: A Model of Family-Centred Care during Palliative Care and Bereavement*, Open University Press, Buckingham and Philadelphia.
9. Roberts, K.J., Lepore, S.J. and Helgeson, V. (2006) Social-cognitive correlates of adjustment to prostate cancer. *Psycho-Oncology*, **15**, 183–192.
10. Lantz, J. and Gregoire, T. (2000) Existential psychotherapy with couples facing breast cancer: a twenty year report. *Contemporary Family Therapy*, **22** (3), 315–327.
11. Manne, S.L., Ostroff, J.S., Winkel, G. *et al.* (2005) Couple-focused group intervention for women with early stage breast cancer. *Journals of Consulting and Clinical Psychology*, **73** (4), 634–646.
12. Kissane, D.W., Bloch, S., McKenzie, M. *et al.* (2006) Family focused grief therapy: a randomized controlled trial in palliative care and bereavement. *American Journal of Psychiatry*, **163**, 1208–1218.
13. Toseland, R.W., Blanchard, C.G. and McCallion, P. (1995) A problem solving intervention for caregivers of cancer patients. *Social Science and Medicine*, **40** (4), 517–528.
14. Harding, R., Higginson, I.J. and Donaldson, N. (2003) The relationship between patient characteristics and carer psychological status in home palliative cancer care. *Support Care Cancer*, **11** (10), 638–643.
15. Derogatis, L.R. and Melisaratos, N. (1983) The brief symptom inventory: an introductory report. *Psychological Medicine*, **13**, 595–605.
16. McWilliams, A.E. (2004) Couple psychotherapy from an attachment theory perspective: a case study approach to challenging the dual nihilism of being an older person and someone with a terminal illness. *European Journal of Cancer Care (English)*, **13** (5), 464–472.
17. Northouse, L., Templin, T., Mood, D. and Oberst, M. (1998) Couples' adjustment to breast cancer and benign breast disease: a longitudinal analysis. *Psycho-Oncology*, **7**, 37–48.
18. Kaufman, B., Peretz, T., Baider, L. *et al.* (1996) Mutuality of fate: adaptation and psychological distress in cancer patients and their partners, in *Cancer and the Family* (eds L. Baider, C.L. Cooper and A. Kaplan De-Nour), John Wiley & Sons, Ltd, Chichester, pp. 173–186.
19. Couper, J.W., Bloch, S., Love, A. *et al.* (2006) Psychosocial adjustment of female partners of men with prostate cancer: a review of the literature. *Psycho-Oncology*, **15** (11), 937–953.
20. Folkman, S. (1997) Positive psychological states and coping with severe stress. *Social Science and Medicine*, **45**, 1207–1221.

21. Park, C.L. and Folkman, S. (1997) Meaning in the context of stress and coping. *Review of General Psychology*, **2**, 115–144.
22. Park, C. (2010) Making sense of the meaning literature: an integrative review of meaning making and its effects on adjustment to stressful life events. *Psychological Bulletin*, **136** (2), 257–301.
23. Lepore, S.J. and Helgeson, V.S. (1998) Social constraints, intrusive thoughts, and mental health after prostate cancer. *Journal of Social and Clinical Psychology*, **17** (1), 89–106.
24. Patterson, J.M. and Garwick, A.W. (1994) Levels of meaning in family stress theory. *Family Process*, **33**, 287–304.
25. Reis, H.T., Shaver, P. and Duck, S. (1998) Intimacy as an interpersonal process, in *Handbook of Personal Relationships* (ed. S. Duck), John Wiley & Sons, Ltd, Chichester, pp. 367–389.
26. Laurenceau, J.P., Barrett, L.F. and Rovine, M.J. (2005) The interpersonal process model of intimacy in marriage: a daily diary and multilevel modeling approach. *Journal of Family Psychology*, **19**, 314–323.
27. Manne, S., Ostroff, J., Rini, C. *et al.* (2004) The interpersonal process model of intimacy: the role of self-disclosure, partner disclosure, and partner responsiveness in interactions between breast cancer patients and their partners. *Journal of Family Psychology*, **18** (4), 589–599.
28. Tomm, K., Campbell, D. and Draper, R. (1985) Circular interviewing: A multifaceted clinical tool, in *Applications of Systemic Family Therapy: The Milan Approach* (eds D. Campbell and R. Draper), Grune & Station, London, pp. 33–45.
29. Weingarten, K. (1991) The discourses of intimacy: adding a social constructivist and feminist view. *Family Process*, **30**, 285–305.
30. Cordova, J.V. and Scott, R. (2001) Intimacy: a behavioral interpretation. *The Behavior Analyst*, **24**, 75–86.
31. Yalom, I. (1980) *Existential Psychotherapy*, Basic Books.
32. Kissane, D. (2000) Psychospiritual and existential distress. The challenge for palliative care. *Australian Family Physician*, **29** (11), 1022–1025.
33. Tillich, P. (2000) *The Courage to Be*, Yale University Press.
34. Rolland, J. (1994) *Families, Illness, and Disability: An Integrative Treatment Model*, Basic Books.
35. Kuijer, R.G., Buunk, B.P., De Jong, G.M. *et al.* (2004) Effects of a brief intervention program for patients with cancer and their partners on feelings of inequity, relationship quality and psychological distress. *Psycho-Oncology*, **13** (5), 321–334.
36. McDaniel, S., Hepworth, J. and Doherty, W. (1992) *Medical Family Therapy: A Biopsychosocial Approach to Families with Health Problems*, Basic Books.
37. McGoldrick, M., Gerson, R. and Shellenberger, S. (1999) *Genograms: Assessment and Intervention*, 2nd edn, WW Norton & Company.
38. Northouse, L., Kershaw, T., Mood, D. and Schafenacker, A. (2005) Effects of a family intervention on the quality of life of women with recurrent breast cancer and their family caregivers. *Psycho-Oncology*, **14** (6), 478–491.
39. McLean, L.M. and Nissim, R. (2007) Marital therapy for couples facing advanced cancer: case review. *Palliative and Supportive Care*, **5** (3), 303–313.
40. Gueguen, J., Bylund, C.L., Brown, R. *et al.* (2009) Conducting Family Meetings in Palliative Care: Themes, Techniques and Preliminary Evaluation of a Communication Skills Module. *Palliative & Supportive Care*, **7** (2), 171–179.

Chapter 15 性機能障害の治療

Mary K. Hughes

高橋 都 訳

1. 背景

　Thaler-DeMers によると，すべてのがんは性や親密性に影響を及ぼす可能性がある[1]。日常生活において，性はがん診断のために妨げられる初めの要素の一つである，と Schover は述べている。彼女はまた，がんやがん治療の他の副作用と異なり，性の問題は無再発で数年経過しても解決されないことがある，と 2008 年に指摘した[2,3]。Leiblum は，年齢，性指向，婚姻状況，生活の状況に関わらず，すべてのがん患者が医療者と性の問題について話し合う機会をもつ必要があると述べている[4]。しかし，性的イメージや映像，あからさまな広告があふれた文化においても，性について語るのは簡単なことではない[5]。Bruner と Boyd は，性的健康を高めることは，生活の質（QOL）の保持と統合的ながんマネジメントに不可欠であると強調している[6]。

　患者と医療者にとって，性的問題と通常の既往歴の聴き取りの大きな違いは，聴くことに伴う羞恥心と不快感のレベルだと Tomlinson は述べている[7]。性的変化に関する話し合いは，がんや治療によって性的変化が生じたことを認めるところから始まる[1]。患者は，治療後の性的変化に関する教育や支援，そして現実的な対応策へのニーズを有しているにも関わらず，臨床現場でこれらは通常ほとんど説明されないか，わずかに触れられる程度である。

　Maslow の欲求段階では，愛情と他者との結びつきのほうが高位ではあるものの，性的活動も人間の基本的なニーズに位置づけられている[8]。すべての人間はその一生を通じて，現在の婚姻状況やパートナーの有無とは関係なく，身体的ふれあいや他者との感情の結びつきへのニーズを有している[9]。人の性のあり方を決めるのは性交の有無ではない。性的関係には，身体的ふれあいや，親しさと優しさをもって抱き合うことへのニーズも含まれる[10,11]。

　米国人女性の性的問題に関する Shifren らの研究では，44% が性的問題を抱えてい

るにも関わらず，それが苦痛をもたらすと感じているのは21％にすぎなかった[12]。性的心配が医学的問題とされるには，それが個人的苦痛と結びつかなければならない。Malcarneらは，がん患者の感情的・身体的変化のために，たとえ治療がうまくいっていてもカップル関係の質は変化することがあると指摘している[13]。

1）性反応

人間の性反応サイクルは性欲から始まるとMastersとJohnsonは述べている[14]。Gregorieは性的刺激について，男性は視覚的なものに反応し，女性は聴覚的刺激や文章，特に恋愛関係や前向きな関係に関するものに反応すると述べている[15]。女性の性反応は一方向的ではなく，より円環的で，性欲を感じる前に性的興奮を得る場合もある[16]。性的興奮相ではペニスは硬くなり，腟は潤って内腔の深さと幅が拡大しクリトリスの大きさが増す[17〜19]。生理学的には，男性の勃起は女性の腟潤滑に対応する反応である[20]。オルガズム相は性的快感の頂点であり，性的緊張を解き放つものである。筋攣縮によってペニスからは精液が放出され，腟はリズミカルに収縮するとともに子宮頸部が腟腔の外に向かって持ち上がる。性反応の最後は消退相であり，性器は興奮の解けた平常状態に戻る。消退相で人は性行為を振り返り，リラックスして満足感を得る[21,22]。性器が性的刺激に反応しない不応期はこの消退相に含まれる。若年男性の不応期はほんの数分のことが多いが，高齢者や，何らかの薬物治療やがんのような医学的状況にある場合は，数日に及ぶこともある。

2）性機能不全

性機能不全とは，性反応のいずれかが正常に機能しなくなった状態をいう[23]。Goldsteinによると，性機能不全の90％が心因的な問題，75％が生理学的な問題に起因し，両者は重複する[24]。しかし，がん患者が性機能不全をきたすとき，多くの場合，生理学的な問題がある。

性的問題にはどのようなものがあるだろうか。
- 生理学的な機能不全
- 性行為の変化
- 自分自身の認識や信念
- パートナーの認識と期待
- 環境の変化
- 過去の経験[15]

診断時の治療選択は，すべてのがん患者の対人関係や性と生殖能力に影響するとThaler-DeMersは述べている[1]。性機能障害は治療に関連することが多く，性の生理的，心理的，社会的な側面の変化や，性反応サイクルの1つ以上の途絶によっても

たらされる[9, 25]。がん治療を受けた大多数の患者は性的問題を抱えると Derogatis と Kourlesis が述べたのは，1981 年にもさかのぼる[26]。

化学療法や生物学的薬剤，ホルモンのほかにも，性欲低下からオルガズム障害まで様々な性的合併症を引き起こす薬物が多数存在する。性機能障害は，イチかゼロかの現象ではなく，頻度と重症度において連続線上にあることを覚えておかねばならない。異なる性機能障害が重複することも多い。Gregorie は，性欲低下を示す男性の半分近くに他の機能障害があり，勃起機能不全（Erectile Dysfunction；ED）をきたした男性の 20% は性欲低下を示すと指摘している[15]。おそらく性的健康は，健康の他の側面よりもパートナーやカップル関係のあり方から大きな影響を受けるだろう。

3）妊孕性

生殖年齢にあるがんサバイバーの最大の懸念は，治療が妊孕性に及ぼす影響であると Shover は述べている[27]。Wenzel らは，がん体験に伴う生殖の悩みは QOL 低下と関連することを指摘している[28]。これまでの研究は，多くの若年サバイバー，特に診断時に子どもがいない患者は子どもをもつことに興味があることを示している[29, 30]。妊孕性は年齢が高くなるにつれて低下し，40 歳を超えた女性では特に低下が認められる[31, 32]。妊娠はがん再発の危険性を高めないと考えられている[33]。

妊孕性を保持できるかどうかは，以下の条件に左右される。
- 年齢
- がんの種類
- 治療の組み合わせ
- 治療の種類[34〜37]

米国臨床腫瘍学会（The American Society of Clinical Oncology；ASCO）は，以下のように推奨している。
- 患者が生殖可能年齢にある場合，腫瘍内科医は不妊の可能性についても患者に伝える。
- 妊孕性の温存に向けた方策は，治療中できるだけ早期に検討すべきである。
- 標準的な妊孕性温存の方法として以下を含む。
　—男性の精子凍結保存
　—女性の受精卵凍結保存
　—その他の方法は研究段階にある[38, 39]

Carter らは，がん治療で不妊になった女性に，著しい抑うつ，悲嘆，そして性機能障害を認めた[40]。Katz の研究では，ゲイやレズビアンの患者は同性愛嫌悪の悪影響を受けず，医療者は患者の同性パートナーからの支援にも受容的であった[41]。医療者は，しばしば患者の性指向や性的アイデンティティに関する知識がない[42]。Dibble らはさらに，ヘテロセクシズム（異性愛主義）のために，異性愛以外の性指向

をもつ人間は病気になったときにいっそう苦労することがあると述べている[42]。ヘテロセクシズムとは，Thaler-DeMers によると，性的関係において異性愛を唯一の「正しい」あり方とする考え方である[42]。がんやその治療が女性患者の性に及ぼす影響に関する研究のほとんどは，異性愛者の女性，あるいは異性愛者と思われる女性を対象としたものに限定されている[43]。

　診断前，多くの人々はある一定の性行動のパターンをもち，治療後にはそのパターンを取り戻そうとする。もし性行為が不快感を伴ったり以前のように機能できなかったりすると，人々は性行為を試みなくなり，自分たちは性的活動を楽しむことができないと感じてしまうだろう[44]。支援的でないパートナーとストレスの多い生活を送るがんサバイバーの場合，本人の苦痛はいっそう増す傾向にあり，回避的な行動をとって性を含む困難な問題を話し合わなくなることもある[45]。がんの治療中，がん体験によって人間関係はより親密に，そして強靭になるように育まれる。しかし，がんサバイバーが自分のがん体験を個人的生活に生かすことを助けるような何らかの心理社会的介入については，ほとんど研究されていない[1]。

4) 性的なアセスメント

　患者にケアを提供する立場であるにも関わらず，われわれ医療者の多くは，性や親密性について率直かつ直接的に，そして自信ある態度で語ることがない[5]。Annon の PLISSIT モデルは，性的なアセスメントをする際の枠組みを提供してくれる。

　このモデルには 4 つの要素がある。

- P：Permission（容認）─病気や治療の最中でも性的であってもよいこと。
- LI：Limited Information（限定的情報）─治療で起こりうる性的合併症の限定的情報を提供すること。
- SS：Specific Suggestions（個別のアドバイス）─親密性保持に役立つ個別のアドバイスを提供すること[46]。
- IT：Intensive Therapy（集中的治療）─背景に複雑な問題がある場合の集中的治療[46]。

　医療者は患者に「がんとわかってから，性的にどんな変化がありましたか」と質問することで，がんと性を同時に考えてよいというメッセージを出し，性的変化をきたすのは珍しくないことを患者に伝える（P：容認）。はい / いいえで終わらない開かれた質問をすることで，医療者は患者からより深い答えを引き出すことができる[47]。答えるまでに十分な時間を与えることが大事である。アイコンタクトを保ちながらリラックスした態度をとるよう心がけ，あなたが患者の生活の性的側面を知りたいと思っていることを伝える。アセスメントや治療の早期から性を取り上げることで，将来性に関わる問題が起きたときにときにコミュニケーションをとることが可能になる[47]。

5) 性的アセスメントの様々なモデル

PLEASURE モデル
P — Partner（パートナー）
L — Lovemaking（性行為）
E — Emotions（感情）
A — Attitude（態度）
S — Symptoms（症状）
U — Understanding（理解）
R — Reproduction（生殖）
E — Energy（エネルギー）

Schain, W.S.（1988）The sexual and intimate consequences of breast cancer treatment. *CA Cancer J. Clin.*, 38（3）, 154-161.

ALARM モデル
A — Activity（活動）
L — Libido（性欲）
A — Arousal and orgasm（性的興奮とオルガズム）
R — Resolution（消褪）
M — Medical history（病歴）

Andersen, B.L.（1990）How cancer affects sexual functioning. *Oncology*, 4（6）, 81-88.

PLISSIT モデル
P — Permission（容認）
LI — Limited Information（限定的情報）
SS — Specific Suggestions（個別のアドバイス）
IT — Intensive Therapy（集中的治療）

Annon, J.S.（1976）A proposed conceptual scheme for the behavioral treatment of sexual problems. *The Behavioral Treatment of Sexual Problems: Brief Therapy*, Harper and Row, Hagarstown, MS, pp.43-47.

BETTER モデル
B — Bring（性の話題を出す）
E — Explain（説明する）
T — Tell（話す）
T — Timing（タイミング）
E — Educate（教える）
R — Record（記録する）

Mick, J.A., Hugkes, M. and Cohen, M.Z.（2004）Using the BETTER Model to assess sexuality. *Clin. J. Oncol. Nurs.*, 8（1）, 84-86.

表 15-1 性機能障害への対応策

対応策	例
腟ダイレーター	異なるサイズがある。腟狭窄を予防することで，無理のない性交や婦人科内診を可能にする[訳注1]。
アダルト向け製品	ビデオ，雑誌
腟潤滑剤，モイスチャライザー	性行為時の腟潤滑剤使用（K-Y®, Astroglide®），腟粘膜萎縮予防のためのモイスチャライザー（Replens®）
ビデオ	Better Sex Videos® 安価で表現が直接的すぎない。
避妊法の選択肢	経口避妊薬は適応にならないことがある。バリア法（コンドームなど）用いる。
いつ性行為をするか，前もって決めておく	何らかの症状がある場合，性行為の30分前に服薬しておく。エネルギーが最も高い時間帯に性行為をする。
自分の身体を「探検」する	楽しみながら，自分の新しい性感帯を探す。
安全な性行為をする	真剣な関係でないのなら，バリア法（コンドームなど）を使う。
新しい性の表現	オーラルセックス，新しい体位
よりよい症状コントロール	適宜，疼痛，嘔気，下痢を軽減する薬を用いる。
道具を用いる	バイブレーターが効果的なこともある。
感覚集中法	性的刺激の受け手の感覚に集中する。性器には触れない。五感をすべて使う。

文献 49～52)

2. プロセスと技法

「この治療を受けると，性的な変化が起こる人もしばしばいます」と話し，治療による副作用の LI（限定的情報）を患者に提供することで，あなたが性的な問題も話題にできる相手であることを患者に伝えることができる。性的リハビリテーションの初めの段階の一つは，性教育である[48]。

参考書や体位を伝えるなどの SS（個別のアドバイス）は，問題の解決に役立つ。

表 15-1 にその他のアドバイスを示す。

患者のなかにはパートナーとの関係が悪く，がん治療によって悪化の一途をたどってマリッジセラピストやセックスセラピストによる IT（専門的治療）が必要になる人もいる。患者の居住地近くのこれら相談支援窓口の一覧表が役立つこともある。しか

訳注1：国内では日本性科学会（http://www14.plala.or.jp/jsss/）が販売している。

表 15-2 性機能障害に関連する紹介先

治療内容	例
PDE5阻害剤	タダラフィル，バルデナフィル，シルデナフィル
陰茎インプラント	泌尿器科への紹介
陰茎海綿体注射	アルプロスタジル[訳注2]
尿道注入剤	アルプロスタジル[訳注3]
陰圧式勃起補助具	医師による処方[訳注4]が必要
不妊治療	不妊治療専門家（男性・女性の両方がいるとよい）
女性向け EROS-CTD[訳注5]	陰圧式クリトリス刺激器具。医師による処方が必要
骨盤底筋群運動	骨盤底筋群運動のトレーニングを受けたセラピスト
再建手術	形成外科医，歯科医，皮膚・排泄ケアナース
乳房インプラント	形成外科医
ホルモン療法	内分泌専門医
セックスセラピー	セックスセラピスト
リンパ浮腫	リンパ浮腫治療を専門とする理学療法士[訳注6]

し，患者はしばしば，性治療の専門家に紹介されるよりも医療チームから情報を得ることを好む，と Shover は述べている[53]。

患者が専門的な支援を必要とする場合に紹介するかどうかは，その患者が受診を望み，専門的治療によって何らかのよい結果が期待できるかどうかによる。

表15-2 に専門的治療の例を示す。

がん治療による性機能障害の治療は，腫瘍のホルモン的特性によっては難しい場合もある。たとえば，エストロゲンレセプター陽性の乳がんの治療を受ける女性の場合，医師によってエストロゲン製剤を含む腟リング，腟クリーム，腟錠を許可することもあるが，通常はエストロゲン製剤を使うことはできない。ある研究では，エストラジオール腟錠の使用によって血中エストラジオール濃度の上昇が認められ，アロマターゼ阻害剤によるエストロゲン抑制効果が減じることが確認されたため，エストラジオール腟錠の使用を避けるべきだと報告している[58]。

訳注2：陰茎海綿体注射に用いるアルプロスタジルは，国内では勃起障害の診断薬として保険承認されているが，治療薬としては未承認である。
　　3：国内では未承認である。
　　4：国内では医師による処方は不要であるが，保険適用はなく，自費購入となる。
　　5：国内では未承認である。
　　6：国内では医師，看護師，理学療法士らによる治療に対して保険適用（リンパ浮腫指導管理料）がある。複数の団体によるリンパ浮腫セラピスト資格もある。

Greenwaldは，子宮頸がんの女性の性欲と性的快感は治療後6年経って回復するが，それまで性的問題には苦慮すると報告している[59]。一部の腫瘍内科医は性欲を改善させる目的で，女性患者へのアンドロゲンゼリーの適応外使用を認めている。テストステロンは女性のセクシュアリティに効果があり，高用量で効果が高いという研究もある[60]。性欲改善を目的としたテストステロン使用には議論があり，腫瘍内科医の慎重な判断にまかせるべきである。他のがんの場合，経口のエストロゲン補充療法が実施されることがあるが，補充療法が女性患者の心身に問題をもたらさず，腫瘍内科医の同意があることが条件である。

3. 症例

1) 症例1

　アニー・アルファさんは，46歳の既婚白人女性であり，左側乳がん（エストロゲン陽性，プロゲステロン陽性，HER 2 陰性）の治療中である。3年前に部分的乳房切除とともに，タキサン系，5 FU，アドリアマイシン，サイトキサンによる化学療法を受け，早期閉経をきたしている。現在はタモキシフェン治療を受け，性機能障害を訴えている。15年前に結婚して6歳と12歳の子どもがおり，建築家として働いている。

　夫のアレックスとの関係は安定しており，彼はアルファさんの性的な変化に理解を示していると話している。彼女は手術の傷痕と体重増加のため今の外見に不満があるが，アレックスは彼女が生きていることだけで嬉しいと思っている。彼女は，性欲消失，腟乾燥，性交痛，オルガズムが得にくいことを訴え，性交は月に1回にも満たないと言う。がんになる前は週に3～4回は性行為があり，そのたびに少なくとも1回はオルガズムを得ていた。彼女はアレックスとの性行為がないことを寂しく思い，医療者であるあなたの助けを得たいと考えている。

　アルファさんと面接したところ，乳房は彼女の性感帯であるのに，夫は術後に触れていないことがわかった。性交は何度か試みたが，多くの場合彼女には不満が残った。アルファさんはアレックスとのかつての親密さを恋しく思うが，性行為に興味があるわけではなく，彼らは性について何も話し合っていない。彼女はあまりマスターベーションをしたことがなく，バイブレーターを使ったこともないので，自分の性感帯が今どの程度敏感なのかわからない。彼らは主に腟-ペニス性交をしてきたが，オーラルセックスの経験もあり，彼女は性的満足を得ていた。

　アルファさんは自分が女性ホルモン補充療法を受けられないことは理解していたが，性生活を改善するために何らかの工夫をしたいと考えている。彼女はアレックス

のことを非常に辛抱強く理解のある男性だと語った が，以前彼が性生活をとても大事に思っていたことを知っている。アレックスとの面接では，彼が妻の健康状態をとても心配し，何とかがんの再発を防ぎたいと考えていることがわかった。今より頻繁に性行為をしたいことは認めたが，妻にもそれを楽しんでほしいと考えている。

　あなたは，二人が性的で，相手に怖れを感じさせないようなやり方で触れ合えるように，**感覚集中法**（sensate focus exercises）という方法について伝える。この練習の最中，二人ともタッチの受け手の快感に集中し，性器には触れず性交も行わない。二人は，それぞれの感覚をすべて用いる。味覚，触覚，嗅覚，視覚，そして聴覚。官能的な食べ物や音楽，そしてアロマセラピーも勧める。

　彼らは感覚集中法についての**小冊子**を渡され，試してみることに同意する。また，彼女の性的興奮やオルガズムを高めるかもしれないバイブレーターの情報も提供された。彼女には，まず一人でバイブレーターを使って身体のどこで快感が得られるかを知り，それを夫に教えるように伝えてもよい。アニーは痛みや倦怠感はないと言うので，性行為前に投薬をする必要はない。彼女は，プレッシャーがかからないような時間帯に夫との性行為を調整してみるように助言された。特定の時間に計画することによって，夫もいつ性行為をするのだろうと思うではなく，性行為を楽しみに待つことができるだろう。

　油性成分を含まない**腟潤滑剤**の使用も，性交中の彼女の不快感を和らげる方策として勧めるとよい。ヒリヒリ感や掻痒感を伴う重症の腟乾燥があるなら，性行為の頻度とは無関係に週2回程度，夜に腟モスチャライザー[訳注7]を塗布するのもよいだろう。

　彼女は手術痕が気になり夫の前で服を脱ぐことに抵抗感があるので，性行為のときに絹のキャミソールを使うよう勧めてもよい。そうすることで，乳房を覆いつつ乳房への性的刺激を受けることもできる。彼女は，乳房に触れてもよいと夫に伝えることもできる。乳房に触れることで彼女の身体を害することはなく，がんが拡がったり再発したりすることもない。

　あなたは彼女と，身体の嫌いな部分でなく好きな部分についても話し合うことができる。栄養士を紹介し，彼女にとってより健康的な食品ついて相談するとともに，体重コントロールに役立つウォーキングのような定期的運動プログラムを勧めてもらうのもよい。

2）症例2

　ビル・バーンズ氏は58歳の既婚白人男性であり，1年前に直腸がんの治療を受けた。人工肛門を設置し，化学療法と放射線療法を受け，再発の兆候は見られないもの

訳注7：日本では未承認である。

の勃起障害（ED）がある。シルデナフィル（バイアグラ®）を試みたが，効果がなかった。29年間連れ添っている妻と彼は，治療前にとても満足のいく性生活を送り，現在も性的な親密さを保っている。手術前は，週に数回性交があった。今は月に数回以下である。彼は今でもオルガズムを得ることができ，妻に性的快感を与えることもできる。しかし，再び腟-ペニス性交をしたいと望んでいる。手術は勃起機能に関与する直腸周囲の神経にも影響したため，勃起機能が自然に回復する可能性は極めて低い。手術が神経にも及んでいるため，勃起を引き起こすためには，陰圧式勃起補助具や陰茎注射のような機械的な手段を用いることが重要である。ビルは，人工肛門によるボディイメージの問題や倦怠感はないと述べている。陰茎模型を用いた陰圧式勃起補助具の使用説明を聞き，ビルはその使い心地やオルガズム後に陰茎のバンドをはずす方法についていくつかの質問をした。バンドを外す際に陰毛がはさまらぬよう，陰茎の根元を剃毛する男性もいる。彼は陰茎バンドを30分以上つけたままにしないように指導された。陰茎注射も簡単に説明されたが，彼は興味を示さなかった。彼はED治療の選択肢の小冊子を渡され，それには陰茎インプラントも記載されていたが，その時点で外科手術には興味がなかった。彼の妻が腟乾燥を自覚しているなら，腟潤滑剤が勧められる。陰圧式勃起補助具を使うときには性交前に少し準備時間が必要なので，以前ほど勢いに任せた性行為にはならないだろう。陰圧式勃起補助具で勃起を得るまでの時間は，男性によって異なる。

4. 効果のエビデンス

がんそのものや治療の副作用としての性機能障害が存在することを誰かが認めてくれることを，がん患者はたいへん評価する。性の悩みをもつのは自分だけではないと知ることだけで，その悩みを当然のことと認めることに役立つ。性の問題が話し合われたあとには，医療者と患者やそのパートナーとの間の絆が強まったと報告した研究もある。性的結びつきが重要である場合，性機能を改善させるために患者はあらゆる方法を試す。治療的介入がうまくいかなかったとしても，誰かが支援しようとしてくれたことに患者は感謝する。

5. 性相談サービスを立ち上げる

性機能障害をもつ患者を精神科に紹介するパイロットスタディのあと，すべての患者についてこの重要な問題を取り上げることになった。性の悩みを受け付けるスタッフを1人決め，腫瘍内科医だけでなく精神科からのコンサルトも受けるとよいかもしれない。紹介は口コミで増えていったが，特に性機能障害への対応を目的に紹介さ

れるのは全患者の1割にすぎない。

6. まとめ

　本章では，がん患者の性機能のアセスメントと治療を行うことの重要性を述べた。がん患者の性機能障害の治療は，がん治療を妨げないような修正が必要になることもしばしばある。医療者に聞かれれば，男性も女性も抵抗なく自分の性的変化を語るが，臨床的な言葉ではなく彼ら自身の普段の表現が使われることもある。多くの場合，がん治療中に性欲が高まることは稀だが，治療が終わるとQOLの問題が出てくる。患者はしばしば，身体的な調子がよくなるにつれ，性的活動も取り戻せるだろうという希望をもつ。治療の一環としてホルモンが操作されている場合にはこの限りではないかもしれない。がん治療が終わっても慢性的な倦怠感に苦しむ患者もおり，そのような倦怠感は性的活動の大きな妨げになる。男女を問わず，パートナーとの性的関係が満足のいくものであった患者はそれを取り戻したいと強く望み，叶わないとわかると失望する。女性はしばしば，男性よりも性的変化を受け入れる傾向にある。男性は，性的問題の解決をより強く希望する。腫瘍内科医はがん治療に専念したいと考えるので，性的問題を抱える患者を誰かに紹介できることは，多くの場合歓迎される。

7. 参考資料

1）性に関するウェブサイト

医療者と患者向けのウェブサイトの抜粋
American Association of Sex Educators, Counsellors and Therapists ☞ www.aasect.org
The Alexander Foundation for Women's Health ☞ www.afwh.org
International Society for the Study of Women's Sexual Health ☞ www.isswsh.org
National Vulvodynia Association（USA）☞ www.nva.org（性器の痛みがある女性への情報）
SexualHealth.com（性と障害に関する米国のウェブサイト）☞ www.sexualhealth.com
Sexuality Information and Education Council of the US ☞ www.sieccus.org[訳注8]
Sexuality Information and Education Council of Canada ☞ www.sieccan.org
Society for Sex Therapy and Research ☞ www.sstarnet.org

訳注8：現在はリンク切れである。

http://www.cancerbackup.org.uk/Resourcesupport/Relationshipscommunication/Sexuality.[訳注9]

患者向けウェブサイト

The University of Texas MD Anderson Cancer Center ☞ http://www.mdanderson.org/topics/sexuality/
多くのがん患者は性を重要な問題と捉えないかもしれないが，性的な変化や関係性の診断や予後に関わらず，性についてできることはある。

United Ostomy Associations of America, Inc ☞ http://www.uoaa.org/ostomy_info/
ストーマ保有者に向けて，性のガイドブックや資料を提供している。

Cancer Resarch UK ☞ http://www.cancerhelp.org.uk/help/default.asp?page=215
がんが性に及ぼす影響についてまとめている。

The American Society of Clinical Oncology ☞ http://cancer.net/patient/Coping/Emotional+and+Physical+Matters/Sexual+and +Reproductive+Health/Body+Image+and+Sexuality[訳注10]
外科治療や化学療法による身体的変化は，男女を問わず，健康感（wellbeing）やボディイメージに常に影響を及ぼす。性について多くのがん患者が共有する悩みがいくつかある。

The LIVESTRONG Foundation ☞ http://www.livestrong.org/site/c.khLXK1PxHmF/b.2660611/k.BCED/Home.htm
男女の性機能障害や妊孕性を含む，様々な身体的問題に関するリンクを掲載。

Caring4Cancer ☞ http://www.caring4cancer.com/go/cancer/wellbeing/physical-wellbeing/frequently-asked-questions-about-sexuality-and-cancer.htm
がんと性に関する「よくある質問」を掲載。

訳注9：このサイトの管理団体 Cancerbackup は他団体と合併したため，現在はこの URL にアクセスできない。
訳注10〜13：現在はリンク切れである。

The State of New Jersey ☞ http://www.state.nj.us/health/ccr/resourcebook/rb9929.htm[訳注11]
がんやがん治療が性的な気分や機能に及ぼす影響について話すことは，がん患者にとってしばしば非常に困難である。このサイトは，性反応の相やがんが性に及ぼす影響に関する情報を含むとともに，参考資料の一覧を掲載している。

性と生殖に関する問題
National Cancer Institute ☞ http://www.cancer.gov/cancer_information/doc_pdq.aspx?viewid=829EA0b2D-5EB8-43E8-B0DB-54CB0B0F9BC1[訳注12]
このサイトは，がんとがん治療が性欲や身体的，心理的な性機能障害を含む人間の性のすべての側面に影響すると述べている。患者向けと医療者向けの資料がある。

Fertile Hope ☞ www.fertilehope.com
がんと不妊に関するアドボカシー活動と情報提供を行っている。

The Oncofertility consortium ☞ www.myoncofertility.org

Pregnant with Cancer ☞ www.pregnantwithcancer.org
妊娠中にがんと診断された女性のための情報とピアサポート。

BC Cancer Agency ☞ http://www.bccancer.bc.ca/PPI/RecommendedLinks/coping/symptomssideeffects/fertility.htm
妊孕性とがんに関するウェブサイトへのリンクを掲載。

性と親密性に関するコミュニケーション
Cancer Supportive Survivorship Care ☞ http://www.cancersupportivecare.com/sexuality/html
このサイトの資料は，性的な気持ちやニーズについてよりはっきりと話し合うための土台づくりに向けて，性的態度への意識を高めることに役立つだろう。

がんと性
http://www.cancer.med.umich.edu/share/pro01sp04.htm[訳注13]
性とがん治療に関するよくある質問と答えが示されている。

女性がん患者の性に関する情報
Female Sexual Dysfunction ☞ www.femalesexualdysfunctiononline.org

Medical News Today ☞ http://www.medicalnewstoday.com/articles/126327.php
雑誌全体が女性のがんと性をとりあげている。

Cancer Council SA ☞ http://www.cancersa.org.au/aspx/Sexuality_for_women_with_cancer.aspx
初めにがんと診断されたときには，回復することに集中したいと考えるのが普通である。がんが，性生活や，ボディイメージや，相手との関係や自尊心に及ぼす影響については，治療が終了するまで考えないかもしれない。

http://www.bresthealth.com.au/livingwithcancer/sexuality.htm [訳注14)]
乳房の手術，放射線療法，ホルモン療法，化学療法は，女性が自分自身や自らの魅力をどう思うかについて，大きな影響を及ぼす。それはパートナーの有無に関わらず，どの女性にも起こりうる。

Sexuality and cancer：for the woman who has cancer and her partner
☞ http://documents.cancer/org/6710.00/
アメリカがん協会（American Cancer Society）発行のこの冊子は，医療者と患者に向けたすばらしい資料である。

http://www.cnn.com/HEALTH/library/SA/00071/html [訳注15)]
がんになったあとの女性の身体的な性の問題で最も多いのは，性交痛である。性交痛は，ホルモン環境の変化による腟乾燥が原因であることが多い。このサイトは，腟乾燥が起こる理由といくつかの対応策を示す。

http://cancer.med.upenn.edu/coping/article.cfm?c=4&s=42&ss=90&id=470 [訳注16)]
このサイトは，異なる年代において乳がんと診断され，様々な治療を受けた5名の女性のインタビューを掲載している。女性たちは，診断，治療，性的変化に関する自らの経験を述べている。

The Mautner Project：for lesbians with cancer ☞ http://www.mautnerproject.org.
1990年代に創設されたこの団体は，がんと診断されたレズビアン，そのパートナー，ケアギバーに向けた唯一の組織である。

───────────────
訳注14～16：現在はリンク切れである（団体名不詳）。

男性がん患者の性に関する情報

Impotence.org ☞ www.impotence.org[訳注17]（製薬会社が資金提供しているが，独立した専門家グループが制作して AFUD がスポンサーになっているウェブサイト）

International Society for Sexual and Impotence Research（書籍 'erectile Dysfunction is online' のリンクをたどること）ISSIR は，勃起機能不全を研究する国際的な専門家組織である。☞ www.issir.org[訳注18]

Consortium for Improvement in Erectile Function（CIEF）☞ www.erectilefunction.org[訳注19]

Prostate Cancer ☞ http://www.prostate-cancer.org.uk/pdf/toolkit/sexuality.pdf[訳注20]
前立腺がんと診断された男性とそのパートナーに向けたファクトシート。

The Collaborative Centre for Prostate Health, Inc ☞ http://www.prostatehealth.org.au/newsitem.html?notice_id=388
前立腺がんで勃起機能不全をもつ男性に向けて，性交以外の性行為を解説したウェブサイト。

Sexuality and cancer：for the man who has cancer with his partner
American Cancer Society ☞ http://documents.cancer.org/6709.00/
アメリカがん協会（American Cancer Society）発行のこの冊子は，医療者と患者に向けたすばらしい資料である。

US Too, International ☞ www.ustoo.com（前立腺がん支援団体）

謝辞

Mark Morrow, B.S. の編集協力に感謝する。

訳注 17, 18, 20：現在はリンク切れである。

訳注 19：現在は CAUSE (Collaborative for Advancement of Urologic Sexual Endocrine education) のウェブサイトとなっている。

引用文献

1. Thaler-DeMers, D. (2001) Intimacy issues: sexuality, fertility, and relationships. *Seminars in Oncology Nursing*, **17** (4), 255–262.
2. Schover, L., Montague, D. and Lakin, M. (1997) Sexual problems, in *Cancer: Principles and Practices of Oncology*, 5th edn (eds V.T. Devita, S. Hellman and S.A. Rosenberg), Lippincott-Raven, Philadelphia, pp. 2857–2871.
3. Schover, L.R. (2008) Premature ovarian failure and its consequences: vasomotor symptoms, sexuality, and fertility. *Journal of Clinical Oncology*, **26** (5), 753–758.
4. Leiblum, S.R., Baume, R.M. and Croog, S.H. (1994) The sexual functioning of elderly hypertensive women. *Journal of Sex and Marital Therapy*, **20** (4), 259–270.
5. Bober, S.L. (2009) From the guest editor: out in the open: addressing sexual health after cancer. *Cancer Journal*, **15** (1), 13–14.
6. Bruner, D.W. and Boyd, C.P. (1999) Assessing women's sexuality after cancer therapy: checking assumptions with the focus group technique. *Cancer Nursing*, **22** (6), 438–447.
7. Tomlinson, J.M. (2005) Talking a sexual history, in *ABC of Sexual Health*, 2nd ed (ed. J.M. Tomlinson), Blackwell Publishing, Inc., Malden, MA, pp. 13–16.
8. Maslow, A. (1943) A theory of human motivation. *Psychological Reviews*, **50**, 370–396.
9. Tierney, D.K. (2008) Sexuality: a quality-of-life issue for cancer survivors. *Seminars in Oncology Nursing*, **24** (2), 71–79.
10. Shell, J.A. (2007) Sexuality, in *Oncology Nursing* (eds R. Carroll-Johnson, L. Gorman and N. Bush), Mosby, St. Louis, MO, pp. 546–564.
11. Stausmire, J.M. (2004) Sexuality at the end of life. *American Journal of Hospice and Palliative Medicine*, **21** (1), 33–39.
12. Shifren, J.L., Monz, B.U., Russo, P.A. *et al.* (2008) Sexual problems and distress in United States women: prevalence and correlates. *Obstetrics and Gynecology*, **112** (5), 970–978.
13. Malcarne, V.L., Banthia, R., Varni, J.W. *et al.* (2002) Problem-solving skills and emotional distress in spouses of men with prostate cancer. *Journal of Cancer Education*, **17** (3), 150–154.
14. Masters, W. and Johnson, V. (1966) *Human Sexual Response*, 1st edn, Little Brown, Boston, MA.
15. Gregoire, A. (2005) Male sexual problems, in *ABC of Sexual Health*, 2nd edn (ed. J.M. Tomlinson), Blackwell Publishing, Inc., Malden, MA, pp. 37–39.
16. Basson, R. (2001) Human sex-response cycles. *Journal of Sex and Marital Therapy*, **27** (1), 33–43.
17. Kandeel, F.R., Koussa, V.K. and Swerdloff, R.S. (2001) Male sexual function and its disorders: physiology, pathophysiology, clinical investigation, and treatment. *Endocrine Reviews*, **22** (3), 342–388.
18. Katz, A. (2007) *Breaking the Silence on Cancer and Sexuality*, Oncology Nursing Society, Pittsburgh, PA.
19. Schiavi, R.C. and Segraves, R.T. (1995) The biology of sexual function. *Psychiatric Clinics of North America*, **18** (1), 7–23.
20. Sarrel, P. (1990) Genital blood flow and ovarian secretions. *The Journal of Clinical Practice in Sexuality*, (Special Issue), 14–15.
21. Zilbergeld, B., Ellison, C., Leiblum, S. and Pervin, L. (1980) Desire discrepancies and arousal problems in sex therapy, *Principles and Practice of Sex Therapy*, Guildord Press, New York.
22. Gallo-Silver, L. (2000) The sexual rehabilitation of persons with cancer. *Cancer Practice*, **8** (1), 10–15.
23. Maurice, W.L. (1999) *Sexual Medicine in Primary Care*, Mosby, St. Louis, MO.
24. Goldstein, I., Meston, C.M., Traish, A.M. *et al.* (2007) Future directions, in *Women's Sexual Function and Dysfunction: Study, Diagnosis, and Treatment*, Taylor & Francis, London, pp. 745–748.
25. Schover, L. (2007) Reproductive complications and sexual dysfunction in cancer survivors, in *Cancer Surviviorship: Today and Tomorrow* (ed. P.A. Ganz), Springer, New York, pp. 251–271.
26. Derogatis, L.R. and Kourless, S.M. (1981) An approach to evaluation of sexual problems in the cancer patient. *CA: A Cancer Journal for Clinicians*, **31** (1), 46–50.
27. Schover, L.R. (2005) Sexuality and fertility after cancer. *Hematology: American Society of Hematology Education Program*, 523–527.
28. Wenzel, L., Dogan-Ates, A., Habbal, R. *et al.* (2005) Defining and measuring reproductive concerns of female cancer survivors. *Journal of the National Cancer Institute Monographs*, **34**, 94–98.
29. Schover, L.R. (1999) Psychosocial aspects of infertility and decisions about reproduction in young cancer survivors: a review. *Medical and Pediatric Oncology*, **33** (1), 53–59.
30. Schover, L.R. (2005) Motivation for parenthood after cancer: a review. *Journal of the National Cancer Institute Monographs*, **34**, 2–5.
31. Simon, B., Lee, S.J., Partridge, A.H. and Runowicz, C.D. (2005) Preserving fertility after cancer. *CA: A Cancer Journal for Clinicians*, **55** (4), 211–228; quiz 63–64.
32. Partridge, A.H., Burstein, H.J. and Winer, E.P. (2001) Side effects of chemotherapy and combined chemohormonal therapy in women with early-stage breast cancer. *Journal of the National Cancer Institute Monographs*, **30**, 135–142.
33. Fossa, S.D. and Dahl, A.A. (2008) Fertility and sexuality in young cancer survivors who have adult-onset malignancies. *Hematology/Oncology Clinics of North America*, **22** (2), 291–303, vii.
34. Dow, K.H. and Kuhn, D. (2004) Fertility options in young breast cancer survivors: a review of the literature. *Oncology Nursing Forum*, **31** (3), E46–E53.
35. Leonard, M., Hammelef, K. and Smith, G.D. (2004) Fertility considerations, counseling, and semen cryopreservation for males prior to the initiation of cancer therapy. *Clinical Journal of Oncology Nursing*, **8** (2), 127–131, 145.
36. Wallace, W.H., Anderson, R.A. and Irvine, D.S. (2005) Fertility preservation for young patients with cancer: who is at risk and what can be offered? *Lancet Oncology*, **6** (4), 209–218.
37. Lamb, M.A. (1995) Effects of cancer on the sexuality and fertility of women. *Seminars in Oncology Nursing*, **11** (2), 120–127.
38. American Society of Clinical Oncology (2006) ASCO Recommendations on fertility preservation in cancer patients: guideline summary. *Journal of Oncology Practice*, **2** (3),

143–146.
39. Oktay, K. and Sonmezer, M. (2004) Ovarian tissue banking for cancer patients: fertility preservation, not just ovarian cryopreservation. *Human Reproduction*, **19** (3), 477–480.
40. Carter, J. (2005) Cancer-related infertility. *Gynecologic Oncology*, **99** (3, Suppl. 1), S122–S123.
41. Katz, A. (2009) Gay and lesbian patients with cancer. *Oncology Nursing Forum*, **36** (2), 203–207.
42. Dibble, S., Eliason, M.J., Dejoseph, J.F. and Chinn, P. (2008) Sexual issues in special populations: lesbian and gay individuals. *Seminars in Oncology Nursing*, **24** (2), 127–130.
43. Boehmer, U., Potter, J. and Bowen, D.J. (2009) Sexual functioning after cancer in sexual minority women. *Cancer Journal*, **15** (1), 65–69.
44. Andersen, B.L. (2009) In sickness and in health: maintaining intimacy after breast cancer recurrence. *Cancer Journal*, **15** (1), 70–73.
45. Manne, S.L., Ostroff, J., Winkel, G. *et al.* (2005) Partner unsupportive responses, avoidant coping, and distress among women with early stage breast cancer: patient and partner perspectives. *Health Psychology*, **24** (6), 635–641.
46. Annon, J.S. (1976) The PLISSIT model: a proposed conceptual scheme for the behavioral treatment of sexual problems. *Journal of Sex Education and Therapy*, **2**, 1–15.
47. Hughes, M.K. (2000) Sexuality and the cancer survivor: a silent coexistence. *Cancer Nursing*, **23** (6), 477–482.
48. Smith, D.B. and Babaian, R.J. (1992) The effects of treatment for cancer on male fertility and sexuality. *Cancer Nursing*, **15** (4), 271–275.
49. Hughes, M.K. (1996) Sexuality changes in the cancer patient: M.D. Anderson case reports and review. *Nursing Interventions in Oncology*, **8**, 15–18.
50. Hughes, M., Holland, J., Greenberg, D. and Hughes, M. (eds) (2006) Sexual Dysfunction, *Quick Reference for Oncology Clinicians: The Psychiatric and Psychological Dimensions of Cancer Symptom Management*, IPOS Press, Charlottesville, VA.
51. Masters, W.H., Johnson, V.E. and Kolodny, R.C. (1992) *Human Sexuality*, HarperCollins, New York.
52. Notelovitz, M. (1990) Management of the changing vagina. *The Journal of Clinical Practice in Sexuality*, (Special Issue), 16–21.
53. Schover, L.R. (1993) Sexual rehabilitation after treatment for prostate cancer. *Cancer*, **71** (Suppl. 3), 1024–1030.
54. Guirguis, W.R. (1998) Oral treatment of erectile dysfunction: from herbal remedies to designer drugs. *Journal of Sex and Marital Therapy*, **24** (2), 69–73.
55. Hughes, M.K. (2008) Alterations of sexual function in women with cancer. *Seminars in Oncology Nursing*, **24** (2), 91–101.
56. Padma-Nathan, H., Hellstrom, W.J., Kaiser, F.E. *et al.*, Medicated Urethral System for Erection (MUSE) Study Group (1997) Treatment of men with erectile dysfunction with transurethral alprostadil. *New England Journal of Medicine*, **336** (1), 1–7.
57. Albaugh, J.A. (2006) Intracavernosal injection algorithm. *Urologic Nursing*, **26** (6), 449–453.
58. Kendall, A., Dowsett, M., Folkerd, E. and Smith, I. (2006) Caution: vaginal estradiol appears to be contraindicated in postmenopausal women on adjuvant aromatase inhibitors. *Annals of Oncology*, **17** (4), 584–587.
59. Greenwald, H.P. and McCorkle, R. (2008) Sexuality and sexual function in long-term survivors of cervical cancer. *Journal of Womens Health*, **17** (6), 955–963.
60. Heiman, J.R. (2008) Treating low sexual desire - new findings for testosterone in women. *New England Journal of Medicine*, **359** (19), 2047–2049.

Chapter

16 緩和ケアおよび死別ケアにおける家族指向セラピー

David W. Kissane and Talia I. Zaider

石田真弓・大西秀樹　訳

　心理療法は主に，個人やグループを用いたアプローチで行われる。しかし，精神疾患が再発したとき，つらい状況を長引かせないためにそのことが家族に与える影響についてあらかじめ配慮しておくことが重要である。がんの場合では，その治療や進行の抑制が困難なことが明らかになったとき，家族を中心としたケアに焦点を当てることが重要となる。こうした現実が，20年間にわたって家族指向型グリーフセラピー（Family focused grief therapy；FFGT）モデルの研究を行う原動力となった。

1. 理論的背景

　多くの場合，精神疾患の再発は家族機能に大きな影響を与える。それは，統合失調症や[1]，双極性障害やうつ病[2]，あるいは複雑性悲嘆[3]であっても同じである。重篤な精神疾患患者を抱える家族では，感情表出が多く，批判的な意見や敵意，過剰な感情移入，過度の心配といったかたちで認められ，疾患の再発にも影響する[4]。

　筆者らのグループが開発した経験的モデルから，死別ケアにおける家族の適応能力を評価する重要な要因を凝集性 (cohesion)，コミュニケーション (communication) と，葛藤の解決 (conflict resolution) の3つの「C」とした[5,6]。

　緩和ケアや遺族ケアでは，家族機能の評価には家族環境尺度 (FES) を用いる[7]。FESでは家族を機能良好型，中間型，機能不全型に分類する[5,6]。FESの簡易版は，家族関係指標 (FRI) として，3つの下位尺度，すなわち家族の凝集性，コミュニケーション，葛藤を家族分類の指標としている[8]。

- 機能している2タイプの家族：「**協力型**」と「**葛藤解決型**」の家族は「機能良好型」に分類される。「協力型」の家族は高い凝集性をもち，「葛藤解決型」の家族は効果的

なコミュニケーションによって意見の違いを受け入れ，葛藤を前向きに処理している。進行がん治療中患者の約 50% の家族は，この 2 つの型に分類される。彼らは回復力のある家族であり，心理社会的病理を抱える割合は低く，家族療法の必要性は低い。

- 機能していない 2 タイプの家族：「敵対型」と「不穏型」の家族は「機能不全型」に分類される。「敵対型」の家族は強い葛藤を抱え，凝集性や表現力も低く，援助を拒む傾向にある。「不穏型」の家族もまた，コミュニケーション，凝集性，葛藤の解決に機能不全をもっているが，怒りは表出せず，援助を求める傾向にある。こうした「機能不全型」の家族は，高い確率でうつ状態などの心理社会的病理を示す。緩和ケアを受けている家族の 15〜20% は，「機能不全型」であり，死別後最初の局面で，その割合は 30% に増加する[3]。

「機能良好型」と「機能不全型」の中間に位置する 1/3 の家族は適度な凝集性をもっているが，心理社会的病理を示す傾向にある。「中間型」と名づけられた彼らの家族機能は，死や死別といった精神的緊張をもたらすような状況下では悪化する傾向がある。

FFGT では，「機能不全型」と「中間型」の 2 分類に対して，緩和ケアを受けている時期から，死別後までの間に生じる心理社会的な問題を長期的に観察し，介入を行うことが重要と考えている[9]。FFGT は個別の介入よりもコスト面で効率的であり，系統的なアプローチであるため，予防的に用いることもできる。なお，この分類では，家族を「病的」と判断するのではなく，「潜在的なリスクをもつ家族」と判断する。そして，終末期の患者をケアする家族のニーズと，こうした関わりの重要性を考慮し，家族にセッションを紹介している。

2. ターゲットグループとなる患者

潜在的リスクを抱える家族は，家族全員に自記式尺度の短縮版 FRI 12 項目を実施することでスクリーニングされる。FRI の妥当性は高く，家族機能測定尺度（FAD）を用いた調査では，86〜100% の家族機能不全をスクリーニングし[10,11]，88% のうつ状態もスクリーニングできると報告されている[10〜12]。FRI は偽陽性を生み出すこともあるが，潜在的リスクをもつ家族を見逃すことはない。算出方法は図 16-1 に記す。

3. セラピーのテーマと構成

FFGT は時間を制限して集中的に行われる。具体的には 90 分間の 6〜10 セッションが，9〜18 か月の間に柔軟に配置される。FFGT はマニュアル化された介入で，そ

		はい	いいえ
1	家族は互いに心から助け合い，支え合っている		
2	家族はしばしば気持ちを抑え込んでいる		
3	私たちの家族はよく喧嘩をする		
4	私たちはしばしば家で時間を過ごしている		
5	家では言いたいことは何でも言える		
6	家族があからさまに怒ることはほとんどない		
7	私たちは家族の行事に多くのエネルギーを注ぐ		
8	家で愚痴をこぼすと誰かを怒らせてしまう		
9	家族は時々物を投げるほど怒ることがある		
10	私たちの家族には一体感がある		
11	私たちは個人的な問題についても互いに話す		
12	家族がキレることはほとんどない		

凝集性＝Q1＋R（反転させる）Q4＋Q7＋Q10，コミュニケーション＝RQ2＋Q5＋RQ8＋Q11，葛藤＝Q3＋RQ6＋Q9＋RQ12，
FRI＝凝集性＋コミュニケーション＋葛藤（反転させる）
FRIスコア
10～12：機能良好，8～9：中間型，5～7：不穏型，0～4：敵対型
（文献7より特別な許可を得て一部改変・作成）

図 16-1　家族関係指標（The family relationship index；FRI）

のガイドラインは事例とともに出版されている[13]。介入では家族内での悲嘆の共有や，相互援助を促進しながら，凝集性，コミュニケーション，葛藤への対処を最適な状態にすることを目的としている。病いの物語は，現在，そしてこれからの喪失と変化に関連し，そのプロセスのなかで共有される。

　FFGTは「査定」「介入」「終結」の3つの段階で構成される。「**査定**」（1～2週間のセッション）では，それぞれの家族に関連する問題や課題をアセスメントし，それらを解決する計画を立てることに集中する（このセッションのチェックリストは **Box 16-1** を参照）。「**介入**」（3～6週間目のセッション）では，課題の解決に集中する（このセッションのチェックリストは **Box 16-2** を参照）。「**終結**」（2～3か月の間隔をおき，サポートセッションとしての1～2セッション）では，治療成果を確固たるものとし，将来的な課題に予防的に対応する。

> **Box 16-1　FFGTの段階的アセスメントチェックリスト**
>
> 1. あいさつと導入
> 2. オリエンテーション
>   a. 家族がFFGTに期待することは？
>   b. セラピストの目標を付け加える。
> 3. 情報の収集
>   a. 病の物語：
>   "どのようなことがありましたか。それはどれくらい深刻でしたか"
>   b. コミュニケーションのアセスメント
>   "病気のことをどれくらいオープンに話せますか"
>   c. 凝集性のアセスメント
>   "互いにどの程度助け合い，支え合っていますか"
>   d. 葛藤のアセスメント
>   "家族の中で，誰と誰がどのようなことで衝突しますか"
>   e. 役割，ルール，想定されることのアセスメント
>   "主にケアを担当しているのは誰ですか。なごませてくれるのは誰ですか。大切なルールはありますか。助け合いはもっと必要ですか"
>   f. 価値観と信条のアセスメント
>   "家族にとって何か特別な信条はありますか。モットーはありますか"
> 4. これまでの喪失に対するコーピングのパターンや世代による関わり方などを理解しながら，家族のジェノグラムを構成する。
> 5. 家族の力を確認する。
>   グループ全体と，注目すべき個々の貢献について
> 6. 家族機能における課題をまとめる。
>   コミュニケーション，チームワーク，葛藤の解決を挙げる。
>   意見の一致を促す。
> 7. 選択肢を明らかにし，今後のマネジメントに関して合意を得る。

　セッションの回数や間隔は，それぞれの家族に合わせて適用する。FFGTの開始時，患者には一般的に4～5セッションに参加してもらい，参加中の病状悪化を防ぐため，約6か月以上の予後があることとする。セラピストは患者が亡くなるまでの間，数日や週の単位で電話によるコンタクトを続け，治療的な連携を保つため，葬式にも参列する。家族セッションは多くの場合，その死から1～2か月後に再開し，治療ゴールに達成し，効果がゆるぎないものになるまで5～6セッション続けられる。「中間型」の機能不全の家族では，およそ6セッションで機能を獲得することができるが，より重度の機能障害をもつ家族では十分に家族をサポートするのに10セッションほど必要となる。

Chapter 16 緩和ケアおよび死別ケアにおける家族指向セラピー

> **Box 16-2** FFGTの治療段階に焦点を当てたチェックリスト
>
> 1. 各セッションは，あいさつとオリエンテーションで始める。
>   a. それぞれの人を結びつけるため，直線的な質問を用いる。
>   b. サマリーを用いることで，セラピーの目標を再確認する。
> 2. 病気に対して，これまでどのように対処してきたか，その喪失をどのように乗り越えてきたのか（患者が亡くなっている場合は死別後のことを）を振り返る。
>   循環型の質問を用いて，家族がそれぞれの悲しみにどのように対処したのかを尋ねる。
> 3. 喪失や悲しみ，また助け合いによって生まれた力を認める。
> 4. コミュニケーション，凝集性，葛藤の解決に関する課題，あるいは作業の目標を再確認する。
>   a. 前回のミーティング後の進展について具体的に振り返る。
>   b. 前回のミーティング後に取り組んだことを確認する。
>   c. 明らかになった課題に，集団による問題解決を用いる。
> 5. 話されていない課題／緩和ケアのテーマ
>   a. 家族が話したい課題とテーマを確認する。
> 6. 明らかな進展をまとめることで家族の力を肯定し，今後の取り組みに向けた継続的な目標とする。
>   a. 家族としての悲しみを肯定する。
>   b. 改善されたコミュニケーション，凝集性または葛藤の解決を肯定する。
> 7. 次のセッションを手配し，セラピー全体計画に位置づける。

4. 治療プロセスとテクニック

1) FFGTの基盤となる理論モデル

　FFGTは，愛着理論[14]，心的外傷への適応における認知プロセス理論[15]，集団適応[16]の3つの理論を基に作成・開発された。これらの治療テクニックやプロセスについて概説する。

① 愛着理論

　近親者の喪失に起因する悲嘆は，その近親者との絆の強さに比例すると理解されている。多くの人は，家族の起源，核家族・拡大家族に関わらず，最も大切な関係性を家族の中に築いている[17]。家族が病気や死に関連した多くの喪失について互いに感情を表出し，共有しているとき，家族内の立て直そう，続けようとする努力は回復のきっかけとなる。FFGTモデルは，コミュニケーションをとりながら協力し，互いに

支え合うことで家族機能を改善させつつ，悲嘆の共有によって二重過程モデル[18]も促進させているのである．

② 認知プロセス理論

　感情表出の時期を過ぎると，認知プロセスは以前に「想定された世界」としてもっていた信念体系と，修正された信念体系を一致させ，その出来事を理解するようになる[19,20]．これはそれぞれが新しい出来事に適応し，人生をうまく送るために用いるアイデア，価値，態度と信念のスキーマである．病気や死は想定された世界のスキーマを破綻させ，感情表出や分かち合いの程度によって家族の想定していた世界にも影響を与える[21,22]．認知的再評価を行うか，または回避的な戦略をとるかが，家族内で展開されることになる．家族の基本的なコミュニケーションプロセスや，折り合いのつけ方などの家族機能は，家族の認知に動的に影響する．家族は喪失の悲しみのなかで否定的な反芻をしながら，いかにしてポジティブな意味を見出すかというところに立ち向かうのである[23]．合理的で，バランスのとれた悲嘆になるように調整し，時には回避することも健康的ではあるが，それが多くなりすぎると弊害をもたらす．家族ではメンバーの多様な視点を用いて選択肢を試しながら問題を解決し，互いに支え合いながら新しい意味を見出し，適応的に対処し，認知的再構成を続けていく．家族もまた，死別の寂しさに対してうまく配置されているのである．

③ 集団適応

　どのグループディスカッションのダイナミクスでも，解決しようとする者と，何が起こるかと恐れて警戒する者，それぞれの積極的な提案によって解決法は可能性と限界の間を揺れ動く[16]．家族はグループとして課題に取り組むことで建設的な意見を得て，結果的には適応的な選択肢で同意を得るだろう．しかし，時には支配的な人が自分の考えを押しつけたり，優柔不断な人が大多数に流されることもある．意見の相違が対立を招き，そうした不一致がグループを分かち，一体感を減少させることもある．家族の凝集性は，家族員の発達と成熟の促進における，効果の証でもあるのだ．

2) FFGTにおけるセラピストの鍵となるスキル

　家族療法を実施するセラピストは，一般的にソーシャルワーク，心理学と精神医学分野の訓練を受けているべきであり，共同治療モデルは，セラピストのトレーニングにもなる．セラピストは関心と配慮の両方を示しつつ，温かく誠実に向き合う．
　彼らに求められる最初のスキルは，家族のはっきりとしたスタイルをモデルとした，確かで協力的な連携を構築することである．第二に，セラピストは賞賛と承認によって家族の強さをしっかりと認め，回復を促進させるスキルが必要である．これ

表16-1 FFGTでセラピストが行う質問の指向とその意図

質問のタイプ（相互補完的）	質問の機能と目的	FFGTで用いられる典型例
直線的な質問（個人の指向性と情報）	一般的にセラピストと個人の1対1の会話では，情報を得たり協力して個人を支えるのに役立ち，家族内では背景を自由に聞くことで，家族の交流促進を図ることができる。	どのような仕事をしていますか。 何年生まれですか。 どのようなスポーツが好きですか。
循環的な質問（家族全体の力動の指向性と情報）	互いに相手の立場に立って考えてみるよう促し，多面的な見方を共有することで家族の話し合いを刺激し，関わり合いのダイナミクスを明らかにする。	配偶者や子どもたちはどのように対処していますか。 誰が誰に話をしていますか。 誰のことを一番心配していますか。
再帰的な質問（通常，指示的にならずに影響を与える）	相手の反応の意味についての内省と気づきを高めることによって，相互理解とサポートを促進する。質問の言葉のなかに仮説を含めることもあり，解決方法についての内省や，受容や変化についての考察を促す。	将来はどうしたいですか。 1年で物事はどう変わると思いますか。 もしXがまだ生きていたとしたら，彼女はあなたに何を尋ねると思いますか。 あなたはなぜ彼が以前よりイライラするようになったと思いますか。
戦略的な質問（指示的で影響を与える質問）	将来の方向性についてコンセンサスを構築するという目的で，受容や変化に対して選択肢を含みつつ解決策を探る。指示的になりすぎると強要になってしまう。	旧友に会うことは，お父さんにとってどう助けになるでしょうか。 終末期のケアについて話をすることにはどのような利益があるでしょうか。 気持ちをオープンにして共有することで家族のつながりをより感じられませんか。

は，実績を強化することで，家族が批判されたと感じないようにするためでもある。第三に，「課題」あるいは「気になっていること」（「問題」という単語は用いるべきではない）を家族の合意によって確認するスキルが必要であり，それによって計画は話し合われ，協力的に働く。共有された課題を家族で発展させることは，指示的に働きかけるセラピストから自分たちを守りつつ，課題を解決するチームを築くことにもつながる。

　有能な臨床医の基本的なスキルの一つとして，「適切な」質問によって観察を促し，変化の省察および考察を促す能力がある。家族のそれぞれがその質問に答え，他の者はそれを聴いて話し合いに入る。続くTommのモデルでは，質問は直線的，循環的，

戦略的，再帰的なものに分類することができる[24]（表16-1）。セラピストは評価の中で，方向づけられた調査的な質問をするが，その後，セラピーが進むにつれて核心に迫るような新たな質問をする[25]。

他の重要なスキルとして，サマリー（まとめの言葉）の使用がある。臨床医が出来事を理解しているのか，家族はその内容に同意しているのか，その内容は家族によって修正されているのかについて確認する。臨床医は，セラピストの作成したサマリーに，家族からのコメントを依頼することもある。サマリーは，家族機能やコーピング，およびグリーフワークに焦点を当てたセラピーの主要な手法として用いられ，前回から今回までの進行中の議題を確認するため，一般的に各セッションの最初に提示される。また，各セッションの終わりには家族が得た共通理解や，取り組みの方向性についてサマリーで確かめることも重要である。本題から脱線しがちな，あわただしく，論争的，あるいは無秩序で時間を超過するようなセッションでもサマリーは用いられ，このサマリーの作成ステップはFFGTの基礎となる。

最後に必要なスキルとして，それぞれの本当の気持ちを表出させる能力があり，多くの場合そのきっかけは非言語的なものである。気持ちの背後にあるものを理解するために，苦悩の共有を促進し，結果的に互いにそれを和らげ合う。個人療法のなかで用いられる直線的な線形モデルによる共感の妥当化あるいは正常化よりも，家族療法のなかで「涙ぐんでいること」の意味について循環的な質問として家族の誰かに尋ねるほうが，家族内の共感は促進される。

3）FFGTを受ける家族の鍵となる治療プロセス

緩和ケアにおける苦悩を抱えた家族との話し合いでは，死や死ぬことについての話し合いを促進したり，不安定な家族のセッションをマネジメントするなど，様々なシナリオに挑戦することになる。

以下に述べるFFGTのパターンは，観察に基づいて述べられており，鍵となるプロセスを直接示しているが，身元がわかるような情報は守秘義務の関係から変更している。FFGTでは，関係性を互いに影響し合うものと認識し，強さと回復の源として生かすことを方針としている[26]。

① 死や死にゆくことを話し合うために

FFGTの基本的な目標の一つは，喪失の脅威やそれによる将来的な不安をオープンにして共有する力を家族にもたせることである。逆説的ではあるが，家族内の防衛性や忠誠心は，一方で死や死にゆくことについての率直な話し合いを著しく阻害する。臨床医の役割は，それぞれの感情の起源，文化的規範，家族のこの問題との距離感や方向性，ペースを尊重しながら，話し合いを妨げる制約を徐々に崩していくことであ

る。こうした話し合いは最終的に家族の孤立を減らし，彼らの支え合いを助けることにつながる。

　家族は一つの社会的な集団と考えられるため，死にゆく過程を社会的な視点から述べた初期の学説を参考にすることは有益である。GlaserとStraussは，「死の認識」の中で，患者やその近親者，病院スタッフが，どのようにしてそうした認識の文脈を作り出すのかについて述べている[27]。死の認識への動きは社会的に協調され，患者，親族，病院スタッフによって誰に何を話し，何を黙っておくかなどの折り合いがつけられている。多くの医師が患者に詳細を伝えていなかった頃は，医学的情報のコミュニケーションが重要視されたと述べられている。また，日本，中国，イタリア，スペイン，中南米といった多くの地域では，死について語ることはタブーであったが，それは徐々に開かれた姿勢に変わりつつある。近年の理論家は情報を追い求めることより（今日ではより開かれるようにはなったが），死に関する様々な準備を進めることを重視している。なぜなら，いわゆる「感傷的な作業」ではなく，苦しい状況に対する情緒的反応プロセスの展開が必要とされるからである[28,29]。家族の病気や死，あるいは予後についての実際の話し合いは，感情の強さに応じて対処しやすいように調整される。

　ここ数十年の間に「死の解毒」[30]の利点に関するエビデンスは議論を通して蓄積されてきた。Hebertらは，介護者が死の準備をするための主たる方法はコミュニケーションだと述べた[31]。これは，予後，将来の計画および不安に関する，患者と医師，および家族とのコミュニケーションの両方を含んでいる。さらに，近親者の死に対する準備が不十分な介護者は重度のうつ病や，複雑性悲嘆などに罹患する可能性が高いことが報告されている[32,33]。また，がんに関連した不安の開示は，患者とその家族の関係を良好にしてストレスを軽減し[34]，死や死ぬことや死別について終末期患者と介護者が話し合うことは，さらなるストレス与えるのではなく，むしろ大いに役立つことが証明されている[35]。しかし，こうした発展には文化的な配慮が必要である。

　では次に，死や死ぬことについて話すことが，FFGTのなかでどのように治療的に展開されるのかに着目する。

② 導入ポイント：死について話し合う

　みんなが話さないことがあるわよね…わかってる…でも…私は話したいと思う…私たちの時間をもし，話すことに使ってもいいのなら…私たちの時間をあてたい…。私たち，私が死ぬことについて話してないわ…私は…私は話したいの。（患者）

　忘れないわ…。母ががんで亡くなったこと…みんなにとってもすごくつらいことだった。なんとか少しずつ立ち直ってきたけど…。母とは話し合いたいと思って

た。でも，母はまさに死にゆく人，その母に私たちが思ってることをどう話していいのか…それはすごく難しかったし，今もわからない。（患者）

　私たち，本質的なところは話していないのよね。あなたの愛する私は，もうここにいなくなるかもしれない。表面的な話はできても（夫を振り返って），あなたと本当の話はできない。だって，あなたは私と話すとき，いつも心ここにあらずなのよ。（患者）

　こうしたそれぞれの発言では，患者は喪失の必然性を認識して話し合うことを望み，話し合いを始める合図を臨床家に送っている。多くの場合，臨床家はこうした話し合いを自分たちで始める必要があるだろう。
　この話し合いを効果的に開始するための2つの原則がある。
（ⅰ）**仮設として考える**：予後がはっきりしないとき，あるいは，何人かの家族が肯定的な見解を残しておきたいと希望している場合，差し迫ったシナリオよりも，**仮説としての喪失の脅威を家族に尋ねる**ことで，死について話し合う恐怖を最小限にすることができる。さらに，この可能性をじっくり考えることについて家族の許可をしっかり得ることは，小さなステップのようだが，強制的ではなく，協力的に向き合うための重要なポイントである。
（ⅱ）**中立性を維持する**：家族はしばしば患者の予後に関して相違する見解をもち，希望的な立場を"専門的に"とる者（セカンドオピニオンや代替療法を主張する者）や，その一方で悲嘆にくれる者（差し迫った死と考える者）がある。こうした状況は家族を二極化して対立を生み出し，どちらか一方の見解に臨床家を取り込もうとする。中立の原則として臨床家は，家族に生じているジレンマを言葉にして，すべての見解に余地を作り，問題を解決しようとしたり，どちらか一方を支持したくなる衝動を避ける。中立的な立場で彼らに関心をもっていることで[36]，家族の曖昧な状況をマネジメントし，家族内の相違を抑えたり，正すことができるのである。

③ **予後について話し合う**
　死や死ぬことについての話し合いは，予後に関する情報や病気の深刻さの認識などの情報交換から始まることが多い。セラピストが患者の病状，治療内容や将来の見通しなどを聴き出すことで，家族間では互いの情緒的な反応を観察することになる。しかし，そうすることで家族は互いに調和し，その凝集性が強化される。以下では，家族がその一員であるフランクのことを気にかけていた様子を引用した。フランクは当初，つらさを訴えることはほとんどなかった。この話し合いでは，自ら助けを求めら

れない者や，つらさを言語化できない者が，身近な人々によって認識され，支え合えるという家族セッションの価値が強調されている。

セラピスト：お母さんのこと，どう思う？ 今日は3人がどんなふうに思っているのかを知りたいと思ってね。
娘：つらいし，悲しいことだわ。
患者：今のフランクにはつらいことだと思うわ。彼を見ていると，そう見えるもの。
セラピスト：あなたはどう？
フランク：僕は平気，大丈夫だよ。問題ないし，一日一日やっていくしかないよ。
患者：（涙ぐみながら）それはそうなんだけど，彼にもつらい理由があると思うの。
娘2：そうね，言いたいことはわかるわ。
娘1：私たちもみんなつらいわ。でも，もしかしたらフランクは，もっとつらいのかもしれない。
セラピスト：ねぇ，フランク。お母さんはあなたを見て，泣き出してしまったわ。
フランク：正直，なんて言っていいのかわからないんだ。大丈夫，その日その時を精一杯過ごしていくよ，わかるだろ？ 困惑しているんだよ，ほかに何を言ったらいいのかわからない。自分なりのやり方でやるしかない。僕は強いんだよ。
セラピスト：どうするつもりなの？
フランク：どうするかって？ わからないよ。狂っちゃうかもしれないし，悲しくなるかもしれない。当たっちゃいけない人に八つ当たりするかもしれないし，わからないよ。全部自分の中のことだし，それをどう出していいのかもわからない。でも大丈夫。僕は大丈夫だよ。そういう運命なんだよ。

④「話すこと」について話し合う
　家族は，病気について話し合うなかでつらくなりすぎないように，自分を守り，互いに互いを守りながら，言葉を選んで話をする。

　　みんなは，私がみんなに死刑宣告されたと思うんじゃないかって，心配してるんですね。（患者）

　　母はまだ100歳まで生きたいと思っているのに，私が母の死についてこれ以上話し合うことはつらいです。母の闘いたいという思いを奪いたくありません。（患者の娘）

　こうした発言は，死や死にゆくことのオープンなコミュニケーションを強いられる

ことへの家族の不安をうかがわせる。死や死ぬことについて話すことが，あまりにも困難な場合，あるいは不安を誘発する場合，つらい内容から家族を一歩離し，代わりにその話し合いのプロセスについて尋ねることで「より小さく，より取り組みやすく」できる。(たとえば「今その話をすることをどう思いますか」「このことを話すことで，つらくなってしまうのは誰ですか」「この話をすることが最も助けになるのは誰ですか」など)。こうした質問によって，病気についての会話を可能にしたり制限したりする要因を明らかにし，オープンなコミュニケーションを支えるために必要な条件が理解しやすくなる。話し合いを制限する要因としては，世代間のコミュニケーションパターンや，家族内のコミュニケーションスタイルの違いが含まれるが，それらを認めて受け入れる必要がある。さらに，こうした話し合いで，死や死ぬことについて率直に話すことを危険だとする家族の基本的な考え方を探ることができる。彼らのこのような信念を切り崩すプロセスは，FFGTのセッションから下記に抜粋される。次の一コマでは，家族の「つらさを表出することは弱いことだ」という強い信念を見直している：

セラピスト：あなたたち家族の間では「強さ」は，感情を自分の中に押し込めたり，誰かに見せないようにするという意味なのかしら？
娘1：他人から守るためにね！
セラピスト：で，サラはどう？
サラ：私には，そういう強さはないかもしれないわ。
息子：ママは感情的で，取り乱すんだ。
サラ：無理なの，我慢できないのよ。わからないわ，ただ…そうしなきゃいけないとわかっていたら我慢できるかもしれない。その「強さ」という言葉，正しい言葉なのかしら，もしかしたら違うのかも…わからないわ。
セラピスト：どうでしょうね。私たちは「強さ」と言ってきました。でも，その「強さ」という本当の意味は，気持ちを自分の中に閉じ込めておくことなのかしら？　もしかしたらそれはただの…
娘2：タフってこと？
息子：あぁ…僕はここではタフに振る舞っていたけど，実は家に帰ったら妻の肩で泣いていたんだ。
セラピスト：この家族は皆，時々困惑するけれど，一方で強くもあるということね。その両方ができるんじゃないかしら？

⑤ **将来のニーズについて話し合う**
　　おまえには考えてほしくはないが，6か月後，すべては忘れ去られ…去る者日々

に疎し…。私は集会に行き，誰もいない家に帰るだろう。（患者の夫から成人の息子に）

　母（患者）は，なんでも一緒にくっつける"のり"みたいな役割で…私と父をつないでいたわ。だから私はそのことが心配なの。（患者の娘）

愛する家族を失うことの脅威について，真剣に，あるいは仮定の話として考えたとき，その人のいない未来への準備プロセスが開始される。セラピストは脆弱性のある家族に対し，その死によって崩れるかもしれない脆弱な関係性など，予測される課題を尋ねる。未来志向の質問は将来のニーズを確認したり，サポートを結集させる方略を生み出すために用いられる。続くケースではセラピストが家族に対し，誰かの悲しみに気づいたとき，それをサポートする方法について尋ねている。このプロセスは家族の資源を支えるという実用的な価値に加えて，家族の共感的な調和を構築する意味がある。

ケース1
娘：でもママが亡くなったら，ブレンダのうつ病はどうすればいいの？
セラピスト：そう，それが問題ですよね。もし，1か月や2か月のうちにママが亡くなったら…どうやって悲しみを分かち合ったり，助けを求めたりするのかしら？
ブレンダ：私の以前のセラピストがまだ診療を続けていれば，彼女に電話してみるわ。
セラピスト：でも，あなたを電話まで連れて行って「ママが亡くなってから1か月，ママがとても恋しい」と言ってくれるのは誰？
ブレンダ：わからないわ。
セラピスト：（家族へ）誰が最初にしてくれるのかしら？
娘：彼女は私たち兄弟の中で，ダンを一番信頼していると思うわ。

ケース2
セラピスト：（患者の夫へ）ビル，ケイト（娘）が打ちのめされて，不安がっているのはわかる？　何かサインはある？
夫：彼女はある意味，機能しなくなっちゃうんだ…。つまり，彼女は働けるし，ジョニーの世話もすることができるんだけど，それ以外は何もできなくなるんだ。
セラピスト：じゃあ，そんなときは何が彼女の助けになるの？　どうすれば，そこから抜け出せるの？
夫：どうしようもないかもしれない…

セラピスト：どうしようもないの？　アン（患者），あなたはどう？　どうすればケイトを助けられるかしら？
患者：なんとかしようとしないこと。彼女の部屋は散らかっているし，部屋まで追いかけて行ってはダメよ。ただ彼女と一緒に座り，肩を抱いて「気持ちはわかるよ」と言うの。たとえ彼女が「わかるわけないわ！」と言っても，一緒に座り，ただそこにいれば彼女はわかってくれるわ。

　上記のように，リスクのある家族が終末期の心配について話すことを助け，感情の共有を促すには，段階的な話し合いを通して導くことになる。しかし，それは難しい介入ではない。鍵となるプロセスは，情報や情緒的な反応を互いに出し合うように促し，話題を限定して家族のルールやパターンに気づかせて，将来のニーズを予想して対処するように勧めることである。
　これは，Hebert らによる[31]「よいコミュニケーションは，単なる情報交換より頼りになる」ということ，さらにそこには「チャネルの**透過性**を変えることで情報交換を可能にする」ということも含まれてくる[38]。

4）FFGT の適用上の課題

　介入の目標を設定するとき，自宅でセッションを実施するとき，家族という混在した文化のなかで困難を乗り切ろうとするときなど，家族の主要なメンバーとの関わりには慎重になるべきである。

① 家族の約束に関する問題

　臨床家は，セッションへの参加者が増えないことが明らかになれば，予定されたセッションへの参加意思を個人に尋ねる。通常，家族の凝集性が低いほど，セラピストはそれぞれのメンバーを積極的にセッションへ誘う必要がある。また，セッションを事前に計画しておくことは，仕事など参加への障害になるものに対して積極的な配慮を求めることにつながる。

② 治療目標の限界

　慢性の精神疾患や，長期にわたる人格的な問題，その他の問題（たとえば，終末期患者の子どもの結婚関係に関する問題）は，時間の限られたこのような介入では目標の外におくべきである。それでも数か月の間に，家族の中では様々なことは起こり，失職，進学の問題，アルコールと薬物乱用，妊娠，流産，不義，関係性の崩壊や事故はその例である。家族はこのような出来事について必要に応じて話し合いをする可能性があるが，セラピストはそうした話の展開とともに家族機能全体をモニターし，そ

れらをふまえて対処しなければならない。介入の成功には時間内に達成可能で現実的な目標の設定と，焦点の保持が重要である。

③ 自宅でのセラピー

　緩和ケアは，ますます地域に密着しつつある。患者が望み，可能であれば家族と一緒に家で過ごし，住み慣れた場所で治療を受け，彼らの自宅で死ぬことも選択できる。がんによる対麻痺など身体に障害がある場合，衰弱している場合，死が迫っている場合でも，家族の付き添いが可能という利点がある。また，セラピストや家族がベッドサイドに来ても，患者は気楽に応じることができる。しかし，必ずしもすべての家族にとって"家"が最高の場所ではない。葛藤の歴史があるような家族では，セラピストのオフィスのような中立な場所が望ましい。そうすることでセラピストが対等の立場で，どちらか一方の味方ではないことを容易に伝えられる。セラピーのおよそ2/3は自宅で安全に実施できる。

　自宅でのセラピー開始にあたり，そのプロセスを保護し，権限を与えるための「ガイドライン」が作成されている。そこには，セッションの期間を決めること，適切な座席配置を決定すること，ラジオやテレビのスイッチを切ること，状況を壊さないために電話や訪問を避けること，ペットの居場所や休息の延期なども含まれている。

④ 異文化間の課題

　多くの家族では，儀式や伝統など文化的背景が混ざり合い，ストレスがかかったときや体調を崩しているときには緊張状態を引き起こすこともある。セラピストは家族の歴史的背景について理解が不足しがちなため，初期世代について尋ねることも必要だ。それぞれのアプローチの違いをはっきりさせることで，家族がその価値を評価し，互いのニーズに合ったものを選びやすくなる。アジアやイタリア，ヒスパニック系民族の文化圏では強い家風をもち，家族中心モデルのケアや意思決定を受け入れやすい。しかし，家族機能障害を生じることもあり，FFGTがその支援をする。さらに，文化的な背景を理由として，患者の予後やネガティブな話題を差し控えることを安易に容認すべきではない。家族はこうした文化的背景をもつアプローチについて多様な意見をもっていることが多い。セラピストがそれぞれの家族成員に，患者の予後の深刻さをどうとらえているかを尋ね，誰かが気になっていることを話し始めると，それが家族の話し合いのきっかけになる。多くの場合，患者は皆が避けようとしてきた問題について話し合うことを求める。このようにセラピストは，家族にその言葉や話し合いの深さをオープンに選ばせる，いわゆる公開質問の形式を通してその中立性を保つことができる。

⑤ 幼い子どもがいる家庭

幼い子どもをもつ親ががんに罹患した場合，親たちは育児が完了する前の早すぎる死に不安を抱く。親としての役割を奪われる感覚は，さらなる悲しみのもととなる。家族も養育者を失うことで不安定になる。幼い子どもや青年期の子どもがいる家族では，特に配慮が必要である。正直な感情の共有は，子どもたちが気づかいのあるおとなに成長する手助けにはなるが，そのプロセスは必ずしも楽には進まない。子どもたちを守ろうと，事実を否定したり，バリアを築くことがよくあるが，このようなことは，家族にとって正常な悲嘆のプロセスを歩めなくさせるリスクがある。このモデルでは，互いに支え合うことを発展させるため，考えや感情をオープンにして共有することを勧め，遺された親を助けることで，彼らの子どもたちへのサポートに対する自信を増していく（扶養する子どものいる患者のための治療プログラムの説明は，Lewis によって Chapter 9 でも概説されている）。

⑥ 倫理的問題

ケアの倫理は，FFGT の核心である。個人の権利より他者への責任感を優先させる家族内の親密な関係性は，倫理に資するフェミニストにも通じる[39]。ケアや親業の中核をなす概念は，関係性のなかで他者から守る責任を負っているということである。思いやり，共感，忠実性，信用，優れた判断力，感受性や愛は，公平性や権利に優先されるという特徴がある。

FFGT の倫理的なジレンマは，家族間の競合するニーズのなかから出てくる。すべてのメンバーが等しく扱われるべきならば，死に瀕した者のニーズが最重要視されたり，誰かが融通されることはあってはならないのだろうか。一般に，セラピストは中立で，等しくすべてを扱うよう努める。しかし，実際には，その時に多くの関心が寄せられている一人の家族のために，普段とは異なる脆弱性をもつ状況が蔓延している。家族の意思決定は，個々の選択というバランスのなかに存在し，こうした緊張関係への気づきは，すべてに対して慎重に注意を払うことにつながる。

5. 支援する材料

FFGT では，家族でこれまでに話し合った結果や課題への取り組みを励行するような宿題は課さない。しかし，フォローアップセッションでは，彼らのそうした努力による進捗状況の報告を常に求める。家族内で，個人や夫婦のセラピーが必要となったとき，あるいは特定の症状に応じた薬物療法が必要とされるときには，心理的・精神医学的なケアの併診を依頼することが適切である。

6. 効果の概要

　FFGT による介入が死別後の家族の苦悩や抑うつを軽減させる最初のエビデンスとして，オーストラリアの無作為対象化試験が報告されている[40]。無作為化は 81 組の家族（363 人）を対象に行われ，2：1 の比率で，53 組の家族（233 人）を FFGT セラピー群，28 組の家族（130 人）を通常のケア群に割り付けた。主要評価項目を簡易症状評価尺度（BSI），Beck の抑うつ尺度（BDI）と社会適応尺度（SAS）とし，患者の死をベースラインとして，6 か月，13 か月に調査を実施し，家族機能評価尺度を副次評価項目とした。分析は，相関している家族のデータを考慮に入れて，一般化推定方程式を用い，ITT 解析に基づいて実施された。FFGT の全体的な効果として，13 か月時点での BSI による評価では苦悩の著しい減少が認められた（p＝0.02）。ベースライン時に BSI と BDI が高得点であった人には，苦悩と抑うつの有意な改善が認められた。抑うつは，ほとんどの機能不全（敵対的）家族で変化は認められなかったが，中間型と不穏型の家族では，全体として改善傾向にあった。

　このモデルの一般化は，研修に合格した 15 人のセラピストによって実施され，その 86％ がこのモデルの核心となる要素に対して忠実かつ着実に実行する能力をもっていた[41]。94％ のセラピストの能力は強固な治療提携によって証明されており，90％ 以上で家族の力が確認され，サブスタディの 76％ のセッションで，モデルの忠実な適用が認められた。

　興味深いことに，アウトカム指標としての正常悲嘆は，家族のタイプによらず同等であり，最初の研究では複雑性悲嘆の尺度は用いられなかった。米国で行われている追試は，家族機能不全のレベルの違いによる FFGT の適応などとともに，複雑性悲嘆に関するエビデンスを提供することになるだろう。

7. 症例

　図 16-2 は，母親が進行乳がんで亡くなりかけているとき，父親はそれをわかっていながらも喪失の恐怖をマスクするために大量飲酒をしていた家族のジェノグラムを示している。セラピストは息子に，父と一緒にいるように働きかけ，その一方で，自宅に住む父と彼の娘の葛藤を抑えるように支援していた。娘のうつ病性障害に対しては，抗うつ薬の服用など個々の管理を必要とするが，集団で行う家族療法は全体的な葛藤を減らす助けにもなる。さもなくば，うつ病を長引かせるか，アルコールなどへの物質依存を保持してしまうこともある。

　ジョーは子どもの頃に育児放棄されたことをきっかけに，10 年間を児童養護施

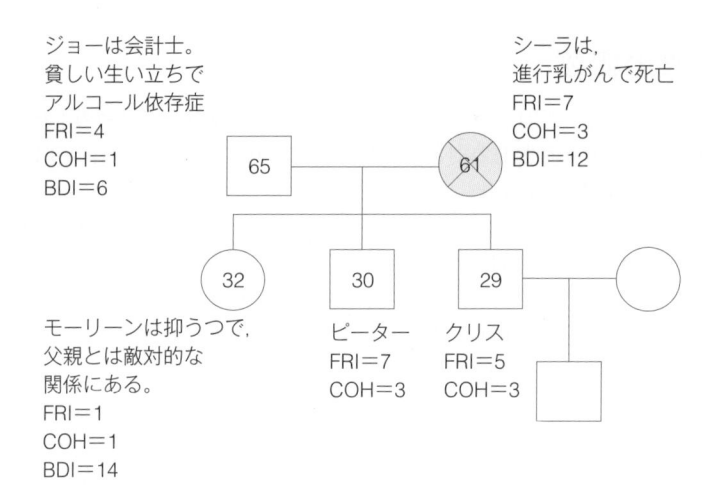

ジョーは会計士。
貧しい生い立ちで
アルコール依存症
FRI＝4
COH＝1
BDI＝6

シーラは,
進行乳がんで死亡
FRI＝7
COH＝3
BDI＝12

モーリーンは抑うつで,
父親とは敵対的な
関係にある。
FRI＝1
COH＝1
BDI＝14

ピーター
FRI＝7
COH＝3

クリス
FRI＝5
COH＝3

図 16-2 敵対型の家族のジェノグラム。父親がアルコール依存症。母親の死後，父親と抑うつの娘の間に葛藤が生まれた。
〔FRI：家族関係指標，COH：凝集性，BDI：Beck の抑うつ尺度（簡易版 BDI＞5 は抑うつ傾向が考えられる）〕

設で過ごし，シーラとの結婚によって落ち着きつつあった。そこに起きた彼女の死は，ジョーを絶望的で，孤立した状態に追いやった。「洪水に飲み込まれたみたいだ。その中を泳ぎ，叫んで，こんな自分が恥ずかしい。オレは役立たずだ！ こんな人生いつまで続くんだ！ もう老いぼれなんだ。もう何もない。もう死んでしまいたい」。娘（モーリーン）も，家庭に残る女性として取り残されていた。息子たち（ピーターとクリス）は，実家から離れて独立した生活を送っていた。セラピーはジョーとモーリーンへの支援の必要性を考慮し，悲しみの痛みが和らぎ始めるまで定期的に行われた。ジョーとモーリーンは個々のセラピーは断ったが，彼らが再び人生を取り戻すまでの 18 か月間，家族セッションが支持的に行われた。

図 16-3 は，2 人の家族が同時にがんを罹患するという苦しい状況を抱え，度重なる感情的負荷を与えられた家族の例である。「2 人のがん患者」を抱える家族では，家族指向アプローチによるケアは重要である。

　母と娘の両方ががんに罹患した家族には，ひどい悲しみがあった。両親は異なる背景をもった家族の出身であり，クリスティーナの家族は仲がよかったが，フィル

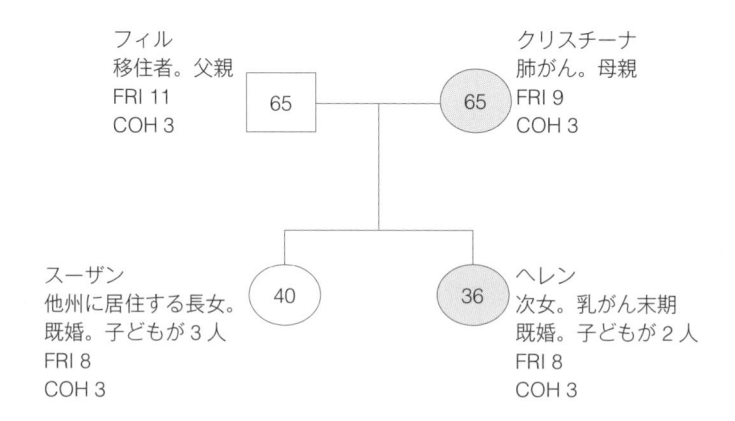

Chapter 16 緩和ケアおよび死別ケアにおける家族指向セラピー 323

```
フィル                                      クリスチーナ
移住者。父親                                  肺がん。母親
FRI 11      ┌──┐        ┌──┐        FRI 9
COH 3       │65│────────│65│         COH 3
            └──┘        └──┘
                   │
         ┌─────────┴─────────┐
       ┌──┐                ┌──┐
       │40│                │36│
       └──┘                └──┘
スーザン                                     ヘレン
他州に居住する長女。                            次女。乳がん末期
既婚。子どもが3人                              既婚。子どもが2人
FRI 8                                     FRI 8
COH 3                                     COH 3
```

図16-3 「2人のがん患者」に悩まされた家族のジェノグラム。
(FRI：家族関係指標, COH：凝集性)

は移住によって家族との連絡を断っていた。不思議なことに，二人の娘のうち一人の娘（スーザン）は，別の州に住み，彼女の妹であるヘレンとは対照的に厄介者と思われていた。しかし病気の脅威は家族を一つにし，セラピストは義理の息子たちに対しても相互支援の輪を広げた。孫たちに思い出を書き残す方向性を探ることが話し合いのもう一つの焦点にもなった。スーザンによってそのつながりは再び強化され，最終的には遺族である父親と義理の弟に役立つ支援として提供された。

8. サービスの開発

　FFGTモデルの臨床適用の開発には，遺族ケアを含む，腫瘍学と緩和医療学における家族療法の実施について訓練を受けた臨床家を雇うことが必要である。また，個々の患者へのケアと同時にこうした家族指向モデルのケアを組み込むために，文化的背景などに沿ったオリエンテーションの実施も場合によっては必要である。このような方向性は，ケアにおけるすべてのプログラムをより豊かにする。
　緩和ケアチームによる家族機能の定期的なスクリーニングの導入は，リスクのある家族を認識するためには重要なステップである。ホスピスプログラムでは，このスクリーニングにうまく取り組んでおり，家族全員が来院しない場合や，当初から家族が来院しない場合には，まず看護師が家庭での臨床的評価をし，ソーシャルワーカーがプログラムとしてFRIの12項目をチェックする。プログラムのリーダーシップでは，家族指向のケアをいち早く取り入れることが求められる。

このモデルは，家族の観察データから経験的に成長してきた。特定のニーズにも適応を広げることができ，小さい子どもがいるときは，子どものいる家族特有のニーズに見合った家族の活動をセッションに組み込めるなどの利点がある。今後，様々な文化のなかで確認を続けていくことも重要である。

9. まとめ

がん医療や緩和ケアのサービスでは，家族療法に加えて，個々のカウンセリングやグループサポートが常に求められ，様々な心理社会的指向のプログラムを提供する必要がある。明確なガイドラインの開発は，他の治療法の導入にも役立つ。このセラピーは，死別後に病的な状態になるリスクが高い家族を対象とし，予防的なモデルを導入している。それは，緩和ケアの早期から死別まで継続的に支持され，家族機能が改善し，その喪が終焉に向かうまで，家族とともに進められる。死別のケアを緩和ケアやホスピスプログラムへのエントリー時から始めることは前提として重要なことである。筆者らは，家族指向のケアを開始する手段として，家族機能のスクリーニングを標準化し，さらに特定の家族の特徴やニーズに応じたモデルのさらなる改良を行っている。FFGTは心理社会的ケアに欠かせない構成要素である—家族の喪には悲しみの共有が必要であり，FFGTは悲しみを癒す力を与える極めて重要なステップとなるであろう。

推薦図書

Kissane, D.W. and Bloch, S. (2002) *Family Focused Grief Therapy: A Model of Family-centred Care During Palliative Care and Bereavement*, Open University Press, Buckingham. This book is a clinically oriented account of how to deliver Family Focused Grief Therapy, providing extensive illustration with a multitude of clinical examples. It serves as a comprehensive manual for FFGT and has been translated into several languages.

引用文献

1. Leff, J.P. and Vaughn, C.B. (1985) *Expressed Emotion in Families*, Guilford Press, New York.
2. Keitner, G.I. and Miller, I.W. (1990) Family functioning and major depression: an overview. *American Journal of Psychiatry*, **147** (9), 1128–1137.
3. Kissane, D.W., Bloch, S., Onghena, P. *et al.* (1996) The Melbourne family grief study II: psychosocial morbidity and grief in bereaved families. *American Journal of Psychiatry*, **153**, 659–666.
4. Leff, J., Berkowitz, R., Shavit, N. *et al.* (1989) A trial of family therapy v. a relatives group for schizophrenia. *British Journal of Psychiatry*, **154**, 58–66.
5. Kissane, D.W. (1994) Grief and the family, in *The Family in Clinical Psychiatry* (eds S. Bloch, J. Hafner, E. Harari and G. Szmukler) Oxford University Press, Oxford, pp. 71–91.
6. Kissane, D.W. and Bloch, S. (1994) Family grief. *British Journal of Psychiatry*, **164**, 728–740.
7. Moos, R.H. and Moos, B.S. (1981) *Family Environment Scale Manual*, Consulting Psychologists Press, Stanford, CA.
8. Kissane, D.W., Bloch, S., Dowe, D.L. *et al.* (1996) The Melbourne family grief study, I: perceptions of family functioning in bereavement. *American Journal of Psychiatry*, **153**, 650–658.
9. Kissane, D.W., Bloch, S., McKenzie, M. *et al.* (1998) Family grief therapy: a preliminary account of a new model to promote healthy family functioning during palliative care and bereavement. *Psycho-Oncology*, **7**, 14–25.
10. Kissane, D.W., Bloch, S., Burns, W.I. *et al.* (1994) Perceptions of family functioning and cancer. *Psycho-Oncology*, **3**, 259–269.
11. Kissane, D.W., McKenzie, M., McKenzie, D.P. *et al.* (2003)

Psychosocial morbidity associated with patterns of family functioning in palliative care: baseline data from the Family Focused Grief Therapy controlled trial. *Palliative Medicine*, **17**, 527–537.
12. Edwards, B. and Clarke, V. (2004) Validity of the family relationships index as a screening tool. *Psycho-Oncology*, **14** (7), 546–554.
13. Kissane, D.W. and Bloch, S. (2002) in *Family Focused Grief Therapy: A Model of Family-centred Care During Palliative Care and Bereavement*, Open University Press, Buckingham.
14. Bowlby, J. (1969) *Attachment and Loss*, Attachment, Vol. **1**, Basic Books, New York.
15. Creamer, M., Burgess, P. and Pattison, P. (1992) Reaction to trauma: a cognitive processing model. *Journal of Abnormal Psychology*, **101** (3), 452–459.
16. Whitaker, D.S. and Lieberman, M.A. (1964) *Psychotherapy Through the Group Process*, Adline, Chicago, IL.
17. Shaver, P. and Tancredy, C. (2001) Emotion, attachment and bereavement: a conceptual commentary, in *Handbook of Bereavement Research: Consequences, Coping and Care* (eds M. Stroebe, R. Hansson, W. Stroebe and H. Schut), US: American Psychological Association, Washington, DC, pp. 63–88.
18. Stroebe, M. and Schut, H. (2001) Models of coping with bereavement: a review, in *Handbook of Bereavement Research: Consequences, Coping and Care* (eds M. Stroebe, R. Hansson, W. Stroebe and H. Schut), APA Books, Washington, DC, pp. 375–403.
19. Parkes, C. (1972) *Bereavement: Studies of Grief in Adult Life*, Tavistock, London.
20. Parkes, C. (1998) *Bereavement Studies of Grief in Adult Life*, 3rd edn, International University Press, Madison, CT.
21. Janoff-Bulman, R. (1989) Assumptive worlds and the stress of traumatic events: applications of the schema construct. *Social Cognition*, **7**, 113–136.
22. Janoff-Bulman, R. and Berg, M. (1998) Disillusionment and the creation of value: from traumatic losses to existential gains, in *Perspectives on Loss: A Sourcebook* (ed. J. Harvey), Brunner Mazel Inc., Philadelphia, PA.
23. Folkman, S. and Moskowitz, J.T. (2000) Positive affect and the other side of coping. *American Psychologist*, **55** (6), 647–654.
24. Tomm, K. (1988) Interventive interviewing: part III. Intending to ask lineal, circular, strategic or reflexive questions? *Family Process*, **27**, 1–15.
25. Dumont, I. and Kissane, D. (2009) Techniques for framing questions in conducting family meetings in palliative care. *Palliat Support Care*, **7** (2), 163–170.
26. Rolland, J. (1994) In sickness and in health: the impact of illness on couples' relationships. *Journal of Marital and Family Therapy*, **20** (4), 327.
27. Glaser, B.G. and Strauss, A.L. (1965) *Awareness of Dying*, Weidenfeld & Nicolson, London.
28. Mamo, L. (1999) Death and dying: confluences of emotion and awareness. *Sociology of Health and Illness*, **21** (1), 13–36.
29. Timmermans, S. (1994) Dying of awareness: the theory of awareness contexts. *Sociology of Health and Illness*, **16** (3), 322–336.
30. Spiegel, D. and Spira, J. (1991) *Supportive-expressive Group Therapy: A Treatment Manual of Psychosocial Intervention for Women with Metastatic Breast Cancer*, School of Medicine, Stanford University, Stanford, CA.
31. Hebert, R.S., Prigerson, H.G., Schulz, R. and Arnold, R.M. (2006) Preparing caregivers for the death of a loved one: a theoretical framework and suggestions for future research. *Journal of Palliative Medicine*, **9** (5), 1164–1171.
32. Barry, L.C., Kasl, S.V. and Prigerson, H.G. (2002) Psychiatric disorders among bereaved persons: the role of perceived circumstances of death and preparedness for death. *American Journal of Geriatric Psychiatry*, **10** (4), 447–457.
33. Valdimarsdottir, U., Helgason, A., Furst, C. *et al.* (2004) Awareness of husband's impending death from cancer and long-term anxiety in widowhood: a nationwide follow-up. *Palliative Medicine*, **18** (5), 432–443.
34. Porter, L.S., Keefe, F.J., Hurwitz, H. and Faber, M. (2005) Disclosure between patients with gastrointestinal cancer and their spouses. *Psychooncology*, **14** (12), 1030–1042.
35. Emanuel, E.J., Fairclough, D.L., Wolfe, P. and Emanuel, L.L. (2004) Talking with terminally ill patients and their caregivers about death, dying, and bereavement: is it stressful? Is it helpful? *Archives of Internal Medicine*, **164** (18), 1999–2004.
36. Cecchin, G. (1987) Hypothesizing, circularity, and neutrality revisited: an invitation to curiosity. *Family Process*, **26**, 405–413.
37. Johnson, S.M. (2003) The revolution in couple therapy: a practitioner-scientist perspective. *Journal of Marital and Family Therapy*, **29** (3), 365–384.
38. Gurman, A.S. (1988) Issues in the specification of family therapy interventions, in *The State of the Art in Family Therapy Research: Controversies and Recommendations* (ed. L.C. Wynne), Family Process Press, New York, p. 132.
39. Gilligan, C. (1982) *In a Different Voice*, Harvard University Press, Cambridge, MA.
40. Kissane, D., McKenzie, M., Bloch, S. *et al.* (2006) Family focused grief therapy: a randomized controlled trial in palliative care and bereavement. *American Journal of Psychiatry*, **163**, 1208–1218.
41. Chan, E.K., O'Neill, I., McKenzie, M. *et al.* (2004) What works for therapists conducting family meetings: treatment integrity in Family Focused Grief Therapy during palliative care and bereavement. *Journal of Pain and Symptom Management*, **27**, 502–512.

Section D

ライフサイクルに応じた治療

Chapter 17 遺伝性腫瘍外来における心理療法

Mary Jane Esplen and Jonathan Hunter
村上好恵・岡村　仁　訳

1. 背景

　疾患感受性に対する臨床的な遺伝子検査は広く普及し，がんの予防とがん治療の選択肢に革新的な方法を導き出した。がん発症のリスクが増加するのを明らかにすることは，医学的にも精神的にも人々が準備することを援助する。しかしながら，難しい情緒的な反応が遺伝子検査の流れや結果によって生じる可能性がある。そのような反応は，個人だけではなく，他の家系構成員にも同様に影響を与える可能性がある。本章では，遺伝子検査の流れについて述べ，それに関連した感情や検査の過程を通して行われる心理学的な支援に関する現在の知見について述べる。紹介した情報をわかりやすくする手助けとして症例を提示する。遺伝子検査に関連して生じる心理的な課題に対処するために，心理的ケアを遺伝診療に組み入れる必要がある。

1) 遺伝子検査の流れ

　がんの家族歴に関して疑いがもたれると，その人はしばしば特別なクリニックを紹介される。そこでは，遺伝カウンセラーや遺伝専門医による1回から数回にわたるプレ遺伝カウンセリングが行われ，がんの遺伝（と遺伝ではない場合の）リスク因子を査定し，遺伝子検査の適応を決定し，遺伝子検査を受けるか否かのその人の決定を支援する。遺伝子検査結果のもつ意味が情報として提供され，結果は"ポジティブ"（感受性のある変異の存在を示唆する），"ネガティブ"（そのような変異がないことを示唆する），あるいは"アンインフォーマティブ(uninformative)"（原因となる明確なリスクが認められていない）で示される。家族への影響は，発端者からもたらされる。もし遺伝子検査が実施されると，検査室でのDNA解析を行っている間は待機期間となる。その後検査後のカウンセリングが実施され，その場で検査結果とその影響について十分に検討される。これには，疾患のリスクに対する個人の理解度の評価や，新し

い情報への理解や検査前の彼らの予想と一致するものであるか否かが含まれる。特別なサーベイランスや予防方法に関する提案が話し合われ，スクリーニング検査の予約や予防切除などの選択肢を担当する専門家の診察について予定が組まれる。家系構成員に新たな遺伝情報を伝える際に，可能性のある問題の検査を含めて，家系構成員に対する検査結果の意味もまた話し合われる。一般的に，フォローアップの予約は，対面あるいは電話のいずれかの方法で，1～4週間以内にとられる。その目的は，対象者の適応状況，サーベイランスや予防方法に関する認識や決定，家族間のコミュニケーションの問題を評価し，補足的な支援が必要かどうかを決めることである。このプロセスは，文献の中でも述べられているが，それはしばしば情緒的なものとなる。たとえば，愛する家族のがんの診断やがんによる死亡を世代を超えて記載し家系図を作成するという標準的な診察の流れであっても，それは深い情緒的な反応を引き起こす。実際，遺伝子変異を有しているという情報を受け取ることは，人生を変えてしまうことであり，患者の多くの記述で"遺伝子検査前の私自身"と表されているように，彼らの人生の重要な岐路として遺伝子検査の結果を重視していることが示されている。

2) 遺伝子検査における心理的な要因

遺伝子検査は，しばしば脅かされた健康状態に早く気づかせる。そして，疾患発症の恐怖，（疾患を受け継がせた人に対する）怒りや（子孫に遺伝子変異を受け継がせる可能性についての）罪責感がしばしば生じる[1]。これらの情緒的反応は，人々の安寧に影響を与え，また家族関係や受け継ぐ可能性のある家系構成員への遺伝情報の周知の妨げとなる[2]。検査の前であっても，検査を受けようとする人に影響を与える様々な情緒的な要因がある。遺伝子検査への関心の一致した予測因子として，個人の実際のリスクに関わらない**リスクへの認識**がある[3,4]。家族の病気を経験することで脆弱性を感じている人や，健康を脅かす情報を気にするような認知スタイルをもっている人は，遺伝センターに行くことに関心をもっていることが多い[5～7]。こうした人々は，自らの運命に関してある信念や感情をもっている[8]。例として，乳がんを発症している第一度近親者が1名いる女性は，しばしば自分のリスクを過大評価しており[9～11]，リスクは"高い"，あるいは疾患を発症する確率は"100%"と認識しているように，病気は避けられないと信じている。このようなリスクの過大評価は日常的であり，しばしば持続的であり，情報提供だけでは修正することが難しい[7,12～15]。リスクの認識を上昇させることに関連することが明らかとなっている要因には以下のものがある：疾患についての家族歴，疾患やリスクについての信念，疾患による家族の喪失体験，病気をもった家系構成員に対する過剰な意識，メディアの表現[7]。いったん遺伝子検査が実施されると，情緒的な反応は，明らかとなった検査結果によって異なったものとなる。

① 遺伝子変異の存在を示す検査結果

　ポジティブの結果に対する反応は，疾患に対して脆弱性をもっているという感情をはっきりと示す。そうした人々はまた，病気は避けられないものであり，治療法がないと誤って思い込むかもしれない[16]。ある人は，自分の検査結果を受け取ったあとの情緒的な反応を過小評価するかもしれない[17]。一般的に，遺伝子検査後の反応として，"爆弾を抱えて歩いているような感覚である"と感じたり，"それは疾患が発症する前という時間の問題にすぎない"と信じるような態度が見られる。小さい子どもがいたり，がんによって家族を喪失した体験をもっていることは，心理的な苦痛に関与するかもしれない[18, 19]。人々は，遺伝子変異は意図的に伝わるものではないことをよく理解しているが，それでも子孫についての罪責感や心配は生じることがある[17, 20, 21]。結果がネガティブであることへの期待や，健康に関する情報を盛んに取り入れようとする対処方法は，低いソーシャルサポートと同様，心理的苦痛の強さに関連している[22]。ポジティブという結果を開示されたことによる心理的苦痛に関連する他の要因として，遺伝子変異に関連する浸透率（疾患を発症する可能性），リスク認識（疾患発症が確認される年齢に近いこと）[23]，そして疾患管理に関する認識（予防方法や治療方法の選択肢の数を含む）[24, 25]がある。

　ポジティブという結果が重大で難しい決定を提起する場合には，それを予期していてもしていなくても，コントロール感覚の低下や孤立感の増加によって，さらなる心理的負担が生じることがある。これらの問題は，多くのサーベイランスに関する意思決定，予防切除術や予防薬物療法，広範囲の家系構成員や子孫に検査結果を伝えること，そして結婚や出産に影響を与える決定といったものを含んでいる[18, 21, 26]。ある場面では，BRCA 1/2 がポジティブの場合は卵巣がんのリスクが上昇し[21]，予防的卵巣切除術を受けるという決心をするといった，予期していなかった結果に"不意打ち"をくらったような気持ちになるかもしれない。遺伝子検査後は，前向きに介入の影響とその恩恵を比較検討する必要がある。たとえば，予防的切除術を受けることにより，満足感が得られたり切除後のがん発症リスクへの脆弱性や懸念が減少するといった恩恵があることは報告されているが[18, 27, 28]，心理機能，ボディイメージ，性的機能，自己概念に対する負の影響を示唆しているものもある[18, 26, 28]。遺伝情報は，必ずしも行動変容をもたらすものではないことに気づくことは重要である。BRCA 1/2 遺伝子変異のある家系で変異を有している女性に関するある研究では，ポジティブの結果を受け取った1年後に推奨される最善の行動をとっていなかった[29]。

　心理的苦痛[21, 30]や関係性の変化[18, 23, 31]を経験している人においては，家族や個人の反応が持続する可能性がある。リスク評価を受け心理的苦痛が増加した人の約10〜25％は，抑うつや不安が臨床診断に該当するほどのレベルを示す[22, 32, 33]。苦痛に関する標準的な疾患特有の評価指標（例：がんに関する心配評価）を活用した研究では，

さらに高い割合を示していた[34,35]。しかし，遺伝子変異を有している人の多くは，時間経過とともに苦痛が増加することはないという報告もある[36]。ポジティブの結果を受けた人の検査1年後の精神機能は，その大半がネガティブの結果を受けた人と同様であり[30,36~38]，遺伝カウンセリングの有効性と気持ちの整理を促す時間の役割を示唆している。多くの人は遺伝子検査に特別な恩恵を見出しており[39,40]，それは情緒的な代償を補うのに重要である。疾患発症のリスクに関する確実性を増すことや徹底的に調べることは，苦痛の軽減に寄与する。人々はしばしば，死亡したり年老いた彼らの家系構成員が集中的なサーベイランスやリスク軽減のための介入研究に参加する機会を与えられなかったと述べている。遺伝子検査の結果によって"力を与えられた"という感覚を述べ，"自分の身体をよく知ること"や，自己あるいは医療での検診を通して疾患を早期発見し生存できると信じていると述べている人もいる[41]。疾患のリスクを明らかにし，有効に病気を治療する将来の医療技術の発展に対して希望を述べている人もいる。

　遺伝子検査による付加的なQOL上の恩恵として，その人が自分の健康行動や人生における決定を検討する機会が含まれている。検査結果がポジティブであることに関連した恐れの存在は，たとえば食習慣を変える，運動習慣をつける，禁煙するといった，より健康的なライフスタイル行動にその人が適応できるのを可能にするような強力なきっかけとなりうる。"命は脆弱なものである"と感じる経験は，しばしば正直に自分の生活を検討することに導く。たとえば，人々はより関係性を強くし，望ましい活動や価値ある人と一緒により多くの時間を費やすかもしれない[21]。遺伝情報はまた，職業選択をするため，退職の計画を立てるため，生命保険を得るため，そして医学的意思決定のために使用されることがある[42]。他の人を支援する機会は，活発なコーピングを促進するストレス反応を和らげるための直接的な影響をもっている[21]。そのような結果が自然に生じることもあるが，遺伝子検査に対する広い範囲での反応に対処する心理・行動的介入は，この結果を促進することができる。最後に，今後の世代（自分たちの親族を含めて）を支援する健康に関する研究への参加を通して得られる感情は，しばしば見られる恩恵である[21]。

② **遺伝子変異が存在しないことを示す検査結果**
　遺伝子変異を有していないという知らせは，一般的には良好な精神機能，疾患発症リスクに関する心配の減少および安堵感をもたらす[43,44]。しかし，結果が家族の他の者と異なるものであった場合には，ネガティブの結果は自分のリスクに適応することが難しい状況を招く可能性があるという報告もある。
　これは，2つの面から生じる。ある人々は，リスクが上昇しているという感覚を自己概念のなかに組み入れる[16,18]。彼らは，"共同"という感覚や疾患を発症した家系

構成員に対する強い同一化をもっている。そのとき，ネガティブの結果は愛しい家族との分離を作り出し，それは次々と苦痛を引き起こす関係性の減弱として経験される[21]。一方，消極的に遺伝子検査を行う人に対して，同胞が遺伝子変異保有者であると伝えられた場合，ネガティブの結果を受けた人は，家族性の病気を受け継ぐことから解放されたことで罪責感をもつかもしれない。これは"サバイバーズ・ギルト"というものと一致する反応である[31]。そのような感情は，通常好ましい検査結果に伴って生じる安堵とは矛盾している。

③ 不確定な検査結果

3つ目の検査結果は，可能性がある，不明瞭な，あるいは結論に達しないというものである。この場合，対象者は遺伝的リスクを示唆する家族歴をもっている。しかし，異常を発見するための最も高い検出力をもっている遺伝子検査を受けた発症者はいない。このとき，その人はその疾患に最もよく関連している遺伝子検査を受ける。もし変異が検知されない場合でも，検査されていない未知のものか稀な亜型が，家族性のパターンに関与していたり，疾患発症リスクへの遺伝的な原因がないという確固とした結論を妨げている可能性はある。そのような結果は，その人が間違って安心するのではないかと怖れる臨床医の懸念となる。結論に達しない検査結果に対する人の理解は，経過観察中，特にサーベイランスや予防的選択を行う場合に関連して調べておくべきである[45~47]。結論に達していない検査結果を誤解している人は，家系構成員に不正確な情報を伝える可能性がある[45,47]。

④ 遺伝子検査の家族に与える影響

驚くほどのことではないが，遺伝子検査の結果に対する家族の背景は，対象者の心理的適応に重要な役割を果たしている[48]。同じ遺伝子変異を有する家系構成員をより身近に感じると述べる人もいる。しかし，上述したように，同胞，両親，子孫の関係性は，異なる結果を受け取った者にとっては複雑である。他の家族関係もまた影響を受ける。配偶者は，適応の困難さ，自分のパートナーの不安と同様の高いレベルでの心理的苦痛や喪失感をもつことがある[49]。加えて，遺伝子変異を有している親は，青年期や成人期の子孫に，いつ，どのように知らせるのかを決める必要がある。BRCA1とBRCA2の変異を有している女性たちは，サポートグループにおいて，最大の試練は遺伝子変異について成人した娘に知らせることであると報告した。母親たちは，成人の娘に綿密なサーベイランスを受けてほしいという望みと，傷つかず，先の見えない将来において自由な気持ちを維持してほしいという願いとの間で揺れ動いていた[21]。親は遺伝子変異について小さな子どもに話すことを遅らせるかどうかを決めるときであっても，診療予約や手続きによる不在や生活変化について説明しておく必要

がある[50]。たとえば，予防的切除術を受けることを選択したBRCA 1変異を有している女性は，現在は病気ではなく治療しているわけでもないと子どもたちを安心させながらも，外科手術の必要性を子どもたちに伝える方法を見つけなければならない。

家族は，よく知らない親類に結果を伝えなくてはならなかったり，望まないあるいは予期しないリスクの情報によって負担に思わせるかもしれない家系構成員にも結果を伝える必要がある場合がある[20, 51]。その際，家系構成員は厄介な問題が引き起こされたと感じるだろうし，親族が親しくなかったり，関係が緊張しているときに繊細な問題を話し合うことに準備は整っていないと感じるであろう。対照的に，関心がなく葛藤も生じていないときであっても，遺伝子検査を受けた子孫や他の家系構成員を勇気づけようと強い責任を感じる家系構成員もいる。こうした家族間コミュニケーションには，ストレスを最小限にし，家族の適応を促進するために，医療者による導きや支援が必要かもしれない。

2. カウンセリングと心理療法的介入

1）理想的な診療の流れ

遺伝子検査を行うクリニックは，情報提供における理想的な条件の確保を保証し，遺伝子検査への適応を促進するために，補助的な心理的ケアを併せて行う[8, 52]。多くの人は，通常の臨床経過における時間とともに適応し，自らのリスクと選択肢について正確な理解を身につけるであろうが[18, 36, 37, 53]，なかには不正確なリスク認識を持ち続け，遺伝カウンセリング後に心理的苦痛が増加する人もいる[11, 13, 54, 55]。望ましいのは，そうした人々が医学的ケアを中断する前に問題に対処できるよう，心理社会的支援を組み入れることである。

最初のステップは，心理的苦痛や疾患についてのスクリーニング検査を行い，適応困難なリスクを明らかにすることである[56]。最近，心理社会的手法が作成され，特にがんリスクをもつ集団にテストされている[57]。そうした手法により，遺伝性のがんの体験や遺伝子検査に関連した心理的リスクマーカーが同定される。それらは，感情や不安症状の国際的な測定手段の代わりに，あるいはそれに加えて使用できる。スクリーニングを行う際，精神疾患それ自体の基準を満たさないものの，個人およびこれまでの背景のなかで理解される必要のある様々な考え，感情，行動で苦しんでいるあるグループがあることに気づくことは重要である。こうした人々は，しばしば"過度に心配性な人"とみなされ，心理的介入によって援助を受けている。これらの測定によって明らかとなった心理的苦痛に関連のあるリスク因子が，BOX 17-1 に詳述されている[56, 58~60]。

Chapter 17 遺伝性腫瘍外来における心理療法   335

Box 17-1　**遺伝子検査の結果がポジティブであることに対する心理的リスクあるいは適応困難に関連する要因**

- 社会人口統計学的
  ・年齢／発達段階／発症した家系構成員の年齢との近さ
  ・性別
  ・文化／民族性
  ・社会経済的地位
  ・幼い子どもの存在
- 医学的
  ・浸透率
  ・重症度／当該疾患の特性
  ・予防方法の選択肢とリスク軽減方法
- 心理社会的
  ・疾患による親族の死亡（特に親）
  ・発症した家系構成員への介護提供
  ・その他の喪失体験／外傷体験
  ・発症前の精神的既往／状況
  ・現在の精神的機能状況（例：うつ，不安，疾患特有の心配の存在）
  ・現在の生活上のストレス（例：仕事上のストレス，離婚）
  ・検査結果がネガティブであることへの期待
  ・対処方法（例：不安なことへの没頭，健康志向）
  ・ソーシャルサポートレベル（低いレベル）

　ひとたび心理的苦痛のレベルが同定されると，必要性に応じて連続的に介入を利用することは有用である（Box 17-2）。たとえば，日常生活に支障をきたさない程度の心配を体験している人に対しては，簡単な教材が提示される。これまでの文献は，これらの遺伝カウンセリングアプローチあるいは心理教育的教材に注目してきた。個別対面あるいは電話でのカウンセリングアプローチ，また意思決定のための支援は，スクリーニングの選択に対する知識や気づきの向上を実証してきた。
　睡眠を妨げたり，コーピングや意思決定を阻害するといった中等度レベルの不安がある人は，遺伝カウンセラーやメンタルヘルス専門家，個人あるいはグループによるピア・サポート，あるいは不安や不確かさを扱う認知行動療法といった1対1のセッションがさらに有効であろう[15]。抑うつや不安が日常生活やセルフケア能力を阻害するときや，絶望感や希死念慮を感じるときは，熟練のメンタルヘルス専門家による特別なサービスが必要である。こうした心理的苦痛のレベルが高いグループに対する介入には，未解決の悲嘆問題を扱うための個人精神療法，向精神薬による治療，そし

| Box 17-2 | 心理的苦痛のレベルに応じて推奨される心理社会的および心理療法的介入 |

低レベルの苦痛	中等度レベルの苦痛	高レベルの苦痛
・教育的 ・パンフレット，CD ・インターネット情報	・認知行動療法（例：ストレスマネジメント，不確かさをもちながら生きる対処方法） ・双方向型 CD-ROM ・マニュアルおよびコンピュータベースの意思決定のための支援 ・電話カウンセリングとフォローアップカウンセリング ・ピア・サポート（1 対 1，グループ）	・個人の心理療法/支持的カウンセリング ・専門家によるサポートグループ ・家族療法 ・向精神薬

て専門的なグループ療法や長期的なフォローアップが含まれる。

遺伝クリニックやピア・サポートグループ[21,69,70]との継続した関係といった社会的支援の活用は，これらの介入効果を増強する場合がある。グループは，がんに対する心配や不安を減少させ，コーピング方法を改善・向上させることが示されている[21,62]。またグループは，家族間のコミュニケーションを支援するのと同様に，遺伝子検査や予防法に関する意思決定を促進する[65,71]。

心理的苦痛を減らすための，情報に基づいた介入や，遺伝カウンセリングを用いた多くの試みにも関わらず，自分のがんのリスクを過剰評価し続け，がんのリスクについての頻繁な侵入的思考を経験している対象者がいる[13]。こうした人々は，病気に関する自己の信念を述べること，現在の対処方法を構築すること，そして解消していない悲しみの問題を述べること，といったさらなる療法が効果的である。さらなる心理療法介入に関する研究を，以下，治療タイプごとに要約する。

2）認知行動療法

一般的な状況において，行動的な介入は不安を減少したり，ストレスマネジメントを促進するためにしばし利用される。リラクセーションあるいは気分転換[72]により，頻繁なスクリーニングのための受診や予約に関連した持続的で生涯にわたるストレスを減らすことが可能である。がんを含む様々な臨床場面において，QOLやストレスマネジメントを促進することが知られている一つの方法は，気づきを基盤としたストレス軽減法である[73]。標準の運動や食事などの健康的な生活行動の適応を援助する方策は，疾患リスクを最小限にすることにおけるコントロール感を強化することがで

きる。あるいは，心理療法士は，家族内で医師との問題やリスクの情報を話し合うことを支援するためのシナリオによるロールプレイや心理リハーサルを通して，コミュニケーションスキルを高めるのを支援するであろう。

　認知行動療法（cognitive-behavioural therapy；CBT）に活用されているような認知に基づいた方策も，心理的苦痛の治療や遺伝的リスクに対処する意思決定のための介入に含まれてきた。それらは，個人あるいはグループ形式で利用されている。最初の焦点は，歪められたあるいは極端に膨らんだ個人のがん発症リスクの評価である[72,74]。それは，"破滅的"な思考あるいは"機能不全"の考えを同定したり，思考，気分，行動間のつながりについて学習するのを助けることを患者に教えるための構造化された学習訓練の活用によって行われる[75]。ロールプレイのような技術，内省的な日誌訓練，誘導イメージ療法の活用，思考分析などにより，不安や気分の障害の原因になっている自己の信念や硬い思考を同定できる。宿題や思考の記録は，対象者の不確かな認識を引き出し，それらの状況のより現実的な解釈を促進するために活用される。

　そのような探索により，人は自身の考え方に気づき，自身の行動や思考パターンが過去のがんの体験に関連してどのように生じるのかについてより深く気づくことができるようになる。これは，彼らの現在のリスクを明確にしたり，何が家族とのコミュニケーションの妨げになっているのかを理解する助けになる。特に，人は自己の信念──その多くは，家族が病気になったときの過去の外傷体験の結果として定着したものであり，肯定的な健康のための方策の利用を妨害するものである──を探ることができる。たとえば，WellishとLindberg，Wellishら[15,33]は，特に思春期にがんによって母親を失った若い女性によく見られる特有の問題を強調した。客観的なリスクレベルに関わらず，そのような家族歴のある女性は，ちょうど彼女の母親が苦しんだように，自分も苦しみ，がんで死ぬことが避けられないという感覚を生じる。このような"破局的な"信念を同定して，客観的なリスクを比較することによって，患者が現在の日々にもっと機能的に適応することを手助けすることができる。過去は，疾患発症の可能性のある集団においてCBTの唯一の焦点というわけではない。精神的に人の将来の健康を構築し希望を作り上げていくことにより，人がスクリーニング検査や重要な生活スタイルの変更に適応したり，医療上の意思決定に挑むことを促進するように動機づけることが可能となる。

3）精神力動的療法

　認知行動療法に対して，精神力動的療法は認知よりも感情を重視し，その人を理解し変化を作り上げる手段として，セラピストと個人間の関係性を活用する。その目標は，以前の関係性や死別──特に家族のがんに関連した体験──のような早期の人生体験が，いかに現在の心理的苦痛に関連しているかを理解することにより洞察を得る

ことにある．前述した，母親を亡くした思春期の少女を例に述べると，精神力動的療法では，（生存している親）自身の悲嘆による不確実性が，どのように彼女を支援する他の者の能力に対する疑い，愛は価値がないという感覚，そして再びそのようなつらい体験をしないための強い自立心の形成に結びついたかまでを，出来事そのものを超えて探索することになるであろう．いったんこの自己認識が確立されれば，よりよい適応に向けて自立することの必要性を信じ，遺伝学のスタッフや心理療法士を信頼することに結びつく方法を探索あるいは修正することができる．信頼された治療関係のなかで，こうしたつらい過去の出来事を考えることにより，早期の体験が遺伝的リスク，遺伝子検査，推奨されている治療そして家族間のコミュニケーションに対する現在の感情にどのように影響を与えるのかを評価することが可能となる．

　他の患者集団で報告されている最近の精神力動的アプローチは，人々の愛着スタイルを明らかにすることに焦点を当てている．愛着スタイルは，関係性が幼少期に形成され，おとなになっても続くという基本的な信念と行動を意味する[76,77]．このアプローチは理解しやすく，適用しやすいという利点がある．たとえ正式な療法に含まれていなくても，何が個人の行動を動機づけるのかについての洞察を得ることができる．たとえば，愛着スタイルに関する知識は，ある確実性をもって，人が他の人を信頼し，不安を制御し，恐ろしい情報に対処し，不確実性や遺伝リスクカウンセリングの状況に関連するすべての機能を受け入れることを可能にする[76]．

　疾患発症のリスクをもつ集団に期待される精神力動的療法の他のタイプに，対人関係療法（Interpersonal therapy；IPT）がある．これは，構造化され，マニュアル化された短期療法であり，身体疾患に関連したものも含む抑うつへの効果によいエビデンスが示されている[78,79]．疾患発症のリスクをもつ集団を対象に特別な調査は行われていないが，IPTは悲嘆，役割転換，個人間の役割喪失に焦点を当てており，遺伝クリニックでの個人の情緒的な葛藤にもかなり関連している[79]．

　疾患発症のリスクをもつ集団[11,80]に対して最も広く研究されている精神力動的アプローチは，支持的表出的グループ療法（Supportive-expressive group therapy；SEGT）である[81〜83]．このアプローチは，5〜10人が集い，相互に支持するグループ内において，がんの家族歴などの問題を共有する．一般的には，週1回90分のセッションを8週間行う．また，1回の家族セッションが含まれており，そのときには家族の衝撃について探索したり討論するために，グループの参加者が1名か2名の家族を連れて来ることを依頼される．疾患発症リスクをもつ集団でのSEGTのゴールは，正確ながん発症リスクを獲得し，（過去に対する執着に対立するものとして）現時点での問題との関連性を正しく理解することによってQOLを向上させ，"本来あるべき"生活を送ることを促進させることである[11,21,80]．十分に感情を表出することが妥当なことであり，人生に価値の中心は人間同士の関係性であることを強調している後半の

ゴールは，実存的精神療法の理念に由来するものであり，SEGTの価値ある結果である[81, 82]。SEGTは，BRCA 1/2遺伝子変異を保有していることがわかっている女性と同様，乳がん発症リスクをもっている女性に用いられ，コーピングおよび悲嘆の表現や作業を促進することが証明されており，心理機能を改善するという強いエビデンスを有している[11, 21, 81]。

セッションでは，参加者はがんのリスクに関する自分の経験や感情を自由に語ることができる。2名のグループリーダーは，基本的にはメンタルヘルスや遺伝に関する経歴をもち，感情のマネジメントについてのトレーニングを受けている。彼らは，参加者それぞれへの支援，グループの凝集性，および発症リスクやがん体験の標準化を促進する。彼らはまた，参加者に利益となるであろうある重要なトピックに適宜焦点を当てる。たとえば，医療上の意思決定，悲嘆と喪失，がんに対する脆弱な感情，自分への衝撃，そして家族の衝撃などのトピックが含まれる[21]。こうした方策は，過去と現在の悲嘆，怖れ，感情の役割モデルや表出を可能にし促進する場所を提供する。

発症していないがリスクをもっている若い女性と，がんを克服した女性を一つのグループに含めることは，2つのサブグループの間で直接の交流の機会をもたらす。そこで彼女たちは，娘が遺伝情報にどのような反応をするのか，がんは必ず死に至るものなのかなどの仮説を話し合うことができる。これは同時に，特別なケースではなく，より広い範囲での結果——それは，がんあるいはがんのリスクを「解毒する」ことができ，結果としてより大きなコントロール感やQOLの改善を導く——についてグループメンバーに紹介することになる[82, 83]。これまで親の死や病気への恐怖の経験を共有したり，理解する仲間をもたない生活を送ってきたメンバーが多いので，こういったグループに参加することで，孤独感は減り制御感が増すことが多い。相互援助のなかで家族歴に関する心理的な衝撃を共有することにより，自由にリスク・遺伝情報を考慮したり，あまり負担をかけずに行わなければならない意思決定を考慮することで，侵入的思考は軽減される。

3. 事例

わかりやすくするために異なったアプローチとして述べたが，上述した心理療法は相互に排他的なものではない。以下の事例には，多くのアプローチが含まれている。この女性の遺伝子検査前の生活への適応状況はかなりよかった。自分は乳がん発症のリスクが高いという思いから遺伝クリニックへ行き，そこで彼女はリスクを過大評価していることを知った。初診のとき，彼女は"リスクが低い"ことを受け入れられず，リスクや適応能力について疑問をもち始めた。彼女は心理的苦痛のレベルによって求

められる介入の強度を強めながら，"段階的ケア"アプローチに取り組んだ．これらの段階は，彼女が人生において新たな自由や安寧を見出すのに極めて重要であった．彼女は遺伝カウンセリングによってもたらされた心理的動揺をマネジメントできるようになり，最終的に自身のQOLを上げるために，新たに見出した洞察力を活用した．

ジャネット(仮名)は既婚女性で，母親はジャネットが幼少時に乳がんを発症し，ジャネットが10歳のときに亡くなった．ジャネットは，母親ととても仲がよく，しばしば母親のベッドの上を動き回っていた．彼女は，母親がジャネットが利口できっと成功するだろうということを，いかに信じていたかを優しく(しかし痛ましく)思い出す．ジャネットの父親は，妻へのケアにいくらかは関わっていたが，2人の娘(ジャネットには姉マリーがいる)が母親に多くの支援を行い，自宅で母親が亡くなるまでほとんど一緒にいた．

ジャネットは，とても悲しかった葬儀を思い出すが，数日後，ジャネットと姉は学校に戻るよう求められた．ジャネットはそうしたかったが，実際には難しかった．学校で泣いているとき，教師は彼女に「あなたは強くならねばならない．…あなたのお母さんもそれを望んでいるだろう」と彼女の涙を抑えようとした．父親はとても静かな人で，母親の死についてほとんど話さなかった．ジャネットは，間もなく趣味や学校に夢中になり，一人の時間を費やした．彼女は学業で秀でており，大学に入学し，優れた医療従事者になった．彼女は20歳代のときに複数の男性とデートしたが，その関係は浅く，数か月後には別れていた．彼女は30歳代で結婚し，夫について"支持的で気にかけてくれる"人と述べている．彼女は，子どもは持たないことを意識的に決心し，"私はそうしてはいけないとわかっている""母が私にしたことをどうして私はするだろうか…落胆させるだろう"と述べている．

遺伝子検査の相談に続いて，遺伝カウンセラーは，ジャネットに6か月のグループ療法を紹介した．なぜなら，通常の教材を提示したにも関わらず，彼女はリスクが低いということを受け入れることが難しかったからである．実際に，ジャネットは"乳がんを発症するのは時間の問題である"と信じていた．彼女は，乳がんを発症した第一度近親者がいる他の女性とグループに参加した．SEGTでは，精神力動的アプローチが用いられ，そのグループメンバーは，何が起きたのか，どのような喪失が生じたのかに焦点を当てたり，情緒的な反応を検証しながら家族のがん体験を再考した．グループは女性たちのリスク認識を認めながら，グループリーダーは，彼女たちの体験がどのように現在の生活パターンやリスク認識に影響を与えたのかを明らかにするようにメンバーを支援した．グループ療法の期間中，情動の認識と表出に重点が置かれた．

最初ジャネットは，母親の病気のときのことに注目するのは不愉快だと思ったので，プログラムから離れたかった．そのうえ，ジャネットは自己の信念に高い価値を

置いていたので，グループ療法に参加することに相反する感情を抱いた。しかし励まされていくことで，ジャネットはプログラムを継続し，他の女性の経験に好奇心をそそられるようになった。彼女たちは，子どもの頃の死別時に負わされた沈黙や孤独を正常化し正しい体験を提供することで，彼女の孤立感を減らした。彼女は，がんに対して脆弱性があるという強い感覚や，母親の命を受け継いでいる，それゆえ必ずやがんで死ぬという強い信念を自分がもっていることを認めた。彼女はまた，孤独と恐怖の感覚は，過去の体験をもつ者にとっては異常なことではないと感じ始めた。ジャネットは，子どものときに母親の死を悲しむ機会が不足していたことに気づいたとき，恐れ，悲しみ，怒りを感じた。

　グループ療法は，母親の死が，子どもを持たないと決めたことを含め，いかにジャネットの人生の意思決定に多くの影響を与えたかを明らかにした。彼女はまた，自分が死ぬであろうときに，夫と仲よくなっていることを恐れているかどうかを自問した。また，彼女は，関係を不意に終わらせることで仲よくなることを避けていたことを認めることで，この怖れを20歳代で男性と浅い付き合いしかできなかったことと関連づけた。こうした振り返りの結果，子どもを持たないことの怒りに対処したり，そうするには年をとってしまったことに気づくといった他の問題を彼女に生じさせた。

　こうした内省にも関わらず，ジャネットは，不眠やがんのリスクに対する心配が続き，定期サーベイランス時と診察までの間，計り知れない不安を感じ，空虚感や抑うつにもがいていた。グループ療法のプログラムのあとで，ジャネットはもっと自分の心について知りたいことがあるという自分の感情に気づき，不安になり，より抑うつ的となることもあった。彼女は，がんを発症しないかもしれないという可能性を認めることに悩んでいた。彼女は個人療法を望んだ。

　1対1の治療のなかで，ジャネットは治療関係を築いていった。彼女は，抑うつについての疫学や治療について教育を受けた。最終的には，励ましを受けて，気分の落ち込み，不眠や機能低下に対する治療を受け入れることができた。個人療法中，彼女の否定的な自己信念，"脅された"人生に関するゆがんだ思考に対処するために認知行動療法（CBT）も行われた。CBTアプローチはまた，彼女のコーピング戦略を強化するために使われた。たとえば，彼女はしばしば回避的コーピングを使用し，感情をコントロールするための肯定的な再評価の技術にはそれほど習熟していなかった。彼女は日記を書き続け，さらに不安を管理するための気づきを基盤としたストレス減少のためのコースに参加した。

　CBTに加えて精神力動的アプローチが，彼女の初期の家族パターン，母親との関係や母親への過度の同化に関する内省を構築するために用いられた。彼女は，母親について深く悲しむことが必要であったことや，母親ができなかった人生を送ることへ

の罪責感を認めることができた．さらに，彼女は，柔軟性のない独立は，母親が亡くなったという悲しい事態およびその後の支援の不足によって生じた混乱への適応であったことを理解した．ジャネットは，これは他者を身近に感じたり，他者と仲よくなる自分を"許す"という，現在はまだできていないことに関係するのではないかと初めて感じた．

　週1回の個人セッションの期間中，ジャネットは自分の人生の選択や，それにだんだん満足できなくなっていることに気づくようになった．さらにジャネットは，"自分の面倒をみる"代わりに"過剰に依存すること"を避けることを選択したところ，女性と仲よくなることに抵抗していたことに気づいた．ジャネットは母親の死後，"子どもでいることを許されなかった"ことについて，だんだんと怒り，悲しむようになった．彼女は，子どもを持たなかったことを後悔した．彼女は結局，苦痛な感情を代謝されていない負担感として自分自身の中に取り込むことで，苦痛な感情を抑制する傾向があることを知った．ガイドつきイメージ療法は，母親との話し合いや交流をイメージすることによってジャネットの死別を助けるもう一つの技術であった．これらの訓練は，母親との関係を解決したり，母親と共有している（あるいは，共有していない）特性を明らかにするのに役立った．

　その多くが母親を亡くしているグループメンバーの女性との関係は，特にグループ終了後もつながりが続いていたために，彼女が一人ではないことを認識するのに役立った．ジャネットは，母親を亡くしたことが彼女の人生の多くの意思決定や過去や現在における関係性——夫との親密さの不足も含めて——にいかに影響を与えたか，洞察をもつことができた．

　これらの治療が終了するまでに，ジャネットは仕事の成功がほとんど真の満足を作り出していないことに気づいた．彼女は，人と関係性を結ぶことに挑戦し始め，より多くの慰めや余暇を提供する可能性がある芸術，瞑想，異なる仕事の機会を探求する新たな活動を試してみることを始めた．一方で，夫との親密さが増し，彼の支援を得るのに十分なくらい彼を信頼できるようになった．さらに彼は，彼女ががんで死なないかもしれないと信じ始め，彼らはともに将来の人生のゴールを想像し計画を立てた．さらにジャネットは，定期のサーベイランス中に体験したストレスや不安によりよく耐えそれらをコントロールすることができ，恐れが生じたときも，あまり"追加の"予約を必要としなくなった．これらの介入（教育，SEGT，CBT，ガイドつきイメージ療法，向精神薬，そして精神力動的精神療法）により，彼女は自身の情緒やQOLが向上し，健康的な将来を実現するという自らの希望を取り戻すことができた．彼女は，今目の前にある人生を十分に楽しみ，母親の人生の悲劇にも関わらず，罪責感をもつことなく人生を楽しむことができると感じることができた．

4. 有効性についてのエビデンス

　遺伝子検査は，当事者にも家族にも非常に強いストレスであり，患者のある集団は持続する心理的苦痛をもつという明らかなエビデンスがある。しかし，遺伝性疾患発症リスクのある集団への心理療法による介入は，まだ初期段階にある。現在までの実証的なエビデンスは，遺伝カウンセリングや医学的介入についての意思決定を促進するための心理教育的アプローチや意思決定支援に注目されてきた。心理療法に関する実証的エビデンスは，SEGT がリスクへの適応，心理的コーピングや表現を促進することを支持している。認知行動療法のような，コーピングに対する特別なカウンセリングアプローチを検証する研究は進行中である。

5. サービスの開発

　遺伝医療従事者は，遺伝子検査を受ける多くの人々に対して，何らかの重要で基本的な心理社会的支援を提供している。しかし，検査が特定の脆弱性を発見した場合，あるいは持続的な適応障害が存在している場合には，付加的な心理的介入が保証されるべきである。この必要性に対処するために，メンタルヘルスの専門家は，遺伝サービスにおける相談役として機能することがますます求められてくる。このアプローチは，包括的な"身体心理社会的"な評価や心理的な懸念（特に，適切な意思決定に影響を与えるもの）に取り組むための治療計画の作成を提供し，もし要求されれば向精神薬の使用を含む合併症の管理を援助する。さらにこのアプローチは，遺伝子工学に対する中立的な熟考の機会を保証する。

6. まとめ

　新しくそして絶え間なく発展している領域から生じてきた疾患の素因についての遺伝的な知識は，多くの利益をもたらす可能性をもっている。しかし，そのような知識は，健康行動において期待される肯定的な変化に直接転換されるわけではない。むしろこれまでのエビデンスは，心理社会的，情緒的，個人の歴史上，そして家族の要因が遺伝情報を受け入れ，自分たちの遺伝リスクの情報によって引き起こされる感情を管理し，自身の QOL を維持・改善するための個人の能力に重要な役割を果たしていることを示唆している。負の心理行動的反応は，遺伝子検査による心理的苦痛を同定，阻止し，対処するための心理学的フレームワーク内で提供されるならば軽減するであろう。プログラムは，遺伝子検査プロセスの全体にわたって，明瞭な情報や情緒的な支援を示すべきである。個人とグループの両方に焦点を当てた多数の有望なアプ

ローチは，そのような支援を提供することを可能にするであろう。そのようなケアに関する身体心理社会的モデルは，包括的で予防的な健康管理を促進し，個人や家族の幸せを強めることから，この新しい医療技術の最適な利用を促進するのに役立つ。

7. 補助資料

- www.facingourrisk.org："Willow"主催，カナダ乳がんサポートグループ，個人でアクセス可能であり情報を提供している
- The Zane Cohen Centre for Digestive Disease：カナダにあるマウント・サイナイ病院の消化器系疾患の臨床と遺伝学的研究を行っている最先端施設
- http：//www.mountsinai.on.ca/care/ddcrc/ddcrc-main
- National Center for Biotechnology Information（NCBI），Gene Reviews http：//www.ncbi.nlm.nih.gov/bookshelf/br.fcgi?book=gene&part=hnpcc

引用文献

1. Lerman, C., Daly, M., Masny, A. et al. (1994) Attitudes about genetic testing for breast-ovarian cancer susceptibility. *Journal of Clinical Oncology*, **12**, 843–850.
2. Appleton, S., Fry, A., Rees, G. et al. (2000) Psychosocial effects of living with an increased risk of breast cancer: an exploratory study using telephone focus groups. *Psychooncology*, **9**, 511–521.
3. Bowen, D., McTiernan, A., Burke, W. et al. (1999) Participation in breast cancer risk counseling among women with a family history. *Cancer Epidemiology Biomarkers and Prevention*, **8**, 581–585.
4. Codori, A.M., Petersen, G.M., Miglioretti, D.L. et al. (1999) Attitudes toward colon cancer gene testing: factors predicting test uptake. *Cancer Epidemiology Biomarkers and Prevention*, **8**, 345–351.
5. Rees, G., Fry, A. and Cull, A. (2001) A family history of breast cancer: women's experiences from a theoretical perspective. *Social Science and Medicine*, **52**, 1433–1440.
6. Leventhal, H., Kelly, K. and Leventhal, E. (1995) Population risk, actual risk, perceived risk, and cancer control: a discussion. *Journal of National Cancer Institute Monographs*, **25**, 81–85.
7. Kash, K.M. and Lerman, C. (1998) Psychological, social, and ethical issues in gene testing, in *Psycho-Oncology* (ed. J.C. Holland), Oxford University Press, New York, pp. 196–207.
8. Stiefel, F., Lehmann, A. and Guex, P. (1997) Genetic detection: the need for psychosocial support in modern cancer prevention. *Support Care Cancer*, **5**, 461–465.
9. Black, W.C., Nease, R.F. Jr. and Tosteson, A.N. (1995) Perceptions of breast cancer risk and screening effectiveness in women younger than 50 years of age. *Journal of National Cancer Institute*, **87**, 720–731.
10. Durfy, S.J., Bowen, D.J., McTiernan, A. et al. (1999) Attitudes and interest in genetic testing for breast and ovarian cancer susceptibility in diverse groups of women in western Washington. *Cancer Epidemiology Biomarkers Prevention*, **8**, 369–375.
11. Esplen, M.J., Toner, B., Hunter, J. et al. (2000) A supportive-expressive group intervention for women with a family history of breast cancer: results of a phase II study. *Psychooncology*, **9**, 243–252.
12. Kash, K.M., Holland, J.C., Halper, M.S. et al. (1992) Psychological distress and surveillance behaviors of women with a family history of breast cancer. *Journal of the National Cancer Institute*, **84**, 24–30.
13. Lerman, C., Lustbader, E., Rimer, B. et al. (1995) Effects of individualized breast cancer risk counseling: a randomized trial. *Journal of the National Cancer Institute*, **87**, 286–292.
14. Edwards, A., Gray, J., Clarke, A. et al. (2008) Interventions to improve risk communication in clinical genetics: systematic review. *Patient Education and Counseling*, **71**, 4–25.
15. Wellisch, D.K., Gritz, E.R., Schain, W. et al. (1991) Psychological functioning of daughters of breast cancer patients. Part I: daughters and comparison subjects. *Psychosomatics*, **32**, 324–336.
16. Marteau, T.M. and Senior, V. (1997) Illness representations after the human genome project: the perceived role of genes in causing illness, in *Perceptions of Illness and Treatment Current Psychological Research and Implications* (eds K. Petrie and J. Weinman), Harwood Academic Press, Amsterdam, pp. 41–66.
17. Dorval, M., Patenaude, A.F., Schneider, K.A. et al. (2000) Anticipated versus actual emotional reactions to disclosure of results of genetic tests for cancer susceptibility: findings from p53 and BRCA1 testing programs. *Journal of Clinical Oncology*, **18**, 2135–2142.
18. van Oostrom, I., Meijers-Heijboer, H., Lodder, L.N. et al. (2003) Long-term psychological impact of carrying a BRCA1/2 mutation and prophylactic surgery: a 5-year follow-up study. *Journal of Clinical Oncology*, **21**,

3867–3874.
19. Esplen, M.J., Urquhart, C., Butler, K. *et al.* (2003) The experience of loss and anticipation of distress in colorectal cancer patients undergoing genetic testing. *Journal of Psychosomatic Research*, **55**, 427–435.
20. Lerman, C., Peshkin, B.N., Hughes, C. *et al.* (1998) Family disclosure in genetic testing for cancer susceptibility: determinants and consequences. *Journal of Health Care Law and Policy*, **1**, 352–371.
21. Esplen, M.J., Hunter, J., Leszcz, M. *et al.* (2004) A multicenter study of supportive-expressive group therapy for women with BRCA1/BRCA2 mutations. *Cancer*, **101**, 2327–2340.
22. Vernon, S.W., Gritz, E.R., Peterson, S.K. *et al.* (1997) Correlates of psychologic distress in colorectal cancer patients undergoing genetic testing for hereditary colon cancer. *Health Psychology*, **16**, 73–86.
23. Meiser, B., Gleeson, M.A. and Tucker, K.M. (2000) Psychological impact of genetic testing for adult-onset disorders. An update for clinicians. *Medical Journal of Australia*, **172**, 126–129.
24. DudokdeWit, A.C., Tibben, A., Duivenvoorden, H.J. *et al.*, Rotterdam/Leiden Genetics Workgroup (1998) Distress in individuals facing predictive DNA testing for autosomal dominant late-onset disorders: comparing questionnaire results with in-depth interviews. *American Journal of Medical Genetics*, **75**, 62–74.
25. Codori, A.M., Slavney, P.R., Young, C. *et al.* (1997) Predictors of psychological adjustment to genetic testing for Huntington's disease. *Health Psychology*, **16**, 36–50.
26. Lloyd, S.M., Watson, M., Oaker, G. *et al.* (2000) Understanding the experience of prophylactic bilateral mastectomy: a qualitative study of ten women. *Psychooncology*, **9**, 473–485.
27. Metcalfe, K.A., Esplen, M.J., Goel, V. *et al.* (2004) Psychosocial functioning in women who have undergone bilateral prophylactic mastectomy. *Psychooncology*, **13**, 14–25.
28. Elit, L., Esplen, M.J., Butler, K. *et al.* (2001) Quality of life and psychosexual adjustment after prophylactic oophorectomy for a family history of ovarian cancer. *Familial Cancer*, **1**, 149–156.
29. Lerman, C., Hughes, C., Croyle, R.T. *et al.* (2000) Prophylactic surgery decisions and surveillance practices one year following BRCA1/2 testing. *Preventive Medicine*, **31**, 75–80.
30. Watson, M., Foster, C., Eeles, R. *et al.* (2004) Psychosocial impact of breast/ovarian (BRCA1/2) cancer-predictive genetic testing in a UK multi-centre clinical cohort. *British Journal of Cancer*, **91**, 1787–1794.
31. Smith, K.R., West, J.A., Croyle, R.T. *et al.* (1999) Familial context of genetic testing for cancer susceptibility: moderating effect of siblings' test results on psychological distress one to two weeks after BRCA1 mutation testing. *Cancer Epidemiology Biomarkers and Prevention*, **8**, 385–392.
32. Coyne, J.C., Benazon, N.R., Gaba, C.G. *et al.* (2000) Distress and psychiatric morbidity among women from high-risk breast and ovarian cancer families. *Journal of Consulting and Clinical Psychology*, **68**, 864–874.
33. Wellisch, D.K. and Lindberg, N.M. (2001) A psychological profile of depressed and nondepressed women at high risk for breast cancer. *Psychosomatics*, **42**, 330–336.
34. Trask, P.C., Paterson, A.G., Wang, C. *et al.* (2001) Cancer-specific worry interference in women attending a breast and ovarian cancer risk evaluation program: impact on emotional distress and health functioning. *Psychooncology*, **10**, 349–360.
35. Coyne, J.C., Kruus, L., Racioppo, M. *et al.* (2003) What do ratings of cancer-specific distress mean among women at high risk of breast and ovarian cancer? *American Journal of Medical Genetics A*, **116A**, 222–228.
36. Schwartz, M.D., Peshkin, B.N., Hughes, C. *et al.* (2002) Impact of BRCA1/BRCA2 mutation testing on psychologic distress in a clinic-based sample. *Journal of Clinical Oncology*, **20**, 514–520.
37. Butow, P.N., Lobb, E.A., Meiser, B. *et al.* (2003) Psychological outcomes and risk perception after genetic testing and counselling in breast cancer: a systematic review. *Medical Journal of Australia*, **178**, 77–81.
38. Meiser, B. (2005) Psychological impact of genetic testing for cancer susceptibility: an update of the literature. *Psychooncology*, **14**, 1060–1074.
39. Struewing, J.P., Lerman, C., Kase, R.G. *et al.* (1995) Anticipated uptake and impact of genetic testing in hereditary breast and ovarian cancer families. *Cancer Epidemiology Biomarkers and Prevention*, **4**, 169–173.
40. Cappelli, M., Surh, L., Humphreys, L. *et al.* (1999) Psychological and social determinants of women's decisions to undergo genetic counseling and testing for breast cancer. *Clinical Genetics*, **55**, 419–430.
41. Esplen, M.J., Stuckless, N., Hunter, J. *et al.* (2009) The BRCA self-concept scale: a new instrument to measure self-concept in BRCA1/2 mutation carriers. *Psychooncology*, **18**, 1216–1229.
42. Cappelli, M., Surh, L., Walker, M. *et al.* (2001) Psychological and social predictors of decisions about genetic testing for breast cancer in high-risk women. *Psychology, Health and Medicine*, **6**, 323–335.
43. Lerman, C., Narod, S., Schulman, K. *et al.* (1996) BRCA1 testing in families with hereditary breast-ovarian cancer. A prospective study of patient decision making and outcomes. *Journal of the American Medical Association*, **275**, 1885–1892.
44. Marteau, T.M. and Croyle, R.T. (1998) Psychological responses to genetic testing. *British Medical Journal*, **316**, 693–696.
45. Maheu, C. and Thorne, S. (2008) Receiving inconclusive genetic test results: an interpretive description of the BRCA1/2 experience. *Research in Nursing and Health*, **31**, 553–562.
46. Ardern-Jones, A., Kenen, R., Lynch, E. *et al.* (2010) Is no news good news? Inconclusive genetic test results in BRCA1 and BRCA2 from patients and professionals' perspectives. *Hereditary Cancer in Clinical Practice*, **8**, 1.
47. Dorval, M., Gauthier, G., Maunsell, E. *et al.* (2003) Are women with an inconclusive BRCA1/2 genetic test result falsely reassured? *Psycho-Oncology*, **12**, 166.
48. Foster, C., Watson, M., Moynihan, C. *et al.* (2004) Juggling roles and expectations: dilemmas faced by women talking to relatives about cancer and genetic testing. *Psychology and Health*, **19**, 439–455.
49. Williams, J.K., Schutte, D.L., Holkup, P.A. *et al.* (2000) Psychosocial impact of predictive testing for Huntington disease on support persons. *American Journal of Medical Genetics*, **96**, 353–359.
50. Tercyak, K.P., Peshkin, B.N., Streisand, R. *et al.* (2001)

Psychological issues among children of hereditary breast cancer gene (BRCA1/2) testing participants. *Psychooncology*, **10**, 336–346.
51. Evers-Kiebooms, G., Welkenhuysen, M., Claes, E. *et al.* (2000) The psychological complexity of predictive testing for late onset neurogenetic diseases and hereditary cancers: implications for multidisciplinary counselling and for genetic education. *Social Science and Medicine*, **51**, 831–841.
52. Decruyenaere, M., Evers-Kiebooms, G., Denayer, L. *et al.* (2000) Predictive testing for hereditary breast and ovarian cancer: a psychological framework for pre-test counselling. *European Journal of Human Genetics*, **8**, 130–136.
53. Braithwaite, D., Emery, J., Walter, F. *et al.* (2004) Psychological impact of genetic counseling for familial cancer: a systematic review and meta-analysis. *Journal of the National Cancer Institute*, **96**, 122–133.
54. Watson, M., Lloyd, S., Davidson, J. *et al.* (1999) The impact of genetic counselling on risk perception and mental health in women with a family history of breast cancer. *British Journal of Cancer*, **79**, 868–874.
55. Michie, S., Marteau, T.M. and Bobrow, M. (1997) Genetic counselling: the psychological impact of meeting patients' expectations. *Journal of Medical Genetics*, **34**, 237–241.
56. Thewes, B., Meiser, B., Tucker, K. *et al.* (2003) Screening for psychological distress and vulnerability factors in women at increased risk for breast cancer: a review of the literature. *Psychology Health and Medicine*, **8**, 289–303.
57. Kasparian, N.A., Wakefield, C.E., Meiser, B. (2007) Assessment of psychosocial outcomes in genetic counseling research: an overview of available measurement scales. *Journal of Genetic Counseling*, **16**, 693–712.
58. Tercyak, K.P., Demarco, T.A., Mars, B.D. *et al.* (2004) Women's satisfaction with genetic counseling for hereditary breast-ovarian cancer: psychological aspects. *American Journal of Medical Genetics A*, **131**, 36–41.
59. van Oostrom, I., Meijers-Heijboer, H., Duivenvoorden, H.J. *et al.* (2007) Comparison of individuals opting for BRCA1/2 or HNPCC genetic susceptibility testing with regard to coping, illness perceptions, illness experiences, family system characteristics and hereditary cancer distress. *Patient Education and Counseling*, **65**, 58–68.
60. van Oostrom, I., Meijers-Heijboer, H., Duivenvoorden, H.J. *et al.* (2007) Prognostic factors for hereditary cancer distress six months after BRCA1/2 or HNPCC genetic susceptibility testing. *European Journal of Cancer*, **43**, 71–77.
61. Graves, K.D., Wenzel, L., Schwartz, M.D. *et al.* (2010) Randomized controlled trial of a psychosocial telephone counseling intervention in BRCA1 and BRCA2 mutation carriers. *Cancer Epidemiology Biomarkers and Prevention*, **19**, 648–654.
62. McInerney-Leo, A., Biesecker, B.B., Hadley, D.W. *et al.* (2004) BRCA1/2 testing in hereditary breast and ovarian cancer families: effectiveness of problem-solving training as a counseling intervention. *American Journal of Medical Genetics A*, **130A**, 221–227.
63. Miller, S.M., Roussi, P., Daly, M.B. *et al.* (2005) Enhanced counseling for women undergoing BRCA1/2 testing: impact on subsequent decision making about risk reduction behaviors. *Health Education and Behaviour*, **32**, 654–667.
64. Appleton, S., Watson, M., Rush, R. *et al.* (2004) A randomised controlled trial of a psychoeducational intervention for women at increased risk of breast cancer. *British Journal of Cancer*, **90**, 41–47.
65. Wakefield, C.E., Meiser, B., Homewood, J. *et al.* (2007) Development and pilot testing of two decision aids for individuals considering genetic testing for cancer risk. *Journal of Genetic Counseling*, **16**, 325–339.
66. Stacey, D., O'Connor, A.M., DeGrasse, C. *et al.* (2003) Development and evaluation of a breast cancer prevention decision aid for higher-risk women. *Health Expectations*, **6**, 3–18.
67. van Roosmalen, M.S., Stalmeier, P.F., Verhoef, L.C. *et al.* (2004) Randomized trial of a shared decision-making intervention consisting of trade-offs and individualized treatment information for BRCA1/2 mutation carriers. *Journal of Clinical Oncology*, **22**, 3293–3301.
68. van Roosmalen, M.S., Stalmeier, P.F., Verhoef, L.C. *et al.* (2004) Randomised trial of a decision aid and its timing for women being tested for a BRCA1/2 mutation. *British Journal of Cancer*, **90**, 333–342.
69. Wellisch, D.K., Hoffman, A., Goldman, S. *et al.* (1999) Depression and anxiety symptoms in women at high risk for breast cancer: pilot study of a group intervention. *American Journal of Psychiatry*, **156**, 1644–1645.
70. Karp, J.B.K., Sullivan, M.D. and Massie, M.J. (1999) The prophylactic mastectomy dilemma: a support group for women at high genetic risk for breast cancer. *Journal of Genetic Counseling*, **8**, 163–173.
71. Wang, C., Gonzalez, R., Milliron, K.J. *et al.* (2005) Genetic counseling for BRCA1/2: a randomized controlled trial of two strategies to facilitate the education and counseling process. *American Journal of Medical Genetics A*, **134A**, 66–73.
72. Phelps, C., Bennett, P., Iredale, R. *et al.* (2006) The development of a distraction-based coping intervention for women waiting for genetic risk information: a phase 1 qualitative study. *Psychooncology*, **15**, 169–173.
73. Carlson, L.E., Speca, M., Patel, K.D. *et al.* (2003) Mindfulness-based stress reduction in relation to quality of life, mood, symptoms of stress, and immune parameters in breast and prostate cancer outpatients. *Psychosomatic Medicine*, **65**, 571–581.
74. Bennett, P., Wilkinson, C., Turner, J. *et al.* (2007) The impact of breast cancer genetic risk assessment on intentions to perform cancer surveillance behaviors. *Journal of Genetic Counseling*, **16**, 617–623.
75. Beck, A.T. (1976) *Cognitive Therapy and The Emotional Disorders*, International Universities Press, New York.
76. Hunter, J.J., Maunder, R.G. and Gupta, M. (2007) Teaching consultation-liaison psychotherapy: assessment of adaptation to medical and surgical illness. *Academic Psychiatry*, **31**, 367–374.
77. Maunder, R.G. and Hunter, J.J. (2008) Attachment relationships as determinants of physical health. *Journal of American Academy of Psychoanalysis and Dynamic Psychiatry*, **36**, 11–32.
78. Weissman, M.M. and Markowitz, J.C. (1998) An overview of interpersonal psychotherapy, in *Interpersonal Psychotherapy* (ed. J. Markowitz), American Psychiatric Press, Washington, DC, pp. 1–33.
79. van Straten, A., Geraedts, A., Verdonck-de Leeuw, I. *et al.* (2010) Psychological treatment of depressive symptoms in patients with medical disorders: a meta-analysis. *Journal of Psychosomatic Research*, **69**, 23–32.

80. Esplen, M.J., Toner, B., Hunter, J. *et al.* (1998) A group therapy approach to facilitate integration of risk information for women at risk for breast cancer. *Canadian Journal of Psychiatry*, **43**, 375–380.
81. Spiegel, D. and Spira, J. (1991) *Supportive-Expressive Group Therapy: A Treatment Manual of Psychosocial Intervention for Women with Recurrent Breast Cancer*, Psychosocial Treatment Laboratory, Stanford University School of Medicine, Sanford, CA.
82. Spiegel, D., Bloom, J.R., Kraemer, H.C. *et al.* (1989) Effect of psychosocial treatment on survival of patients with metastatic breast cancer. *Lancet*, **2**, 888–891.
83. Leszcz, M. and Goodwin, P.J. (1998) The rationale and foundations of group psychotherapy for women with metastatic breast cancer. *International Journal of Group Psychotherapy*, **48**, 245–273.

Chapter 18 小児期，青年期のがん患者に対する心理療法

Julia Kearney and Abraham S. Bartell

尾形明子　訳

1. はじめに

　小児がんの子どもに対する心理療法においては，まず，この集団に特徴的な要因を検討し，それらが心理療法，セラピスト，治療的関係に与える影響について考えなければならない。筆者らが重要であると考えている小児がん患者への心理療法のあり方は，特定の種類の心理療法ではなく，個別化されていること，柔軟性があること，多職種によるものであること，包括的，統合的であること，そして，病気によって影響を受けるであろう子どもを取り巻く社会のすべての人を対象とするものであるということである。

　患者に対する心理療法的介入は，いつもアセスメントから始まる。患者の特徴，精神病理や診断名，病気の背景，考えうる心理療法を検討しなければならない。詳細に，そして，正確に評価し，これらの要因が相互に与える影響を理解することによって，心理療法やセラピストの選択ができ，よい治療的関係を築く最適な状況を生むことができる。

2. アセスメント

1）患者の要因

　子どもへの心理療法を行う際に，医学的問題のあるなしに関わらず，考えるべき重要な点がある。当然のことながら，子どもは自律した存在ではなく，家族の関与なしに，あるいは家族の影響なしに，心理療法を行えることはほとんどない。重要なの

は，患者は誰なのかである．小児科では，「代理患者」という考え方が広く受け入れられており，介入すべき患者が誰か同定することが重要となる．介入の対象は，子どもかもしれないし，親やケアギバー個人，両親の夫婦関係，兄弟，家族全体，家族内の特定の関係，あるいは，友人やコミュニティを含んだ広い「家族」かもしれない．大抵，親やケアギバーが心理療法に関与することは当たり前なことであるが，兄弟や友人も，その子どもの生活に影響を与えていることを忘れてはならない．特に，思春期では，これらの「家族」成員を介入に含むことが適切であり，個別で心理療法を行うよりもより大きな効果があるだろう．

「小児科の対象年齢」は，誕生から若年成人期までを含み，その期間は21年にわたる．もし，患者が学生であったり，思春期的な問題を抱えている場合には，もう少し長く小児科で対応することになる．小児科が対象とするこの期間における個人の変化は，様々な発達領域における発達段階から理解できる (**表 18-1**)．

各発達段階は，その時期に重要な出来事や，言語，認知，社会—感情（愛着や心理

表 18-1 主な子どもの発達理論

年齢（歳）	発達上の特徴	マーラー (Mahler)	エリクソン (Erikson)	フロイト (Freud)	ピアジェ (Piaget)
0~1	急激な社会・情緒的，言語的，運動的発達	自閉期	信頼 対 不信	口唇期	感覚運動期
		共生期			
2	歩行，会話，トイレットトレーニング	分離-個体化	自律性 対 恥・疑惑	肛門期	
3	遊び，絵本，兄弟喧嘩	対象恒常性，性別同一性	積極性 対 罪悪感	男根期（エディプス期）	前操作期
4	数字，形，象徴的な遊び，時間の使用	内在化			
5~6	ゲームやスポーツ，勉強を通した達成		勤勉性 対 劣等感	潜伏期前期	
7~11		分化した自己対象関係		潜伏期後期	具体的操作期
12~15	思春期，青年		アイデンティティの確立 対 アイデンティティの拡散	性器期	形式的操作期

性的発達など),身体といった多様な領域における典型的な様相を示す。セラピストは発達理論について,よく理解しておく必要がある。また,子どもの定型発達について,一人の子どもの発達を継続的にずっと評価する経験をもっておかなければならない。そして,暦年齢と発達段階が同じであるという考えに陥らないことがたいへん重要である。発達は複雑に入り組んだモザイクであり,常に変化する。そして,その発達の過程は,がんの診断というようなトラウマティックな人生経験によって,様々な影響を受ける。たとえば,医学的事実について理解するという認知的能力は著しく発達するかもしれないが,幼い頃に治療のために分離させられたことによって愛着の問題を抱えるかもしれない。また,脆弱な時期での手術によって身体面の問題が生じ,心理・性的発達が早まる,あるいは遅れることもあるかもしれない。

2) 現在生じている問題の要因

あらゆる治療場面で,精神病理学的特徴を十分検討することが必要である。がんに罹患した子どもや青年に対応するときは,まず,精神症状が,がんの診断前から見られるのか,診断や治療の開始後に生じたのかといった問題の発生について理解する必要がある。診断前から存在していた問題も,がんの診断や治療によって反応的に生じた問題も,どちらも支援すべき問題である。しかし,これらの問題のどちらかによって,介入方法,セラピスト,心理療法,そして心理療法の場が異なる。

また,問題の性質について検討することも重要である。具体的な問いとしては次のようなものがある。心理学的問題であるのか,精神医学的問題であるのか,精神症状として説明されるものか,それとも発達的な問題なのか。その子どもに特徴的な問題なのか,家族は気にしているのか。情緒的・社会的な問題として現れているのか,それとも,教育上の問題や認知的問題として現れているのか。これらの問いによって,アセスメントを行い,介入方法を決定する。

3) 医学的疾患と治療の要因

患者の病気の経緯は,サイコオンコロジーにおけるアセスメントの重要な部分である。病気のあらゆる特徴が患者の経験に影響を与えるが,医学的な経過を理解する際には,病気の重症度や病期(急性期,慢性期,再発,終末期,サバイバー),がんのタイプ(場所,病期,固形腫瘍か血液腫瘍かという腫瘍の特徴)を評価することが重要である。さらに,治療に焦点を当て,治療の種類(化学療法,手術,免疫療法,放射線治療,幹細胞・骨髄移植,これらの組み合わせ),治療の特徴(どのような見込みがあるのか,標準的な治療かそれとも標準的ではなく新たに試みる治療かといった治療の精度,治験・安全な治療・効果のある治療といった治療レベル,治療チームの治療経験,侵襲性の程度,つらさの程度,治療期間),治療の目的(治癒か緩和か)を

確認することが重要である。小児科では，セラピストは，病気の経過を親から聴くことになる。そして，親あるいは兄弟から得られる話は，同じ出来事についてであっても，その人の病気に対する理解や心理的抵抗，態度によって異なり，また，彼ら自身の個人的な体験によってもまったく異なるだろう。病気が患者や家族に与えている本当の影響を総合的に理解するためには，これらのあらゆる視点が役に立つ。

3. サービスの立ち上げ

　個別で，柔軟な，多職種による，包括的なケアを提供するためには，どこで心理療法を行うか，そして，小児がん患者に対する精神的支援を誰が展開するかについて，特に考慮しなければならない。先行研究からは，早い段階で支援対象を同定し，サービスを紹介することが重要であること，そして，危機やトラウマを予防し，限られた資源で支援するためには，精神的支援を必要とするリスクのある家族を同定するためのユニバーサルなスクリーニングツールを用いるとよいことがわかっている。

1) 心理療法を行う場所

　小児がんの精神支援については，心理療法を実施する場所について特に注意深く検討する必要がある。心理療法は地域社会（たとえば個人の診療所，クリニック，カウンセリングセンター），あるいは病院（がんセンター）で行われる。大量化学療法を複数回繰り返し受けている患者は，週に2回の精神力動的心理療法に参加することは難しいだろう。一方で，病院のコンサルテーションリエゾンサービスによって行われるベッドサイドでの支持的な，あるいは感情表出を行う心理療法は受けやすいだろう。

　がん治療の種類や期間によって，家，家族，地域社会からどれくらい離れている場所で心理療法を行うかが異なり，効果的な心理療法が何かということも異なる。距離が問題とならない場合も，がん治療の頻度や期間，治療のつらさによって，心理療法のスケジュールには制限が生じる。小児科の患者の多くは，「かかりつけの医師に診てもらう」と考えており，「別の医師」に診てもらうことや，医師や治療の種類に関わらず，今とは異なる薬物療法を受けることには，ためらいがある。また，がん治療中にケアを提供すれば，心理療法を別の場で受ける必要はなくなるが，それはそれで，がん治療によって，スケジュールや内容，心理療法へのアドヒアランスが影響を受けるという問題と限界がある。

　心理療法がベッドサイドで行われる場合，「治療スペース」を作ることや，常に患者のプライバシーや自律性を尊重することに努めなければならない。心理療法のガイドラインに沿って，患者がいつ，どこで，どういう頻度で心理療法を受けるかを決め

ることができれば，適切な境界のある信頼関係をうまく形成できるだろう。心理療法の前後では，毎回決まったこと，たとえばあなたが持ってきた人気のあるゲームや特別なおもちゃを使ったり，よくあるチェック式の質問紙（たとえば，気分状態や睡眠，家族のコーピングについての質問紙）を実施することで，入院中の患者にとっては，日々，多くの他のケアギバーと患者との間に生じている交流とは異なった治療的相互作用関係が構築される。

2) 心理療法の提供者

多くのがんセンターでは，がん治療中の子どもは，治療経過を通して，多様な援助者と関わる。どの施設でも可能というわけではないが，スタッフの配置が充実しており，釣り合いのとれた心理社会的支援チームがあれば，治療に伴う予防可能なストレッサーをしっかり防ぐことができる。チームの各メンバーが役割を担い，有用で相補的な技能を駆使して，子どもや家族を支援する。たとえば，医学教育を受けたセラピストは，嘔気や痛み，倦怠感に対して，まず最初に，巧みな症状マネジメントを行うことができる。これは，家族にとってたいへん受け入れやすい支援であろう。精神科医は，いったん関係が構築されれば，再発や不確実性に対する不安への対処といった，デリケートで慎重な話題にアプローチすることができる。また，幼い子どもが自分の経験を理解し，表現することに苦しんでいる場合には，プレイセラピーの訓練を受けたセラピストが力を発揮するだろう。ソーシャルワーカーは，まず最初に家族が接する支援者であり，家族が自分たちの経験や反応が当然のものであり，誰にでも起こりうるものであることを理解するのを助ける。経験豊かなソーシャルワーカーになると，がんの治療に伴う不可避な問題，たとえば，経済的問題や，タイムマネジメント，子どもの世話，移動手段，他の様々なよくある心配事に対して，家族がうまく問題解決できるよう導く。

チャイルドライフスペシャリストは，子どもの発達における専門家であり，遊びや教育，自己表現活動を通して効果的に対処できるよう育む。また，家族に対しても，情緒的支援やアドバイスを行う。そして，子どもの最適な成長を促す。さらにチャイルドライフスペシャリストは，子どもと，その子どものケアに関わっている人々との橋渡し役となり，経過を説明する際にも重要な役割を果たす。チャイルドライフスペシャリストが提供するレクリエーション・プログラムは，医師を待ったり，長時間点滴を受けたり，特に長期入院による隔離に伴う退屈さや，刺激が少ないといった問題を改善するのに重要である。

代替療法は，治療への取り組みを高め，子どもあるいは家族が伝統的な精神医学的・心理学的サービスを必要としない，あるいは望まない場合にも，取り入れやすい介入方法である。代替療法には，芸術，ダンス，音楽，瞑想といった創造的表現的セ

ラピーや，リラクセーションに焦点を当てたセラピー，レイキ[訳注]，マッサージ，そして癒し効果のある動物とのペットセラピーを含む。心理社会的支援チームに誰が入るかという問題は，狭義か広義かで異なり，治療機関によっては，子どもの日々のケアに関わり，QOL によい影響を与えることのできる人は誰でも含むところもある。学校の先生，養護教諭，栄養士，チャプレン，理学療法士，作業療法士，これら皆が，親を支え，子どもの意欲を高め，QOL を向上させるといった役割を担っている。チームアプローチは，子どもや家族に最善のケアを提供するために理想的なものであり，スタッフのバーンアウトも予防する[1,3,4]。

がんの治療をしている場所で心理学的支援を行う場合，セラピストは，まず，どのように親や子どもに関わるかを検討しなければならない。精神科医や心理士が関わることを提案されれば，どの家族も，たとえ，あなたの子どもは「おかしくない」と言われていても，面食らうのがふつうである。しかし，大抵，家族は，治療経過を通して，患者や親を支援するという専門家の役割を理解し，それを高く評価するようになる。実際，多くの幼い子どもたちも，がんセンターに「気持ちのお医者さん」がいることを理解しており，がんの経験についての気持ちを表現することにも問題なく取り組むことができる。

4．心理療法の選択：方法，技法，効果

がんと診断された子どもや青年に対する心理療法の選択方法は，健康な子どもと大きく変わらない。そして，個人療法，グループ療法，家族療法といった様々なタイプを含む，あらゆる心理療法の方法を検討しなければならない。どんな心理療法の導入も考慮されるべきではあるが，頻度や期間，目標，期待される効果といった心理療法の内容は，がん治療によって生じる身体的問題に応じて修正されなければならない。

診断時や治療開始時に介入を必要とする患者には，多くの場合，患者と家族が治療に慣れてくるまで，基本的な支持的心理療法が効果的である。また，子どもががんであると診断されて間もない母親を対象に，問題解決能力の向上を目的とした8セッションの個別介入を行ったところ，英語とスペイン語を話す母親の抑うつと不安の軽減に効果が示されている[5]。メディカルプレイと芸術療法は，幼い子どもに対して，治療初期に行うのが有効であることが多い。児童と10歳代の子どもに対しては，多くの場合，心理教育が効果的であり，不安や心配に取り組むよう促し，誤った情報や迷信を確認し，安心感を与えるのである。心理教育は，認知行動療法（Cognitive behavioural therapy；CBT），家族療法，グループ療法など，多くの心理療法において

訳注：日本発祥の民間療法，代替療法

重要な要素であることがわかっている[6,7]。

治療が開始し，落ち着いてきたら，心理療法の選択肢を再評価し，慎重に対応すべき問題が生じた場合には，行動療法（Behavioural therapies；BTs）や CBT の導入を検討する必要がある．催眠やヨガ呼吸法，イメージ誘導，ディストラクション，他のリラクセーション法のような行動技法を，親や医療者が指導することは，嘔気や痛み，処置に伴う痛みや苦痛，不安といった症状の緩和に有効であることが示されている[8~13]。さらに，心理教育，セルフモニタリング，問題解決，援助要請，家族の役割変化とストレッサーの検討，そして否定的な思考パターンや自分を苦しめる思考パターンの再構成といった認知的技法は，がん患者の不安や抑うつ，PTSD 症状の軽減に非常に効果的である．

児童と 10 歳代の子どもたち，そして，親やケアギバーに対しては，グループ療法が非常に効果的である．グループ療法は，患者の年齢や診断名，標的とする症状によって方法が異なり，開催場所も異なる．多くの場合，グループ療法は，自分が人と異なっている，珍しい状況にある，孤立しているといった悩みを扱うのにたいへん有効な方法である．同じような診断や経験をもつ患者と会うことは，気持ちも楽になるし，治療的効果もある．患者同士の相互作用は，まず，経験をノーマライズするのに役立つ．グループ療法によって，子どもは問題を解決することができるようになり，他の人の成功経験や失敗経験からいろいろなことを学びとる．同様の理由で，ケアギバーや兄弟にとってもグループ療法が，非常に役立つ．ただ，グループ療法を効果的に行うために適切な兄弟の人数を集めるのが困難である．グループ療法においても，個人療法で用いられている介入や技法の多く（心理教育，モニタリング，リフレーミング，役割の検討）が役に立つ．

小児がんの診断がなされると，家族や友人は連絡を取り合い，助け合うために集まり，病気の子どもを心配していることを伝えるという機会が生まれ，その必要性も生じる．ソーシャルサポート源のうち，家族は最も重要なものの一つである．子どもや青年のあらゆる相談においては，家族システムを考慮することが，アセスメント，関わり，治療，退院計画において不可欠なものである．子どもや青年は，自立していないし，自律性もないが，家族の中では，非常に依存が強くなる．どのような状況でも，子どもにとって，両親や家族のメンバー，そして家族全体が，非常に重要であることは当然であり，子どもがあらゆることを家族に頼るのも当然である．子どもが親に依存していることとしては，世話，養育，情緒的支援，経済的支援がある．ストレス状況下，特にがんの診断時には，依存は非常に強まる．

子どもの頃の病気が家族に与える影響について調べた研究では，子どもの病気が親のコーピングに影響し，親のコーピングが子どもの適応に影響するという「相互作用の関係」が示されている[16]．決まって，親たちは，必要だが最も難しい親の役割は病

気の子どもへの情緒的支援であると答えている。さらに，親や家族は，病院では子どもを保護し，医療に関する意思決定を行い，代理決定するという役割を担うこととなる。後者の役割は，患者の同意（アセント）や，実際に同意（コンセント）を取るうえで次第に重要さが増していく。

家族成員の個人，あるいは家族全体に対して，介入が必要となる状況もある。家族療法の目標は，家族の相互作用やダイナミクスを理解することである。そして，不適応行動を修正し，コミュニケーションを改善し，問題解決スキルを強めることによって，問題を解決するための家族の強みを生かすことである。問題解決アプローチは，行動理論，構造的家族論，心理教育，戦略的・システミック論的家族論を含んでいる。BeaversやMcMaster[17～22]のような世代をわたった発達的なアプローチは，家族のライフサイクル理論や，心理力動論，実証的モデルを含む。

親を対象とした心理療法では，子どもががんになるという初めての慣れない出来事をうまく切り抜けていけるように，親にアドバイスを行い，支援をする。親はたびたび，自分の目を通して，子どもの世界を見る傾向にあり，何もないところに問題を見出したり，存在しない問題を拡大させてしまうことがある。自分自身の恐怖を子どもに投影している親もいるし，自分の子どもがどのように病気を乗り越えていくか，非現実的な考えをもっている親もいる。親と子どもは，経験することも異なっており，理解していることも異なっている。そして，見通しをもつことによる影響も，まったく異なっている。そのため，これらのことを明らかにすることが重要となる。親に心理検査を実施し，心理療法を行うことが必要な場合もあるだろう。家族システムを支え，安定させるために，CBTと問題解決療法的な介入を集団や個人に実施するという親を対象とした介入方法の開発が進んでいる[5,23]。

神経心理学的問題が，治療中あるいは治療後に生じることもある。神経心理学的問題の評価や改善は，治療中，慢性期，維持期，治療後のいつでも重要であり，復学する際にも，たいへん重要である。子ども，親，学校そして地域全体が，病気の子どもが学校や地域に戻ることにうまく対応し，引き受けることができるようになるためには，神経心理学的検査と指導計画について，子どものがん治療に関わるすべての臨床家が重視する必要がある。

5．治療上の問題

1）よくみられる精神的問題

小児腫瘍科で治療開始後によく見られる精神的問題は，かなり広範囲にわたる。以前から有していた精神的問題がある場合，どの精神的問題の診断名がついてもおかし

くない．何らかの精神的問題を有していた子どもが，がんに罹患したとき，以前からある問題に対処しなければならない．診断前からの精神的問題が，がんの診断や治療のストレスによって悪化することはよくある．がん治療中の子どもは多くの場合，病院やクリニックにいる．そのため，心理療法が，がんの治療と同じ場所で提供されれば，治療へのアドヒアランスも高まるだろう．病院ではなく，地域にいるセラピストは，がんの診断や治療のつらさに情緒的に圧倒されることもあるだろう．また，がんの治療によって生じる新しい問題に対処したり，以前からある問題にがん治療が与える影響に対処するといった経験が少ない．がんの治療期間は，サイコオンコロジストによるケアに移行するのがよい．地域にいるセラピストは，ケアが移行しても，患者と連絡を取り続けるとよいだろう．このことは，治療中の支援にもなり，さらに，治療後に地域のセラピストのところに戻るためにも有効であることが多い．

　診断やがんの治療によって生じる新しい問題や精神障害もまた，広範囲にわたる．よく見られるのは，気分の問題，不安の問題，死別に関する問題，そして，死や死にゆくことに関連した問題である．子どもに生じる問題の多くは一過性であり，適応障害に該当する．そして，これらの問題は，診断を受けたときの最初のショックを乗り越え，1回目の治療を経験したあとには落ち着いてくるだろう．治療は長いが周期的なものである．そのため，1, 2周期すると，子どもと保護者は治療に慣れ，次はどうなるかといった先の見通しがもてるようになる．反応性の症状の多くは，心理教育と支持的療法によって解消する．死や死にゆくことに関連した問題や，治療の副作用の症状マネジメントの問題，その疾患に特異的な問題は，長期間にわたり問題となっていることが多く，より標的化した心理療法が必要となる．

　「小児医療による心的外傷性ストレス」は，病気や治療という経験に対する患者や家族によく見られる反応を理解するのに有用な概念である．これは，「痛みやけが，重い病気，医学的処置，侵襲性の高い，あるいは，恐ろしい治療を経験した子どもや家族に生じる一連の心理的および生理的反応」と定義されている[7, 24~26]．急性ストレス症状や心的外傷後ストレス症状は，小児患者，青年期の患者，そして，親にも見られる．そして，がんに対する考え方を再構成し，自分を苦しめるような思考パターンを修正するという介入方法によって，トラウマ症状が軽減し，問題解決を促進させることが報告されている[7]．

2）病気と死の理解に対して，子どもの発達が及ぼす影響

　発達段階やそれに応じた認知能力を含む，様々な内的・外的要因（表18-2）が子どもの理解力には影響する．この重要なトピックに関する検討や臨床的な資料については，Barbara Sourkes の著書[27, 28]や『Initiative for Paediatric Palliative Care』[29]のオンラインでの情報を参照するとよい．子どもと死についての話をするときには，不可逆性

表 18-2　子どもの病気と死についての理解と対処に影響する要因
・子どものパーソナリティと人生経験
・子どもの喪失経験，たとえば病気，死，トラウマ，分離，両親の離婚，引っ越し
・親が死についての認知的な理解やスピリチュアルな理解をどのように伝えているか
・親や他の家族成員が自分の気持ちや対処方法をどのように伝えているか
・家族内のコミュニケーションのスタイルとパターン
・子どもと家族へのソーシャルサポートがあるかどうか
・病気や死に関する文化的な態度と信念
・死を理解するための認知的・情緒的能力に影響する発達段階

や非機能性，普遍性，因果関係といった，主に子どもが誤解したり混乱するテーマに焦点を当てることが大事である。ストレス状況下にある子どもは，退行することがよくあるため，「実際より年下の」発達段階と判断される行動や認知様式を示すことも多い。子どもの死や病気についての理解の仕方についての研究の多くは，病気の子どもや死にゆく子どもではなく，死別した子どもを対象に行われているが，そこで得られた結果は，病気に苦しむ子どもにも適用できると考えられている[6,30]。子どもが，どのようにして病気になると考えているのか，なぜ自分が病気になったと考えているのか，どのように治ると考えているのか，そして，もし薬が効かなかったら何が起こると考えているのかといった子ども自身の病気や治療についての捉え方や考え方を聴くことが，子どもに「発達に応じた」説明を行うこと以上に，たいへん重要である。子どもたちが自分の身体で経験する症状や変化，あるいは大好きな人の身体に生じた症状や変化の理由を，非常に幼い子どもであっても，真実に即して端的に説明することが，何よりも大切である（たとえば，「白血病細胞によって体がとてもだるくなるんだよ」「お兄ちゃんがサッカー場でボールを蹴るようになって，骨に腫瘍があることがわかったんだよ」）。話を文字どおりに捉える幼い子どもには，遠回しな表現や比喩は用いないことが重要である。また，多くのおとなは，幼い子どもに死や病気，不確実なことについて話すことを不安に感じている。そのため，子どもたちが，そのような気を遣った友人や家族から，どのように話を聞かされているのか把握しておくことも大切である。

　青年期から青年期後期の子どもたちは，形式的操作期の思考ができるようになっており，現実的に死がどういうものか理解できる。さらに，治療の晩期障害や彼らの生活にがんが与える影響といった，現実的に生きていくということがどういうことかについても理解できる。そのため，彼らは，将来について嘘をつかれていると感じたり，自分の人生には意味があるのか，そして，自分は人間としての将来性や存在意義を有しているのかと不安になる。このように，青年期の患者は，成人患者でいわれて

いる様々な実存的問題（「実存的罪悪感」）を経験するのである。また，10歳代の若者は皆，「人生が分断された」と感じて嘆いている。そのため，彼らの感じる抑うつや孤独に対処するためには，ソーシャルネットワークメディアを通して元の生活とつながろうとすることや，見舞い客に来てもらえるよう調整すること，卒業式のような重要なイベントへ参加するといったことが非常に役に立つ。さらに，青年期の患者には，自分で考えるという自律性に影響が及ぶ。彼らは，家族や医療者に依存しながら，個体化と自律性の獲得のために奮闘している。そして，意思決定に参加する機会が与えられたとしても，彼らには，選択肢はまったくないように感じられることが多い。そのため，たびたび，ケアギバーや親，医師に対する怒りや葛藤が生じる。

3）心理療法における疾患特有の問題

小児がんの患者が日々現実として経験するのは，病気と治療である。そのため，小児がん患者を担当するセラピストは，病気についての基本的な知識をもち，患者が経験している治療計画についてしっかりと理解することが重要である。セラピストが，がん治療の現場に配置されていない場合には，プライマリーチームと継続的に連絡を取り合うことで，今後しなければならない意思決定，予後，治療計画についての正確な情報を得ることができるだろう。これらの情報は，セラピストが，患者にとって，病気や治療が身体面，感情面に与える影響を検討し，理解し，共有できる援助者になるために必要である。

化学療法に特有な問題の多くは，中毒性副作用に関連している。多くの子どもは，嘔気という副作用をもたらす化学療法を受けることがわかると，予期的嘔吐や予期不安を経験する。そのため，治療日の朝，起きたときから，症状緩和やリラクセーション法を行うことが必要である。CBTと催眠療法は，予期的嘔吐や不安，処置に伴う痛みや不安に効果的であることがわかっている[9~11,31,32]。幼い子どもには，「副作用」という概念は少し難しい。特に，がんの診断前に無症状であったり，症状がほとんどなかった場合には，「副作用」は理解しづらく，そのような子どもたちは，治療の副作用があることで，病気が重症なのだと考える。そのため，子どもが「お医者さんが自分の体調を悪くした」，あるいは「化学療法が自分の体調を悪くする」と感じて，来院や治療を拒否することは，当然のことと理解できるだろう。チャイルドライフスペシャリストとセラピストの両者，あるいはどちらかが遊びやビデオ，アニメ，アートを通して，病気や治療のモデルを説明し，確認することで，3，4歳くらいの幼い子どもでも，その概念をつかみ，自分の身体にどのようなことが起こるかを知り，病院という自分の置かれた環境をよく理解できるようになる。写真付きの身体についての百科事典を見ることによって，自分の病気や治療，副作用について不安や疑問を子どもと共有することもできる。「針を刺したら点滴はどこを通るの？」と血管の写真を一生

懸命見る子どももいるし，膵炎で入院している子どもは，自分の痛みと関連した腹部の膵臓の写真を見て安心することもある。

　他の治療法にも，それぞれ特有の問題があり，それは，心理療法のなかで明らかにし，支援していく必要がある。たとえば，神経芽細胞腫に対する免疫療法は，痛みを伴う全身注射が何度も行われ，子どもは日々耐えなければならない。しかし，子どもたちの多くは，ロック音楽を聞く，ビデオを見る，親にマッサージをしてもらう，音楽に合わせてダンスをしたり，動くといった心理療法的支援によって，この難しい治療にも，落ち着いて，うまく立ち向かうための対処スキルを獲得できる。幹細胞移植は，生着に時間がかかり，長い期間隔離されることになるため，幼い子どもにとっては特に困難な治療である。青年にとっても，この経験は「人生が止まったよう」と表現されることもあるように，移植による隔離は苦痛であり，彼らの対人関係や自己意識に悪影響を及ぼす。移植において特に有効な介入としては，看護ケアで必要なこと（口腔ケア，体重測定）を毎日構造的なスケジュールとすること，理学療法の計画的な介入，学校による個別指導，十分に選ばれた限られた家族や友人との面会，支持的心理療法，積極的な症状のマネジメント，レクリエーション活動などがある。親にも影響はあり，不安，心的外傷後ストレス障害（PTSD），抑うつを呈する。移植の間，親を対象とした小児科の心理社会的支援スタッフからの介入や支援が大いに役立つだろう。そして，親に情緒的な余裕ができることは，子どもにも有益である。

　病気の経験について検討する際に，治療の目的，つまり治癒を目指すのか，緩和なのかはたいへん重要な問題の一つである。治療の目的については，治療チームがどう考えているのか，親はどう考えているのか，そして，子どもはどう考えているのかについて理解することが重要である。子どもが進行性の病気である場合，つまり，寛解状態にならないのに根治を目指した治療がずっと行われているような場合には，特に重要である。親とその子どもにどのように伝えられてきたのか，それは，多くの場合，把握しにくい，曖昧な言い方で伝えられていることが多いが，そのことを理解することによって，セラピストは，治療に対する患者や家族が抱いている望みや恐怖，想像していることを知ることができる。家族が厳しい内容の情報をどのように誤解しているのか，そして，その理由は何なのかをセラピストが理解することで，意思決定を混乱させ，必要以上につらいものにしている感情の整理を助け，家族が，QOL，関係性，思い出づくりに優先順位をつけることを支援できる。

　どの年齢でも，どんな診断名でも，皆，治療効果の不確実性は直面する問題である。治療計画が修正あるいは変更された場合，それが，治療効果や治療のつらさを考慮したうえでの変更であっても，不確実性に対する恐怖や心配は増大する。そのため，よく「もし〜だったら」と質問するようになる。「もし〜だったら」という質問は，がんに罹患してから生じた考えや心配，そして，これまでに行ってきた治療選択に対

する疑念や後悔からなされているのかもしれない．また，再発か治療終了かといった将来の不確実性に焦点を当てた質問なのかもしれない．このような質問に，医療者が対応できないとフラストレーションや不安，不確実性とともに怒りをも引き起こしてしまう．

　治療終了後に生じる問題もある．治療終了後すぐは，治療が本当に終わったことを受け入れるのが難しいことがある．治療が適切だったのかどうか，治療の効果はどうなのかといった疑問や不安は長く続く．なかには，治療が終わるということは，積極的にがんの再発を防ぐためにできることがなくなるため，恐怖を感じる患者もいる．心配するような問題ではないとしても，患者にとって，がんが消えたことを信じることは難しく，「自分は本当に治癒したのか」という疑問を抱いていることが多い．そして，治療終了後には，定期的な診察を受け，経過観察の期間となる．この期間は，患者にとってつらく，不安なものである．そして，治療効果や治療の適切性について不安を抱き始めたり，治療の効果や治療の適切性に対するこれまでの不安がさらに強まることもある．

　多くの人は，「普通に戻る」という望みや願いをもっている．そして，自分が決して普通には戻れず，新しい普通に向かって進むしかないことがわかると，不安や怒り，落胆を感じる．

4）逆転移とバーンアウト

　セラピストが，日々，重度の疾患をもつ子どもを対象に，子どもが耐えている身体的苦痛や心理的苦痛に関する面接を行っている場合，治療的関わりや長期的効果，そしてセラピストの精神的健康において，逆転移が大きな問題となる．セルフケアは，セラピストの仕事の一つであり，まず，自分自身と仕事との関係性を検討することから始める．重病の子どもや死にゆく子どもを対象とした仕事に就く理由は様々ある．ある研究では，米国の小児がん治療医 30 人に面接調査を行った結果，彼らの 57%は，小児期あるいは青年期に深刻な病気を抱えていたことがわかった[33]．子どもを支援する者それぞれが，自分自身が仕事に期待していることを理解し，その状況における限界（感情的境界や仕事の量の限界）を検討することが課題となる．そして，自身の生活のなかでバランスをとり，バーンアウトを予防する必要がある．チームと職場のリーダーもまた，支援者のバーンアウトを防ぎ，バーンアウトに早期対応するために力を尽くさなくてはならない．国際小児がん学会（SIOP）で，バーンアウトの 4 段階が定義されている[3,34]．バーンアウトは，まず，身体的・情緒的疲労から始まる．そして，無関心になり，支援者そして個人としての挫折感を抱くという破壊的な段階を経て，最終的に「心が死んでいる」と感じるようになり，職を放棄し，自殺を考えるという段階に至る．深刻なバーンアウト状態になることを防ぐためには，早期に気づ

き，認識すること，チームや同僚間で共通の使命感をもつこと，そして，バーンアウトの予防について教育を受けており，思いやりがあり，気の利く指導者を配置することが必要である。各個人が，仕事に押しつぶされそうなときは助けを求めたり，限界を設定したり，仲間としっかり支え合う関係になることも大事である。これらの問題に苦しんでいる専門家あるいはチームが自分はできるという気持ちや自分は価値があるといった感覚を取り戻すためには，心理カウンセリングが必要であろう。

6. 症例検討：多職種によるチームアプローチ

　ジェイソン[注]は，15歳の青年であり，再生不良貧血に罹患していた。彼は，輸血に依存する状態で，鉄過剰のために，骨髄移植を必要としていた。彼を取り巻く社会的状況とこれまでの治療に対するアドヒアランスの乏しさから，複数の小規模の骨髄移植（BMT）センターが，彼への移植はうまくいかないと判断したため，多職種による心理社会的支援チームがある大規模な移植センターに紹介されることとなった。数週間，医学的マネジメントや移植の前処置を行ったあと，骨髄移植（BMT）チームは，彼のこれまでの状況をもとに，多職種によるアセスメントと介入が必要であり，患者と家族がきちんと治療に参加し，移植中および移植後の苦痛に対処することができるようになれば，移植を行うことができると考えた。

　ジェイソンは，実母，義父，実弟，ジェイソンとほぼ同じ年齢の義弟と暮らしていた。彼の実父は，日常的にジェイソンとは関わっているが，離婚した実父と実母の関係は緊張状態であった。実父は隣の州に住んでいた。身体的虐待，医療的ネグレクト，教育的ネグレクトなどの様々な理由により，児童相談所がジェイソンに関わっていたが，援助は最小限のことしかなされていなかった。

　精神医学的評価により，ジェイソンは，イライラと，稀に攻撃行動を伴った抑うつ状態を呈していることがわかった。また，彼は，薬物の使用はなかったが，喫煙はしており，しばらくの期間，学校にも行っていなかった。彼の母親は長年うつ病を患っており，薬物療法が行われているが，定期的に薬を服用しておらず，心理療法も受けていなかった。そして，ジェイソンを一人病院や診療所に残して，たびたび，外出したり，仮眠をとりに家に帰っており，病院にいないことが多かった。そのため，ジェイソンは，母親が不在であることに，たいへん怒りを感じていた。彼の義弟には問題行動があり，暴力も見られた。家では何度も殴り合いが起きていた。

　多職種によるチームは，集まって話し合い，次のような計画を作成した。

　ジェイソンは，小児精神科医が対応していくこととなった。ジェイソンに抗うつ薬

注：守秘義務のため患者名は変えている。

の投与を行うこと，行動に焦点を当てたカウンセリングや支持的なカウンセリングを言語面接で行っていくことについて同意を得ることとなった．そして，ジェイソンには，チャイルドライフスペシャリストとソーシャルワーカーが共同で行っている10歳代の患者を対象としたグループ療法に週1回参加してもらうこととし，また，禁煙プログラムにも参加してもらうことにした．ジェイソンの母親には，チームのソーシャルワーカーによる心理療法を毎週実施し，そして，精神科医との定期的な面談も行って薬物療法を管理することにした．ジェイソンは院内学校の高校教師と一緒に，勉強も始めることとした．さらに，行動介入プログラムや家族療法を行う際には，ジェイソンと母親には合同の話し合いに参加してもらうようにし，必要に応じて，他の家族成員にも参加をしてもらうこととした．ジェイソンと母親は，ロナルド・マクドナルド・ハウスに住み，様々な医学的スケジュール，学校の予定，心理療法の予定，精神科医による診察の予定が入った構造化された週間スケジュールに沿って生活をすることとなった．もし，これらの多面的な計画に，ジェイソンと母親が6週間，忠実に従うことができれば，BMTチームが移植へ向けた治療を進めることとなった．

　毎週，チーム全員によるチームミーティングを行い，ジェイソンと母親の遂行状況を確認しながら，この計画に対するアドヒアランスについて振り返りを行った．さらに，移植前の精密検査として，心肺の機能評価や理学療法，栄養的評価といった様々な医学的評価を行い，それらの検査に対するアドヒアランスについてもまた確認した．

1）役割分担

- **ソーシャルワーク**：家族を支援し，また，深刻な問題に対する実際の問題解決を支援する．よりよい家族支援を行うにあたって，問題となっていることが何か調べる．母親に支持的心理療法を1対1で行い，ロナルド・マクドナルド・ハウスのスタッフと，そこでの行動や生活機能について連絡を取り合う．
- **子どもと青年を専門とする精神科**：患者と言語面接による心理療法を行い，向精神薬を処方し，症状マネジメントを行い，禁煙させる．ソーシャルワークとともに家族会議を先導し，逆転移についてチームメンバーにアドバイスをしたり，支援したりする．行動プログラムとその結果を管理する．
- **理学療法と作業療法**：健康的で適切な訓練を実施し，訓練中の行動についてチームにフィードバックする．
- **精神科**：母親が向精神薬を服薬する必要があるかどうかについて評価し，面接する．
- **チャイルドライフ・スペシャリスト**：楽しみや夢中になることを提供し，毎週，外

来の10歳代の患者が自由に参加できるグループ活動を主導する。参加している患者の様子をチームにフィードバックする。
- **教師**：いつも決まった時間に会い，患者の様子をチームにフィードバックする。
- **骨髄移植(BMT)チーム**：移植前の医学的精査のスケジュールを立て，医学的治療に対するアドヒアランスを観察する。
- **理学療法**：移植前の評価を行い，患者のニーズに対応するための会議を行う。
- **栄養**：健康によい適切な食べ物を提供し，患者の移植後の食事に関する希望に合わせて準備する。

母親とジェイソンのどちらにも，薬物療法が功を奏し，2人の抑うつは改善した。ジェイソンは禁煙することもできた。また，母親はより活力を得て，ジェイソンのケアができるようになり，親子間での葛藤は減少した。このチームによる構造的な介入によって，母親はジェイソンのベッドサイドにいる時間が長くなり，一時的に帰宅した際にも，より効率的に用事を済ませ戻って来るようになった。心理療法において，ジェイソンも母親も，自分たちの混沌とした生活スタイルが，互いに，そして家族機能に影響を与えていたことを理解し始めた。実父と母親は，付き添いの計画をうまく立てるようになり，母親は定期的に帰宅をし，その間に実父が病院でジェイソンと面会するようになった。一部のBMTチームは心配や懸念を抱いていたが，ジェイソンと母親は，最初の話し合いで決めた計画に従うことができたことから，4週間後に移植を行うこととなり，移植は成功した。

7. まとめ

小児がんの子どもに対する心理療法には，この年齢の群に特徴的な要因が大きく影響する。それらの要因を同定し，それらが心理療法，セラピスト，治療関係にどういう影響を与えるのかを明らかにすることが重要である。経過を追いながら，包括的にアセスメントすることによって，治療的介入のプロセスは進んでいく。患者の特徴，精神病理，身体疾患の性質と経過を評価することが非常に重要となる。子どもについては，発達段階と能力を評価し，介入を通して，それらの変化も検討しなければならない。家族についてもアセスメントを行い，彼らのニーズも扱う必要がある。介入には，様々な方法や期間がある。介入は，治療中，さらには治療後に，対象者のニーズや問題が変化するのに合わせて変えていく。

治療環境は一人ひとりの患者固有のものであり，負担の大きいがんの治療を行っていくためには，心理療法の一貫性を保ち，いくつかの異なる場面で子どもを診ていくことが必要である。さらに，心理療法の種類と内容は，治療中の子どもや家族の変

化，ニーズ，負担に応じて変える。小児科患者の年代は，診断名や発達的問題が変動しやすいことを考えると，多職種による，いつでも可能な介入を考えるべきである。最後に，この年代に心理療法を行う際には，セラピストが受ける影響，つまり，セラピストはバーンアウトや代理トラウマの危険にさらされ，心理療法での逆転移を引き起こす可能性があることを十分理解することが重要である。

引用文献

1. Kazak, A.E., Rourke, M.T., Alderfer, M.A. *et al.* (2007) Evidence-based assessment, intervention and psychosocial care in pediatric oncology: a blueprint for comprehensive services across treatment. *Journal of Pediatric Psychology*, **32** (9), 1099–1110.
2. Pai, A.L., Patino-Fernandez, A.M., McSherry, M. *et al.* (2008) The psychosocial assessment tool (PAT2.0): psychometric properties of a screener for psychosocial distress in families of children newly diagnosed with cancer. *Journal of Pediatric Psychology*, **33** (1), 50–62.
3. Spinetta, J.J., Jankovic, M., Masera, G. *et al.* (2009) Optimal care for the child with cancer: a summary statement from the SIOP working committee on psychosocial issues in pediatric oncology. *Pediatric Blood and Cancer*, **52** (7), 904–907.
4. Rourke, M.T., Reilly, A., Kersun, L.S. *et al.* (2006) Understanding and managing challenging families in pediatric oncology. Poster presented at the American Psychosocial Oncology Society (APOS) Conference, Amelia Island, FL.
5. Sahler, O.J., Fairclough, D.L., Phipps, S. *et al.* (2005) Using problem-solving skills training to reduce negative affectivity in mothers of children with newly diagnosed cancer: report of a multisite randomized trial. *Journal of Consulting and Clinical Psychology*, **73** (2), 272–283.
6. Christ, G.H. and Christ, A.E. (2006) Current approaches to helping children cope with a parent's terminal illness. *CA: A Cancer Journal for Clinicians*, **56** (4), 197–212.
7. Pai, A.L. and Kazak, A.E. (2006) Pediatric medical traumatic stress in pediatric oncology: family systems interventions. *Current Opinion in Pediatrics*, **18** (5), 558–562.
8. Powers, S.W. (1999) Empirically supported treatments in pediatric psychology: procedure-related pain. *Journal of Pediatric Psychology*, **24** (2), 131–145.
9. Liossi, C., White, P. and Hatira, P. (2009) A randomized clinical trial of a brief hypnosis intervention to control venepuncture-related pain of paediatric cancer patients. *Pain*, **142** (3), 255–263.
10. Miller, D.L., Manne, S. and Palevsky, S. (1998) Brief report: acceptance of behavioral interventions for children with cancer: perceptions of parents, nurses, and community controls. *Journal of Pediatric Psychology*, **23** (4), 267–271.
11. Nash, M.R., Perez, N., Tasso, A. and Levy, J.J. (2009) Clinical research on the utility of hypnosis in the prevention, diagnosis, and treatment of medical and psychiatric disorders. *The International Journal of Clinical and Experimental Hypnosis*, **57** (4), 443–450.
12. Zeltzer, L. and Lebaron, S. (1984) The Role of psychotherapy in the treatment of children with cancer. *Psychotherapy in Private Practice*, **2** (3), 45–49.
13. DuHamel, K.N., Redd, W.H. and Vickberg, S.M. (1999) Behavioral interventions in the diagnosis, treatment and rehabilitation of children with cancer. *Acta Oncologica*, **38** (6), 719–734.
14. Baider, L. and De-Nour, A.K. (1989) Group therapy with adolescent cancer patients. *Journal of Adolescent Health Care*, **10** (1), 35–38.
15. Heiney, S.P., Ruffin, J., Ettinger, R.S. and Ettinger, S. (1988) The effects of group therapy on adolescents with cancer. *Journal of the Association of Pediatric Oncology Nurses*, **5** (3), 20–24.
16. Brown, R.T., Wiener, L., Kupst, M.J. *et al.* (2008) Single parents of children with chronic illness: an understudied phenomenon. *Journal of Pediatric Psychology*, **33** (4), 408–421.
17. Epstein, N., BIshop, D. and Levin, S. (1978) The mcmaster model of family functioning. *Journal of Family and Marital Counseling*, **4**, 19–31.
18. Beavers, W.R., Hampson, R. and Halgus, Y. (1985) Commentary: the beavers systems approach to family assessment. *Family Process*, **24**, 385–398.
19. Beavers, W.R. and Voeller, M.N. (1983) Family models: comparing and contrasting the Olson Circumplex model with the Beavers systems model. *Family Process*, **22** (1), 85–98.
20. Lee, C. (1988) Theories of family adaptability: toward a synthesis of Olson's Circumplex and the Beavers systems models. *Family Process*, **27** (1), 73–96.
21. Ravenstock, K. (1996) Family therapy, in *Child and Adolescent Psychiatry: A comprehensive Textbook* (ed. M. Lewis), Williams and Wilkins, Baltimore, pp. 850–868.
22. Johnson, G., Kent, G. and Leather, J. (2005) Strengthening the parent-child relationship: a review of family interventions and their use in medical settings. *Child: Care, Health and Development*, **31** (1), 25–32.
23. Sahler, O.J., Varni, J.W., Fairclough, D.L. *et al.* (2002) Problem-solving skills training for mothers of children with newly diagnosed cancer: a randomized trial. *Journal of Developmental and Behavioral Pediatrics*, **23** (2), 77–86.
24. Pediatric Medical Traumatic Stress (2010) National Child Trauma Stress Network. Available from www.nctsn.org; http://www.nctsn.org. Access year 2010.
25. Kazak, A.E. and Baxt, C. (2007) Families of infants and young children with cancer: a post-traumatic stress framework. *Pediatric Blood and Cancer*, **49** (Suppl. 7), 1109–1113.
26. Kazak, A.E., Kassam-Adams, N., Schneider, S. *et al.* (2006) An integrative model of pediatric medical traumatic stress. *Journal of Pediatric Psychology*, **31** (4), 343–355.
27. Sourkes, B. (1996) *Armfuls of Time: The Psychological Experience of a Child with a Life Threatening Illness*, 1st edn, University of Pittsburgh Press, Pittsburgh, PA.
28. Sourkes, B. (1982) *The Deepening Shade: Psychological Aspects of a Life Threatening Illness*, University of Pittsburgh

Press, Pittsburgh, PA.
29. Initiative on Pediatric Palliative Care. Available from www.ippcweb.org. Access year 2010.
30. Skeen, J.E. and Webster, M.L. (2004) Speaking to children about serious matters, in *Psychosocial Aspects of Pediatric Oncology* (eds S. Kreitler and M.W. BenArush), John Wiley & Sons, Ltd, West Sussex, pp. 281–312.
31. Jay, S., Elliott, C.H., Fitzgibbons, I. *et al*. (1995) A comparative study of cognitive behavior therapy versus general anesthesia for painful medical procedures in children. *Pain*, **62** (1), 3–9.
32. Burish, T.G., Carey, M.P., Redd, W.H. and Krozely, M.G. (1983) Behavioral relaxation techniques in reducing the distress of cancer chemotherapy patients. *Oncology Nursing Forum*, **10** (3), 32–35.
33. Fanos, J.H. (2007) "Coming through the fog, coming over the moors": the impact on pediatric oncologists of caring for seriously ill children. *Journal of Cancer Education*, **22** (2), 119–123.
34. Spinetta, J.J., Jankovic, M., Ben Arush, M.W. *et al*. (2000) Guidelines for the recognition, prevention, and remediation of burnout in health care professionals participating in the care of children with cancer: report of the SIOP working committee on psychosocial issues in pediatric oncology. *Medical and Pediatric Oncology*, **35** (2), 122–125.

Chapter 19 がん患者とその子どもの心理療法

Frances Marcus Lewis

馬場知子 訳

1. 背景

　毎年，何千人もの子どもが，親が新たにがんと診断されたことによって影響を受けている。国やがんの種類，病期や親の性別によって子どもの数の推計は異なる。控えめな推計では，米国において乳がん，前立腺がんまたは大腸がんと新たに診断された親の22～30%は，子どもを養育しているとされている。この推計はリンパ腫，白血病，皮膚がんといったその他のがんの診断を受けた親の何千人もの子どもを含んでおらず，他の国で潜在的に影響を受けている子どもたちの膨大な数を反映していない。また，この推計には成人した子どもや遺族となった子どもが含まれていない。後者は独特の問題をもつ特別な集団であり，これについてはChrist[1~3]を参照してほしい。潜在的に影響を受けている子どもの数は計り知れないほどだが，それにも関わらず，がんにおけるほとんどのセラピーやサービス，プログラムは，診断された親に焦点を当てており，家族全体や子どもたちに目を向けていない[4,5]。親ががんと診断されたとき，普段はよく子どもを見ている親のいる高機能な家族においても，子どもは見て見ぬふりをされているという研究結果がある[4~6]。そこには遠慮による沈黙という共謀がある。親はがんについて話すことで子どもを怖がらせたくないという気持ちがあり，一方，子どもは，すでに重荷を背負った親にこれ以上迷惑をかけたくないと思うのである。これは，若い学童期の子どもや思春期の子どもに当てはまる。子どもの表面的な行動が親の診断前と変わらないようにみえるとき，家族は子どもの内的な問いや，懸念や，心配や問題がわからない[7]。思春期かそれより幼い子どもは，以下に示した研究の要約でよくわかるように，しばしば親のがんが自分の生活に与える影響を一人で解釈し，何とかしようとする[8]。子どもの内的世界と彼らを助ける方法こそ，親やサービスの提供者が注意を向け，対応するべきものである。

　この章の目的を以下に示す。

1. がん患者の養育に関するプログラムの，理論とエビデンスに基づいた根拠を要約すること．
2. エビデンスに対応して作成された，がん診断を受けた親に対する5セッションの教育的カウンセリング・プログラムについて，運営上の構成要素を記述すること．
3. そのプログラムの効果に関する研究のエビデンスを要約すること．
4. 医療，健康の分野の専門家が現在利用可能な，がん患者の養育に関するプログラムのための訓練プログラムについて要約すること．

この章の最後には未来と現在の方向性を記述し，多様な施設や状況におけるがん患者の養育に関するプログラムの適用について述べる．

2. 理論とエビデンスに基づいた論拠

つながり強化(The enhancing connections；EC) プログラムは，エビデンスに基づいたがん患者の養育に関するプログラムであり，親の気分や不安，養育スキル，養育に対する自信，親子関係の質，とがんに関連した子どもの心配事，という5つの要因に焦点を当てている．これらの要因は，親のがんに対する子どもの適応の質に影響することが研究によって明らかになっている．このプログラムの最終的なアウトカムは，子どもの行動的・情緒的機能を促進することである(図19-1)．前述の5つの要因は，プログラムの介入やセラピーによって変化する可能性があり，それは養育歴や，並行して起こる親子の人生イベントや，親の治療や人口学的な特徴を問わない．幼児や思春期の子どもの適応と親のがんの関連をみた既存の研究の多くは，乳がんをもつ母親と養育中の子どもを対象にしてきた．これは，今までに明らかになってきたことの多くが，親のがんというよりも母子の愛着に対する脅威によるものの可能性があることを意味する．図19-1 に示された6つの概念に関連する，公表された研究の分析を次に記述する．本文は図の左から右の順に書かれている．

1) 親の気分と不安

乳がんの女性は診断後2年間あるいはそれ以上の間，抑うつ気分や気分の問題を高い割合で経験することが知られている[9〜11]．抑うつ的な母親は養育の問題が見られることが知られており，心理的な利用可能性[訳注]，コミュニケーション性，管理，規律や主導権の一貫性などの低下や，敵意や怒りっぽさ，強制的な態度の増加などの特徴を有する[12,13]．親の臨床レベルの抑うつや情緒的，身体的なつながりの問題と子ど

訳注：心のこもったやりとりができること

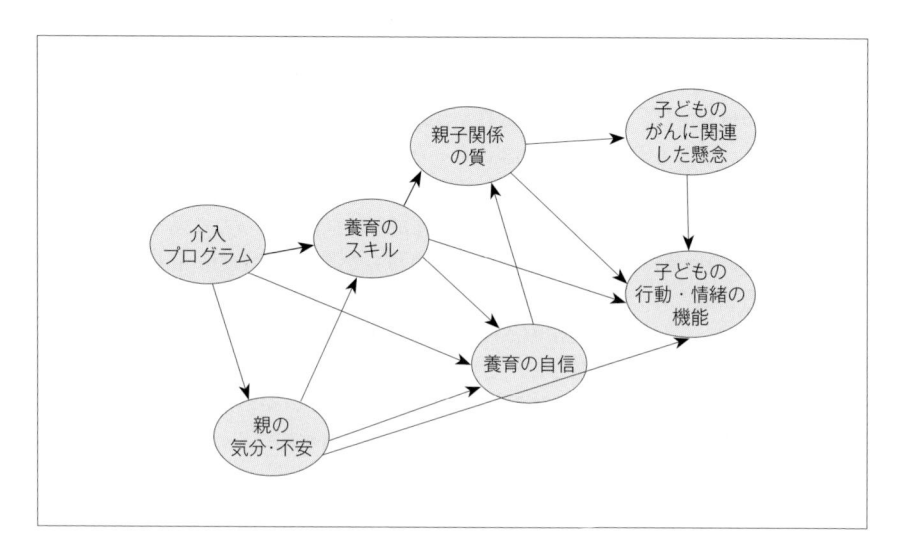

図19-1 つながり強化プログラムとアウトカムの理論モデル

もの機能不全は先行研究でよく実証されている[13~15]。しかし，親の短期的な状況的抑うつ気分が子どもの適応に与える影響については，初歩的な研究しか存在しない。

2) 養育のスキル

養育スキルは，親ががんについて子どもを助けたり交流するときに使用する相互的な行動である。データに基づいた研究では，子どもへの脅威を最小限にし，自分の身に起こっていることを子どもが取り扱えるようになるのを助けるために，病気の親はがんに関連する養育の問題に非常に努力を要することがわかっている。診断されたあとの親は，高学歴で資質があったとしても，子どもを助けるために何を言って，どうしてあげたらよいのかわからない，というのが現実である[16]。子どもにがんについて話すとき，親は以下の3つのどれかを行っていることが研究で明らかになっている。①医療の詳細を，おとな向きの子どもに対しては適切でない言葉で過度の開示をする，②子どもの心配や質問や懸念を引き出そうとしなかったり，返答しなかったりする，③その代わりに，子どもががんについて質問するまで待ち，子どもとの話し合いを主導しようとはしない。親の過度の開示は，子どもに対して「正直」であり，何も「隠さない」ことが必要であるという彼らの信念によるものである。これは，病気の親が知っていることをすべて子どもに伝えることを意味する。珍しい例外を除い

て，病気の親は子どもに話すべきことを前もって計画せず，代わりに親自身の恐怖や不安の頂点にある時期にうっかり口にしてしまうようである[16]。母親が乳がんになった家族の研究では，母親は典型的に，がんに関して話すきっかけを子どもの質問に頼っていた。子どもが沈黙し，ひきこもったり質問をしないときには，病気の母親は子どもを助けるためにどのように反応してよいかわからなかった[前掲]。「息子(10歳)は本当に何も話さなくなってしまって，乳がんについてまったく話そうとしませんでした」。別の母親は，「彼女は本当に何も訊ねてきませんでした。私は何が起こっているのか理解したんだと思いました…でもそうじゃなかったんです…」と話した。また別の母親は，「私たちは化学療法やがんが与える影響について話し合いました。息子(12歳)は文字どおり爆発して，とても混乱して泣いていました…どう言ってよいかわからなかったみたいで…どうやって質問したらよいかわからないみたいでした。これから何が起こるのかわからなくて。これから何が起こるのか，なぜそうなるのか何も理解していなかったんです」[前掲]。

病気の母親は子どもを助けられなかった理由を訊ねられたとき，自分自身の不安やつらさ，がんに関する恐怖や症状(吐き気，嘔吐，強い倦怠感)が，しばしば自分が望む養育をできなくさせていたと話した。彼らは「サバイバルモード」であり，子どもではなく彼ら自身にエネルギーを使わなくてはならなかったと言った。子どもが困難を感じていると気づいたときも，助けに行けないと感じていた。一人の母親は次のように話した。「ええ，これは(8歳の娘には)恐ろしいことね，だけどいうなれば，私は何日かはベッドから出るのがやっとだったの」[前掲]。

3) 養育の自信

養育の自信は，がんについて十分に子どもと交流し，助けるための必須のスキルをもっていると親が考え確信している程度のことである。最も重要なエビデンスは，子どもがもがいているのを見ても，親が子どもを助けるために何を言ってどうしたらよいのかわからずに自信を失っていると報告する親が多いということである。病気の母親への個別インタビューの結果から，母親たちは子どもとがんについて話し合うときに，病気の生物医学的なモデルを強調することが明らかとなった[17]。病気の親が子どもの情緒的な関心事に注意を向けることはほとんどなく，病気やそれに関連した脅威について子どもを安心させたり，間違っていたり部分的であったりする子どもの理解を含めて，親のがんの特性について述べたりすることもめったになかった。病気の母親は自らを，過度に感情的で自己中心的で乳がんと闘うことに必死で，子どもを支えることができていないと表現した。母親たちはまた，がんについて話したくないか話せずにいて，子どもに何と言うべきかよくわからないと感じていた[16]。彼女たちはそのことについてあれこれ悩みたくないし，子どもの心配を軽くしたり子どもの情緒

的な状態を扱ったりする自信もなく，子どもの質問，特に死についての質問に向き合いたくないと感じていた[18]。

4）親子関係の質

母子関係の質は，子どもの機能に関する重要な保護要因である[19,20]。親のひきこもりや無関心，信頼性の欠如を特徴とする親子関係は，行動的・社会的問題あるいは自尊心の問題との関連を示しており[21]，一方で反応のよいケアの提供は子どもの感情調節や支持的なケアが受けられるという信頼の助けとなる[22]。がんをもつ親と養育を必要とする子どもを対象としたパス分析を用いた研究では，養育の質は一貫して，思春期や学童期の子どもの，母親が乳がんである家族の適応を測定する尺度の点数と関連していた[23〜25]。また，乳がんの母親をもつ青年を対象とした比較研究において，参加者210人のデータが得られ，青年の自尊心は病気の母親から得られた養育の質によって予測されることが明らかとなった（$\beta = -.52$；$p = <.001$）[24]（自尊心の得点はRosenbergの自尊心尺度を用いた自尊心の低さを示す）。

5）がんに関連した子どもの心配

子どもたちはがんに関連したプレッシャーや心配を直接的に体験する。親の重篤な身体疾患は，少なくとも2つの方向から子どもを脅かす。子どもは親が生きながらえないかもしれないと考え，あるいは見捨てられることや同じ病気への脆弱性によって子ども自身も生きながらえないだろうと考えるのである[26]。愛着の脅威に関する最も直接的なエビデンスは，質的なインタビューによる研究によって示されている。それは乳がんの母親をもつ学童期と思春期の子どもたちを対象にしており，子どもたちは親のがんに関連する不安や恐怖や心配を報告している[7,8]。親のがんといったストレスの多い期間，仮説検証の乏しさや魔術的思考を含めた発達段階のより早期の思考方法が再び現れる[27]。これは，親ががんと診断されたときに，子どもが論理的に考えて問題解決できるだろうと思い込んではならないということを意味する。なぜなら，強く情緒的に揺れている状態で何が起こっているのか整理することは子どもにとってより困難であり，混乱した子どもは，いつもよりも強く脅威を体験するからである。この判断の一時的な退行は，子どもの，他者の支援を利用する能力や自分を安心させる能力を消し去ってしまう。また，子どもは情報のないなかで病気の親の行動の変化を観察し，それに関するイメージ作りや理由づけを——時には間違っていることもある——行う。子どもたちは親のがんやその悪化を自分のせいであると考えることがある。何が起こっているか一人で考えざるを得ない状況で，子どもは親の感情状態や身体症状を，自分の言葉や行いや感じたことによるものだと誤解する。悲しいことに，子どもは病気の親の行動から，自分のことを愛されていない，あるいは価値の

ない子どもだと理解するという示唆的証拠がある[28]。

　子どもたちは，心配があっても，自分の考えや感情を親に隠して，親をかばおうとする傾向がある。9歳の少女は，「テレビを見てると思うかなと思って，テレビの前のソファーに行ったの。でも私は目を閉じてお母さんの病気について考えてたわ」と報告した。なかには自分のことは自分でやらなくてはならないと考える子どももいる。この子どもの言葉にも，「具合が悪いのは知っているから，お母さんなしでやらなくちゃいけないの。困らせないように。自分で考えるか，それかさぼっちゃう…」とある[8]。子どもたちはしばしば，母親の乳がんによる影響を自分で何とかしていると報告する。35人の学童期の子どもを対象にした画期的な研究では，46%しか母親のがんについて親の助けを得たと報告せず，さらに26%は母親の病気と折り合いをつけるのに事実上誰も，自分の親さえも助けてくれなかったと報告している[8]。子どもたちは，病気の親ががんで死ぬのではないかと恐れている。8～12歳の子どもへの半構造化面接による研究では，81%の子どもが，早期の病気であると最近診断されていても，母親は乳がんで死ぬと信じていることが明らかとなった[7]。彼らの言葉の引用はそれを反映している。8歳の息子は「お母さんが死んじゃうことを考えた。そして僕も死ぬかもしれないって。それで，みんなも死んじゃうんだって。がんになってみんな死んじゃうのが目に浮かんだ。ちょっときつかったよ」と言った。別の8歳の息子は彼にとってどのようなものだったかについて「お母さんなしで育つのかなって思った。ただ，僕が大きくなるのにどう影響するのかなって心配だったんだ」と話し，12歳の少女は，「何が起こるんだろうって考えてた。実際にお母さんが死んだときのことを計画してた…それで，心の中で全部イメージしてみて，一番最悪なのを想定したの。今考えると最悪よね，だって自分で落ち込んじゃったんだもの」と言った。

　親ががんの診断を受けたことで死ぬのではないかという子どもの恐怖は，診断された母親へのインタビューにおいても明らかになっている[16]。「子どもたちは本当に私が死ぬと思ったようです…それが一番の恐怖だったと思います…私が衰弱していくのを見なくてはいけないということが…8歳の娘は夜そこに横になって，私が死んじゃないかとよく心配していました…それから，夜になると私をよく呼んで，私がまだ大丈夫だとわかるように二重チェックをして，『お母さん死ぬの？』と聞いてくるようになりました」。別の母親は，「私はベッドに横になっていました…娘（12歳）が息子（10歳）に向かって，お母さんは死んでしまうから静かにするように言うのが聞こえました」と述べた。

6）子どもの行動的・情緒的適応

　親ががんになったときに子どもに起こる行動的，情緒的な問題については，そのレ

ベルや程度，期間などについて一貫したエビデンスがなく，子どもの適応を親のがんの影響であると無条件に認めることのできるような前向き研究はない。しかし，比較デザインや比較分析を用いた研究は，特に診断後早期や治療および回復からまもない時期に，がんは子どもの適応に影響を与えるという説得力のある主張をする助けになるだろう（終末期の親をもつ子どものデータは特別なケースである）。がんの母親をもつ子どもの示す特定の問題には，退行やひきこもり，家族の安定性や統合性への不安や反社会的行動などが含まれる[26,29~31]。個別インタビューを用いた研究で，36人のがん診断を受けた母親が，子どもにがんのことを教育する際に困難を感じる時期について記述するよう求められた[16]。データは驚くべき一貫性をもっており，母親たちは，がんの影響によると考えられる，子どものつらさや行動障害について詳細に報告した。それによると，83％の子どもは乳がんによって困難な時間を経験していた。

思春期の子どもが受ける親のがんの影響に関する最も広範囲な研究はCompasらのチームによって行われたものである[32~35]。思春期の子どもの適応に関する標準化された尺度を用いて，彼らは親のがんが診断後早期，平均2か月における子どもに与える影響について調査した。子どもの適応に関する尺度はthe Child Behaviour Checklist（CBCL）とYouth Self Reportであり，どちらも行動の問題に関する尺度であった[36~38]。結果として，がんの親をもつ思春期の子どもは不安と抑うつのリスクが一般的なサンプルよりも高かった。Compasらはさらなる研究で，がんの親をもつ思春期の青年は，前思春期の子どもよりも有病率が高いと結論づけた。加えて，その後の研究は彼らの最初の研究結果を支持しており，それは母親ががんの女児は，父親ががんの女児やどちらかの親ががんの男児よりも不安や抑うつのリスクが高いというものだった[34,35]。残念ながら，より最近の研究者は方法論的に不備のある研究を発表しており，思春期やそれより幼い子どもの適応に関する尺度が，がんの病期や診断後からの時間の区別なく不適切に集計されている。このような集計は偏った推定値を導く結果になっている[39]。

より最近の思春期の子どもを対象にした研究の結果から，2つの極端なパターンが示されている。思春期の子どもの適応は彼ら自身の発達上の問題によるものかもしれず，親のがんによるものではない[40]，あるいは逆に，親が病気に気を取られることを含めて，親のがんに帰属できる[41~43]というものである。適応に関する標準的な評価尺度の点数上は臨床的に問題となるレベルに達していなくても，思春期の子どもたちの生活は破綻をきたしており，子どもたちは親のがんの衝撃に一人で耐えている，という証拠がある[43]。親のがんが子どもにとって深刻であるというエビデンスがあるにも関わらず，複数回評価の無作為臨床試験によって科学的に評価された，エビデンスに基づいた理論的裏づけのある介入は1つしかない。これから紹介するこの介入はつながり強化プログラム（以下ECプログラム）と呼ばれており，上記のエビデ

ンスに対応して作成されたものである[44]。

3. プログラムの内容

　ECプログラムは記述的,仮説検証型の研究によって開発された。その研究はがんが親子に与える影響を研究している複数の研究チームによって行われた[19, 23, 24, 26, 28, 29, 45〜49](最近の記述的研究のレビューは文献50〜52を参照)。子どものつらさが臨床レベルに達してはいなくても,実施された研究における主要なパターンとしては,子どもたちは親のがんについて心配し気がかりにしていた。子どもたちはこれらの心配を表現せずに隠しており,がんによって親や家族に起こっていることを理解しようとしばしば一人で不必要に思い悩んでいた。典型的に,子どもたちの持つ親のがんに関するモデルは,恐ろしいイメージで強調されていた。親は彼ら自身がサバイバルモードにあって治療を乗り越えようとしながらも,子どもたちを助けるために何を言って何をしようかと悩んでもいた。親の気分や感情は高まり,しばしば養育行動(技術,質,自信)は子どもにとって養育的な世話とは反対の方向に働いていた。ECプログラムには以下の5つの要素がある。

1. 台本のある,親への教育的な5回のカウンセリングセッション。これは病気の親に対して2週間ごとに提供される。
2. 親が子どもに読み聞かせるための,特別に作成されたがんに関連した相互交流的な冊子
3. セッション中と自宅での台本化された課題に加えて,説明的な文章を含むワークブック。これは親が読むものだがほとんどは子どもとともに行う。
4. 子どもの「私のお話」の冊子。これはお絵かきや子どもの興味のある情報やストレスを扱う方法に関する情報を加えたりするものである。
5. 電話やポケットベルによって連絡の取れる親のカウンセラー。毎日12時間は決められたセッションの合間に必要であれば連絡を取ることができる。

　ECプログラムはクリニックや電話や自宅などの場面で提供されうるものであり,特別に訓練されたカウンセラー(臨床心理士,上級実践看護師,ソーシャルワーカー,認定患者教育者,精神健康カウンセラーやチャプレン,その他の医療技術職)がこれを行う。それぞれのセッションは約45〜60分間であり,すべてマニュアル化されている。それぞれの介入セッションの要約については**表19-1**を参照してほしい。

　各介入セッションの内的構造は次の4つに分かれている。①セルフケア,②セッション別の教訓的な内容,③1つ以上のスキルを身につけるエクササイズ,そして④病気の親がセッションの間に自宅で子どもとともに完成させるための,課題の発表

表 19-1 つながり強化プログラムのセッションの説明

セッション1：子どもを助けるために，あなた自身を支える
　このセッションは，母親が乳がんについての子どもの体験を母親自身の体験とは異なるものだと考えることを助け，自身や子どもに感情をぶつけてしまわないように，がんに関連した感情を扱う方法を強化する。
　このセッションは母親のセルフケアのスキルを増すとともに，母親を子どものより注意深い聴き役として位置づける。
　論理的根拠：母親は，もし自身の気分をコントロールできれば，子どもの言うことを注意深く聴くことができる。過度に感情的な母親は子どもの言葉に十分に注意を向けることができず，健康的な対人間の境界を維持したり，子どもと情緒的につながることができない。過度に緊張した交流によって子どもは感情的に溢れかえってしまい，それはさらなる関係の断絶のリスクとなる。

セッション2：聴くスキルを高める
　このセッションは，母親が子どもの考えや感情を深く聴いて注意を向けるためのスキルを高めることを助け，子どもの考え，関心，心配や理解について注意深い聴き役にならずに，教師のようになってしまう傾向を修正できるようにする。
　論理的根拠：支援がなければ，母親はがんに関する生物医学的な事実を子どもに述べ，発達上不適切な，非常に緊迫した情報を開示する傾向がある。がんについての子どもの見方に焦点を当てることで，病気の親はより情報を得ることができ，より子どもの見方や関心に沿ったやり方で計画的に子どもを支えることができる。

セッション3：聴くスキルを深める
　このセッションは，セッション2を基礎にして，子どもが無口であっても，関心や感情を詳しく話せるように促し，助ける母親の能力を高める。多弁な子どもに関わることも一つである；率直でない子どもが話すように助けることも一つである。
　論理的根拠：セッション2は病気の親が聴き，注意を向けるスキルを得られるようにしたが，このセッションではさらにスキルを身につけさせ，感情を出さない，ひきこもった，あるいは混乱した子どもに関わることができるようにするものである。

セッション4：子どものコーピングの探偵となる
　このセッションは母親が子どもの乳がんに関連するコーピング行動を無批判に解釈し，焦点を当てることを助ける。親のがんに関連した子どもの行動への否定的な思い込みを明らかにするためのエクササイズを含む。否定的な思い込みを明らかにすることによって，セッションは母親が子どもの行動を否定的に評価するのではなく，肯定的に解釈することを助ける。同時に，セッションでは，子どもががんに関連したプレッシャーに対処するのを支え，助けるために親ができることに関する子どもの訴えを明らかにする方法を提案する。
　論理的根拠：子どもの関心事を聴いて引き出すことは大切なスキルの一つであるが，子どもが支えになると感じるような対人行動を行うことはまた別のスキルである。母親ががんに関連した子どものつらさを減らすために使用できるスキルは，すべて重要なものである。

セッション5：成功のお祝い
　このセッションは病気の親が自身の言葉で，これまでのセッションで得たこと，プログラムへの参加の結果達成できたことに焦点を当てる。自己モニタリングと自己内省の両方とも，効力感促進の鍵となる要素である。セッションはまた，プログラムから新しく

(つづく)

表19-1 つながり強化プログラムのセッションの説明(つづき)

得られたことを維持するためにプログラムの終了後も利用可能な資源を見つけられるように助ける。

論理的根拠：この最終セッションでは，母親がスキルのある自信に満ちた親としての新しい自己の見方を内在化することを助ける。自身の行動とプログラムへの参加によって得られたことに関する病気の親の自己報告を通して，この内省的なセッションは，新しいスキルだけでなく，効果的な親としての母親の新しいアイデンティティを支える。

とリハーサル，である。

それぞれのセッションの終わりには，カウンセラーは親に，セッション中に声に出して読んだ内容を印刷して渡す。この資料は，セッション中や自宅でのエクササイズのなかで親のワークブックに挟み込まれる。そのようにすることで，親はセッション中にカウンセラーの話を聴く余裕ができ，家に帰って読み直すこともできるし，子どもと課題を行う前に，その課題についてカウンセラーに相談に乗ってもらうことができる。それぞれの介入セッションの内容は，データに基づいた研究と関連しており，それらは病気の親ががんについて子どもを支えることに困難を感じていること；母親ががんになってから子どもにとって最も困難な時期；子どもの心配や懸念を消し去り，情緒的な安全性を促進するための子どもとの交流の仕方といった，以前に要約した内容を含んでいる。

Banduraの社会的認知理論(Social cognitive theory；SCT)は，プログラムの構造やカウンセラーが病気の親を介入や資料を用いて助ける方法の理論的な基礎となっている[53~55]。この理論はスキルや効力感を促進するようなエクササイズによる行動変化の重要性を強調しており，このプログラムにおいてその行動は養育行動である。この理論は，自己効力感はその人の知識や行動スキルを加えることによって高まると仮定している。先行研究において，より高い自己効力感は課題をやり通すことと関連しており，それは困難が生じたときや新しい活動の開始時期であっても，また課題が難しく要求の大きいものであっても同じであった。

SCTでは自己効力感の程度は次の4つのメカニズムを通して高まると考えられている。代理体験またはモデリング(他者から学ぶこと)，パフォーマンスの実演(行うことによって学ぶこと)，説得(価値のある他者から説得されること)，そして感情の喚起を最小限にすること(さらなる恐怖や不安を引き起こさずに学ぶこと)，である。それぞれの介入セッションは3つの最も強力なメカニズム：モデリング，パフォーマンスの実演，感情喚起の最小化，を組み込んでいる(説得は短期的な変化には効果があるが，養育行動の長期的変化には効果がない)。

あらかじめ決められたエクササイズは，特定のセッションに関連のある養育行動のモデリングを含んでいる。それぞれのセッションはまた，自宅で子どもと行うエクササイズとカウンセラーと行うものの両方を含んでいる。セッション中と自宅でのエクササイズと課題は達成可能なものに焦点が当てられており，それによって病気の親は肯定的な結果を得ることができ，その成果をカウンセラーとともに考えることができるのである。達成可能な養育行動に焦点を当てることと計画的なセッションをもつことによって，病気の母親はそれぞれのセッションを無事にこなすことができ，介入による感情喚起が最小限となるのである。

4. 効果のエビデンス

　ECプログラムは，National Cancer Institute の資金援助を受けて行われた最近終了した6州における臨床無作為試験によって評価された[注]。参加した州はアリゾナ，カリフォルニア，インディアナ，ミネソタ，ペンシルバニア，ワシントンであった。研究参加者は自ら照会してきた者に加えて，外科や放射線科，血液腫瘍科の医療現場でリクルートされた。研究参加者の適格基準は，6か月以内に0～Ⅲ期の乳がんと診断された者で，8～12歳の学童期の子どもを持ち，英語の読み書きができ，それぞれの州の研究施設から100マイル以内に住んでいることとされた。コントロール群に割り当てられた参加者には，母親ががんと診断されたときにどのように子どもを支えるかについて書かれた教育的な資料が1回郵送された。コントロール群はまた，特別に訓練された，修士卒業の看護師から一度電話を受け，その冊子の重要なポイントを決まった形で再度検討した。そのようにして，コントロール群では母親が冊子からできるだけ利益を得られるように助けることが目標とされた。

　アウトカムとなる尺度は，すでに精神測定学的検証が多数行われたものを用いた。基準妥当性（予測可能性と併存妥当性），構成概念妥当性と安定性，内的一貫性の信頼性は比較集団の研究サンプルにおいて高かった[23, 47~49, 56]。下位尺度と全尺度の得点はどちらも内的一貫性と安定性信頼性が0.82以上であり，多くは0.90以上であった。回答者負荷は良好な耐用性をもち，刺激的ではなかった。

　母親と子どもはベースラインから2か月と12か月の時点で，コントロール群に比べてすべての尺度において機能が向上しているという仮説が立てられた。アウトカムの要約は**表19-2**を参照してほしい。

　コントロール群と比較して，ベースライン後2か月と12か月の時点で母親と子ど

注：研究責任者はPatti A. BrandtとBarbara B. Cochraneであった。現場共同研究者は（アルファベット順）: Marcia Grant（カリフォルニア），Joan A. Haase（アリゾナとインディアナ），Arlene Houldin（ペンシルバニア），Janice Post-White（ミネソタ）であった。

表 19-2　つながり強化プログラムの標準化された尺度によるアウトカム

アウトカムの変数	標準化された尺度
子どもの行動的・情緒的機能	全問題（CBCL）***
	外在化得点***
	内在化得点+
	小児抑うつ尺度-CDI（総得点）+
	小児抑うつ尺度-CDI（無効）**
親-子の関係の質	否定的な感情の開示（FPRQ）+
母親の気分・不安	うつ病（抑うつ状態）自己評価尺度（CES-D）*
	状態-特性不安尺度（STAI）*
養育に関する自信	がん自己効力感尺度（CASE）：
	「子どもを助ける」下位尺度+
	「取り扱い・対応する」下位尺度+
養育のスキル	つながり対処するスキル*
	引き出すスキル+

+$p<0.10$，*$p<0.05$，**$p<0.01$，***$p<0.009$

もにおいて有意な改善がみられた．具体的には，ECプログラム群の子どもは対照群と比較して行動・情緒機能が有意に改善した（全問題と外在化得点の両方が減少した）．ECプログラム群の母親は対照群と比較して2か月後の不安と抑うつ気分が有意に減少した．さらに，統計学的な傾向として，介入群の子どもは2か月後の内在化問題が少なく，介入群の母親は2か月後の養育の質，2か月後，12か月後の養育スキルの向上，2か月後，12か月後の養育に関する自信がコントロール群に比べて認められた．1年後のフォローアップでは，コントロール群に比べて介入群に割り当てられた子どもは抑うつが低い（CDI全得点）傾向があり，小児抑うつ尺度（the child depression inventory；CDI）の無効力感下位尺度の得点が有意に減少していた．

5. 訓練プログラムの要約

1）つながり強化プログラムを提供するための訓練

　効果のエビデンスに基づき，研究チームは現在多様な現場で働くヘルスケアの専門家を訓練している．訓練は3日間行われ，プログラムの理論的背景を理解し，5つの台本化（マニュアル化）された介入セッションを臨床試験で用いられたのと同じやり方で忠実に提供できるようになることを目標としている．

訓練のパート1では，介入モデルの紹介(図19-1)と介入のそれぞれの内容についての経験的・理論的根拠の提供を行う。背景にある理論によって訓練を支えることで，訓練を受ける者はセッションの論拠を理解するだけでなく，現場でプログラムを説明して広めるために修正してよいところでそうでないところを知ることができる。

パート2では，訓練の参加者はそれぞれの介入セッションを一通り読み，熟練したカウンセラーが実際にやって見せる。そこではセッション内でのエクササイズや自宅での課題を含め，患者教育者のマニュアルを効果的に使うことも組み込まれている。参加者はまた，熟練したカウンセラーが「形式的に参加している」病気の親をそれぞれのセッションのスキル固めや効力感促進エクササイズに引き込む様子を観察する。

パート3では，参加者はそれぞれの介入セッションの提供を実践する。同時に，熟練したカウンセラーが後ろに座って，台本や資料の使い方を指導する。それぞれの訓練セッションの最後には，訓練参加者は質問することができる。さらに，他の参加者も訓練セッションを見学しており，介入セッションの分量や忠実さを，訓練参加者の行動についてのパフォーマンスチェックリストを用いて評価する。このチェックリストは臨床試験において用いられたものと同じである。

訓練はすでに様々な健康関連の専門家に対して行われ，そこには博士課程を修了した臨床心理士や看護師，修士課程在籍中の看護師，修士課程を修了したチャイルドライフスペシャリスト，修士課程在籍中の看護師やソーシャルワーカーが含まれる。

2) がんに関する養育プログラムに対する注意とコメント

ECはプログラムであって個人心理療法ではない。心理療法は，クライエントがセラピストに対してセッションの中で持ち込んでくる，明確にあるいは潜在的に立ち現われた問題に独自の反応をするものである。ECプログラムは完全にマニュアル化されているため，カウンセラーは，それぞれの親固有の経歴やこれまでの養育スタイルや実践，文化や出身地に関係なくプログラムを提供することを求められる。このプログラムは行動医学であり，ペニシリンが特定の有機体に対する効果が確かめられている薬物であるのと似ている。ECプログラムは個人心理療法に取って代わるものではない。これは養育行動やスキル，自信を促進し，診断と治療の初めの1年の間に，がんと診断された母親や子どものがんに関連するつらさを減少させることをアウトカムとした，集中的で的を絞ったプログラムである。さらなる心理療法やカウンセリングの補助にもなるが，それらのサービスの代わりではない。

6. 現在と将来に向けての指針

　サービスを提供する組織や専門家は，第三者への請求やNPOの支援を通して，また政府機関の出資するがんの親に対するカウンセリングサービスの一部として，このプログラムを提供する道を探している。保険請求は，「適応障害」や「不安障害」の診断カテゴリーを用いることで認められている。

　母親や子どものアウトカムで有効性のエビデンスが示されたことで，ECプログラムは今や対象を転移のないあらゆるがんの父親と母親に拡大し，検証されている。この拡大されたプログラムは，「ママやパパががんになったとき：がんの養育プログラム」と呼ばれ，Lance Armstrong財団の資金援助を受けて第二相臨床試験において検証されている。

　がんの養育プログラムは，思春期の子どもを持つ親を対象に新しいバージョンが作成されている。最近になり第二相臨床試験で検討され，Fred Hutchinsonがん研究センターから資金援助を受けている。思春期に焦点を当てたプログラムはつながりプログラム（The Connecting Programme）と呼ばれている。親は体調が悪くてECプログラムを受けるためにクリニックに通えないこともしばしばあるため，電話による介入も第二相試験で検討されている。第二相試験のアウトカムは長期にわたり終了していないため，電話版ECプログラムの効果を検証する，より綿密な臨床試験が必要とされている。

　最終的には，ECプログラムが目指す目標は，すべてのがん種への対象の拡大，思春期の子どもへの適用，外来，または電話による介入を通じて，病気の親と養育されている子どもの不必要なつらさや苦しみを防ぐことにある。ECプログラムはがんの医学的治療を補完するものであり，親子の絆を支えるプログラムである[57]。家族はただがんから生き残るのではなく，力強く成長することができるのである。

引用文献

1. Christ, G.H., Siegel, K. and Christ, A.E. (2002) Adolescent grief: "It never really hit me... until it actually happened". *The Journal of the American Medical Association*, **288**, 1269–1278.
2. Christ, G., Siegel, K. and Sperber, D. (1994) Impact of parental terminal cancer on adolescents. *American Journal of Orthopsychiatry*, **64**, 605–613.
3. Siegel, K., Mesagno, F.P., Karus, D. *et al.* (1992) Psychosocial adjustment of children with a terminally ill parent. *Journal of the American Academy of Child and Adolescent Psychiatry*, **31**, 327–333.
4. Lewis, F.M. (2009) Advancing family focused oncology nursing research, in *Advancing Oncology Nursing Science* (eds J.M. Phillips and C.R. King), Oncology Nursing Society Publishing Division, Pittsburgh, PA, pp. 409–434.
5. Lewis, F.M. (2010) The family's "stuck points" in adjusting to cancer, in *Psycho-Oncology*, 2nd edn (ed. J. Holland), Oxford University Press, Oxford, pp. 511–515.
6. Kennedy, V.L. and Lloyd-Williams, M. (2009) How children cope when a parent has advanced cancer. *Psycho-Oncology*, **18**, 886–892.
7. Zahlis, E.H. (2001) The child's worries about the mother's breast cancer: sources of distress in school-age children. *Oncology Nursing Forum*, **28**, 1019–1025.
8. Issel, L.M., Ersek, M. and Lewis, F.M. (1990) How children cope with mother's breast cancer. *Oncology Nursing Forum*, **17**, 5–13.
9. Fann, J.R., Thomas-Rich, A.M., Katon, W.J. *et al.* (2008) Major depression after breast cancer: a review of epidemiology and treatment. *General Hospital Psychiatry*, **30**,

Chapter 19 がん患者とその子どもの心理療法 381

112–126.
10. Fallowfield, L.J., Hall, A., Maguire, G.P. *et al.* (1990) Psychological outcomes of different treatment policies in women with early breast cancer outside a clinical trial. *British Medical Journal*, **301**, 575–580.
11. Goldberg, J.A., Scott, R.N., Davidson, P.M. *et al.* (1992) Psychological morbidity in the first year after breast surgery. *European Journal of Surgical Oncology*, **18**, 327–331.
12. Cummings, E.M. and Davies, P. (1994) Maternal depression and child development. *Journal of Child Psychology and Psychiatry*, **35**, 73–112.
13. Goodman, S.H. and Brumley, H.E. (1990) Schizophrenic and depressed mothers: relational deficits in parenting. *Developmental Psychology*, **26**, 31–39.
14. Orvaschel, H. (1983) Maternal depression and child dysfunction, in *Advances in Child Clinical Psychology*, vol. **6** (eds B.B. Lahey and A.E. Kazdin), Plenum Press, New York, pp. 169–197.
15. Hammen, C., Burge, D. and Stansbury, K. (1990) Relationship of mother and child variables to child outcomes in a high-risk sample: a causal modeling analysis. *Developmental Psychology*, **26**, 24–30.
16. Zahlis, E.H. and Lewis, F.M. (1998) Mothers' stories of the school-age child's experience with the mother's breast cancer. *Journal of Psychosocial Oncology*, **16**, 25–43.
17. Shands, M.E., Lewis, F.M. and Zahlis, E.H. (2000) Mother and child interactions about the mother's breast cancer: an interview study. *Oncology Nursing Forum*, **27**, 77–85.
18. Barnes, J., Kroll, L., Burke, O. *et al.* (2000) Qualitative interview study of communication between parents and children about maternal breast cancer. *British Medical Journal*, **321**, 479–482.
19. Lewis, F.M. and Darby, E.L. (2004) Adolescent adjustment and maternal breast cancer: a test of the "faucet hypothesis". *Journal of Psychosocial Oncology*, **21**, 83–106.
20. Vannatta, K., Ramsey, R.R., Noll, R.B. *et al.* (2010) Associations of child adjustment with parent and family functioning: comparison of families of women with and without breast cancer. *Journal of Developmental and Behavioral Pediatrics*, **31**, 9–16.
21. Maccoby, E.E. and Martin, J.A. (1983) Socialization in the context of the family: parent-child interaction, in *Handbook of Child Psychology*, Socialization, Personality, and Social Development, Vol. **IV** (ed. P.H. Mussen), John Wiley & Sons, Inc., New York, pp. 1–101.
22. Egeland, B., Carlson, E. and Sroufe, L.A. (1993) Resilience as a process. *Development and Psychopathology*, **5**, 517–528.
23. Lewis, F.M., Hammond, M.A. and Woods, N.F. (1993) The family's functioning with newly diagnosed breast cancer in the mother: the development of an explanatory model. *Journal of Behavioral Medicine*, **16**, 351–370.
24. Lewis, F.M. and Hammond, M.A. (1996) The father's, mother's and adolescent's functioning with breast cancer. *Family Relations*, **45**, 1–10.
25. Woods, N.F. and Lewis, F.M. (1995) Women with chronic illness: their views of their families' adaptation. *Health Care for Women International*, **16**, 135–148.
26. Lewis, F.M., Ellison, E.S. and Woods, N.F. (1985) The impact of breast cancer on the family. *Seminars in Oncology Nursing*, **1**, 206–213.
27. Armsden, G.C. and Lewis, F.M. (1993) The child's adaptation to parental medical illness: theory and clinical implications. *Patient Education and Counseling*, **22**, 153–165.
28. Armsden, G.C. and Lewis, F.M. (1994) Behavioral adjustment and self-esteem among school-age children of mothers with breast cancer. *Oncology Nursing Forum*, **21**, 39–45.
29. Wellisch, D.K. (1981) Family relationships of the mastectomy patient: interactions with the spouse and children. *Israel Journal of Medical Science*, **17**, 993–996.
30. Wellisch, D.K., Gritz, E.R., Schain, W. *et al.* (1991) Psychological functioning of daughters of breast cancer patients. Part I: daughters and comparison subjects. *Psychosomatics*, **32**, 324–335.
31. Wellisch, D.K., Gritz, E.R., Schain, W. *et al.* (1992) Psychological functioning of daughters of breast cancer patients. Part II: characterizing the daughter of the breast cancer patient. *Psychosomatics*, **33**, 171–179.
32. Compas, B.E., Worsham, N.L., Epping-Jordan, J.E. *et al.* (1994) When mom or dad has cancer: markers of psychological distress in cancer patients, spouses and children. *Health Psychology*, **13**, 507–515.
33. Compas, B.E., Worsham, N.L., Ey, S. *et al.* (1996) When mom or dad has cancer II: coping, cognitive appraisals, and psychological distress in children of cancer patients. *Health Psychology*, **15**, 167–175.
34. Grant, K.E. and Compas, B.E. (1995) Stress and anxious-depressed symptoms among adolescents: searching for mechanisms of risk. *Journal of Consulting and Clinical Psychology*, **63**, 1015–1021.
35. Welch, A.S., Wadsworth, M.E. and Compas, B.E. (1996) Adjustment of children and adolescents to parental cancer: parents and children's perspectives. *Cancer*, **77**, 1409–1418.
36. Achenbach, T.M. (1991) *Manual for the Youth Self-Report and 1991 Profile*, University of Vermont, Department of Psychiatry, Burlington, VT.
37. Achenbach, T.M. and Edelbrock, C.S. (1978) The classification of child psycho-pathology: a review and analysis of empirical efforts. *Psychological Bulletin*, **85**, 1275–1301.
38. Achenbach, T.M. and Edelbrock, C. (1983) *Manual for the Child Behavior Checklist and Revised Child Behavior Profile*, University of Vermont, Department of Psychology, Burlington, VT.
39. Brown, R.T., Fuemmeler, B., Anderson, D. *et al.* (2007) Adjustment of children and their mothers with breast cancer. *Journal of Pediatric Psychology*, **32**, 297–308.
40. Harris, C.A. and Zakowski, S.G. (2003) Comparisons of distress in adolescents of cancer patients and controls. *Psycho-Oncology*, **12**, 173–182.
41. Sigal, J.J., Perry, J.C., Robbins, J.M. *et al.* (2003) Maternal preoccupation and parenting as predictors of emotional and behavioral problems in children of women with breast cancer. *Journal of Clinical Oncology*, **21**, 1155–1160.
42. Visser, A., Huizinga, G.A. and Hoekstra, J.H. (2005) Emotional and behavioural functioning of children of a parent diagnosed with cancer: a cross-informant perspective. *Psycho-Oncology*, **14**, 746–758.
43. Clemmons, D. (2009) The significance of motherhood for adolescents whose mothers have breast cancer. *Oncology Nursing Forum*, **36** (5), 571–577.
44. Lewis, F.M., Casey, S.M., Brandt, P.A. *et al.* (2006) The Enhancing Connections programme: a pilot evaluation of a cognitive-behavioral intervention for mothers and children affected by breast cancer. *Psycho-Oncology*, **15**, 486–497.
45. Birenbaum, L.K., Yancy, D.Z., Phillips, D.S. *et al.* (1999)

School-age children and adolescents' adjustment when a parent has cancer. *Oncology Nursing Forum*, **26**, 1639–1643.
46. Howes, M.J., Hoke, L., Winterbottom, M. *et al.* (1994) Psychosocial effects of breast cancer on the patient's children. *Journal of Psychosocial Oncology*, **12**, 1–21.
47. Lewis, F.M. and Hammond, M.A. (1992) Psychosocial adjustment of the family to breast cancer: a longitudinal analysis. *Journal of the American Medical Women's Association*, **47**, 194–200.
48. Lewis, F.M., Woods, N.F., Hough, E.E. *et al.* (1989) The family's functioning with chronic illness in the mother: the spouse's perspective. *Social Science and Medicine*, **29**, 1261–1269.
49. Watson, M., St. James-Roberts, I., Ashley, S. *et al.* (2006) Factors associated with emotional and behavioral problems among school age children of breast cancer patients. *British Journal of Cancer*, **94**, 43–50.
50. Osborn, T. (2007) The psychosocial impact of parental cancer on children and adolescents: a systematic review. *Psycho-Oncology*, **16**, 101–126.
51. Grabiak, B.R., Bender, C.M. and Puskar, K.R. (2007) The impact of parental cancer on the adolescent: an analysis of the literature. *Psychooncology*, **16**, 127–137.
52. Semple, C.J. and McCance, T. (2010) Parents' experience of cancer who have young children: a literature review. *Cancer Nursing*, **33**, 110–118.
53. Bandura, A. (1997) *Self-efficacy: The Exercise of Control*, W.H. Freeman and Company, New York.
54. Bandura, A. (2001) Social cognitive theory: an agentic perspective. *Annual Review of Psychology*, **52**, 1–26.
55. Bandura, A. (2004) Health promotion by social cognitive means. *Health Education and Health Behavior*, **31**, 143–164.
56. Lewis, F.M., Fletcher, K.A., Cochrane, B.B. *et al.* (2008) Predictors of depressed mood in spouses of women with breast cancer. *Journal of Clinical Oncology*, **26**, 1–7.
57. Lewis, F.M. (2004) Family-focused oncology nursing research: a healing paradigm for future studies. *Oncology Nursing Forum*, **31**, 288–292.

Chapter 20 高齢がん患者に対する心理社会的介入：自分の年齢を知らなかったら，あなたは何歳になるのか

Lea Baider and Lodovico Balducci

内田　恵・明智龍男　訳

1. はじめに

　　自らの過去を受け入れなければ，未来を失うだろう。自らのルーツを壊したら，老いることができない（F. Hundertwasser, mosaicartsourse.wordpress.com より引用）

　どのように老齢を知るのか。他者が老いる時をどのように知るのか。私たち自身がいつ年をとるのかを，どのように知るのか。私たちの人生は歳月とともに流れ，老いることは避けられず，心身に現れる身体的・機能的・心理的変化のなかで明らかになる。老齢のイメージはそれぞれの歴史的・社会的・文化的背景のなかに埋め込まれている。文化的な概念として，高齢者のイメージは，どのように理想的に高齢者を見るべきなのかという事実を表しているだけでなく，老いることや社会のなかにおける高齢者の立場への社会的な考えや信念を映している。

　老いることについてのステレオタイプな考え方によって，高齢者の多くが，"すべての高齢者が病気になる" "すべての高齢者が孤立し，寂しい" "高齢者は古くさく，世界の流れに無関心である"といった誤った概念によって条件づけられている。社会の基準と価値観は，高齢者を豊かな人間して受け入れることを蝕み，その結果，通常有能とみなされる人たちとの知的交流から徐々に隔離する[1]。

2. 高齢者におけるがん：臨床的な評価

　がんは大部分が高齢者の疾患である。米国では全新生物の 50％ が，人口の 12％ を含める 65 歳以上の人に発生している。2030 年までに，65 歳以上の人は全人口の 20％，全がん患者の 70％ を占めると予測されている。米国では，がんは 85 歳までの死因の第 1 位となってきた[2]。高齢者のがんは，急速に生物学的，社会的，経済的な問題を含めた広範囲の多面的な問題になりつつある。

　高齢患者の健康とサポートは以下の 3 つの因子が結びついているために注目を集めている。

- 超高齢者を含めた，人口の高齢化に伴う高齢者におけるがんの有病率の増加，高齢者のがん発生率の増加とがん患者の生存期間の延長。70 歳以上で頻度の高いがんは乳がん，前立腺がん，大腸がん，肺がん，食道がん，脳腫瘍，骨髄異形成症，急性白血病，急性リンパ腫である。
- がんによる機能障害とその治療。70 歳以上のがん患者のなかで，手段的日常生活関連動作（IADL）を他者に依存する頻度は 70％ 前後で，潜在的な機能障害合併症の頻度は 90％ 前後である[3〜5]。一般的な機能障害を引き起こす徴候としては，重度の疼痛の原因となりうる骨転移，倦怠感や重症例ではうっ血性心不全や冠動脈虚血をもたらす貧血，生存期間を減らし，機能的依存，脆弱性，治療の合併症リスクの増加と関連する骨格筋減少症（sarcopenia）が挙げられる。がん治療による機能障害は，術後や放射線療法後の機能低下，入院期間の延長や，時折患者の死の原因となる好中球減少症や好中球減少症性感染，低栄養や，骨格筋減少症につながるかもしれない貧血と粘膜炎を含む。
- 大家族の減少や伝統的に高齢者のケア提供者であった女性が仕事に出ることによる，潜在的なケア提供者の予備要員の減少。

　これらの特徴は脆弱性の概念を導入し，臨床の結果と心理的介入を提供する際に特に重要である。脆弱な人は，些細なストレスでも機能障害が促進される[8]。

　高齢者総合評価（Comprehensive geriatric assesment；CGA）は下記の特徴に焦点を絞っている。

・機能
・合併症
・老年症候群
・生活状況
・多剤投与
・栄養

・感情のスクリーニング
・認知機能のスクリーニング
　現在，CGA は最も妥当性があり，臨床的に便利な生理的年齢の評価である[9]。

3. 介入の苦境と信頼性

　心理的介入が高齢がん患者で可能なのかという疑問から，介入の過程を高齢者に適応させる必要があるのか検討する段階に移ってきた。老人病学者は高齢がん患者という脆弱な人口で最大限成功するような心理的介入を作るのに必要な変化を検討し，実証してきた[10]。疾患と高齢に伴う適応は，高齢者の社会，文化，家族の事情の変化に対応する必要があるだろう。

　高齢がん患者への介入は，今の人となりを理解することや比較的短期間で特定のゴールを決めて到達することやその人が置かれている社会・文化・家族の事情を理解することをより重視する傾向になってきた。

　年齢は成人のサイコオンコロジーにおける介入の多くのレビューにおいて，特に評価はされていない。高齢患者の苦痛のレベルが低いという事実は，彼らのニードが少なく，新しい技術やコミュニケーション，サポートの緊急性が少ないとよく解釈される。これが，潜在的に長い疾患軌跡の間に高齢者が経験する根底にある問題を隠してしまうかもしれない（詳しいレビューは文献 11〜14 を参照）。

　向精神薬と心理的介入を比較した研究において，自己評価式の質問票を使用すると，心理的介入は同じくらい有効か，それ以上に有効であることが示されている[15,16]。

　Pinquart と Sorenson[17]は高齢者の心理的介入の研究で効果量が大きい介入という観点で調査した。彼らは①心理教育的介入，②リスクが高いと思われるグループではなく，治療前にうつ状態の人に焦点を当てた介入，③特定の目的に適合したプロトコル（9 セッション），④高齢者のケアに適任な治療者によって行われる治療，において抑うつが減少し，人生の満足度が大きく改善することを見出した。

　しかしながら，高齢者に対する研究的介入は，いまだ身体症状（合併症）や，うつに焦点が絞られている。高齢がん患者に対するエビデンスに基づいた心理的介入はまだ少ないが[18〜21]，心理的なニードがあることを示しており，私たちの領域がこの満たされないニードを満たす余地がある意欲をかき立てる。

4. 加齢に関する心理的理論：介入の基礎理論

1) 人生の強み

　研究者も臨床家も，加齢に関する数少ない理論的モデルに頼ってきた。特に，Erikson の著書では[22]，高齢となって終わる生涯を通して，成し遂げられる連続した心理的役割の観点から，発達の段階理論を系統立てて説明した。

　Kivnick は，Erikson の 8 つの概念の改訂版に基づいて，長期ケアにおける高齢のクライアントの"人生の強み"と表現されるものを評価する方法を開発した。Kivnick はケアの提供者が能力と併せて機能的ニードを考慮したら，機能障害を誇張したり，QOL を高める機会を見逃すリスクが減ることを示した。

　Erikson の心理社会的，発達世代区分の理論的モデルに基づいて，Holland ら[21]は高齢がん患者へのエビデンスに基づいた心理教育的介入を開発した。高齢患者の 2 群が介入の導入に対して異なる教育を受けた。第 1 群では，Erikson や Vaillant のような著書を読むことが，患者たちの疾患の個人的ストーリーを探索するためのきっかけとして含まれた。第 2 群は，より構造化され，7 セッションのなかで特定の項目について話し合った。

- がんと老いることに対処すること
- がんと老いることの未知の要素と対面すること
- 寂しさと，がんや老いることへのスティグマ
- 人生と和解する：私は何者なのか
- 知恵と，人生の意味の保持者

2) 自己効力感理論

　Bandura[24]の自己効力モデルは，心理社会的機能について自身で考えること，つまり患者が個別の状況に対する能力を自身で評価することの重要性を明らかにした。高齢者のために組み立てたものとして，認識された自己効力感は，がんの続発症などのストレスイベントへ適応する際の強力な予測因子となることが判明するかもしれない。

　Bandura の自己効力モデルに基づいて，Cunningham らは毎週 1 回，2 時間，計 7 回の心理教育的プログラムを開発した。このプログラムは，がん患者が特に感情の状態を自己調節している感覚を高めるデザインとなっている。そこでは，標準的なコーピングスキル，リラクセーション，ポジティブなメンタルイメージ，ストレスコントロール，認知再構成，ゴールの設定を教え，ライフスタイルの変化の一般的な問題について話し合う。ワークブックと 2 本のテープがすべての参加者に渡され，家で練習することが強く推奨される。著者は，介入は多くの高齢がん患者の QOL を改善し

表 20-1　がん患者における自己効力感を改善するための焦点：心理教育療法

	多くの患者での診断，治療，疾患の進行の影響	自己効力感の増加に伴う改善
認知	無力，失望	ある程度コントロールする"やり返す"能力
感情	不安定な気分：不安と抑うつ	気分の改善：不安と抑うつの減少
身体	コントロール不能な症状：痛み，倦怠感，吐き気	身体症状に対するある程度のコントロール
行動	活動からのひきこもり：仕事，社会	他者との交流の改善

たと結論づけている（**表 20-1**）。

3）慢性疾患の自己マネジメントプログラム（CDSMP）

　Farrel ら[26]は，十分に支援を受けていない高齢患者が，慢性疾患の自己マネジメントプログラム（chronic disease self-management programme；CDSMP）へ参加することで，自己効力感，健康，自己マネジメント行動が改善するかを検討した。CDSMP 教育課程は Bandura の自己効力理論に基づき[27]，個人の運動プログラムを勧め，認知症状のマネジメント，問題解決とコミュニケーションスキルの強化を促進するような戦略を含む。このプログラムの活動の一例としては，重要な誰か（家族や友人）を誘って一緒に好きな音楽を聴く，高齢家族の写真を探すことに孫に協力してもらう，思い出の場所に重要な誰かを連れて行く，などが含まれる。Farrel らは，①人生の意味，②伝統的な食習慣に起因する健康状態，③健康に関するケア提供者とのコミュニケーション，を同定した。これらの話題は，毎週のブレイン・ストーミングや高齢参加者のための問題解決活動に組み入れられた（**表 20-2**）。

4）コーピングとコミュニケーションサポート介入

　Rose ら[20]は進行がん患者へのコーピングとコミュニケーションサポート（CCS）介入について述べた。CCS 介入は中年以上の新たに進行がんと診断されたがん患者に施行された。患者のニード・好みに合わせ，人生のゴールとケアのゴールが転じると見られる期間に彼らを支える目的で作られている。生涯を通じてうまく年を重ねるモデルに基づき[28]，介入は患者にコーピングスキル，コミュニケーション，サポートを提供し，がんのコミュニケーションにおける健康についての情報を処理する方法が重要であることを認めている。

表 20-2　研究課題に対する評価尺度の種類と項目数[22]

研究課題	変数	項目	尺度の種類
1. 自己効力感にどのような変化が生じたか	自己効力尺度―倦怠感・不快感/痛み・精神的苦痛に対処するのにどのくらい自信があるかで採点	6	リッカート
	自己効力健康尺度―自身の健康に影響を与え，変化させることができると考えている程度	1	リッカート
2. 自己マネジメント行動にどのような変化が生じたか	身体活動尺度―運動・歩行・自転車・水泳	5	単数
	認知症状―漸進的筋弛緩法・イメージ法・意義	6	リッカート
	医療者とのコミュニケーション，尋ねられた質問，話し合われた問題	3	リッカート

① 最初のケア会議

最初のケア会議は，電話フォローアップの準備をするために，患者/家族とコーピングとコミュニケーションサポートプログラム（CCSP）のつながりを設定する。

② CCS のフォローアップの電話コンタクト

電話での接触のスケジュールは，柔軟で患者の好みに合わせて作られる。電話での接触は以下の機会をもたらす。①進行がんやその治療の身体的，感情的，機能的，社会的影響を探索する，②将来の治療や疾患の進行に対して患者に心理的に準備させる，③個人的なゴールや治療のゴールを確認する，④情報/支援へのニードを同定する，⑤気分の表出を促す，⑥希望と適切な心理的防衛を支える，⑦自立を促す，⑧コーピングを促す，⑨社会資源を最大限に利用する，⑩現実的な問題に注意を向ける，⑪症状緩和，情報ニードと支援について患者に提案する。

中高年患者における予備的データから，高齢がん患者は介入参加に対して同様の好みをもつことが示唆されている。

5. 高齢がん患者への介入

1) 物語―回想―ライフレビュー

① 回想

　回想——人生での過去の出来事を思い出すプロセス——は，人生を振り返るという高齢者のニードを満たし，達成感と人生の意味の感覚を引き出す。"私の人生はよかったんだろうか。意味があったんだろうか"。高齢者の人生で全員が経験する出来事としてのライフレビューは，疾患を自覚し，死が近づくことで促進される[29]。高齢者は付き合いの輪が小さくなる，またはがんと直面したときに，記憶が楽しみの源になることに気づくかもしれない。

　回想グループ介入は回想の過程を経て，肯定的な出来事と感情を取り戻すのを助けるように作られている。高齢者が生涯にわたる葛藤を解決するのを助けることに焦点を当てているわけではないが，治療者は否定的な記憶を無視することはできない。悲嘆，喪失，その他の痛みを伴う経験は，患者が主観的に過去を語るつづれ織りの一部であると認める必要がある。"私は今，私の記憶が思い出すとおりの自分である"。この介入は，高齢者が，価値があり，尊重されているという信念を強める出来事を思い出すようデザインされている。グループは回想を利用することで重要な側面が加えられる。誰にとっても主観的に重要であることは，より総合的に客観的に判断されることで確かめられる。

　Mosher-Ashley と Barrett[30] は，この過程を"人生の試練を越えた勝利"として記憶することと表現した。高齢者がストレスの強い人生の出来事に直面したとき，慢性の健康問題や痛みを伴うような孤立に気づいたとき，彼らは現在でなく，過去または将来に焦点を当てる傾向にある。

　Zinn[31] は，治療者が 10 セッションを通して高齢者と会う経時的な過程として，回想にアプローチした。自己効力感を改善し，その世代で主に達成したこととコーピングの強さを確認するのを助けるために，高齢者は主な発達段階ごとに注意を向ける。この方法で，高齢患者は人生の特定の期間のたいへんなときに，どのように対処したかを思い出すかもしれない。目標は最近の生活から肯定的な家族の記憶を作り出し，詳しく話すことである。選択される話題は，高齢者特有のニードのための回想介入の目標によって定められる。

② ナラティブ：語られるべき物語

　物語とは何か。ナラティブとか物語という概念を使うとき何を意味するのか。物語は，物事の見方や個人的な構成概念を用いて，経験した出来事をつなぐことができ

る。この結びつきは時とともに形成される。結びつきはそれゆえ，物語やナラティブの性質を定義するが，固く不変のものから，時とともに容易に変化するものまで様々である[32]。

高齢者は自身に似た人々についての物語を聴いたり話したりすることが必要である。彼らは，病気の進行に伴って次第に自分の人生の確実性が減っていくことに直面しつつ，自分自身のアイデンティティを保つ特有のニードをもっている。患者の物語は，安定と結びつきを保ち，見捨てられることや死への恐怖を克服して，家族や家族以外のなかで，共有された意味を強化し，感情的なコミュニケーションを促進する。

疾患の物語は，重篤で持続する疾患の経験について家族が語る人生を振り返る物語である。主に語られる物語は，コーピング，適応，意味づけ，所属，統一を促すことによって，闘病のなかで，継続と熟達を促すのを助ける。物語の主要なテーマは，物語が作られ共有されるような，経時的で関係のある背景や社会文化的枠組みによって定められる。疾患の物語は家族の反応，健康，疾患，医療についての通念や世間の視点に大きな影響を及ぼす[33]。

多くの人にとって，重篤な疾患は，ナラティブな社会学者が「伝記の崩壊もしくは未来指向型の疾患軌跡の中断」と呼ぶものを引き起こす[34]。高齢患者は疾患を時間や空間の感覚，計画，決断，責任への直接的な侵入と受け止めるかもしれない。それぞれの新たな症状とともに，怒りや失望は不確実な日常の一部となる。治療者は，患者が，疾患を現実のものとして受け入れることと，ユーモア，再度の枠設定，修正，プライオリティの再編成を使って，感情のコントロールを保つ方法を再発見するよう導くべきである。

③ ライフレビュー

"どのようにして年老いたのか"。ライフレビューの焦点は主に自己概念の創造的発展に向けられ，ここでは，私たちが何者であり，私たちが何者であったのか，今後何者になるのかという概念として考えることにある[35]。ライフレビューは，疾患を越えて自己の新しい視点を組み立て直さなければならない悲嘆に暮れる患者に働きかけるときや，"新しい"感情が自己の中で融合されるときに，最も一般的に起こりうることである。慢性疾患と機能障害の結果生じる，いくつかの身体的外傷は，以前当たり前のようにできた能力を失った人に自己の新しい視点を求める[36]。

患者の人生経験の領域としては…
- 家族の原点（誕生場所，移住，文化変容経験），本人と重要他者の人生物語
- 社会的，職業的なアイデンティティ
- 成人になってからの子どもや他の家庭生活の出来事
- 職業歴や，自身によるその評価

- 人生に影響を及ぼすような，倫理，性別，社会階級に関する患者の考え
- 罹病以降のボディイメージと身体の重要な変化
- 宗教・スピリチュアル歴または人生観―信念体系
- 過去の疾患と現在の疾患の経験―喪失と変遷
- 悲嘆の軌跡としての死の経験―適応
- どのくらい時間が残されているか。何が達成されずに残されているのか。

　BurnsideとHaightによって作られた[37]ライフレビューと経験フォーム (LREF) は死，悲嘆，恐怖，宗教，学業，苦難，性，仕事，人生にわたっての信頼関係，喪失，達成と造詣の領域を包含したプロトコールを示した。

　ライフレビューの過程：
- どんな種類の人生を送ってきたか。
- 同時に何をやり残してきたか。
- 何に満足し何に失望したか。
- 何を最も誇りに思っているか。
- 大きな人生の出来事がどのように人生に影響しているか。
- 人生においてよい出来事と悪い出来事のバランスをどのようにとることができるか。

　ライフレビューは，客観的には完結させることができるが，主観的には決して完結をすることがない。実際，人生を脅かすような疾患によって時間が制限されることがわかっているとき，または，進行性の疾患によって近い将来，衰弱することが予測されうるとき，残りの人生への計画は一般的により緊急性を帯びる。どのような問題を完結する必要があり，どのような人生や人間関係で未完遂の仕事が完遂されるべきなのかを決断することは，時間が限られているときにより緊急性を帯びる。この意味で，終末期のがん患者においては，将来への計画は，否認が希望や癒しの源となる他の高齢患者よりも，治療的なエネルギーを必要とする。

6. 許し：人生―疾患―死

　許しは主観的な倫理観が中心となり，その最も単純なかたちは，善の探求に関係している。人が善を求めるときには，他者との関連でもそのようにする[38]。

1) 許しに対する段階モデル

　Enrightと，許しに対する人間発達研究グループ[39]は，高齢がん患者への介入モデルに統合することができる許しのモデルを開発した。許しの段階モデルは発達の進行を形成する4つの段階に分かれる（図20-1）。

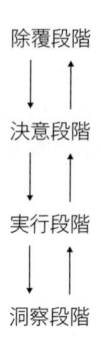

除覆段階
↓↑
決意段階
↓↑
実行段階
↓↑
洞察段階

図 20-1　段階の発展的特性

1. 除覆段階：不当なこととその後の傷が人生に障害を与えたかどうかについてのその人の考え方
2. 決断段階：許すための決断は認知的なプロセスであり，決断したからといって許しが完結するわけではない。
3. 実行段階：許している最中の人は自己への思いやりを経験するかもしれない。
4. 洞察段階：洞察はしばしば他の考えも刺激する。：私は他者の許しを必要としたことがあっただろうか。私が許されたとき，私にとってそれはどのようなものであっただろうか。それまでと違うかたちで交流する刺激を与えられたか。

2) 介入に合わせた許し (表 20-3)

初期の症例研究と，増えつつある近年のエビデンスに基づいた研究介入により，高齢のがん患者における心理症状の改善は複雑で難しい挑戦ではあるものの，許しを使った治療は感情的な健康を促し，自己認識を促し，深い感情的な痛みや思いやりに注意を向ける助けになるかもしれないことが示されている[40]。許しを使った介入は喪失，孤独，怒り，恐怖のような感情の構成に不可欠である。

3) がんに適合した許しのモデル

終末期高齢がん患者に対する最近の多くの介入の一つとして，Hansen ら[41]ががんに適合した許しのモデルについて記している。彼らは高齢の終末期がん患者の QOL の改善に対する，4週間の許し療法プログラムの効果を検討した。参加は自己選択で，スタッフが高齢で身体的に参加可能な患者に参加の声かけをした。参加者はランダムに許し療法実施群かウェイティングリストのコントロール群（4週間後に許し療法を受ける）に割り付けられた。彼らは人生で受けた不当な体験について話すよう求

表 20-3　許しの介入の過程

セッションの主題
1. 許しへの導入：考えられる心理的防衛
2. その人自身の怒りや欲求不満へ導くものの探索
3. 傷ついたことを認める
4. 自身や他者を許すことに関わる
5. 再構成，同情，思いやり
6. スピリチュアリティ，意味
7. 痛みの受容と，それによる成長
8. 出来事によって起こった変化に焦点を絞る

（文献 34 より）

められ，人口統計学的な情報（年齢，性別，婚姻歴，家族）を提供し，医学的な診断を告げ，深く傷つき不当と思った瞬間を同定するよう依頼された。介入は終末期の高齢患者特有のニードを認識し，尊重するために作られた。グループのファシリテーターは4つのセッションのそれぞれの構造に従った。前回のセッションをまとめ，その章の題材と一緒に新しい原理を紹介し，その章の原理を話し合い，彼らの個人的な物語の投影と原理への反応について話し合い，その章の主なポイントをまとめたプリントを示し，セッション間に考えるべき題材を提供する。

Hansen ら[41]は，人々が許すにつれて，怒りは消え，心理的な健康が改善され，信頼関係が改善することを報告している。重要な治療者の介入の一つは，患者が感情的な許しの過程で，怒りや無力感に向き合うのを助けることである。この結果は介入が身体的な衰弱に向き合い，感情的な健康を促す点において，緩和ケアの専門家の目標と一致する。このような介入に対する正式なデータやエビデンスに基づいた結果が不足しているが，著者らは許した患者は怒り，抑うつ，不安，とそれに関連した症状が減少し，利益を得ることを強く示唆している。

Enright[38] と Hansen ら[41]は，感情的再構成を通して，過去と現在の出来事を"再解釈"することを促している。これによって治療者は，患者か周囲の人をどう感じ，どう受け入れているのかを検討するのを可能となる。この介入には，いくつかの指導と学びが含まれる。患者は，許しの意味，彼らを傷つけた人や物，怒りの深さや時間とともにどのように変わったか，変化の受け取り方やそれ以外の許しの過程の観点について，よく考える機会をもつ（**表 20-3**）。

7. 認知行動療法

再学習の過程を通して，人は出来事や状況への感情的な反応とともにそれに伴う行

動も変えることができる。高齢者は疾患の経過のなかで，どの状況が苦しい思考とコントロール困難な感情を引き起こすのかをまず学ぶ必要がある。

McInnis-Dittrich[42]が高齢者の使用のために改作した認知行動療法（cognitive-behavioural therapy；CBT）は，出来事への認知と行動的反応の両方が学習されるという仮定に基づいている。CBTは個人でもグループでも施行できる。特に高齢者では，グループは8～12人に限定されるべきである。目的を明確に示し，グループに不適な合併症を定義すべきである。グループへの参加候補者は研究対象ではないため，医療機関や社会機関を介して，もしくはがんや高齢者担当への広告を通して選ぶことができる。

CBTの過程は下記に述べる明確な段階がある。
1. 準備：グループ療法に期待する結果についての現在の明確な考え
   a. どのように状況，思考，感情，行動が結びついているか。
   b. 生活のなかで何が変わるとよいか。
2. 協力-同定：この過程はQOLを高める一部として，高齢者が人生のコントロールを取り戻すことを目的とする。
   a. 自分の抑うつ，不安を自覚する状況を探索する。
   b. どのような状況や出来事が明確な感情を伴うのかを確かめる。その出来事は私にとって何を意味したのか。
   c. 状況や出来事，認知的反応や思考，それに伴う感情を結びつけて考える。
   d. 高齢者がかつて満足できた活動を思い出し，それらを取り戻すために時間を当てるのを助ける。
3. 変化する段階
   a. 認知の歪みを同定し，修正する。私の考え方において，何が機能を障害しているのか（読心術，自責，他者への非現実的な要求，自己への非現実的な期待，誇張された自己の重要性）。
   b. 気分を楽にするために私自身は何ができるのか。自身で周囲を取り巻く状況を再び統制できるようにする積極的な手段を取れるのか（図20-2）。

認知行動的介入は高齢者に，考えることとどのようにその考えがその後の感情と行動に影響するのかについて，検討する機会を提供する[42]。CBTに参加するにつれて発展する自己認識の感覚は，治療が終わったあとにも続き，仮に問題のある思考が将来出てきたとしても，そのような思考や感情の源を認識し，自身で正しい行動を起こす方法をすでに身につけておくことができる。認知症を伴う高齢者に時間や場所に順応させるよう試みるよりも，バリデーション療法は彼らの混乱した現実を尊重し，治療に生かすことによって，彼らが何を伝えようとしているかを理解する[43,44]。

一般人口での認知障害（cognitive impairment；CI）は広く，改善しうるものとそう

1. あなたの気分を以下の9点のスケールを使用して評価せよ。もし気分がよければ，下記の表の高い数字を入力せよ。まずまずの気分のときは5点とする。もし，気分が低かったり抑うつ的だったりしたら，低い得点をつけよ。		
1　　2　　3　　4　　5　　6　　7　　8　　9 非常に抑うつ的　　　　　　まずまず　　　　　　とても幸せ		
2. あなたの感情に影響を及ぼす理由を短く挙げよ		
時刻	気分得点	私がこのように感じたわけ
3. あなたの悪い感情を何が変えることができると思いますか		
4. あなたを誰が助けることができると思いますか		

図 20-2　気分と感情の記入用紙

ではないものに分類される。入院患者の治療可能な認知機能障害の主原因としては，せん妄が挙げられる[45]。がん患者にとっては，以下の分類も含まれるだろう：脳腫瘍や脳転移の場所や治療に直接起因するCI，腫瘍の場所とは別の抑うつや倦怠感，二次的に起因するCI[46]，特異的な腫瘍が発生する前のリスクのある患者の発病前の性格傾向〔例：頭頸部がん患者のアルコール摂取量の増加（や間接的な認知機能障害）〕[47]，腫瘍随伴症候群の患者（最も頻度が多いのは肺がん患者），化学療法[48]や全脳照射に伴う認知障害。

　可能なら，根底にあるCIの原因を治療する（例：低栄養，倦怠感，多剤処方）。高機能の人はしばしば機能改善のために，記憶グループやコンピュータ化された認知のエクササイズを探すが，高齢がん患者に対するこれらのアプローチの効果は知られていない。

8. 人生と希望：恐怖を希望に変換する

　高齢の緩和ケア患者が希望を持ち続ける方法を明らかにする根拠のある理論は，このような人たちの希望を持ち続ける戦略の開発につながるかもしれない。希望を増やすことで，私たちは患者の QOL に貢献することができるかもしれず，それが終末期ケアのゴールである[49,50]。　希望とともに暮らすために，参加者は変換し，新しい希望を作る基本的社会経過について話す。希望は絶えず変化している，"希望は変わるし，それは当然だ"。参加者は彼らの恐怖を変化させる，または希望に変換するために意識的に決断を下してきた。"あなたができることは，心の中の人生を作る，もしくはあなたの人生をより楽にできる振る舞いをすることである[49, P.37]"。

　Duggleby と Wright[51]は，受容を生と死の調整の観点として述べた。この認知は保護的な機能として，否認を使うことを排除しない。コーピング反応としての否認は，緩和ケア患者にとっての自己保護機能として働くかもしれず，恐怖から自身を守り，それゆえ自己コントロール感と自己効力感を強められる。希望は状況的で，それゆえ否認は，参加者の人生の側面を区切り，他の側面で"人生はそんなもの"と受け入れることにより，コーピングのメカニズムとして使われる。2つの概念は相反するものではない。

9. 選択的治療：高齢がん患者のグループへの介入技法

1. カードゲーム—彼らの選択の意味（例：神話，居住環境，血縁関係）
2. 音楽グループ—回想，意味と希望，それぞれのメンバーによって選ばれた CD・歌詞
3. 回想と意味—養育期の時間，場所，血縁関係における個人的な写真
4. 重要な人々—血縁関係の意味—いつ？—なぜ？—相互関係

　上に述べた課題の多くは小グループでよく機能し，患者家族も同席するとより有用である。それぞれの介入のテーマは適応や新しいコーピングスタイルを練習し，機能と機能障害の区別を学び，挑戦や希望として人生の側面に反映させる支援的背景を提供する（完全な治療プロトコールを知りたければ，Lea Baider に連絡を）。

10. 症例

1）カードゲーム介入

　設定：3回のカードゲームグループの最終回で，異なるがんの診断とステージの9

人の高齢患者が参加していた。
　イリナは77歳で，3児の母で，終末期の膵癌で，肝臓と大腸への転移があった。彼女はカードを選び，それは完全に白紙のカードだった。非常に低いトーンの声で，グループと交わる代わりに，あたかも内面的な独白のように彼女は話した。

　"私はそこへ行きつつある…生きている感覚がない…呼吸がない，色もない，においもない。それは無…家では夜に白い天井を見ながら歩き回る…壁の無を突き抜けたいと思いながら…それは恐怖ではない…それは私が知らないもの…"

参加者：しかし今あなたはここにいて，生きている。どうして死のような白いカードを選ぶ代わりに，人や自然でいっぱいな彩りのあるカードを選ばない？
イリナ：私は末期なのを知っており，死を感じ，見る必要があるから。
参加者：生きていると感じ，私たちに話しかける気持ちは？
イリナ：私は生きていると感じるのが怖い。そしてこのカードは私が実際にどう感じているかを正確に反映している…完全に白紙…このカードは私自身…私の心と身体を反映している…

　グループ介入はイリナに心理的な痛みや孤独について話す場を与え，治療者にすべての参加者に，希望がないことや喪失することを主観的に経験し，推測させる機会を与えた。イリナの選んだカードについての考えは，グループにそれぞれの脆弱性へのおびえとして受け入れられたかもしれない。治療者はイリナの死への恐怖や不安，楽しい人生の出来事と有意義な家族や友人と遭遇できる力の橋渡しをした。絶えず変化する過程は，二重性と相反する感情とともに生きていく方法の受容であるに違いない。

2）音楽療法

　音楽療法は，異なるがん診断とステージの10～14人の患者からなる5セッションで構成された治療的介入である。それぞれの患者が人生の特別な時期に大変重要であった音楽を入れたCDやテープを持って来る。
　ダニエルは82歳の男やもめで，Dachau強制収容所の第1期のホロコーストサバイバーである。彼は転移性の大腸癌であった。彼は2つのイデッシュ語の婚礼ソングを入れたテープを持って来た。音楽の時間の間，ダニエルは部屋の中心におり，他の参加者の多くが歌っているのに合わせて身を揺らしていた。ほか2名が彼のダンスに参加した。

ダニエル：これは私が婚礼のときに踊ったダンスで，避難民としてイスラエルに行

くボートの上だった．また，それは私の孫娘の婚礼のときにドレーンバッグを体につけたままダンスをしたメロディでもある．私は神に生きていることをとても幸せに思い，感謝した．私は踊りに踊って，私の人生の記憶は私とともにある．私は悲しくなったとき，この音楽をかけて踊り，泣いて笑う…それでも私は踊る…

参加者：ダニエル，あなたは次は私たち全員を招くべきだ．そうすれば私たちは一緒にあなたと踊るだろう．

何人かの参加者は，同じような音楽を彼らの婚礼や子どもや孫の婚礼のときにかけているのを認め，彼らはダニエルから踊り方を学びたがった…

参加者はそれぞれの音楽と人生の瞬間の物語を共有した．

（これらの2つの臨床的な短い場面はヘブライ語から翻訳された．第一著者は治療者である．）

11. 治療の利益のエビデンスの概観

高齢患者への介入のメタアナリシスが，高齢がん患者に対するいくつかの質的治療とともに簡潔に上記に引用されている．最近の研究では，無作為化比較デザインを使用し，ディグニティセラピー（dignity therapy）の実現可能性が検証されている[52]．不運なことに，上に述べた介入の多くの方法論が，うまくデザインされておらず，無作為化されていないし，コントロール群がなく，結果の解釈が信頼できず，一般化するのが難しい．高齢がん患者と日常的な彼ら高齢の介護者と家族に向けたよくデザインされた研究と医療と精神医療従事者の役割のニードがある．この中に，専門家の意見，研究，高齢者のQOLを高めるための身体的・心理的ニードに合わせた資源を探す機会がある[53]．

本章の筆頭筆者の個人的な考えでは，一つの特定の高齢者やその家族へのスクリーニングツールに焦点を絞ることは適切ではなく，むしろ聴いたり，尋ねたり，反応したりすることで，患者に自由に共感的に介入するための基本的な個人面接から始めるのがよい．ゴールは高齢者の感知されないつらさの症状や満たされないニードを同定し，人生や疾患，切迫した死という表立たない経験を言葉に出すことである[54〜56]．

12. 結論

…冬の深みのなかで，私は最終的に私自身の中に，揺るぎない夏があることを学んだ…〔Albert Camus著『Tipasaへの回帰』（1952），『叙情的で批判的なエッセイ』（1968）として翻訳，p.169〕．

高齢者のがんは世界中で健康問題の優先事項になり，健康福祉局はがんの疫学，治療の選択，心理社会的な資源について高齢者への情報をますます提供するようになってきている。臨床場面での異文化間の問題にうまく折り合いをつけ，高齢がん患者のための改善された治療サービスを発展させる能力は，今日のがん臨床で重要な役割を担う。そのような能力は，文化が医師-患者関係に果たす役割についての治療者の能力と配慮を基盤とし，そのうえで具体的な技術や態度を学ぶことにかかっている[57]。

　高齢がん患者の研究は，生理的・心理的・行動的変数を含む総合的な高齢者評価を必要とする[58]。研究によって，この患者群が潜在的に危険な状態であるとみなす様々な意見がすでに示されている[54]。多くの心理社会学的リスクは身体的な制限だけではなく，話されない感情や疾患や加齢による脆弱性に伴う寂しさや依存，喪失，満たされない気持ち，罪責感，羞恥心として表れる。

　私たちのメッセージは広範囲の予測因子，理論的な構築，標準化された無作為化比較デザインと客観的な結果を含むより広いエビデンスに基づいた研究へのニードを示している。この満たされないニードにも関わらず，特に，家族力動や，高齢患者の寂しさ，高齢がん患者の管理に介護者が重要な役割を果たしていることを考えると，日常的な介護者の介入など多くの未知な領域において，われわれは上記介入の限界に気づいている。

　信頼できるエビデンスと経験に基づくデータを伴う介入を示すことにより，その人に合った介入の提供，疾患が予測不能であることを改善し，患者の自己価値観の強化による，過去の意味づけや今の生活のための希望を促進するであろう。

引用文献

1. Vaillant, G. (2002) *Aging Well*, Little Brown, New York.
2. Jemal, A., Thun, M.J., Ries, L.A. *et al.* (2008) Annual report to the nation on the status of cancer, 1975–2005, featuring trends in lung cancer, tobacco use, and tobacco control. *Journal of the National Cancer Institute*, **100** (23), 1672–1694.
3. (a) Ingram, S.S., Seo, P.H., Martell, R.E. *et al.* (2002) Comprehensive assessment of elderly cancer patients: the feasibility of self-report methodology. *Journal of Clinical Oncology*, **c20**, 770–775 ; (b) Balducci, L. and Beghe, C. (2002) Management of cancer in the older person. *Clinical Geriatrics*, **10**, 54–60.
4. Baxter, N.N., Durham, S.B., Phillips, K.A. *et al.* (2009) Risk of dementia in older breast cancer survivors: a population-based cohort study of the association with adjuvant chemotherapy. *Journal of the American Geriatrics Society*, **57** (3), 403–401.
5. Said, M.W. and Lichtman, S.M. (2009) Chemotherapy options and outcomes in older patients with colorectal cancer. *Critical Reviews in Oncology/Hematology*, **72**, 155–169.
6. Balducci, L. (2009) Pharmacology of antineoplastic medications in older cancer patients. *Oncology*, **23**, 78–85.
7. Wolff, J.L. and Kasper, J.D. (2006) Caregiver of frail elderly. Updating a national profile. *Gerontologist*, **46** (3), 344–356.
8. Walston, J., Hadley, E.C. and Ferrucci, L. (2006) Research agenda for frailty in older adults. *Journal of the American Geriatrics Society*, **54**, 991–1001.
9. Extermann, M. and Hurria, A. (2007) Comprehensive geriatric assessment for older patients with cancer. *Journal of Clinical Oncology*, **25**, 1824–1831.
10. Balducci, L., Cohen, H.J., Engstrom, P.F. *et al.* (2005) Senior adult oncology clinical practice guidelines in oncology. *Journal of the National Comprehensive Cancer Network*, **3** (4), 572–590.
11. Spoletini, I., Gianni, W., Repetto, L. *et al.* (2008) Depression and cancer: an unexplored and unresolved emergent issue in elderly patients. *Critical Reviews in Oncology/Hematology*, **65**, 143–155.
12. Weinberger, M.I., Roth, A.J. and Nelson, C.J. (2009) Untangling the complexities of depression diagnosis in older cancer patients. *The Oncologist*, **14**, 60–66.
13. Nelson, C.J., Weinberger, M.I., Balk, E. *et al.* (2009) The chronology of distress, anxiety and depression in older prostate cancer patients. *The Oncologist*, **14**, 891–899.

14. Chustecka, Z. (2009) Depression in older cancer patients. *Journal of General Internal Medicine*, **24** (Supp. 2), 417–424.
15. Balducci, L. and Beghe, C. (2002) Management of cancer in the older person. *Clinical Geriatrics*, **10**, 54–60.
16. Osborn, R.L., Demoncada, A.C. and Feuerstein, M. (2006) Psychosocial interventions for depression, anxiety, and quality of life in cancer survivors: meta-analyses. *International Journal of Psychiatry in Medicine*, **36**, 13–34.
17. Pinquart, M. and Sörenson, S. (2001) How effective are psychotherapeutic interventions with older adults? A meta-analysis. *Journal of Mental Health and Aging*, **7**, 207–240.
18. Query, J.L. and Wright, K. (2003) Assessing communication competence in an online study: toward informing subsequent interventions among older adults with cancer. *Health Communication*, **15**, 203–218.
19. Lapid, M.I., Rummans, T.A., Brown, P.D. et al. (2007) Improving the quality of life of geriatric cancer patients with a structured multidisciplinary intervention: a randomized controlled trial. *Palliative and Supportive Care*, **5**, 107–114.
20. Rose, J.H., Radziewicz, R., Bowman, K.F. et al. (2008) A coping and communication support intervention tailored to older patients diagnosed with late-stage cancer. *Clinical Intervention in Aging*, **3**, 77–95.
21. Holland, J., Poppito, S., Nelson, C. et al. (2009) Reappraisal in the eighth cycle stage: a theoretical psychoeducational intervention in elderly patients with cancer. *Palliative and Supportive Care*, **7**, 271–279.
22. Erikson, E.H. (1982) *The Life Cycle Completed*, Norton, New York.
23. Kivnick, H.G. (1993) Everyday mental health: a guide to assessing life strengths. *Generations*, **17** (1), 13–20.
24. Bandura, A. (1977) Self-efficacy: toward a unifying theory of behavioral change. *Psychological Review*, **84**, 191–215.
25. Cunningham, A.J., Lockwood, G.A. and Cunningham, J.A. (1991) A relationship between perceived self-efficacy and quality of life in cancer patients. *Patient Education and Counseling*, **17**, 71–78.
26. Farrell, K., Wicks, M.N. and Martin, J.C. (2004) Chronic disease self-management improved with enhanced self-efficacy. *Clinical Nursing Research*, **13**, 289–308.
27. Loring, K.R., Sobel, D., Ritter, P. et al. (2001) Effects of a self-management program on patients with chronic disease. *Effective Clinical Practice*, **4**, 256–262.
28. Baltes, P.B. (1997) On the incomplete architecture of human ontogeny: selection, optimization and compensation as foundation of developmental theory. *American Psychology*, **52**, 366–380.
29. Butler, R.N., Lewis, M.I. and Sunderland, T. (1998) *Aging and Mental Health: Positive Psychological and Biomedical Approaches*, Allyn and Bacon, Boston.
30. Mosher-Ashley, P.M. and Barrett, P.W. (1997) *A Life Worth Living: Practical Strategies for Reducing Depression in Older Adults*, U.S. Health Professions Press, Baltimore.
31. Zinn, J.O. (2005) The biographical approach: a better way to understand behavior in health and illness. *Health, Risk and Society*, **71**, 1–9.
32. Pinnegar, S. and Daynes, G. (2007) Locating narrative inquiry historically: thematic in the turn to narrative, in *Handbook of Narrative Inquiry: Mapping A Methodology* (ed. D.J. Clandinin), Sage, Thousand Oaks, CA, pp. 3–34.
33. Lindenmeyer, A., Griffiths, F., Green, E. et al. (2008) Family health narratives: midlife women's concepts of vulnerability to illness. *Health*, **12**, 275–293.
34. Garro, L.C. (2003) Narrative troubling experiences. *Transcultural Psychiatry*, **40** (1), 5–43.
35. Coleman, P.G. (1996) Identity management in later life, in *Handbook of the Clinical Psychology of Aging* (ed. R.T. Woods), John Wiley & Sons, Ltd, Chichester, pp. 93–115.
36. Knight, B.G., Nordhus, I.H. and Satre, D.D. (2003) Psychotherapy with the older client: an integrative approach, in *Comprehensive Handbook of Psychology*, Clinical Psychology, Vol. **8** (eds I.B. Weiner, G. Stricker and T.A. Widiger), John Wiley & Sons, Inc., New York, pp. 453–468.
37. Burnside, I. and Haight, B. (1998) Reminiscence and life review: therapeutic interventions for older people. *Nurse Practitioner*, **29**, 55–61.
38. Enright, R.D. and Fitzgibbons, R.P. (2000) *Helping Clients Forgive: An Empirical Guide for Resolving Anger and Restoring Hope*, American Psychological Association, Washington, DC.
39. Enright, R.D., Human Development Study Group (1991) The moral development of forgiveness, in *The Handbook of Moral Behavior and Development*, vol. **1** (eds W. Kurtiner and J. Gewirtz), Erlbaum, pp. 123–151.
40. Baskin, T.W. and Enright, R.D. (2004) Intervention studies on forgiveness: a meta-analysis. *Journal of Counseling and Development*, **82**, 79–90.
41. Hansen, M.J., Enright, R.D., Baskin, T.W. et al. (2009) A palliative care intervention in forgiveness therapy for elderly terminally ill cancer patients. *Journal of Palliative Care*, **25**, 51–60.
42. McInnis-Dittrich, K. (2002) *Social Work with Elders: A Biopsychosocial Approach to Assessment and Intervention*, Allyn and Bacon, Boston.
43. Laidlaw, K., Thompson, L.W., Siskin, L.D. et al. (2003) *Cognitive Behavior Therapy with Older People*, John Wiley & Sons, Inc., New York.
44. Jansen, C.E., Miaskowski, C., Dodd, M. et al. (2005) A metaanalysis of studies of the effects of cancer chemotherapy on various domains of cognitive function. *Cancer*, **104**, 2222–2233.
45. Stagno, D., Gibson, C. and Breitbart, W. (2004) The delirium subtypes: a review of prevalence, phenomenology, pathophysiology, and treatment response. *Palliative Support Care*, **2**, 171–179.
46. Luciani, A., Jacobsen, P.B., Extermann, M. et al. (2008) Fatigue and functional dependence in older cancer patients. *American Journal of Clinical Oncology*, **31**, 424–430.
47. McCaffrey, J.C., Weitzner, M., Kamboukas, D. et al. (2007) Alcoholism, depression, and abnormal cognition in head and neck cancer: a pilot study. *Otolaryngology – Head and Neck Surgery*, **136**, 92–97.
48. Heck, J.E., Albert, S.M., Franco, R. et al. (2008) Patterns of dementia diagnosis in surveillance, epidemiology, and end results breast cancer survivors who use chemotherapy. *Journal of the American Geriatric Society*, **56**, 1687–1692.
49. Buckley, J. and Herth, K. (2004) Fostering hope in terminally ill patients. *Nursing Standard*, **19** (10), 33–41.
50. Duggleby, W. and Wright, K. (2004) Elderly palliative care cancer patients' descriptions of hope-fostering strategies. *International Journal of Palliative Nursing*, **10** (7), 352–359.
51. Duggleby, W. and Wright, K. (2005) Transforming hope:

Chapter 20 高齢がん患者に対する心理社会的介入　　401

how elderly palliative patients live with hope. *Canadian Journal of Nursing Research*, **37**, 70–84.
52. Hall, S., Chochinov, H., Harding, R. *et al.* (2009) A phase II randomized controlled trial assessing the feasibility, acceptability and potential effectiveness of "Dignity Therapy" for older people in care homes. *BMC Geriatrics*, **9**, 1–8.
53. Kotkamp-Mothes, N., Slawinsky, D., Hindermann, S. *et al.* (2005) Coping and psychological well being in families of elderly cancer patients. *Critical Reviews in Oncology/Hematology*, **55**, 213–229.
54. Garssen, B. and de Kok, E. (2008) How useful is a screening instrument? *Psycho-Oncology*, **17**, 726–728.
55. Palmer, S.C. and Coyne, J.C. (2003) Screening for depression in medical care: pitfalls, alternatives and revised priorities. *Journal of Psychosomatic Research*, **54**, 279–287.
56. Vodernaier, A., Linden, W. and Siu, C. (2009) Screening for emotional distress in cancer patients: a systematic review of assessment instruments. *Journal of the National Cancer Institute*, **101**, 1–25.
57. Surbone, A., Kagawa-Singer, M., Terret, C. *et al.* (2007) The illness trajectory of elderly cancer patients across cultures: SIOG position paper. *Annals of Oncology*, **18**, 633–638.
58. Balducci, L. (2009) Pharmacology of antineoplastic medications in older cancer patients. *Oncology*, **23** (1), 78–85.
59. Goldzweig, G., Andritsch, E., Hubert, A. *et al.* (2009) Psychological distress among male patients and male spouses: what do oncologists need to know? *Annals of Oncology* (published online: 11 October 2009), doi: 10.1093/annonc/mdp398

Chapter 21 死別における意味再構築

Robert A. Neimeyer

浅井真理子　訳

1. 臨床状況

　マリーは夫のジョンが悪性の転移性骨肉腫と診断されてからわずか3週間でその生涯を終えたことを約3年が経過してこう振り返った。

　私は無力でした…穏やかな死ではなく激しい苦痛でした。私が覚えていることといえば，みんなが帰ってから私は彼のベッドに入って彼を1時間以上も抱きしめていて看護師さんにもうそろそろ帰りましょうと言われたことです。私にはできなかった，本当に理解することができなかったんです。18年間も連れ添ってきて何の心の準備もできないままに彼が逝ってしまうなんて。病院での最初の夜を彼と過ごしたとき，私はこう言いました。"ジョン，あなたをどこにも行かせないわ。私にとってあなたがすべてだってことはわかるでしょう。"そしてまたこう言いました。"あなたは私の北であり南であり，東であり西なの。あなたがいなかったら私どうにもできないわ。あなたは私のすべてなのよ。"すると彼は私にこう言いました。"愛する人よ，僕にとっても君がすべてだよ。だから君のためにいつでもここにいるよ。僕はいつも君と一緒だよ。"

　（彼の死後）それはもう本当に途方に暮れてしまったんです。彼がいないと身体的にも…そして精神的にも感情的にも心理的にも魂までもが途方に暮れてしまったんです。何から何まででした…体重もぐんと減ったし，眠れませんでした。明け方の3時4時まで起きているかと思えば，午後の4時まで服を着替えなかった日が幾日もあったりしました。私は気がつけば彼の写真にキスをしていました。私は家政婦さんに彼の服を洗濯させてまるで彼が旅行に行っていてそのうち帰ってくるかのようにしていました。彼が本当に逝ってしまったという現実を受け入れることが

できませんでした．つまり，私は悲嘆に圧倒されてしまったんです．葬儀を終えて…私は壊れてしまったんです…そしてそれはいつまでも続きました．冬の天候で道路が封鎖されていたときでさえ，2日に1回は彼のお墓に行って1時間以上もそこにいました．すでに成人した私の子ども達はそんな私をとても心配して何かの援助が必要だと私を説得しました．私があなたと（治療で）出会ってもう7,8か月が経ちますが，私は無力でした．

マリーのような症例は臨床的課題であると同時にごく標準的体験でもあるという喪失の複雑さに関して，何をわれわれに教えているのだろうか．また自然界の生物としてかつては存在した愛する人がいないという苦痛に満ちた現実に直面せざるを得ない人生に適応していく際に，何が引き起こされるかに関して何を示唆しているのだろうか．そして生き残った者は喪失によって突然見知らぬものになってしまった世界，そこでは見知らぬ未来に向けて歩み出す際にいくらかの現実的，心理的，社会的，さらにおそらくは霊的なものさえ変化が必要とされるが，それに対してどのようにして新たな方向性を見出していくのだろうか．本章の目標は，死別に関する現時点での理論および研究の観点からこれらの疑問に取り組むことであり，最終的には臨床的介入につなげることである．その際に，新しいモデルとその研究知見に関する考察，治療的技術とその応用に関する簡単な説明，この両者を結びつけてみたい．

2. 理論的視点：喪失後の心象風景の変化

研究が示すとおり，つい最近までは有力な（一般的には唯一といわれるが）喪失への適応モデルとして医療および社会福祉のカリキュラムに組み込まれていたものは，広く知られた段階理論に基づいたものであり[1]，終末期への心理的適応の臨床観察とBowlbyによる死別への適応段階の研究を組み合わせて緩やかに導かれたものである[2]．これらのモデルの暗黙の前提は，喪失への反応は情緒反応の一連の様式，すなわち，困難な現実への不信感や否認に始まり，何らかのかたちの分離苦痛（たとえば思慕，切望，喪失という現実への怒りの抗議）のあとに哀悼し，受容や回復といったようなものに向けて動き出す，という観点から適切に記述できるというものである．したがって，精神分析モデルのtrauerarbeit，すなわち喪の作業[3]に沿って，治療は主にカタルシスと呼ばれる悲嘆に関連した感情の自由表出とデカセクシスと呼ばれる遺族が新たな関係に精力を注ぎ込めるように故人との絆を振り返り断ち切っていく穏やかな過程，を体験する作業として解釈されている．最近の研究では，いかにしてこの悲嘆の概念が急速に一般的な悲嘆の語りに取り入れられ，20世紀末まで専門家の論文だけでなく遺族の自助にまで幅をきかせてきたのかが報告された[4]．

Chapter 21 死別における意味再構築

1984年に死別研究における画期的な論文が医学研究所から発表されて以来[5]，5,000報以上の学術的かつ科学的な論文が公表されたが，最近の数年間で多くのことが変わってきた。独自の新しいモデルや知見が得られた結果，死別に関する伝統的な20世紀モデルはそのほとんどの側面に関して疑問視され，喪失への適応に関する新たな概念やまたそれを用いた新たな臨床実践に席を譲りつつある。たとえば最近の予備的検討では，自然死（たとえばがんや心疾患）による死別での段階変化を実証しようと試みたが，段階理論で仮定された一連の主要な反応と一致した指標である，不信感，怒り，思慕，抑うつ，受容の相対的な最高値がモデルと一致した可能性を示すわずかな根拠が示されたものの，そのピークを同定することはできなかった[6,7]。概して自然死では，受容が最初の数週間から2年後までを通じての主要な反応であり，怒りと不信感が常に低い値であるのに対して，思慕や悲しみで表現される分離苦痛は全期間を通して最も際立った"否定的な"指標であった。一方で重要なのは，暴力的な死（たとえば自殺や他殺や死亡事故）の場合は，受容までの経過は波乱を伴い，死別後の最初の数週間は不信感が他の反応を覆い隠し，故人への思慕のような分離苦痛による規範的な指標が怒りや不信感や抑うつの強さによって覆い隠されてしまう[6]。同様に，"喪の作業"の仮説に関する予備的な検討では，否定的な感情の表出が喪失への適応に治療的役割を果たす[8,9]あるいは悲嘆の"解決"には愛する人との絆を保持するよりも絆を絶つことが通常は含まれる[10,11]という前提に疑問を投げかけている。

このようなかつては優勢であったモデルの権威が衰退しているのに伴って，現代の認知的，対処的，体系的，さらには神経学的な観点に基づいた死別体験を適応的と不適応的との両側面から理解するための様々な新しい理論的なアプローチが台頭してきた[12,13]。これらの中には，**二重過程モデル**と呼ばれるもので，喪の作業や故人のイメージの再編といった"喪失志向"と役割や目標の変更といった"回復志向"の間の揺らぎに着目したもの[14]，**二車線モデル**と呼ばれるもので，遺族の生物心理社会的な症状だけでなく日常の生活のなかで愛着に関連した感情，思考，実践に現れる遺族の変化および愛する人との継続している関係にも着目したもの[15]がある。重要なことは，これらのあるいは他のものでも現代の理論は，最近では標準化された評価尺度を開発し，それらを研究や実践を支持するために適用できるようになったことである[15,16]。このような新しいモデルに加えて，安定なあるいは不安定な愛着の遺族がどのようにして分離ストレスと折り合いをつけるかに関して多くの示唆を与えた愛着理論のような古典的視点も，遅まきながら再吟味され始めている。強くて不安な愛着が心理的に望ましくない結果と関連するという理論は，今や人間の愛着対象の喪失[17]に関するものだけでなくペットの喪失[18]に関しても適用されている。

悲嘆理論と研究に特に関連した進展の一つは，**複雑性悲嘆**（complicated grief：以下CG）の診断基準の改良に関する研究であり[19,20]，これはかなり慢性化し消耗をもた

表 21-1　複雑性悲嘆（遷延性悲嘆障害）[a] の診断基準（案）

カテゴリー	定義
A	出来事：死別（重要な他者の喪失）
B	分離苦痛：遺族は思慕（たとえば，故人への渇望や切望や思慕，故人との再会を望んでも達成できない結果としての身体的，感情的な苦痛）が毎日続く，または機能障害を引き起こしている
C	認知的，感情的，行動的な症状：遺族は以下の5つ（またはそれ以上）の症状が毎日続く，または機能障害を引き起こしている 1. 人生における自分の役割に関する混乱または自己意識の減退を感じる（たとえば，自分自身の一部が死んでしまったように感じる） 2. 死を受け入れることが困難である 3. 死別という現実を思い出させるものを避ける 4. 死別以降，他人を信じられない 5. 死別に関連する敵意または怒りを感じる 6. 新たな人生が始められない（たとえば，新しく友人を作る，趣味を続ける） 7. 死別以降，無感覚（感情の欠如）である 8. 死別以降，人生は退屈で空しく意味がないと感じる 9. 死別によって唖然とし，呆然とし，ショックを受けたと感じる
D	時期：少なくとも死別後6か月以上経過している
E	障害：障害は社会的，職業的，または他の機能領域（たとえば，家庭内の責任）において臨床的に重大な障害を引き起こしている
F	他の精神疾患との関連：障害は大うつ病，全般性不安障害，外傷後ストレス障害の併存によって十分に説明されない

[a] 出典：Prigerson ら文献 21) より

らすことから遷延性悲嘆とも呼ばれている[21]。"病的"あるいは"異常"な悲嘆と呼ばれた昔からの緩やかな設定とは異なり，CG は 15 年間にわたる予備的研究で慎重に検討された結果，臨床的に有益かつ根拠に基づいた診断基準が作成された（**表 21-1**）。死別による重要な愛着の喪失に関連した分離苦痛への不適応的な反応様式の中核となる症候群は故人への没頭であり，これは一般的には強烈で絶え間ない思慕として体験される。これに加えて孤独感，敵意，死を受け入れることの困難さ，自己感覚の減退，愛する人がいない未来に対する目標のなさ，情緒的無感覚の持続感，などが入り混じり，社会的，職業的，家族的な役割を大幅に損なう。重要なことは，これらの症状が最低でも 6 か月間持続した場合にのみ CG と診断される。たとえ抑うつや外傷後ストレス症状が抑えられたとしても，この時点でのこれらの症状は，心臓疾患，免疫機能不全，高血圧，不安，薬物乱用，自殺など様々な医学的あるいは心理学的な後遺症を引き起こすことを確実に予測している[21]。しかしながら，CG は正常な悲嘆反応も含めた連続体における極端な結果であり，単に症状の有無だけでなく症状の強度を

評価する意義を強調していることを心に留めておくことが重要である[22]。

　初回の治療で語られたマリーの報告を詳細に考察してみると，人生に損害を与え，人生を脅かしさえする複雑性あるいは遷延性の悲嘆の多くの症状を有していることがわかった。彼女の夫に死をもたらしたがんという疾患を考えると，彼女が夫の死を，"骨まで打ち砕かれた""彼が亡くなったという事実を受け入れることは到底できなかった"と表現したことはおそらく重要なことである。彼女は物悲しげに"彼に戻って来てほしい"と語り，ただ彼の声が聞きたくて何回もその声を探し求め，"彼がもう戻って来ないことを理解できなかった"と語った。これらを他の点とあわせて考えると，彼女の夫への思慕は彼女の人生において常に心を痛めるものであり，彼女は夫の死によって彼女の"岩盤"や"錨（いかり）"のような頼りになるものを失ったのである。また彼女は自分自身をも失くしたかのように感じ，"もはや自分が誰なのかもわからないくらい私は悲嘆に閉じ込められてしまったように感じた"と語っている。彼女はかつては社交的だったにも関わらず，ジョンの死後8か月にもわたった難治性の悲嘆によって多くの人から，そして本音を言えばジョン自身にさえも"見捨てられてしまった"と感じた。未来は殺風景で孤独だと感じて，数年前に親戚が自殺したときの衝撃を考えて踏みとどまってはきたものの，ぼんやりと自殺を考えては自らを慰めてきた。要するに，彼女は表21-1に示したCG診断基準の明らかに当てはまるのである。また明確なことは，二重過程モデルでいうところの喪失志向に押し込められ一時的な回復にさえ気持ちが向けられず，二車線モデルでいうところの抑うつと絶望といった深刻な生物心理社会的な症状だけでなく，不安定で依存的な愛着であったであろうと思われるジョンとのある種の関係の再構築の必要性に圧倒されていたのである。

3. 悲嘆と意味探求

　死別に関する臨床的な視点が最大限に有益であるためには，有害事象に関して明確な記述をする以上のこと，すなわち有害事象に関連がある過程も科学的に評価できることを仮定し，有害事象を減少させるような有益な臨床的手続きを生み出さなくてはならない。今日，**意味再構築**と呼ばれる視点に関連した研究は[23,24]，一貫してこのような方向に進展し，これを支持するかなりの量の根拠が多くの研究者の業績によって生み出されてきた。重要なことは，これが先述した現代の他のモデルとも合致しながら，適応的あるいは不適応的な側面も含めてさらに包括的な悲嘆の概念化に寄与していることである。

　古典的な[25]あるいは現代的[26]な構成主義の視点においては，人間は意味を自己組織化し，経験という不断の流れを中断して重要な出来事にし，そしてそれらを特定の

様式に組織化して人生の複雑さを予測したり，解釈したり，交渉したりできるようにしていると考えられている．この視点では，経験に対してわずかながらの予測可能性と了解度を添える必要があり，その経験は現実社会においてほど明確なものはなく，そこではわれわれはもつれたそしてしばしば親密な他者との関係を構築し，相互に自分で定義した情熱的で相互主観的な関係のなかで意味構築に対する自分の努力と他者の努力とを効果的に編み込んでいるのである[27]．最終的には，このような人間的かつ社会的な再構築の過程は，自己物語を生み出すが[28]，これは"日常の「ミクロな語り」を，自己理解を統合し感情と目標の特性を規定し社会的世界での業績を導く「マクロな語り」に組織化する，包括的な認知・感情・行動的な構造"と定義されている（p.53, 54）．

この視点から見ると，愛着ある重要な人の死は，生き残ったものがかつては"意味があった"人生における安全の基盤が今やそうではないというまでに失効させるほど大いに脅かしうるのである．それゆえに悲嘆は，**喪失によって投げかけられた意味世界の再認識や再構築**[29]を引き起こすのである．より口語的にいえば，愛する人の死は，一般的に"自己の再学習"と"世界の再学習"を必要とするのであり，両者は一方がないというまさにそのことによってしばしば非常に重要な変化が生じるのである[30]．それが最も破壊的なのは，喪失はわれわれの個人的な現実の根源を揺るがすような激しい出来事であり[31]，ときに世界は予測可能であり，穏やかで，理解可能であるという中核的な想定をも揺るがす[32]．このような場合——私たちの自己物語が愛する人の死というつらい現実と進行中の人生に対する広範囲の意味合いを受け入れられない場合には——通常は故人と自分との関係の"振り返り物語"だけでなく死そのものの"出来事物語"のなかで意味の探求を始めるのである[33]．理想的な症例では，故人との関係性がなくなることなく再組織化され，その愛すべき歴史を再認識することで安定した愛着を回復することができるが，慢性的な意味の危機を避けられるよう，喪失という出来事物語をわれわれが展開している自己物語にまで統合することが必要なのである．

数多くの研究による科学的根拠のなかには，生存者の意味世界への挑戦と彼らの死別後の軌跡との関係が記されている．たとえば，ある高齢遺族を対象とした前向き縦断研究では，遺族の大半は配偶者をがんで亡くした人であったが，死別6か月後と18か月後に配偶者の死に関する"意味を探した"遺族は，その後4年間も強烈で持続する悲嘆や抑うつと闘い続けた[34]．同様に，死別を体験した若年成人を対象とした大規模コホート研究では，時間経過だけでは苦痛の程度との関連が見られなかった一方で，"意味構築"できなかった遺族あるいは人生の優先順位の修正や人間的成長のような個人利得というかたちで"希望の兆し"を見出せなかった遺族には，死別2年後まで高いレベルのCG症状が見られた[35]．さらには，意味構築の破綻は，死別の結果に

関連する重要な媒介因子であることが証明され，自然死による喪失（たとえばがんや心不全）という一群とそれより概して外傷的な暴力的な死による喪失（自殺，他殺，死亡事故）という一群の間で観察される違いのほとんどを説明できるようにみえる[36]。

暴力的な死と自然死によって子どもを亡くした親を対象とした2部構成の研究では，このような特に悲劇的な死別後の意味の構築と死別後平均6年でのCGとの関連をさらに明らかにした。この研究の第1部では，親の自己記入式のアンケート調査を報告しているが，死別の意味構築ができたことはその後の適応を最も強く予測した因子であり，死の形態（自然，暴力），親の性別，死別後の経過月数が予測する場合と比較して，正常悲嘆の症状（たとえば，泣く，子どもを恋しがる）は5倍，CG症状（たとえば，他者との関係からのひきこもり，敵意）は15倍であった[37]。この研究の第2部では混合デザインが用いられ，親が行った意味構築や有益性発見の**性質**を同定し，このような意味構築の特定のクラスターが死別後の結果とどのように関連するのかを同定した。親自身の言葉で語られたテーマの内容コーディングによって，死別によって形作られる最も一般的な意味は，死は神の意志である，あるいは自分は死後に子どもと再会できる，であることを研究者は見出した。その他の共通した意味は，世界の不完全性や命のはかなさに集中した。喪失における思いがけない恩恵として一般的であったものは，他者援助により深く関わるようになった，苦痛に直面している人への同情が強まった，命への感謝の気持ちが強まったであった。意味構築が死別後の結果を予測するうえで重要であることを強調すると，体験から意味や恩恵を見出せなかった親は，何らかの意味を見出した親と比較して，CG基準に合致した人が4倍であった。死を神の意志の結果と考え，もはや子どもは苦しんではいないのだと考えるといった意味構築のテーマはCGを減少させるのに最も強く関連し，スピリチュアリティが強まり人生の優先順位が修正されたことが悲嘆の複雑化が少ないことを最もよく予測したのと同様であった。

最後に，死別の文脈における意味構築が外傷後ストレスや悲嘆だけでなく，外傷後**成長**が高まることを予測するかもしれないことは強調するに値する[31]。たとえば，高齢期の配偶者との死別後の適応に関する前向き研究では，死別6か月後と18か月後の意味構築は死別4年後の高揚感や達成感といった肯定的な感情を予測したことを証明した[34]。このような知見は，死別に引き続いて生じる肯定的な感情やレジリエンス，これらは単に有害事情の反対ではなく[38]，自分自身で行う臨床介入の目標とみなすことが可能であり，これらを観察することの重要性を強調している[39]。

意味再構築モデルの観点からマリーの症例を考察すると，彼女が維持してきた意味の枠組みの破壊は，警告もほとんどなしに夫の人生を終わらせた悪性のがんに対する不信感だけでなく，彼女がジョンの死によって"北も南も東も西も"失ったと語った言葉の中に映し出されている。喪失から意味を見出す生存者に一般的に見られるスピ

リチュアルなテーマを考慮すると，マリーが頻繁に神に裏切られたあるいは見捨てられたと感じていることを語っていて，特に初期の治療セッションで"神は私の人生から価値あるものをすべてを持ち去って，残ったのはゴミ屑だけ"と感じていると語っているのは注目に値する。それでも，彼女はこのように打ち明けたのだった。"神が私を気遣ってくれている形跡も少しはあります。ジョンの墓で 15 分間過ごすために氷雨を伴う暴風の中を 3 時間もかけて運転するのを助けてくれたり，彼を連れ去る前に私と一緒にクリスマスを過ごさせてくれたりしましたから"。このような再生の初期の兆候こそが，われわれの援助を，死別が彼女の機能に及ぼした影響の評価から，"まっすぐな道"――そこには喪失がさらに大きく発展的な自己物語に統合され，そのなかで意味を与え，ジョンだけでなく彼女自身の人生の大切さが継承されていく――を彼女が見つける援助へと方向を変えさせたのであった。

4. 喪失における意味再構築の技法

　意味再構築モデルや CG への認知的[40]かつ統合的[41]アプローチの出現に伴い，経験的で強烈な治療内の手続き[33,42~44]と治療外の内省的な演習[28,29,45,46]の双方を用いることによって，遺族個人が意味を作り上げることを援助する介入を構築する努力がなされた。
　意味構築の組織化原則として語りに役割が与えられ[47,48]，その行為は遺族の自伝的記憶が神経学的な組織の活性化として f-MRI で観察できるようになった[49]。物語の過程では，意味深い言葉で故人との関係を再構築するための他の様々な技術だけでなく[29]，統合を促進させるような状況下での喪失の"回復的語り直し"が引き起こされる[50,51]。**表 21-2** にはこのような手続きの例を示す。

1) 死の出来事の語り直し

　おそらく遺族が喪失と折り合いをつけるのを援助するための最も基本的な方法は，語り直しを促進させること，すなわち表現，探索，統合における安全が許されている"支持的な環境"に喪失の物語を導くことである。手続きとしては，最初に相談者と治療者の間に，あるいはグループ療法であれば個人と他者との間に，信頼できる関係を築くことであり，治療目標の理解を共有し，受容の雰囲気を高め，もし相談者が処理可能な"許容量"をはるかに超えて覚醒している場合はともにそれをなだめることである。加えて，治療者は相談者の資源を確認する作業を一緒にするかもしれないが，それらはスピリチュアルな信念や現世哲学あるいは実社会や故人との関係のなかに見出され，喪失に枠組みを与えて遺族が潜在的には外傷的な喪失報告に再び取り組めるよう援助できるのである[51]。進行性の疾患によって愛する人を喪った場合は，

表 21-2　悲嘆治療における意味志向的介入の代表例

方法	定義
死の出来事の語り直し	喪失の物語に入るためのクライエントの資源を支えたのちに，物語が隅々まで統制され一貫したものになるようにゆっくりと再生する
様々な語りの声に近づく	客観的・外面的な話に焦点化された喪失の物語，感情に焦点化された内面的な物語，さらに包括的な体験の統合へと発展させるための意味構築の物語，を1つに編み込んでいく
空想上の会話をする	故人と交わしたまたは故人に関する象徴的な会話に遺族を引き込み，視覚化やエンプティチェアー（空の椅子）の技法を用いて未解決な問題の完了や絆の保持の継続を促進させる
日記や手紙を書く	死別に関することを自分自身や故人や実際のあるいは空想上の他人に宛て個人的・回顧的に書き，意味が明確な表現となり，象徴化され，再交渉を促進させるようにする
伝記的方法	故人の生い立ち，さらにはそれと遺族自身の人生とのつながりを記録し，愛する人に尊敬の念を感じ，喪失を遺族の自己物語と統合できるようにする
人生の足跡	遺族の特性（具体的な身振りや癖から抽象的な原理や人生の目標に至るまで）の形成に果たした故人の役割を回顧する

概して語り直しでは病気，死そのもの，死の直後，葬儀や追悼式などが誘発されてくる。外傷に対する持続曝露のように，語り直しあるいは"再訪"プロトコールでは相談者が喪失に対する感情的な覚醒と15~30分間は"ともにいる"ことができるように相談者を勇気づけることが必要であり（逐語記録には残らないことが），その間治療者はつらい出来事の細部に注意を向けられるよう励ますのである。たとえば，"ホットスポット（最も苦痛な状況）"や生々しい悲嘆や苦悶の箇所は，それらが覚醒の緩和とともに十分に処理されるまで，セッションでは何回も繰り返し改訂されるかもしれない。特に外傷的な死の場合は，関連した場面のスローモーション"再生"には1回のセッションすべてかそれ以上を費やし，セッションとセッションとの間には相談者が語り直しのテープ録音を聞いて，さらなる洞察や感情や治療での処理を導き出せるような箇所を書き留めることで強化した。語り直しの総合的な目標は，出来事に関して語る技能を育て，死というつらい現実を，別離を含みつつもそれに規定はされていない進行中の自己語りのなかに統合できるよう援助することである。

2) 様々な語りの声に近づく

　語り直しの手続きにとともに役立つのは，代替語りの声，すなわち外面的，内面的，反映的な様式，における題材への取り組みを育むことである[52,53]。その最も基本的な形式では，語り直しは**外面的**な語りに焦点づけられていて，それは重要な出来事（たとえば，最初に心配した症状を見つけたとき，最初の診断，死亡）の場面ごとの再構築であり，またかなり特定のレベル（たとえば，主治医の顔の表情，死の場面）であり，相談者は徐々にその出来事とその意味合いを一致させていくのである。しかしながら，同じ出来事に対する**内面的**な語り，そこでは相談者のその場面における感情的かつ身体的な反応に焦点が当てられるが（たとえば，"あなたが初めて医師からあなたの息子さんのがんが治癒できないと聞いたときにどんな気持ちでしたか。または"私にはあなたがその話をするときにあなたの手が無意識に胃のあたりにいくのに気がつきました。そのときはあなたの身体の中でどんなことが起こっていますか"），それを促すことによってこの過程がうまく進行するのである。その他のポイントとしては，相談者が特定の出来事に関する語りをやめたときは，治療者は**反映的**で意味構築的な語りの声をも促すことができる（たとえば，そのときに起こったことをどのように意味づけしましたか。それを今はどのように意味づけていますか）。このような語り直しの精緻化の目標は，喪失にまつわる重要な出来事の記憶の統合だけでなく，時間が経って理解を深めた出来事に対する個人的な反応に関しても十分に統合できるよう展開させることである。

3) 空想上の会話をする

　芸術がそうであるように人生においても話は物語られるだけでなくしばしば**演じら**れている。語り直しが生き生きと感情に訴えるものになるにつれて，喪失に関連した物語が視覚化され演じられることが多くなり，新たな意味や行動の可能性を生み出す強烈で体験的な学びをもたらす[26]。このことは，相談者が故人との愛着関係の"生い立ち"のいくつかの側面を再確認，再訪，改訂あるいは再構築しようとしている場合と同様に，治療者が精神分析的な方法を使用して喪失の出来事に関連した古くからの問題に対する新しい解決を求めた場合には特に当てはまる[54]。最もよく見られるのは，"故人との会話"という形式で，エンプティチェアー（空の椅子）に視覚的にまたは象徴的に腰かけている故人に向かって，相談者は自分の心を占めている関心事や感情や要求を表現するものである[55]。愛する人のいる場所に腰かけて答えるよう相談者を促したり，会話のなかで感情的な問題が何らかの解決を見出すまで位置を交代するように促すことはしばしば助けになり[56]，そこでは一方または両者が関係における過ちを赦したり互いの愛情の確認が引き起こされたりする。重要なことは，このような

作業の目標は，"さようならを言う"ことよりも現存する絆の保持[10]や死別の二車線モデル[15]をふまえて，むしろこれからの関係性の条件を再交渉することである。

空想上の会話は，相談者と故人との接触だけに限定されない。たとえば，相談者に亡くなった愛する人の役割をしてもらい，その人に向かって相談者がもっている強みや特別な素質や対処資源といった適応に役立ちそうなものを治療者が尋ねるといったことも役立つであろう[57]。面接の記録を提供することは，相談者には驚くほどに支持されていて，相談者はそれらを語りの資源として故人とのつながっている感覚を確保するために利用するかもしれないし，故人には記憶や会話で近づくことができるのである。

4) 日記や手紙を書く

筆記表出パラダイムに関する研究で報告されたように，筆記は外傷的出来事に対する反応を非常に治療的に変化させることができ，治療者のフィードバックがない場合でさえも介入後数か月で中程度の効果量が得られることが多い[58,59]。この種のいくつかの介入研究では，死別の場合は他の困難な人生体験の場合よりも効果が小さいことが示されたが，この結果は対照群の教示が十分効果的であったことと併せて，おそらく介入を望まない遺族をリクルートしたことに原因がありそうである[46]。このような理由から，この方法の臨床適用は，CGの文脈の中で共通して引き起こされる解決の難しい喪失の意味を処理する試みにおいて特に有益であろう。

このような適用のなかで，先述したものは**語り直し手続きの筆記版**といえるであろうし，喪失における最も困難な側面の拡大解釈だけでなく，感情や意味をももたらすのである。筆記を**故人への手紙**という枠組みで行うと治療的な実践にもなり，この書簡を使うことで著者にとっての関係の重要性やその喪失に関して表現する好機となり，おそらくその次には亡くなった愛する人の代わりに自分に向けて書かれた"返信"をすることになる。この方法のバリエーションには，**故人名義で電子メールのアカウントを作る**，も含まれ，ここでは"会話"が真実味（実際にその人の受診トレーでメッセージを送ったり受け取ったりすることによって）と一貫性（悲嘆を通じた成長の証拠を定期的に振り返ることができる"交流"可能なスレッドが残されているので）をもてるという利点がある。このような実践は難解ではなく自己との対話モデルの観点からみれば，そこでは"個人"は他人を包含した声から成り立ち，われわれはそれらの人と会話や関係を持ち続けているのである[60]。このような観点から，この象徴的な形式での他人との書簡は，意味を呼び覚ますサブシステムに愛情が注がれ分離よりもむしろ一貫性を促進するという意味では，自己内での書簡を促している。

治療的な書簡筆記の他の形式には，**過去-未来の自分への手紙**があり，そこでは喪失を健康的に統合し人生を歩み出している仮想上の未来の自分という見晴らしのきく

立場から手紙を書くように促されたり，または**仮想上の他人への手紙**があり，そこでは同じような喪失に苦しむ人に現在は回復までにどの段階にいる可能性があるのかに関しての見通しや助言を提供する[61]。このような介入では，人生への挑戦を非常に現実的に語るために相談者の想像力が利用されるが，批判ではなく思いやりや創造力に働きかけるという見地から行う。別のさらに現実的な方法では，**感謝の手紙**があり，そのなかで相談者は実在する人々に対して手紙を書き（おそらく故人の追悼式に参加したすべての人への共通の手紙というかたちであろう），遺族だけでなく故人の人生におけるその人の役割に感謝し，前進したいという希望に満ちた意思を表現し，そのための援助を彼らに請うのである。

5) 伝記的方法

悲嘆とは，故人と人生をともにしたい，故人の人生を引き伸ばしたいという感情的な動機を象徴しているという意味からいえば，伝記的感情であるといえるかもしれない[62]。ゆえに，遺族が人生に誇りを感じたり自分自身にとっての示唆を探索したりすることを助けるような方法は，遺族の喪失後の適応にも関連しうるのである。具体例には，**仮想の記念碑**，**ブログ**といった亡くなった愛する人のイメージや場面を捉え他人からの投稿を促すことが多い最近の電子媒体だけでなく，古くからの記憶媒体である，**伝記**，**スクラップブック**，**写真アルバム**，**思い出の箱**，といった重要な思い出を詰め込んだものも含まれるであろう。

伝記的方法の第二の形式は，生存者としての自分自身の人生への反省を引き起こし，体験の流れを中断させた重大な喪失の役割を意味ある出来事や人生の段階へと導くような自己語りのための"目次"を描かせる。この**人生の見出し**という練習では治療的道具としてその物語を支え，いかにして人生や喪失が異なった意味を帯びたかを様々な観察者，老人たち，物語のジャンル（悲劇，歴史，英雄物語など）といった視点から，考察する基本的なテーマへの取り組みを促す多くの反映刺激のいずれかによって増強されうる[29,63]。同様に，人生とそのなかでの喪失の役割を視覚的に描写することは，**ライフライン**という方法を用いることによって探索できる。そこでは人生の重要な出来事と感情的に重要なことが一章の中で時間をかけて描写され，水平軸は年数を垂直軸は肯定的否定的な進展を表している。重要な変化の単純な象徴を統合し，そして治療者や集団との言語的な共有を促すことによって，喪失後の人生の再構築において，相談者に対しては妥当性が，相談者とともに作業する人に対しては理解がもたらされるのである。

6) 人生の足跡

精神分析的な取り込み，行動的モデリング，ポストモダンのぼやけた個人と社会，

そのいずれの観点からみても，最も現代的な心理学的理論ではわれわれの自我意識は実質的には他人の側面を自分に取り入れることから成り立っている。したがって，他の人に由来する——この場合は故人であるが——そのような特徴をその人の"存在"が文字どおり生活の境界を越えて広がったり続いたりできるように体系的に反映させることは実り多いものとなりうる[64, 65]。このような人生の足跡は，型にはまった特徴的な顔の表情や身振りから，基本的な人格と社会的交流，さらには中核となる価値や人生の目標に至るまでの広いレベルで感じることができる。回顧的な日記の始まりにはこれらを書き留め，それからこのような足跡のうちのどれをどのように確かめたいあるいは手放したいのかを熟考することで，自己の目覚めという課題や治療でのさらなる処理の促進に取りかかれるのである。人生の足跡のバリエーションは，われわれが愛した人が他人の人生に残した足跡を求めることを含んでいて，その足跡は故人に敬意を払い支持し，悲嘆を共有する社会との絆を築き，故人が多くの他者の生活する世界で居場所をもち続けていることを生き生きと実証しているのである。

5. 意味再構築による治療の臨床例

　マリーの治療ではこれらの語りの手続きを有効に適用した。マリーは私との初回セッションの最後に近くなって記念のカードを見せ，夫から遺されたものを誇りに感じる気持ちが呼び覚まされていたので，私は彼女がジョンとの愛情ある関係を展開させる旅に出るのはしばらく取っておいて，2人がともにした人生の永遠に続く思い出のいくつかを成人した子どもたちとも分け合えるように促した。マリーはその後の数週間はひたすら泣いたり，笑ったりして，2人の交際期間と長い結婚生活での思い出の瞬間を思い出し記録していた。記録しながら，彼女は"ジョンの記憶を消し去りたくない"と言って"彼に関する特別なことや私たちがしてきた滑稽なこと"を残すために本を書くことを思いついた。これは彼女の喪失の痛みからしてもっともなことであると同時に，彼がどんな人物だったのかを確認できたようにみえ，彼の死に方に関する解決のなさへと彼女を徐々に導いた。特に死に関する物語を進めるために語り直しの手続きを用いて，いかに彼女が"亡くなる前の数日のイメージであふれていた"のか，特に彼のコントロールできない終末期の痛みや彼が回復するという誤った希望を自分に抱かせた医師への怒りに関して口に出すことができた。彼女はほんの数週間の入院で彼が突然に亡くなってしまった外傷の意味を理解し始め，彼の死を感情で押しつぶされずに話すことができ，さらなるジョンとの関係の特徴を確認し始めた。彼女に彼との会話を続けたいか，もしそうであればどのようにその"会話"を展開するかを尋ね，エンプティチェアー（空の椅子）を使って，彼女が自分を遺して逝った彼を許し，彼の不滅の愛で安心できるような彼との会話を展開させるための門戸を開い

た。次第に，彼女は自分の信念やコミュニティとのつながりが戻り，神から見放されたことをほのめかさずに苦悩や死という現実に対応できるようなスピリチュアリティを深める方向に歩み出した。治療が6か月続き終わりが近づいたとき，マリーはジョンの死に対する遷延し複雑化した反応から，新しい職業への道を開き社会への関心を回復させたわれわれとの極めて重要な瞬間を以下のように要約した。

> あなたにとても助けられました。本当に神の恵みです。私たちの関係やジョンについて書いてみることは誰も勧めてくれませんでした。それこそが私にとってはとても役立って，まるで解放されたようです。ある未亡人が自分の気持ちを書いてみることを勧めてくれましたが，そのときはタイミングが悪くて，気分がもっと悪くなったんです…。

> こんなに深く痛みに満ちた記録になるとは思ってもいませんでした。そして，私は今はもうそういう状態ではなく，正しい方向に向かって歩み出したことがわかります。

治療後2年間マリーを追跡した結果，彼女が求めた新たな関係に関して短期間のワークを行ったものの，彼女が現在の人生だけでなく喪失においても継続的に意味を維持できていたことが確認された。

6. 意味構築による介入の効果に関する概観

悲嘆治療における意味再構築アプローチは比較的最近発展したにも関わらず，その主要な手続きに関する有効性を支持する研究が増加している。すべての死別介入に関しては，専門家の治療は臨床的に大きな苦痛や複雑さの兆候がある相談者に提供されるべきであり，最小限のあるいは正常な悲嘆を体験してしている人に対しては家族やコミュニティの支援によって喪失に適応できることが多い[66]。しかしながら，専門家の治療が必要であれば，認知行動療法，語りや統合的治療などの多くが無作為化比較試験で効果を実証され始めている。たとえば，個人療法としての"複雑性悲嘆療法（CGT）"では回復のための語り直しの手続きを特徴としているが，そのなかで変化した世界での新たな目標の計画だけでなく，死の出来事に関する処理を顕在化し詳細にし，空想上の会話で故人との関係をつなぎ直すのである。重要なことは，CGの基準に合致した相談者を対象とした場合は，16回の治療セッションを通じて，抑うつに対する対人関係療法の効果を上回っていた[55]。同様に，認知再構築と曝露に基づいた治療を組み合わせると，複雑化した，遷延性の悲嘆の治療に有効であり，特に曝露

の要素（喪失やそれに関連した感情の物語との持続的接触からなる）が有効であるという結果がいくつか得られた[67]。ほかにも統制された研究では，相談者が喪失に対して見通しをもてるような援助を注意深く促す筆記介入に，すばらしい効果が見られた。たとえば，死別を体験した大学生を対象にした研究では，全3回のセッションで以下に焦点を絞って筆記するように教示した。①感情表出と喪失の探索，②体験に意味づけを試みる，③厄介な変化における何らかの有益性や教訓，④今いる部屋に関する単純な筆記，これは筆記自体に関連した非特異的な要因（気晴らしのような）の統制として行った。結果は，対照群と比較して3群すべてが有効であり，さらには有益性発見の群が特に有効であるという示唆を得た。さらに有効性は介入後3か月続いたが[68]，このような知見は筆記介入の研究には共通して見られた[46]。この知見は，物語の宿題を付加した研究（たとえば，喪失を詳しく語り，それによって引き起こされた感覚に関して話し合い，故人との"書簡"を再開し，対処計画と意味ある未来を立案する）ではさらに強化されたが，すべての対象者はCGに苦しむインターネットコミュニティを通じて参加した遺族であった[69]。このような有効な介入で共通する特徴は以下のようであった。①臨床的に介入の必要性が明確である，特にCGを治療の対象基準とする，②死の出来事に関する持続的な処理，特に最も困難な側面を強調する，③会話を口にしたり筆記したりして愛する人の象徴的な存在と触れ合うことを喚起する，④喪失体験に関連した意味構築や有益性発見を促す，⑤喪失をふまえたうえでの人生の目標を再構成する。特に伝統的な悲嘆療法の有効性があいまいなことをふまえると[70]，これらの結果は有望であり，意味志向的治療における効果の機序を解明するようなさらなる研究が期待されている。また，人生経験がうまく統合できたかを追跡できる尺度が最近開発されたが[71]，これは意味再構築モデルの主要な要素であり[72]，これによって過程-結果研究が可能となる。

7. プログラムを立ち上げるためのサービスの開発

　この章に書かれた技術は，心理士，ソーシャルワーカー，パストラルケアの職員，精神科医が適用できる。ホスピスや緩和ケアサービスでは，死別ケアも自分たちのプログラムの中に一体化しようとしていて，サービスの提供の継続性こそが患者ががんプログラムを開始したときから始まる家族中心のモデルの鍵である。疾患や苦悩や喪失に対する意味に焦点を当て，これらを強調することはレジリエンスとも両立が可能であろう。

8. 結び

本章で述べた戦略は，相談者の意味構築と喪失の荒波の中での絆の保持の再構築をもたらすために利用可能な体験的で物語的な手続きのいくつかである[29,46]。適切に治療をつぎ合わせ，個々の相談者のニードや強みに焦点が合えば，語り直しの促進や，様々な形式の手紙や，喪失のなかで見出した良識や恩恵に関することを書くといった物語的手続きに関する最近の研究によれば，これらの方法は死別後の適応に対して有効な貢献をもたらすことができる。そして，あらゆる文化圏の人々が死別体験に耐えられるような意味構築過程を臨床的に精緻化することによって，死別した個人やコミュニティに内在する治癒努力を喪失の激痛に対する悲嘆療法の実践強化につなげることが私の願いなのである。

引用文献

1. Kubler-Ross, E. (1969) *On Death and Dying*, Macmillan, New York.
2. Bowlby, J. (1980) *Attachment and Loss: Loss, Sadness and Depression*, Basic, New York.
3. Freud, S. and Strachey, J. (1917/1957) Mourning and melancholia, *The Complete Psychological Works of Sigmund Freud*. Hogarth Press, London, pp. 152–170.
4. Dennis, M.R. (2011) Popular culture and the paradigm shifts in grief theory and therapy. *Death Studies*, in press.
5. Osterweis, M., Solomon, F. and Green, M. (eds) (1984) *Bereavement*, National Academy Press, Washington, DC.
6. Holland, J. and Neimeyer, R.A. (2010) An examination of stage theory of grief among individuals bereaved by natural and violent causes: a meaning-oriented contribution. *Omega*, 61, 105–122.
7. Maciejewski, P.K., Zhang, B., Block, S.D. and Prigerson, H.G. (2007) An empirical examination of the stage theory of grief. *Journal of the American Medical Association*, 297, 716–723.
8. Stroebe, M. (1992) Coping with bereavement: a review of the grief work hypothesis. *Omega*, 26, 19–42.
9. Wortman, C.B. and Silver, R. (2001) The myths of coping with loss revisited, in *Handbook of Bereavement Research* (eds M. Stroebe, R. Hansson, W. Stroebe and H. Schut), American Psychological Association, Washington, DC, pp. 405–430.
10. Klass, D., Silverman, P.R. and Nickman, S. (1996) *Continuing Bonds: New Understandings of Grief*, Taylor & Francis, Washington, DC.
11. Stroebe, M., Gergen, M., Gergen, K. and Stroebe, W. (1992) Broken hearts or broken bonds: love and death in historical perspective. *American Psychologist*, 47, 1205–1212.
12. Neimeyer, R.A., Winokuer, H., Harris D. and Thornton, G. (eds) (2011) *Grief and Bereavement in Contemporary Society: Bridging Research and Practice*, Routledge, New York.
13. Stroebe, M., Hansson, R., Schut, H. and Stroebe W. (eds) (2008) *Handbook of Bereavement Research and Practice*, American Psychological Association, Washington, DC.
14. Stroebe, M. and Schut, H. (1999) The dual process model of coping with bereavement: rationale and description. *Death Studies*, 23, 197–224.
15. Rubin, S. (1999) The two-track model of bereavement: overview, retrospect and prospect. *Death Studies*, 23, 681–714.
16. Caserta, M.S. and Lund, D.A. (2007) Toward the development of an Inventory of Daily Widowed Life (IDWL): guided by the dual process model of coping with bereavement. *Death Studies*, 31, 505–535.
17. Parkes, C.M. and Prigerson H. (2009) *Bereavement*, 4th edn, Routledge, London & New York.
18. Field, N.P., Orsini, L., Gavish, R. and Packman, W. (2009) Pet loss. *Death Studies*, 33, 334–355.
19. Prigerson, H.G., Bierhals, A.J., Kasl, S.V. et al. (1996) Complicated grief as a distinct disorder from bereavement-related depression and anxiety. *American Journal of Psychiatry*, 153, 1484–1486.
20. Prigerson, H.G. and Maciejewski, P.K. (2006) A call for sound empirical testing and evaluation of criteria for complicated grief proposed by the DSM V. *Omega*, 52, 9–19.
21. Prigerson, H.G., Horowitz, M.J., Jacobs, S.C. et al. (2009) Prolonged grief disorder: psychometric validation of criteria proposed for DSM-V and ICD-11. *PLoS Medicine*, 6 (8), 1–12.
22. Holland, J.M., Neimeyer, R.A., Boelen, P.A. and Prigerson, H.G. (2009) The underlying structure of grief: a taxometric investigation of prolonged and normal reactions to loss. *Journal of Psychopathology and Behavioral Assessment*, 31, 190–201.
23. Neimeyer, R.A. (ed.) (2001) *Meaning Reconstruction and the Experience of Loss*, American Psychological Association, Washington, DC.
24. Neimeyer, R.A. (2006) Widowhood, grief and the quest for meaning: a narrative perspective on resilience, in *Spousal Bereavement in Late Life* (eds D. Carr, R.M. Nesse and C.B. Wortman), Springer, New York, pp. 227–252.
25. Kelly, G.A. (1955) *The Psychology of Personal Constructs*, Norton, New York.
26. Neimeyer, R.A. (2009) *Constructivist Psychotherapy*, Rout-

Chapter 21 死別における意味再構築 419

ledge, London and New York.
27. Leitner, L.M. and Faidley, A.J. (2002) Disorder, diagnosis, and the struggles of humanness, in *Studies in Meaning* (eds J.D. Raskin and S.K. Bridges), Pace University Press, New York, pp. 99–121.
28. Neimeyer, R.A. (2004) Fostering posttraumatic growth: a narrative contribution. *Psychological Inquiry*, **15**, 53–59.
29. Neimeyer, R.A. (2002) *Lessons of Loss: A guide to Coping*, Center for the Study of Loss and Transition, Memphis, TN.
30. Attig, T. (1996) *How We Grieve: Relearning the World*, Oxford University Press, New York.
31. Calhoun, L. and Tedeschi, R.G. (eds) (2006) *Handbook of Posttraumatic Growth*, Lawrence Erlbaum, Mahwah, NJ.
32. Janoff-Bulman, R. and Berger, A.R. (2000) The other side of trauma, in *Loss and Trauma* (eds J.H. Harvey and E.D. Miller), Brunner Mazel, Philadelphia.
33. Neimeyer, R.A. and Sands, D.C. (2011) Meaning reconstruction in bereavement: From principles to practice, in *Grief and Bereavement in Contemporary Society: Bridging Research and Practice* (eds R.A. Neimeyer, H. Winokuer, D. Harris and G. Thornton), Routledge, New York.
34. Coleman, R.A. and Neimeyer, R.A. (2010) Measuring meaning: Searching for and making sense of spousal loss in later life. *Death Studies*, **34**, 804–834.
35. Holland, J., Currier, J. and Neimeyer, R.A. (2006) Meaning reconstruction in the first two years of bereavement: the role of sense-making and benefit-finding. *Omega*, **53**, 173–191.
36. Currier, J.M., Holland, J. and Neimeyer, R.A. (2006) Sense making, grief and the experience of violent loss: toward a mediational model. *Death Studies*, **30**, 403–428.
37. Keesee, N.J., Currier, J.M. and Neimeyer, R.A. (2008) Predictors of grief following the death of one's child: the contribution of finding meaning. *Journal of Clinical Psychology*, **64**, 1145–1163.
38. Bonanno, G.A. (2004) Loss, trauma and human resilience. *American Psychologist*, **59**, 20–28.
39. Neimeyer, R.A., Hogan, N. and Laurie, A. (2008) The measurement of grief: psychometric considerations in the assessment of reactions to bereavement, in *Handbook of Bereavement Research: 21st Century Perspectives* (eds M. Stroebe, R.O. Hansson, H. Schut and W. Stroebe), American Psychological Association, Washington, DC, pp. 133–186.
40. Boelen, P., van den Hout, M. and van den Bout, J. (2006) A cognitive-behavioral conceptualization of complicated grief. *Clinical Psychology: Science and Practice*, **1** (13), 109–128.
41. Horowitz, M.J., Siegel, B., Holen, A. *et al.* (1997) Diagnostic criteria for complicated grief disorder. *American Journal of Psychiatry*, **154**, 904–910.
42. Neimeyer, R.A. (2004) *Constructivist Psychotherapy [VHS video/DVD]*, American Psychological Association, Washington, DC.
43. Neimeyer, R.A. (2008) *Constructivist Psychotherapy Over Time [DVD]*, American Psychological Association, Washington, DC.
44. Neimeyer, R.A., Burke, L., Mackay, M. and Stringer, J. (2010) Grief therapy and the reconstruction of meaning: from principles to practice. *Journal of Contemporary Psychotherapy*, **40**, 73–83.
45. Neimeyer, R.A. (2010) *Strategies of Grief Therapy [Online Continuing Education Program]*, American Psychological Association.
46. Neimeyer, R.A., van Dyke, J.G. and Pennebaker, J.W. (2009) Narrative medicine: writing through bereavement, in *Handbook of Psychiatry in Palliative Medicine* (eds H. Chochinov and W. Breitbart), Oxford University Press, New York, pp. 454–469.
47. Bruner, J. (1990) *Acts of Meaning*, Harvard University Press, Cambridge, MA.
48. Rubin, D.C. and Greenberg, D.L. (2003) The role of narrative in recollection: a view from cognitive psychology and neuropsychology, in *Narrative and Consciousness* (eds G.D. Fireman, T.E. McVay and O.J. Flanagan), Oxford University Press, New York, pp. 53–85.
49. Gundel, H., O'Conner, M., Littrell, L. *et al.* (2003) Functional neuroanatomy of grief: an f-MRI study. *American Journal of Psychiatry*, **160**, 1946–1953.
50. Rynearson, E.K. (1999) *Retelling Violent Death*, Brunner Routledge, New York.
51. Rynearson, E.K. (ed.) (2006) *Violent Death*, Routledge, New York.
52. Angus, L. and Hardke, K. (1994) Narrative processes in psychotherapy. *Canadian Psychology*, **35**, 190–203.
53. Neimeyer, R.A. and Levitt, H. (2001) Coping and coherence: a narrative perspective, in *Stress and Coping* (ed. C.R. Snyder), Oxford University Press, New York, pp. 47–67.
54. Neimeyer, R.A. and Arvay, M.J. (2004) Performing the self: Therapeutic enactment and the narrative integration of loss, in *The Dialogical Self in Psychotherapy* (eds H.J.M. Hermans and G. Dimaggio), Brunner Routledge, New York.
55. Shear, K., Frank, E., Houch, P.R. and Reynolds, C.F. (2005) Treatment of complicated grief: a randomized controlled trial. *Journal of the American Medical Association*, **293**, 2601–2608.
56. Greenberg, L., Elliott, R. and Rice, L. (1993) *Facilitating Emotional Change*, Guilford, New York.
57. Neimeyer, R.A., Burke, L., Mackay, M. and Stringer, J. (2010) Grief therapy and the reconstruction of meaning: from principles to practice. *Journal of Contemporary Psychotherapy*, **40**, 73–83.
58. Esterling, B.A., L'Abate, L., Murray, E.J. and Pennebaker, J.W. (1999) Empirical foundations for writing in prevention and psychotherapy. *Clinical Psychology Review*, **19**, 79–96.
59. Pennebaker, J. (1996) *Opening Up*, Guilford, New York.
60. Hermans, H. and Dimaggio, G. (eds) (2004) *The Dialogical Self in Psychotherapy*, Routledge, New York.
61. Neimeyer, R.A. (2001) *Lessons of Loss: A Guide to Coping*, Brunner Routledge, Philadelphia.
62. Walter, T. (1996) A new model of grief: bereavement and biography. *Mortality*, **1**, 7–25.
63. Neimeyer, R.A. (2006) Narrating the dialogical self: toward an expanded toolbox for the counselling psychologist. *Counselling Psychology Quarterly*, **19**, 105–120.
64. Neimeyer, R.A. (2010) The life imprint, in *Favorite Counseling and Therapy Techniques* (ed. H. Rosenthal), Routledge, New York.
65. Vickio, C. (1999) Together in spirit: keeping our relationships alive when loved ones die. *Death Studies*, **23**, 161–175.
66. Currier, J.M., Neimeyer, R.A. and Berman, J.S. (2008) The effectiveness of psychotherapeutic interventions for the bereaved: a comprehensive quantitative review. *Psychological Bulletin*, **134**, 648–661.
67. Boelen, P.A., de Keijser, J., van den Hout, M. and van den

Bout, J. (2007) Treatment of complicated grief: a comparison between cognitive-behavioral therapy and supportive counseling. *Journal of Clinical and Consulting Psychology*, **75**, 277–284.
68. Lichtenthal, W.G. and Cruess, D.G. (2010) Effects of directed written disclosure on grief and distress symptoms among bereaved individuals. *Death Studies*, **34**, 475–499.
69. Wagner, B., Knaevelsrud, C. and Maercker, A. (2006) Internet-based cognitive-behavioral therapy for complicated grief: a randomized controlled trial. *Death Studies*, **30**, 429–453.
70. Neimeyer, R.A. and Currier, J.M. (2009) Grief therapy: evidence of efficacy and emerging directions. *Current Directions in Psychological Science*, **18**, 252–256.
71. Holland, J.M., Currier, J.M., Coleman, R.A. and Neimeyer, R.A. (2011) The Integration of Stressful Life Experiences Scale (ISLES): development and initial validation of a new measure. *International Journal of Stress Management*, **17**, 325–352.
72. Gillies, J. and Neimeyer, R.A. (2006) Loss, grief and the search for significance: toward a model of meaning reconstruction in bereavement. *Journal of Constructivist Psychology*, **19**, 31–65.

索引

【和文】

あ

アイデンティティ 232
　——の確立 126
アウトカム評価の開発 42
アウトサイダー・ウィットネス 121, 124, 134
　——からの反応 122, 129
アセスメント面接 33
アドヒアランス 165
アプローチの柔軟性 7
アルコール 99
アルバムのメタファー 148
アレキシチミア 158, 162
アンビバレンス 100, 103
　——を広げる 112
あきらめ 156
愛情行為 32
愛着対象の喪失 405
愛着理論 309
安楽死 138

い

イメージ 82
　——に基づいた療法 81
インナー・セルフ 16
医師-患者関係の改善 186
移行 238
意志の自由 228
意図 70
意味 231
　——に焦点を当てた対処 229
　——の移動 239
　——の概念と起源 231
　——の起源 228
　——の経験的起源 237
　——の創造的起源 237
　——の態度的起源 236
　——の歴史的起源 235
　——への意志 228
　——を見出すこと 268
意味ある瞬間 239
意味再構築 407, 415
　——，死別における 403
　——，喪失における 410
意味再構築アプローチ 416
意味再構築モデル 409
意味志向的治療 417
意味探求 407
意味中心
　——のグループ心理療法 225
　——の心理療法 225
違法薬物 99
遺産 141
遺産プロジェクト 236, 238, 241
遺産文書 143
遺族ケア 305
遺伝子検査 329
　——の家族に与える影響 333
遺伝子検査後の反応 331
遺伝性腫瘍外来 329
育児 277, 320
飲酒 99

う

ウェルビーイング　157
うつ病性障害　58
うつ病治療　27

え

エビデンス・ベース　5
エンプティチェアー　412

お

オメガ計画　204
オルガズム障害　289
おしゃべり療法　145
大げさな反応　110, 113
親子関係の質　371
音楽療法　397

か

カードゲーム　396
カタルシス　404
カップルグループ療法　247
カップルのコミュニケーション　157
がん
　――の意味　13, 232
　――の家族歴　329
がん患者の子ども　367
がん健康サービス　94
がんサバイバー　23
がん治療による機能障害　384
加齢　386
仮説的タイムラインエクササイズ　274, 281
仮想上の他人への手紙　414
仮想の記念碑　414
家系図　271
家系図エクササイズ　279
家族　18, 218
　――との関わり　19
　――の意味　268
　――の死別　21
　――の物語　277

家族環境尺度　305
家族関係指標　305, 307
家族機能障害　319
家族構成図　14
家族指向型グリーフセラピー　305
家族療法
　――の目標　356
　――を実施するセラピスト　310
過去-未来の自分への手紙　413
過去に別れを告げること　170
介護者, 主たる　20
介護疲れ　277
介護の負担　277
介入に合わせた許し　392
回想　389
回避　155
回避的・孤立的なストラテジー　214
回避的コーピング　341
回避的な方法　213
回復的語り直し　410
開示　158, 163
開放性の拡大　184
外見を損なうことと尊厳　275
外在化する会話　122, 125, 127, 129, 132
外傷後ストレス障害　29, 30, 58
外傷後ストレス症候群　29
外傷後成長　409
外発的動機　101
語られるべき物語　389
語りの声　412
活動記録表　37
活動スケジュール　37
葛藤の解決　305
神の意志　409
空の椅子　412
患者-医師関係　215
　――, 効果的でない　216
　――, 効果的な　217
感覚集中法　295
感謝の手紙　414
感情
　――の脱抑制　159

——の非表出的なコーピング方略　156
　　——の表出と非表出　156
　　——の抑圧　166
感情移入　112
感情開示，筆記による　155
感情支持的療法　206
感情障害　58
感情状態　207
感情処理理論　28
感情調節不全　157
感情的ウェルビーイング　29
感情的コーピング　163
感情的再構成　393
感情的ストレッサー　20
感情表出　158, 168, 181, 183, 184, 189, 248
　　——の抑制　157
感情表出的なコーピング　156
感情抑制　157
幹細胞移植　360
関係性
　　——の減弱　333
　　——の親密さ理論　249
　　——の歪み　277
緩和ケア　305, 319
環境的ストレッサー　20
眼球運動による脱感作と再処理法　54
願望の会議のカウンセリング　102

き

危機介入　4
気晴らし　37
気分変調症　201
気持ちの流行　277
気をそらすストラテジー　214
希死念慮　272
希望の維持　141
器質性精神症候群　29
機能障害合併症　384
喫煙　99
逆転移　24, 361
逆転移反応　23

休息　75
協働的治療　33
恐怖　272
恐怖症　58
教育　202
強迫的なコントロール　274
矯正反射への抵抗　105
凝集性　305
金魚鉢　254

く

クライアント
　　——の自主性　102
　　——の動機　105
グループ療法　205, 238, 355
苦痛　267
　　——，症状による　141
　　——の寒暖計　230
空想上の会話　412

け

ケア
　　——の基調（態度）　142
　　——の倫理　320
系統的脱感作　28
傾聴　106, 112
決断段階　392
倦怠感のマネジメント　30
健康教育　210
健康行動理論　104
謙遜　276

こ

コーピング　4, 22, 47, 85
　　——，不適応的な　58
　　——のメカニズム　213
コーピングシナリオ　215
コーピングスキル　34
　　——の改善　186
コーピングスキル・トレーニング　204, 212
コーピングスタイル　50, 191

コーピングストラテジー 31, 208
コミュニケーション 22, 255, 305, 307
コミュニケーションエクササイズ 280
コミュニケーションサポートプログラム
　　　　　　　　　　　　　　388
コントロール 141
コントロール感 274
子どもの発達理論 350
呼吸の時間 71, 75
故人への手紙 413
孤立体験 181
個人意味中心の心理療法 242
個人的構成概念理論 48
個人療法 206
行動医学 379
行動実験 39
行動的カップル療法 258
行動的技法 33, 35, 212
行動的トレーニング 203
行動変容的目標 258
行動療法 28
高齢がん患者 383
　── のグループへの介入テクニック 396
　── の研究 399
　── への介入 389
高齢者総合評価 384
高齢者におけるがん 384
構造的な精神医学的介入モデル 210
構造的な短期心理教育的介入 201
心のおしゃべり 75
骨髄移植 362

さ

サービスの開発 94
サービス部門の立ち上げ 23
サイコオンコロジスト 3, 5, 23, 24
サバイバーズ・ギルト 333
サバイバーの問題 31
サポートニーズ 256
サマディ 74
サマライズ 33
作業療法 363

再解釈 393
再構成 160
再生不良貧血 362
再適応 31
罪悪感 15

し

シルデナフィル 296
ジェノグラム 14, 271, 279
ジェノグラムエクササイズ **279**
支持的・感情表出的グループの目標 184
支持的・感情表出的グループ療法 181
支持的精神療法 3
　── の応用, がん医療における 6
支持的な関わり合い 190
支持的表出的グループ療法 338
支持療法 205
死
　── についての不安 187
　── について話し合う 313
　── の恐怖 15
　── の解毒 313
　── の出来事の語り直し 410
　── の認識 313
　── の不安 182, 273
　── の無毒化 239
死後への心配 142
死別
　──, 家族の 21
　── における意味再構築 403
　── の二車線モデル 413
　── への適応段階 404
刺激コントロールリラクセーション法 85
思考中断法 37
思春期の子ども 367, 373
自己 218
　──, 患者の 4
　── との直面 170
　── の存続 141
自己効力感 104, 114
自己効力感理論 386
自己催眠 191

索引　425

自己洞察　70
自己内省　29
自己物語　408
自尊心　185
自宅でのセラピー　319
自立　141
自律訓練法　38
自律性　141
慈愛　70
事前指示書　18
実行段階　392
実存的苦痛　270, 273
実存的罪悪感　359
実存的励まし　240
実存的不安　181, 192
実存哲学　229
社会-認知処理理論　156, 161, 167
社会構成主義者　120
社会支援　142
社会的・家族的サポートの改善　185
社会的ウェルビーイング　29
社会的経験　53
社会的孤立　182
社会的制約　157
社会的尊厳一覧　142
社会的認知理論，Bandura の　376
腫瘍随伴症候群　395
受動的・服従的なストラテジー　214
受動的なあきらめ　206
受容　141
宗教　16, 226
終末期　17
終末期医療への移行　16
終末期ケアのゴール　396
集団適応　310
柔軟性　5
　　　―，アプローチの　7
重大なライフイベント　31
遵守　165
初発がん患者　201
除覆段階　392
小うつ病　58

小児医療による心的外傷性ストレス　357
小児がん患者　359
　　　―への心理療法　349
小児がんの精神的支援　352
小児抑うつ尺度　378
消極的受容　156
症状保有者　267
条件刺激　161
情緒焦点型夫婦療法　283
情緒的トラウマ　31
心的外傷後成長　184
心的外傷性ストレス，小児医療による
　　　　　　　　　　　357
心理学的コーピング　92
心理教育　93
心理教育的介入プログラム　203
心理教育的モデルの理論的背景　202
心理社会的指標　227
心理社会的な介入　201
心理社会的な介入形態　119
心理的アウトカム　166
心理的ウェルビーイング　29, 85
心理的支援　218
心理的苦痛　141
心理分析的対象関係理論　48
心理療法　27
心理療法ファイル　55
身体の苦痛　141
身体の健康アウトカム　165, 168
辛抱強さ　70
信仰　226
信頼　70
侵入　155
進行がん　13
　　　―におけるスピリチュアルな健全さ
　　　　　　　　　　　227
　　　―の夫婦への介入　266
進行がん患者の夫婦療法　265
親密さのカード　255
親密性　269
人生
　　　―の足跡　414

人生
　——の強み　386
　——の振り返り　16
　——の見出し　414

す

スーパービジョン　41
ストレス軽減法，気づきを基盤とした　336
ストレスへのコーピング　255
ストレスマネジメント　212
スピリチュアリティ　218, 226, 275, 416
　——，支持療法における　16
　——の安寧　276
スピリチュアルケア　226
スピリチュアルな苦痛　275

せ

セクシュアリティ　32
セラピストの問題　23
セルフモニタリング　34
せん妄　395
正確な感情移入　100
生活の質　67
生成継承性　141〜143
生成継承性文書　147
生の意味　228
生理的アウトカム　165
性機能障害
　——の治療　287
　——への対応策　292
性機能不全　288
性教育　292
性相談サービス　296
性的関係　255
性的健康　287
性的興奮相　288
性的なアセスメント　290
性的リハビリテーション　292
性反応　288
性欲低下　289
青年期の患者　358

精神的な苦痛　201
精神力動的療法　337
静坐瞑想法　74
責任　237
専門家の罠　102
選択的な反応　108
遷延性悲嘆　406
漸進的筋弛緩　81, 85, 92, 213

そ

ソーシャルサポート　161, 181, 183
　——のない患者　18
ソーシャルサポート源　218
ソーシャルワーク　363
ソクラテス式問答法　33
早期乳がん　247
相互支援　184
相互役割　48
　——の手続き　48
喪失　272, 404, 408
　——における意味再構築　410
喪失後の心象風景　404
創造性　237
創造的表現的セラピー　353
尊敬　276
尊厳　138
　——を守る技術　141
　——を守る実践　141
尊厳感覚　144
尊厳研究の背景　138
尊厳モデル　139

た

他者の重荷になること　142
対処方略　193
対人関係プロセスモデル　248
対人関係療法　27, 338
対面型の心理療法　170
退行　358
態度　70
大うつ病　58, 201
体性感覚的アプローチ　54

索引　427

代替語りの声　412
代替療法　353
代理患者　350
代理トラウマ　365
短期認知行動療法　206

ち

チェンジ・トーク　100, 105, 114
　——の準備状態　107
チャイルドライフスペシャリスト　353, 359, 363
治療同盟　103
治療的アクティビズム　12
逐語録作成者　151
腟潤滑剤　295
中核信念　35
中立性　314
中立的筆記　165
注意　70
超越的瞑想　81
超高齢者　384
つながり強化プログラム　368, 373, 375, 378
つらさの寒暖計　5
ディグニティセラピー　137, 398
　——の実施　143
　——の有効性　151
ディグニティセラピー・プロトコール計画　150
ディグニティセラピー質問枠組み　144
デカセクシス　404
デブリーフィング　150
手掛かり統制リラクセーション　82, 90, 92, 94
出口，RRPからの　61
抵抗の利用　103
適応障害　201
転移性骨肉腫　403
転換性ヒステリー　157
伝記的方法　414
電話会議システム　197

と

トラウマティックな出来事　155, 160
トリガー　28
トレーニング　41
統合　214
疼痛のマネジメント　31
洞察段階　392
動機づけ面接指導者ネットワーク　116
動機づけ面接法　99
動機の性質　101
動的なアプローチ　7
道具的サポート源　218
ナラティブ　119, 389
ナラティブ・セラピー　119, 135
　——の基本的方略　121
　——の目的　121
ナラティブ・セラピスト　125
ナラティブ理論　119
内的自己　16
内発的調整　101
内発的動機　101
内破療法　28
内面的な語り　412

に

二車線モデル　405
二重過程モデル　405
日常の悩み事　31
妊孕性　289
認識　60, 212
認知・社会・情緒プロセスモデル　248
認知行動的介入　394
認知行動療法　27, 205, 336
　——，高齢がん患者の　393
認知再構成　34, 93, 213
認知再構成仮説　160
認知障害　394
認知処理　160
認知処理理論　28
認知的・肯定的なストラテジー　214
認知的・受動的なストラテジー　214

認知的回避 156
認知的気ぞらし 93
認知的技法 33, 34
認知的再構成 241
認知的再評価 170, 310
認知プロセス理論 310
認知分析療法 47
── の概念 49
── の適応，がん患者における 50
── の理論的背景 48
認知療法 27

ね
ネーミング 125
ネガティブな自動思考 27
── と推論の誤り 34

の
能動的・依存的なストラテジー 213
能動的・行動的な方法 213
能動的・肯定的なストラテジー 213
能動的・認知的な方法 213
能動的・表出的なストラテジー 213
望ましい死 266

は
バーンアウト 361
バリデーション療法 394
パーソナリティ障害 58
破局的思考 27
曝露 161
話し手-聞き手スキル 256
針恐怖 85
反映 109, 110
── ，二重の 110
半構造化面接 152

ひ
ビジュアライゼーション 83, 86
ピア・スーパービジョン 41
皮膚コンダクタンスレベル 160
悲嘆 272, 407, 414

── に焦点づけした家族療法 267
── のヘルシー・ハンドリング 128
悲嘆症状尺度 267
悲嘆治療 416
筆記 158
── による感情開示 155, 158
筆記開示 167
筆記後の質問 174
筆記セッション 172
筆記パラダイム 162
筆記表出パラダイム 413
表出的筆記 171
── ，がん患者の 163
── ，がん患者やサバイバーに対する 173
表出的筆記介入 158
病気恐怖症 14
病気の意味 14

ふ
ファイティング・スピリット 83, 141
ファシリテーション 197
ファミリーツリーエクササイズ 279
フラッティング法 28
ブラックユーモア 23, 275
プライバシーの境界 142
プレイセラピー 353
ブレインストーミング 212
不安障害 58
不確実性 274
不公平 275
不在だが潜在 127
扶養する子どものいる患者 320
負担をかけることの恐れ 275
振り返り 150
夫婦エクササイズ 279
夫婦療法，進行がん患者の 265
副作用，治療の 7
複雑性悲嘆 405
複雑性悲嘆療法 416
二人だけの場所 278
仏教思想 67

索引　429

物質依存　99
分離苦痛　405

へ

ヘテロセクシズム　290
ベネフィットファインディング　268
ペットセラピー　354
ペットの喪失　405
閉所恐怖症　85, 91
変容ステージ理論　101
ホームワーク　34, 38
ホットスポット　411
ボディイメージ　4, 185, 272
ボディスキャン　72
ポスト構成主義　119
保護的緩衝　250
補助的心理療法　206
母子関係の質　371
暴力的な死　409
誇りの維持　141
勃起機能不全　289
勃起障害　296

ま

マインドフルネス　67
　――の基本理念　67
　――の導入　71
マインドフルネス技法
　――, 非公式の　75
　――の有効性　77
マインドフルネス心理療法　67
　――における治療者の役割　68
マインドフルネススキル　70
マインドフルネスストレス低減法　67, 68
マインドフルネス認知療法　68
マインドフルネス瞑想法　74
マネジメント技法　212
慢性疾患の自己マネジメントプログラム
　　　　　　　　　　　　　　387
慢性疼痛のマネジメント　32

む

無愛着　70
無条件刺激　161
無条件反応　161
結びつき　390

め

メタ認知　35
メンタルヘルス　227
瞑想　68, 81

も

モニタリング　57, 60
喪の作業　404
目標設定　39
黙想　74
物語　11, 119, 389
物語的リフォーミュレーション　54
問題の同定　212

や

役割の保持　141
薬物　99
薬物療法の役割　23

ゆ

友人　218
誘導　105
誘導イメージ療法　82, 91, 256
許し　391
　――に対する段階モデル　391

よ

ヨガ　71
予後についての話し合い　314
養育
　――の自信　370
　――のスキル　369
養育行動　376
抑圧的コーピング　157, 162
抑圧的コーピング者　166

抑うつ気分　201

ら
ライフライン　414
ライフレビュー　16, 390

り
リ・メンバリング　122, **128**, 133
リフォーミュレーション　48, 51, 60
リフォーミュレーション・レター　53, 56
リフレーミング　92
リマインダー　28
リラクセーション　81, 85, 92, 212
　——の禁忌　86
　——の提供　89
リラクセーション・エクササイズ　213
リラクセーションセラピー，イメージを加えた　92
リラクセーションテクニック，認知的な　90
リラクセーション反応　81
理学療法　363
両価性　9
両義性　9
倫理的問題　320

れ
レーズンエクササイズ　71
レガシーエクササイズ，関係性の　282
レジリア（エ）ンス　141, 409

ろ
ロゴセラピー　228
ロジャリアン的態度　33

わ
ワークブック　171
別れの手紙　57, 62
枠組み　5

索引

【欧文】

A

ALARM モデル　291
attention　70
attitude　70

B

Bandura
　──の自己効力モデル　386
　──の社会的認知理論　376
Beck　27
　──の抑うつ尺度　267
Beck depression inventory；BDI　267
behaviour therapy；BT　28
BETTER モデル　291
brief symptom inventory；BSI　267

C

Caring Days　256
CGT　416
child behaviour checklist；CBCL　373
child depression inventory；CDI　378
chronic disease self-management programme；CDSMP　387
cognitive analytic therapy；CAT　47
cognitive impairment；CI　394
cognitive therapy；CT　27
cognitive-behavioural therapy；CBT　27, 337, 394
cohesion　305
complicated grief；CG　405
comprehensive geriatric assesment；CGA　384
conditioned responses；CRs　161
conditioned stimuli；CS　161
couple-focused group；CFG　248

D

Daily Hassles　31
dignity therapy　137, 398

E

emotional currency　277
emotion-focused couples therapy；EFT-C　283
enhancing connections；EC　368
erectile dysfunction；ED　289, 296
EWI の評価，インターネットに基づく　171
EWI の有用性　169
expressive writing intervention；EWI　158
eye movement desensitisation reprocessing；EMDR　54

F

family environment scale；FES　305
family focused grief therapy；FFGT　267, 305
family relationships index；FRI　305
FFGT の適用上の課題　318
fishbowl　254
Frankl の概念　228
Frankl の中核的理論的信条　236

G-H

generativity　141
hypothetical timeline exercise　274

I

improved access to psychological therapies；IAPT　41
individual meaning-centered psychotherapy；IMCP　242
intention　70
interpersonal process model of intimacy　269
interpersonal therapy；IPT　338

intimacy and meaning-making couple
　therapy；IMMCT　266, 270
intimacy deck　255
island of couplehood　278

M-N

Major Life Events　31
Maslowの欲求段階　287
MBSRプログラム　79
meaning shift　239
meaning-centered group psychotherapy；
　MCGP　225
meaning-centered psychotherapy；MCP
　　　　　　　　　　　　　　　225
meaningful moment　239
mindfulness-based art therapy；MBAT　69
mindfulness-based cognitive therapy；
　MBCT　68
mindfulness-based stress reduction；MBSR
　　　　　　　　　　　　　　　67
MINT　116
motivational interviewing；MI　100
　―― の意図　102
　―― の有効性　114
negative automatic thoughts；NATs　27

P-Q

parenting　21
physician-assisted-suicide　138
PLEASUREモデル　291
PLISSITモデル　290

post traumatic stress disorder；PTSD　29,
　30
post traumatic stress syndrome；PSS　29
progressive muscle relaxation；PMR　81
psychosocial outcomes　227
quality of life　67

R

reciprocal role procedures；RRP　48
　―― からの出口　61
reciprocal roles；RR　48
reformulation　48
relationship intimacy theory　249

S

sensate focus exercises　295
social cognitive theory；SCT　376
supportive-expressive group psychotherapy；
　SEGT　181
　―― の有効性のエビデンス　196
supportive-expressive group therapy；SEGT
　　　　　　　　　　　　　　　338
symptom bearer　267

T-U

trauerarbeit　404
unconditioned aversive stimulus；UCS　161
unconditioned response；UR　161

W-Y

well-being　29, 157
youth self report　373

監訳者あとがき

　がんの臨床に携わった方であれば誰でも，構造化された心理療法ではなくても，臨床家と患者さんとのなにげないふれあいが，患者さんにとって大きな力になりうることを経験されていると思います．その一方で，自分の言動が正しいのか，拠って立つ理論がほしくなる気持ちを抱くことも少なくないでしょう．本書はその期待にこたえる一冊になると思います．

　本書は，エビデンスに裏付けられた，がん患者さんに対する心理療法について，理論と方法が書かれています．先人たちがどのような知見をもとにそれぞれの心理療法を開発したのかが読みとれます．本書の心理療法そのものをただちに実践することは難しくても，がん患者さんと向き合うときに考慮すべきさまざまな視点が，本書を読むことで教えられます．がんの心理臨床に携わる者に必読の書と思います．

　監訳を通じて，私自身，これまでにもちえていなかった新たな臨床の目を見開かされました．また，分担翻訳者の方々がきっと患者さんの顔を思い浮かべながら真摯で温かい気持ちで作業をされたのだろう，という様子が伝わってきて温かい気持ちになりました．

　末筆ながら，監訳に携わる貴重な機会を下さった内富庸介先生，大西秀樹先生，そして，翻訳を快諾くださった多くの皆様，医学書院の大橋尚彦さんに御礼申し上げます．

2013 年 6 月

国立がん研究センター東病院　精神腫瘍科　藤澤大介